Gröber

Mikronährstoffe

Mikronährstoffe

Metabolic Tuning – Prävention – Therapie

Uwe Gröber, Essen

Mit Geleitworten von
Bruce N. Ames, Abram Hoffer
und Gerhard Uhlenbruck

3., völlig überarbeitete und erweiterte Auflage
Mit 134 Tabellen und 27 Abbildungen

WVG Wissenschaftliche Verlagsgesellschaft Stuttgart

Anschrift des Verfassers
Uwe Gröber
Akademie für Mikronährstoffmedizin
Zweigertstraße 55
45130 Essen
E-Mail: uwegroeber@gmx.net
Internet: www.mikronaehrstoff.de

Bibliografische Information der Deutschen Nationalbibliothek
Die Deutsche Nationalbibliothek verzeichnet diese Publikation in der Deutschen National-bibliografie; detaillierte bibliografische Daten sind im Internet unter http://dnb.d-nb.de abrufbar.

3., völlig überarbeitete und erweiterte Auflage

ISBN 978-3-8047-2615-4

Birkenwaldstraße 44, 70191 Stuttgart
www.wissenschaftliche-verlagsgesellschaft.de
Printed in Poland
Satz: primustype Hurler GmbH, Notzingen
Druck und Bindung: Drukarnia Dimograf, Bielsko-Biała
Umschlaggestaltung: Atelier Schäfer, Esslingen
Umschlagabbildung: Mauritius, Mittenwald

MIX
Papier | Fördert gute Waldnutzung
FSC® C018236
FSC
www.fsc.org

Für Barbara und meine Eltern

Vorwort Uwe Gröber

Prävention statt Reparaturmedizin – Stoffwechseloptimierung mit Vitaminen und anderen Mikronährstoffen

Die mittlere Lebenserwartung der Europäer hat sich in den letzten 100 Jahren durch die moderne medizinische Versorgung und Verbesserung der Lebensbedingungen nahezu verdoppelt. Während in Deutschland zu Beginn des letzten Jahrhunderts der Anteil der über 60-Jährigen noch 5% betrug, sind es gegenwärtig bereits 24% und für das Jahr 2030 wird mit bis zu 38% der Bevölkerung gerechnet, die das 60. Lebensjahr überschritten haben. Die am schnellsten wachsende Bevölkerungsgruppe bilden die über 80-Jährigen, von denen derzeit in Deutschland an die 3 Millionen leben. Demnach werden immer mehr Menschen immer älter und immer weniger Junge bedienen die Sozialsysteme. Zivilisationskrankheiten werden dadurch immer teurer und Gesundheit wird zunehmend unbezahlbar.

Die sogenannte gesunde Ernährung als wichtige Säule eines primär präventiven Lebensstils kann quantitativ unter dem Blickwinkel der Energiezufuhr und qualitativ in Bezug auf ihre Inhaltsstoffe, vor allem essenzielle Mikronährstoffe und sekundäre Pflanzenstoffe, bewertet werden. Nach aktuellen Untersuchungen entspricht die diätetische Aufnahme von Mikronährstoffen bei weitem nicht mehr derjenigen, an die sich unsere physiologischen Funktionen im Laufe der Evolution angepasst haben. Unsere genetische Ausstattung und damit auch der Stoffwechsel haben sich jedoch in den letzen 100 000 Jahren so gut wie nicht verändert. Genetisch und physiologisch unterscheidet sich der Mensch des 21. Jahrhunderts also praktisch nicht von den Jägern und Sammlern in der Steinzeit.

Der Steinzeitmensch „tunte" seinen Stoffwechsel mit einer mikronährstoffreichen Fitnesskost, die reichlich hochwertiges Protein für ein starkes Immunsystem und eine kräftige Muskulatur, wenig gesättigte Fette und viele Ballaststoffe für einen ausgeglichenen Zuckerhaushalt lieferte. Dieser Homo praeventicus war optimal mit bioaktiven Nährstoffen und sekundären Pflanzenstoffen (z. B. Lycopin, Resveratrol) versorgt. Verglichen mit unserer „schlappen" Industriekost enthielt die Steinzeitkost

durchschnittlich dreimal so viel Vitamine (z. B. Vitamin A, B_1, B_2, E, Folsäure) und mindestens doppelt so viele Mineralstoffe (z. B. Calcium, Kalium, Zink). Durch den hohen Mineralstoffgehalt (z. B. Kalium, Calcium) war die Ernährung unserer Vorfahren zudem basisch ausgerichtet und nicht wie heute Säure bildend. Da sich wildlebende Tiere u. a. von Moosen und Farnen ernähren, ist ihr Muskelfleisch relativ reich an mehrfach ungesättigten Fettsäuren, vor allem an Omega-3-Fettsäuren. Dagegen besteht Fleisch aus der Massentierhaltung aus über 30 % Fett und enthält keine Omega-3-Fettsäuren. Die gesundheitlich bedenklichen Transfettsäuren nahm unser Stoffwechsel-Vorläufer nicht auf.
Bis zu 70 % der Nahrungsmittel, die wir heute verzehren sind industriell weiterverarbeitet, raffiniert, gekocht und enthalten Zusatz- oder Konservierungsmittel. Der weit verbreitet Konsum von ballaststoffarmen Backwaren, Süßigkeiten, Weißmehlprodukten, Softdrinks und Alkohol in unserer heutigen Ernährung führt zu einer hohen glykämischen Belastung und fördert Störungen des Blutzuckerstoffwechsels. Langfristig ebnet unsere hyperkalorische und mikronährstoffarme Ernährung den Boden für handfeste Zivilisationskrankheiten, wie Diabetes mellitus Typ-2, Demenz, Herzinfarkt, Krebs, Makuladegeneration, Osteoporose oder Rheuma. Im Gegensatz zu unseren Vorfahren in der Steinzeit sind wir aber glücklicherweise krankenversichert!
Altern ist ein progressiver, biologischer und zeitabhängiger Prozess, der sich im Spannungsfeld der Erbanlagen, multipler Umwelteinflüsse und Lebensstilfaktoren (Ernährung, körperliche Aktivität) entwickelt. Im alternden Organismus kommt es zu vielfältigen physiologischen Veränderungen in Geweben und Organen, die mit einer Abnahme der physischen und psychischen Leistungsfähigkeit assoziiert sind. Eine vernünftige Lebensführung und gesunde Ernährung in Verbindung mit einer optimalen Zufuhr an Vitaminen und anderen Mikronährstoffen von Kindheit an bildet die Voraussetzung für die Erhaltung guter Gesundheit und Vitalität im Alter.
Zu den wichtigsten Einflussgrößen auf die Lebensqualität und Vitalität im Alter zählen neben der körperlichen Aktivität der Ernährungs- und Mikronährstoffstatus. Die gegenwärtige Gleichstellung des Mikronährstoffbedarfs jüngerer und älterer Menschen seitens der nationalen und internationalen Referenzwerte für die Nährstoffzufuhr dürfte den besonderen Anforderungen an die Lebenssituation im Alter nicht gerecht werden

(Bsp.: Calcium, Vitamin D). Multimorbidität bedingt vor allem im Alter einen erhöhten Medikamentenkonsum, der die Resorption und Utilisation von Mikronährstoffen erheblich beeinträchtigen kann (Bsp.: PPI und Vitamin B_{12}). Eine auf die individuelle Medikation ausgerichtete Supplementierung von Mikronährstoffen kann die Wirkung eines Arzneimittels durch die Reduktion von Nebenwirkungen verbessern und darüber hinaus einen wichtigen Beitrag leisten, die Arzneimitteltherapie für den Patienten als auch für die Kostenträger zu optimieren.

Typische Symptome von Altersschwäche wie zum Beispiel nachlassende geistige Fitness, Muskelschwäche, Infektanfälligkeit und/oder ein schlechter Allgemeinzustand sollten demnach häufiger labordiagnostisch hinterfragt und nicht als altersbedingte Stoffwechselschwäche hingenommen werden. Oft verbirgt sich hinter diesen unspezifischen Befindlichkeitsstörungen und Symptomen bei älteren Menschen eine unzureichende diätetische Versorgung mit Mikronährstoffen.

Obwohl es in der wissenschaftlichen Literatur eine Vielzahl von Hinweisen dafür gibt, dass eine unzureichende Versorgung mit Mikronährstoffen wie Folsäure (→ zerebrale Ischämien), Vitamin D (→ erhöhte allgemeine und kardiovaskuläre Mortalität, Kolonkarzinom, Osteoporose) oder langkettigen maritimen Omega-3-Fettsäuren EPA und DHA (→ plötzlicher Herztod) einen bedeutsamen Risikofaktor bei der Entstehung von chronischen Erkrankungen darstellt, wird in Deutschland das darin schlummernde präventive Potenzial bislang bei weitem nicht ausgeschöpft. Die labordiagnostisch fundierte Stoffwechsel-Optimierung mit Mikronährstoffen (= Metabolic Tuning) könnte einen kostengünstigen aber effektiven Beitrag in der Prävention zahlreicher Zivilisationskrankheiten leisten. Die Anreicherung von Bonbons mit Vitamin C oder von Fruchtzwergen mit Vitamin D_3 stellt mit Sicherheit keine geeignete Maßnahme dar, die Mikronährstoffversorgung in der Bevölkerung zu verbessern. Man stellt sich zudem die Frage, warum die seit Jahren vorliegenden Studienergebnisse und der damit verbundene hohe finanzielle Aufwand zu keinem größeren Ergebnis geführt hat als zu dem Ratschlag „fünfmal am Tag Obst und Gemüse" zu essen. Die starke Zunahme ernährungsbedingter Erkrankungen in den letzten zehn Jahren zeigt doch, dass der Anteil derjenigen, die solche Ratschläge konsequent befolgen relativ gering ist! Darüber hinaus birgt die Fülle an Erkenntnissen aus Labor- und Tierversuchen sowie zahlreicher Studien am Menschen eine so großes Potenzial für präventive Wirkungen von Mikronährstoffen, dass man unter Berücksichtigung der stetig steigenden Kosten im Gesundheitswesen nicht länger warten kann, bis weitere Studien, die erst in Jahrzehnten abgeschlossen sind, dies untermauern. Unter der Prämisse, dass die gezielte Supplementierung von Mikronährstoffen zur Prävention chronischer Erkrankungen auch nur mit einer gewissen Wahrscheinlichkeit effektiv ist, wäre es doch falsch dieses Potenzial nicht zu nutzen und stattdessen auf Gewissheiten zu warten!

An dieser Stelle möchte ich mich bei meiner Familie für ihre Anregungen und Geduld bei der Erstellung des Buchmanuskriptes bedanken. Mein Dank für die Realisierung der neuen Auflage geht an die Mitarbeiter der Wissenschaftlichen Verlagsgesellschaft, namentlich an Herrn Dr. Eberhard Scholz, Frau Dr. Iris Milek und Herrn Dr. Klaus G. Brauer für die verständnisvolle Kooperation und die gewährleistete Unterstützung. Es bleibt der Mikronährstoffmedizin zu wünschen, dass eine undogmatische und interdisziplinäre Kommunikation und Kooperation verschiedener Forschungsrichtungen und klinisch-praktischer Disziplinen auch zukünftig das große therapeutische Potenzial dieser Therapieform erkennt und ihre praktische Anwendung zum Wohle der betroffenen Patienten fördert!

Essen, im Sommer 2010

Uwe Gröber
Akademie für Mikronährstoffmedizin

Geleitwort Bruce N. Ames

Mikronährstoffmangel und DNA-Schäden

Die unzureichende Aufnahme von Vitaminen und Mineralien ist weit verbreitet. Häufigste Ursache ist der übermäßige Konsum von energiereichen Lebensmitteln mit nur geringer Mikronährstoffdichte. Die Folge sind komplexe metabolische Störungen bis hin zu einem Zerfall der Mitochondrien. Eine Vielzahl von Mikronährstoffmängeln kann in kultivierten Humanzellen und in vivo Schäden, wie z. B. Chromosomenbrüche, hervorrufen. Mikronährstoffmängel sind nicht selten auch mit einer Schädigung der mitochondrialen Atmungskette und vorzeitiger Zellalterung assoziiert, die im Zusammenhang mit Alterskrankheiten wie Krebs stehen.

Meiner Meinung nach sind die DNA-Schäden und chronischen Krankheiten die Konsequenz einer Triage-Allokationsreaktion, die durch einen Mangel an Mikronährstoffen hervorgerufen wird [1,2]. Im Laufe der Evolution gab es häufig Phasen, in denen Mikronährstoffe knapp waren. Bekanntlich bevorzugt die natürliche Selektion ein kurzzeitiges Überleben auf Kosten einer langfristigen Gesundheit. Ich stelle die Hypothese auf, dass das kurzzeitige Überleben durch die Allokation (*lat.* zuteilen) der knappen Mikronährstoffe mittels Triage (*franz.* sortieren) und zum Teil durch die Anpassung der Bindungsaffinität eines jeden Proteins für seinen erforderlichen Mikronährstoff erreicht wurde. Wenn diese Hypothese zutrifft, würden Mikronährstoffmängel, die eine Triage-Allokationsreaktion auslösen, die Inaktivierung der DNA-Reparatur, der adaptiven Immunität und der Nervenfunktion beschleunigen, gleichzeitig aber kritische metabolische Prozesse, wie z. B. die zelluläre ATP-Produktion, intakt belassen (→Triage-Allokationsreaktion: selektive Zuteilung von knappen Mikronährstoff-Ressourcen zur Aufrechterhaltung der überlebenswichtigen ATP-Produktion). Der Beweis dafür, dass ein diätetischer Mangel an Mikronährstoffen die Wahrscheinlichkeit für spät ausbrechende Erkrankungen wie Krebs erhöht, wurde von mir hinreichend diskutiert [1,2]. Eine Nahrungsergänzung auf Multivitamin- und Mineralstoffbasis ist eine effiziente und kostengünstige Art, die Aufnahme der meisten gemäß Recommended Dietary Allowance empfohlenen Mikronährstoffe lebenslang sicherzustellen. Uwe Gröbers prasixorientiertes Buch über Mikronährstoffe und Webseiten wie die des Linus Pauling Institute (http://LPI.oregonstate.edu/infocenter) sind gute Informationsquellen, um die neuesten Erkenntnisse über diese vielen Substanzen zu erhalten, die für ein gesundes Leben erforderlich sind.

Bruce N. Ames, Ph. D.
Professor of Graduate School
University of California, Berkeley
Senior Research Scientist
Children's Hospital Oakland Research Institute
Oakland, California

[1] Ames, BN, Low micronutrient intake may accelerate the degenerative diseases of aging through allocation of scarce micronutrients by triage. Proc Natl Acad Sci, USA, 2006; 103(47): 17589–17594
[2] McCann, JC, Ames, BN, Vitamin K, an example of triage theory: is micronutrient inadequacy linked to diseases of aging? Am J Clin Nutr, 2009; 90(4): 889–907

Geleitwort Abram Hoffer

Sich besser fühlen und länger leben mit Mikronährstoffen

Zu Beginn des letzten Jahrhunderts und gemäß der in den vorangegangenen Jahren durchgeführten Studien waren die Ernährungswissenschaftler der Meinung, dass Kohlenhydrate, Fette und Proteine die einzigen wichtigen Nahrungsinhaltsstoffe seien. Sie wussten zwar, dass Iodmangel Schilddrüsenerkrankungen verursacht, wussten jedoch nicht, dass auch Mineralstoffe wie Selen und andere „zusätzliche" Nährstoffe lebensnotwendig sind. In der Zeit um den ersten Weltkrieg kam spezifische Babynahrung auf den Markt. Dabei starben die Babys einiger Adliger nachdem deren Eltern sie von der Amme auf diese künstliche Nahrung umgestellt hatten. Zu dieser Zeit stellte die japanische Marine fest, dass ihre Seeleute nicht an Beriberi erkrankten, wenn sie braunen anstatt geschälten weißen Reis erhielten. Als Schutzfaktor war hierbei schnell Thiamin bzw. Vitamin B_1 ausgemacht. Als klar wurde, dass Kohlenhydrate, Fette und Proteine alleine nicht für eine gesunde Ernährung ausreichen, begann die Suche nach diesen essenziellen Nahrungsinhaltsstoffen in Lebensmitteln.

1902 hatte Sir Archibald Garrod bereits die Bedeutung von zusätzlichen Ernährungsfaktoren erkannt, als er über deren Vielfalt hinsichtlich ihrer chemischen Beschaffenheit und biochemischen Funktion nachdachte. Es stellte sich heraus, dass er Recht hatte, als man die Identität und Funktion einer langen Reihe von Mikronährstoffen und Mineralien in den folgenden Jahrzehnten aufklärte. Obwohl Ernährungswissenschaftler seitdem die empfohlenen Tagesmengen für Mikronährstoffe evaluiert haben, besteht noch viel Diskussionsbedarf und bleiben Bedenken hinsichtlich bestehender Abweichungen vom optimalen Bedarf an Vitaminen und Mineralstoffen für den Einzelnen oder für bestimmte Risikogruppen.

1956 hat Roger Williams erstmals seine Hypothese zur biochemischen Individualität aufgestellt und dabei die individuellen Besonderheiten des Einzelnen im Hinblick auf die Anatomie und Physiologie demonstriert, was als Beginn der individualisierten Medizin angesehen werden kann. Das Verschreiben empfohlener Tagesmengen (RDA) für Mikronährstoffe verdeckte die Tatsache von individuellen Unterschieden im Nährstoff-

bedarf. Des Weiteren stehen pathologische Prozesse bei der Entwicklung von Erkrankungen wahrscheinlich in Zusammenhang mit spezifischen Änderungen beim Mikronährstoffbedarf. Humphry Osmond und ich entdeckten in den ersten kontrollierten Doppelblindstudien in der Geschichte der Psychiatrie, dass viele Patienten mit Schizophrenie gegenüber einer Behandlung, ohne Zugabe von Niacin oder Niacinamid, und in einigen Fällen auch von Vitamin C, resistent waren [1]. Dies erweckte das Interesse von Dr. Linus Pauling, was 1968 zur Veröffentlichung eines bahnbrechenden Artikels im Magazin Science führte und ihn zu einem Hauptbefürworter der Orthomolekularmedizin machte. Er prägte den Begriff Orthomolekulare Psychiatrie und Medizin.
Ein weiterer Meilenstein folgte im Jahr 2002, als Bruce Ames seine Ergebnisse über etwa fünfzig menschliche Gene vorstellte, die mit Krankheiten in Zusammenhang stehen und deren defekte funktionelle Expression durch die Gabe von spezifischen Mikronährstoffen in höheren als den empfohlenen Dosen verbessert werden kann. Er machte deutlich, dass dabei vor allem die aktivitätsbestimmende Funktion der Mikronährstoffe als Coenzyme bzw. Cofaktoren von Enzymen eine wesentlich Rolle spielt. Arbeiten wie die von Professor Ames zeigen deutlich das Potenzial der Mikronährstoffmedizin, die nicht länger ignoriert werden sollte.
Professor HD Foster und ich haben kürzlich in dem Buch „Feel better, live longer with vitamin B-3: Nutrient deficiency and dependency" das medizinische Potenzial eines einzigen Vitamins dokumentiert. Ziel dieses Buches ist es u. a. auf die Bedeutung der Vitamine und anderer Mikronährstoffe für die menschliche Gesundheit aufmerksam zu machen. Damit dieses Potenzial voll genutzt werden kann, brauchen wir exakte Informationen, um den optimalen und sicheren Einsatz von Mikronährstoffen sicherzustellen. Aus diesem Grund ist ein Buch wie das von Uwe Gröber ein exzellentes Hilfsmittel, da es exakte und aktuelle Informationen liefert und damit einen verständlichen Leitfaden für unseren Wissensstand in diesem spannenden Forschungsgebiet darstellt.

MD PhD FRCP Abram Hoffer

[1] Osmond, H, Hoffer, A, Massive niacin treatment in schizophrenia. Review of a nine-year study. Lancet, 1962; 1(7224): 316–319

Geleitwort Gerhard Uhlenbruck

Ein Mikronährstoff am Tag.....

Eine stabile Gesundheit und hohe Vitalität bis ins fortgeschrittene Alter stehen bei den meisten Menschen ganz vorne auf der persönlichen Wunschliste. Viele von uns haben bereits erkannt, dass sie diese Ziele nicht erreichen können, ohne selbst aktiv zu werden und in die eigene Gesundheit zu investieren. Ein gesunder Lebensstil und eine optimale Versorgung mit Vitaminen und anderen Mikronährstoffen spielt hierbei eine wichtige Rolle. Mikronährstoffe gewinnen aber nicht nur in der Prävention ernährungsbedingter Erkrankungen, sondern auch im Rahmen medizinischer Therapiekonzepte und verschiedener Reha-Maßnahmen zunehmend an Bedeutung.

Zu den Mikronährstoffen gehören Vitamine, Vitaminoide, Mineralstoffe, essenzielle Fettsäuren und Aminosäuren – Substanzen, die unseren Stoffwechsel regulieren. Nach aktuellen Erhebungen supplementiert heute schon jeder dritte Bundesbürger entsprechende Nahrungsergänzungsmittel. Doch Experten warnen zurecht vor übertriebenen Heilsversprechen und unrealistischen Erwartungen, wie sie vor allem im Internet geweckt werden. Nicht nur bei Patienten und Verbrauchern steigt daher der Wunsch nach mehr Aufklärung über Mikronährstoffe. Auch Ärzte und andere Heilberufler wünschen sich mehr wissenschaftlich fundierte, gleichzeitig aber auch praktische Informationen zum sinnvollen Einsatz von Mikronährstoffen in der Therapie.

Es ist daher ein Anliegen dieses Kompendiums, hausärztlich und fachärztlich tätigen Ärzten, Apothekern, Klinikärzten, Ernährungsmedizinern und Heilpraktikern praxisorientierte Informationen an die Hand zu geben, die wissenschaftlich fundiert und pathobiochemisch begründbar sind. In diesem Buch werden von kompetenter Seite, in didaktisch ansprechender Form wissenschaftliche und klinische Fakten sowie eigene Empfehlungen des Autors in verständlicher Weise dargestellt. So ergibt sich ein breites Spektrum an Anwendungsmöglichkeiten, eine Basis, auf der man sich umfassend weiterbilden kann. Der Autor Uwe Gröber ist nicht nur ein pharmazeutischer Experte mit langjähriger praktischer Erfahrung, sondern auch ein hervorragender Lehrmeister, wie ich das in mehr als zehn Jahren erleben konnte. In unzähligen Seminaren hat er es verstanden, das Wesen der Mikronährstoffe kompetent und spannend, aber kritisch und praxisnah, stets auf dem neusten Stand der Wissenschaft zu vermitteln. Wenn man nun als Außenstehender nach dem eigentlichen Nutzen der Mikronährstoffe fragt, kann man ganz allgemein drei Hauptgesichtspunkte anführen: die antiinflammatorische Wirkung, den stabilisierenden Effekt auf das Immunsystem, und die protektive Wirkung vor einigen Formen von Gewebestress.

Es ist ein besonderes Verdienst dieses Buches, nicht nur auf die jeweilige Dosis und Therapiedauer hinzuweisen, sondern auch auf unerwünschte Wirkungen eines Mikronährstoffs sowie Interaktionen mit Medikamenten und anderen Therapiekonzepten. Hierzu tragen in gelungener Weise vor allem die übersichtlichen Tabellen und Grafiken bei. Die Theorie beschränkt sich auf ein notwendiges Minimum, praxisorientierte Empfehlungen stehen im Vordergrund. Dabei spürt man zwischen den Zeilen die jahrelange praktische Erfahrung des Autors aus der Arbeit mit Patienten und als gefragter Fachreferent auf dem Gebiet der Mikronährstoffmedizin.

Wenn ich aus der Sicht meines eigenen Fachgebiets dieses Buch empfehle, dann geschieht das aufgrund meiner Erfahrungen auf dem Gebiet der Immunstabilisation bei verschiedenen Erkrankungen und als Mitbegründer des Fachbereichs Sportimmunologie in Deutschland. In diesem Zusammenhang hat man in den vergangenen Jahren wertvolle Erkenntnisse über die Schwächung der Immunabwehr durch Stress, und vor allem über proentzündliche Prozesse und deren gesundheitlichen Folgen gewonnen. Der Einsatz von Mikronährstoffen in der Therapie von Zivilisationskrankheiten, wie dem metabolischen Syndrom und bei leistungsorientiertem Sport, aber auch in der Rehabilitationsmedizin und Palliativmedizin ist dabei in den Vordergrund gerückt.

Kann man also sagen: Ein Mikronährstoff-Cocktail am Tag hält den Arzt fern? Analog: „An apple a day keeps the doctor away“? (heute würde man sagen: ein roter Apfel pro Tag hält den Doktor fern). War es etwa dieser Apfel den Eva vorausschauend ihrem Adam anbot damit er gesund bleibt? Wie dem auch sei, der Apfel symbolisiert in diesem Sprichwort genau das, was wir heutzutage oft in ungenügendem Maße zu uns nehmen: Frisches Obst und Gemüse beispielsweise im Rahmen einer mediterranen Ernährung. Den Mikronährstoffen kommt eine wesentliche Bedeutung zu wenn

es darum geht, unsere Gesundheit zu stabilisieren und präventiv gegen verschiedene Krankheitsursachen mobil zu machen! Ein Optimum an Ernährung und nicht ein Maximum! Und ein Minimum (besser mehr!) an täglicher Bewegung gehört auch dazu!
Das vorliegende Buch selbst hat den Charakter eines Vitamins – lebensnotwendig, klein, diskret und von großer Wichtigkeit für das was man Lifestyle nennt: Qualitätsbewusst, motiviert und bestens informiert. Dem Buch wünsche ich daher, dass es Spuren hinterlässt, weit verbreitet gelesen wird und aufklärend wirkt, gerade auch auf dem Tummelfeld kommerzieller Interessen. Es soll vermitteln zwischen Wissenschaft, der praktisch tätigen Medizin und dem Patienten, der zunehmend kompetenter wird und entsprechende Informationen einfordert.

Prof. Dr. med. Gerhard Uhlenbruck
Abteilung für Immunbiologie der Universität zu Köln
Kerpenerstr. 15
D-50937 Köln

Inhaltsverzeichnis

Teil II Mikronährstoffe in der Prävention und Therapie

Teil III Anhang

Abkürzungen

↑	Zunahme (z. B. Konzentration, Wirkungsverstärkung)
↓	Abnahme (z. B. Konzentration, Wirkungsverminderung)
Ach	Acetylcholin
ADMA	asymmetrisches Dimethylarginin
AGE	Advanced glycosylation end products
ALS	amyotrophe Lateralsklerose
AK	Antikörper
AM	Arzneimittel
AMD	altersbedingte Makuladegeneration
AS	Aminosäure(n)
ASS	Acetylsalicylsäure
ATP	Adenosintriphosphat
CAT	Katalase
CED	Chronisch-entzündliche Darmerkrankungen
CFS	Chronic Fatigue Syndrome (Chron. Müdigkeitssyndrom)
CLA	konjugierte Linolsäure
chron.	chronisch
COMP	Cartilage oligomeric matrix protein (Marker für Gelenkknorpeldestruktionen)
COX	Cyclooxygenase
CRH	Corticotropin-Releasing Hormon
CT	Chemotherapie
D-A-CH	Referenzwerte für die Nährstoffzufuhr (D = Deutschland, A = Österreich, CH = Schweiz)
d	Tag
DAT	Demenz vom Alzheimer-Typ
DHA	Docosahexaensäure
Drg.	Dragees
En %	Energie %: Anteil an der Gesamt-Nahrungsenergiezufuhr/d in Prozent

EPA	Eicosapentaensäure
EPO	Erythropoetin
Erkr.	Erkrankung
Erw.	Erwachsene
FS	Fettsäure(n)
5-FU	5-Fluorouracil
GC	Gesamt-Cholesterin
GIT	Gastrointestinaltrakt
GLA	γ-Linolensäure
GSH (-Px)	Glutathion(-Peroxidase)
h	Stunde
Hb	Hämoglobin
HbA1c	Glykohämoglobin
Hcy	Homocystein
HDL-C	HDL-Cholesterin
4-HNE	4-Hydroxynonenal (Parameter der Lipidperoxidation)
Hp	Helicobacter pylori
hs-CRP	hochsensitives C-reaktives Protein
IL-2	Interleukin 2
i. m.	intramuskulär
i. v.	intravenös
INH	Isoniazid
Jgl.	Jugendliche
Kdr.	Kinder
KG	Körpergewicht
KH	Kohlenhydrate
KHK	koronare Herzkrankheit
Kps.	Kapsel
LDL-C	LDL-Cholesterin
Lp (a)	Lipoprotein (a)

MCH	mittlerer Hämoglobingehalt des Erythrozyten
MCV	mittleres Erythrozytenvolumen
MDA	Malondialdehyd (Parameter der Lipidperoxidation)
mg	Milligramm
MGP	Matrix-Gla-Protein
min	Minute
Mo.	Monat
MS	Multiple Sklerose
MUFA	einfach ungesättigte Fettsäure (z. B. Ölsäure)
NF-κB	Redoxsensitiver Transkriptionsfaktor
NK-Zellen	natürliche Killerzellen
NOAEL	No Observed Adverse Effect Level: Höchste Aufnahmemenge eines Stoffes, bei der keine toxischen Wirkungen beobachtet worden sind.
NRTI	Nukleosidische-Reverse-Transkriptase-Hemmer
NSAR	Nichtsteroidale Antirheumatika
OPC	
8-iso-$PGF_{2\alpha}$	8-iso-Prostaglandin-F_{2alpha}
PAVK	Periphere arterielle Verschlusskrankheit
PMS	Prämenstruelles Syndrom
Präp.	Präparate
p. o.	peroral
PTH	Parathormon
PUFA	mehrfach ungesättigte FS, z. B. Linolsäure (n-6), α-Linolensäure (n-3)
RA	rheumatoide Arthritis
RAR, RXR	nukleäre Retinsäure-Rezeptoren (z. B. Heterodimerisierung mit VDR)
Resorpt.	Resorption
RT	Strahlentherapie
RTA	Retardtablette

SAFA	gesättigte Fettsäuren z. B. Stearin-, Palmitinsäure
SAM	S-Adenosyl-Methionin
SIRS	Systemic Inflammatory Response Syndrome
SOD	Superoxiddismutase
TAK	Totale Antioxidative Kapazität
Tbl.	Tabletten
TG	Triglyceride
tgl.	täglich
THF	Tetrahydrofolsäure
TPN	totale parenterale Ernährung
TNF	Tumornekrosefaktor alpha (Kachektin)
TRH	Thyreotropin-Releasing Hormon
Trp	L-Tryptophan
TXA2	Thromboxan A_2
TrxR	Thioredoxin-Reduktase (selenabhängig)
UL	Tolerable Upper Intake Level: Höchste Aufnahmemenge eines Nährstoffs, für die bei langfristiger Aufnahme nicht mit gesundheitlich nachteiligen Einflüssen in der Bevölkerung zu rechnen ist.
VDR	Vitamin-D-Rezeptor
vgl.	vergleiche
Wo.	Woche
ZNS	Zentralnervensystem

Teil I

Mikronährstoff-Kurzprofile

1

1 Grundlagen der Mikronährstoffmedizin

1.1 Erläuterungen und Hinweise

Das Kitteltaschenbuch Mikronährstoffe bietet eine schnelle Orientierung und gezielte praxisnahe Information für die Patientenberatung in der Apotheke und die Therapie in der ärztlichen Praxis sowie für die Ernährungsberatung im weitesten Sinne. In seiner konzentrierten Form richtet sich das vorliegende Buch damit vor allem an Apotheker, Ärzte, PTA und Ernährungsfachkräfte (z. B. Diätassistenten, Diplom-Ökotrophologen).
Das Kitteltaschenbuch ist in drei Teile gegliedert:

Teil I – Die Mikronährstoff-Kurzprofile geben in Form einer kompakten Monographie spezifische Informationen zu physiologischen und biochemischen Funktionen eines Mikronährstoffs, Ursachen für einen Mikronährstoffmangel, Mangelsymptome, Anwendungsgebiete mit Dosierungsempfehlungen, Hinweise zur Einnahme sowie Kontraindikationen, Nebenwirkungen und Interaktionen.

Teil II – Gegenstand des zweiten Teils **Mikronährstoffe in der Prävention und Therapie** ist der Einsatz von Mikronährstoffen zur Stoffwechsel-Optimierung (Metabolic Tuning) und bei speziellen Erkrankungen (z. B. ADHS, Depressionen, Diabetes mellitus, Krebs, Osteoporose, rheumatoide Arthritis). An eine kurze Beschreibung des Krankheitsbildes schließen sich allgemeine Empfehlungen zur Ernährung, Applikation von Mikronährstoffen (Tabelle) sowie Hinweise auf wichtige Laborparameter an.

Teil III – Im Anhang sind jeweils in tabellarischer Form eine Auswahl therapeutisch relevanter Interaktionen zwischen Mikronährstoffen und Arzneimitteln, der Mikronährstoffgehalt ausgewählter Nahrungsmittel sowie die aktuellen Referenzwerte für die Mikronährstoffzufuhr der Gesellschaften für Ernährung in Deutschland, Österreich und der Schweiz (D-A-CH-Referenzwerte) aufgelistet.

1.2 Erläuterungen zu den Mikronährstoff-Kurzprofilen

Funktionen: Erfassen stichwortartig wichtige physiologische und biochemische Aufgaben eines Mikronährstoffs (z. B. antioxidative, immunmodulierende Eigenschaften) im Organismus. Weitergehende Informationen sind der einschlägigen Fachliteratur (siehe Literatur S. 567) zu entnehmen.

Empfohlene Zufuhr: Die Zufuhrempfehlungen für Mikronährstoffe entsprechen den aktuellen Referenzwerten für die Nährstoffzufuhr aus dem Jahr 2008 der Gesellschaften für Ernährung in Deutschland (DGE), Österreich (ÖGE) und der Schweiz (SGE/SVE) mit der Kurzbezeichnung D-A-CH-Referenzwerte.

Mikronährstoff-Status, -Wirkspiegel: Macht Angaben zu labordiagnostisch relevanten Parametern für die Ermittlung der individuellen Mikronährstoffversorgung (z. B. Eisen: Serum-Ferritin, Selen: Vollblut). Bei einigen Mikronährstoffen wird an dieser Stelle auf therapeutisch relevante Wirkspiegel hingewiesen (z. B. Vitamin C). Neben physiologischen Blutspiegeln zur Prävention nährstoffspezifischer Mangelkrankheiten (z. B. Skorbut, Rachitis) kann zur Erzielung von therapeutischen Blutspiegeln – wie bei Arzneimitteln – die Applikation von Mikronährstoffen in pharmakologischer bzw. supranutritiver Dosierung (p. o., i. v.) notwendig sein.

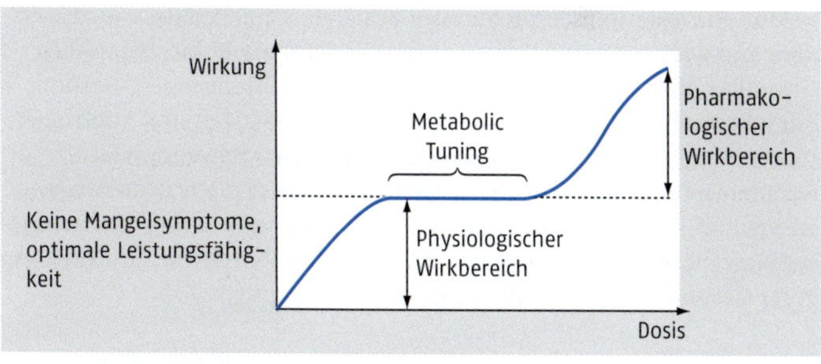

Abb. 1.1 Dosis-Wirkungs-Kurve von Mikronährstoffen

Interaktionen mit Arzneimitteln/Nährstoffen: Erfasst stichwortartig – nach den jeweiligen Mechanismen sortiert – Arzneimittel und Nahrungsinhaltsstoffe, die den Mikronährstoffhaushalt stören bzw. zu einem Mikronährstoffmangel (vor allem bei langfristiger Anwendung) beitragen können (z. B. Omeprazol und Vitamin B_{12}). Interaktionen zwischen Arzneimitteln und Mikronährstoffen sollten grundsätzlich in die therapeutischen Überlegungen einbezogen werden, insbesondere bei chronisch Kranken (Langzeit- und Polypharmakotherapie), Senioren (Multimorbidität) und Malnutrition (siehe auch Anhang, Tab. 1, S. 546).

Möglicher Mangel/erhöhter Bedarf: Dieser Absatz beinhaltet eine stichwortartige Aufzählung wichtiger Faktoren (z. B. Ernährung, Lebensstil, Erkrankungen, Malabsorption), die zu einem Mangel und/oder erhöhten Bedarf an Mikronährstoffen führen können.

Mögliche Folgen/mögliche Mangelsymptome: Dieser Abschnitt umfasst wichtige Symptome, die auf eine mangelhafte Versorgung mit dem jeweiligen Mikronährstoff hinweisen. Die aufgeführten Symptome sind nicht immer spezifisch für einen einzelnen Mikronährstoff, da viele Mikronährstoffe im Intermediärstoffwechsel von einander abhängig sind (z. B. B-Vitamine).

Tabelle mit Anwendungsgebieten und Dosierungsempfehlungen: In der Regel beziehen sich die Dosierungsangaben auf erwachsene Personen und – falls nicht anders erwähnt – auf die orale Anwendung (p. o.). Die aufgeführten Dosierungsempfehlungen basieren auf Erkenntnissen der ernährungswissenschaftlichen, pharmakologischen und biochemischen Grundlagenforschung sowie auf medizinischen Erfahrungen, Anwendungsbeobachtungen, epidemiologischen, prospektiven und kontrollierten klinischen Studien. Hinweise zur allgemeinen Prävention (Stoffwechsel-Optimierung: Metabolic Tuning, MT) beinhalten Dosierungsempfehlungen der Mikronährstoffmedizin zur Vorbeugung ernährungsbedingter und chronisch-degenerativer Krankheiten sowie zur Erhaltung guter Gesundheit und Vitalität im Alter (Anti-Aging).

Einnahme: Hinweise zur Einnahme (z. B. zwischen den Mahlzeiten, Tagesdosis über den Tag verteilt einnehmen).

Kontraindikationen: Hinweise, wann der jeweilige Mikronährstoff nicht gegeben werden sollte (z. B. Vitamin C: Oxalat-Urolithiasis).

Nebenwirkungen: Hinweise zu möglichen Nebenwirkungen (z. B. Nicotinsäure: Flush; Vitamin C: osmotische Durchfälle).

Interaktionen: Arzneimittel und Mikronährstoffe können auf allen Ebenen des Stoffwechsels interagieren. Neben Verteilung und Metabolisierung (z. B. Induktion von Enzymen) spielen vor allem die Effekte im Gastrointestinaltrakt (z. B. pH-Wert-Verschiebung, Schädigung der Darmschleimhaut, Bildung schwerlöslicher Pharmakon-Mikronährstoff-Komplexe) eine wichtige Rolle (siehe Anhang, Tab. 1, S. 546). Spezielle Interaktionen werden am Ende einer jeden Mikronährstoff-Monographie erläutert. Eine auf die individuelle Medikation ausgerichtete Supplementierung kann die Wirkung eines Medikamentes durch die Reduktion von Nebenwirkungen und die Verbesserung der Lebensqualität verbessern. Die medikationsorientierte Mikronährstoffberatung kann zudem einen wichtigen Beitrag leisten die Arzneimitteltherapie für den Patienten als auch für die Kostenträger zu optimieren (siehe auch Kap. 1.4).

Präparateauswahl: Hier wird der Handelsname aufgeführt, gefolgt von Angaben zur Konzentration (reiner Gehalt an einem Mikronährstoff pro Einheit, z. B. 15 mg Zink pro Kapsel), Darreichungs- (z. B. Tbl., Drg., Injl.) und Salzform (z. B. Magnesiumcitrat, -orotat), die in Klammern gesetzt sind. Verschreibungspflichtige Präparate sind mit Rp. gekennzeichnet. Beispiel:

- Ferro sanol® duodenal, Kps. (100 mg Eisen/Kps., Fe(II)-glycin-sulfat-Komplex).
- Selenium-Support, Tbl. (200 µg Selen/Tbl., 50 µg als Selenomethionin + 150 µg als Natriumselenat).

Die Präparateauswahl ist nur beispielhaft, bedeutet keine Werbung für die aufgeführten Produkte und erhebt keinen Anspruch sämtliche für die Prävention und Therapie geeigneten Präparate zu nennen. Nicht bei allen Mikronährstoffen ist eine Angabe von Handelspräparaten mit adäquater Nährstoffkonzentration möglich (z. B. Aminosäuren).

1.3 Erläuterungen zu Prävention und Therapie

Ernährung: Die Empfehlungen zur Ernährung beinhalten stichwortartig wichtige ernährungsmedizinische Aspekte des jeweiligen Krankheitsbildes (z. B. Verhältnis der Haupt- bzw. Makronährstoffe in Prozent (En %), Nahrungsmittelintoleranzen, körperlichen Aktivität). Die aufgeführten Ernährungsempfehlungen können eine gezielte Anamnese der Ernährungsgewohnheiten durch einen erfahrenen Therapeuten nicht ersetzten. Bei vielen Erkrankungen sind ernährungsmedizinische Maßnahmen nur ein Baustein eines ganzheitlichen Behandlungskonzeptes. Nähere Informationen sind der einschlägigen Fachliteratur (siehe Literatur S. 567) zu entnehmen.

Laborparameter: Macht Angaben (kein Anspruch auf Vollständigkeit!) zu krankheitsrelevanten Untersuchungsparametern. In Abhängigkeit vom jeweiligen Krankheitsbild wird von medizinischen Fachlaboratorien (siehe S. 566) die Erfassung entsprechender Risikoprofile angeboten.

Dosierungsempfehlungen: Die Tabellen machen Angaben zur Dosierung einzelner Mikronährstoffe, die in der adjuvanten Therapie des beschriebenen Krankheitsbildes eingesetzt werden. In der Regel beziehen sich die Dosierungsangaben auf erwachsene Personen und – falls nicht anders erwähnt – auf die perorale Anwendung (p. o.).

Präparateauswahl: Die Präparateauswahl gibt häufig nur Monopräparate an und entspricht nicht immer den jeweiligen Dosierungsempfehlungen für Mikronährstoffe der Tabelle. Individuelle in der Apotheke hergestellte Mikronährstoff-Rezepturen oder Bestellungen von Mikronährstoff-Supplementen über den Arzneimittelimport können hier weiterhelfen.

1.4 Interaktionen zwischen Arzneimitteln und Mikronährstoffen

Mikronährstoffe und Arzneimittel benutzen im Organismus bei der Resorption, Metabolisierung und Elimination die gleichen Transport- und Stoffwechselwege. Werden ein oder mehrere Arzneimittel eingenommen besteht daher immer das potenzielle Risiko für Interaktionen mit dem Nährstoffhaushalt. Hierdurch kann sowohl die Wirkung eines Arzneimittels durch einen Mikronährstoff (z. B. Wirksamkeitsverlust von Tetracyclinen durch Calcium) als auch die physiologische Funktion eines Vitamins oder Mineralstoffs durch ein Medikament (z. B. Folsäure-Antagonismus von Methotrexat) gestört werden. Eine Beeinträchtigung des Mikronährstoff-Status kann zu schweren metabolischen Störungen führen, da im Organismus kaum ein physiologischer Prozess ohne die Beteiligung eines dieser Biokatalysatoren abläuft. Im Hinblick auf die Häufigkeit und die stetig wachsende Anzahl von Arzneimitteln sollten vor allem die negativen Auswirkungen (siehe Abb. 1.2) der Pharmakotherapie auf den Mikronährstoffhaushalt stärker als bisher beachtet und dadurch die potenziellen gesundheitlichen Risiken für den Patienten verringert werden.

Einflussfaktoren auf Arzneimittel-Mikronährstoff-Interaktionen: Die Einnahme von Arzneimitteln mit Einfluss auf den Stoffwechsel von Vitaminen und Mineralien ist nicht grundsätzlich mit dem Risiko arzneimittelinduzierter Mikronährstoffdefizite verbunden. Entscheidend sind die Therapiedauer und der Ernährungsstatus vor Therapiebeginn.

Arzneimittel

- Indikation, Dosierung und Medikationsdauer,
- Resorption, Verteilung, Biotransformation und Ausscheidung (→ Pharmakokinetik),
- pharmakologisches/toxikologisches Wirkprofil, Wirkort, Wirkmechanismus und der Wirkstärke (→ Pharmakodynamik),
- physikalisch-chemische Eigenschaften (→ Applikationsart, Arzneiform, Galenik),
- Mono- oder Kombinationstherapie,
- Arzneistoff-Arzneistoff-Interaktionen.

Mikronährstoff

- Biochemische und physiologische Funktionen (Nutridynamik),
- Resorption, Verteilung, Biotransformation, Speicherung und Ausscheidung (Nutrikinetik),
- physikalisch-chemische Eigenschaften (z. B. fettlöslich, wasserlöslich, Struktur).

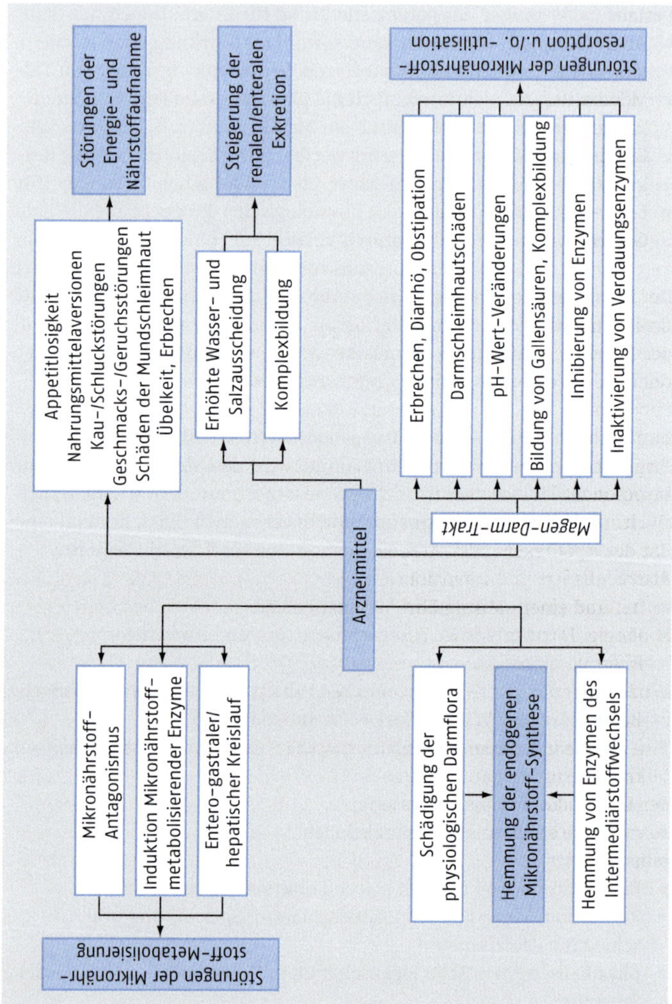

Abb. 1.2 Störung des Mikronährstoff-Status durch Arzneimittel. Gröber 2006

Patient

- Alter, Geschlecht, Erkrankung,
- Mikronährstoff-Status,
- Medikation (auch Selbstmedikation, Supplementierung von Vitamin-Präparaten),
- Ernährungsgewohnheiten,
- gastrointestinale Integrität,
- Leber- und Nierenfunktion,
- Genussmittelkonsum (Alkohol, Rauchen, Süßigkeiten).

Der Mikronährstoffhaushalt eines gesunden Menschen mit ausgewogener Ernährung wird durch die kurzfristige Einnahme eines Arzneimittels in der Regel nicht nachteilig beeinflusst. Bei bereits bestehender unzureichender Versorgung mit einem Mikronährstoff sowie bei Langzeit- und Polypharmakotherapie sind Interaktionen zwischen Mikronährstoffen und Arzneimitteln durchaus relevant und sollten daher zunehmend in die diagnostischen und therapeutischen Überlegungen einbezogen werden. Insbesondere für chronisch Kranke (Dauermedikation) und Senioren (Multimorbidität, Polypharmakotherapie) sowie Patienten, die sich ohne Rat des Apothekers oder Arztes selbst therapieren, besteht ein erhöhtes Risiko. Die Art und Intensität der Interaktion zwischen einem Arzneimittel und einem Mikronährstoff sind von zahlreichen Einflussfaktoren abhängig. Dazu zählen insbesondere das pharmakologische und toxikologische Wirkprofil des Arzneistoffs, die Medikationsdauer sowie die Ernährungsgewohnheiten und der Mikronährstoff-Status des Patienten zu Beginn der Medikation.
Eine auf die individuelle Medikation ausgerichtete Supplementierung von Mikronährstoffen kann zum einen die Wirksamkeit und Verträglichkeit der Pharmakotherapie verbessern und zum anderen durch Kosteneinsparung die zunehmende finanzielle Belastung unseres Gesundheitssystems und der Kostenträger verringern.

1.5 Rationale der Mikronährstoffmedizin

Trotz der zahlreichen Fortschritte auf dem Gebiet der modernen Medizin steigt die Morbidität und Mortalität zivilisationsbedingter Krankheiten weiterhin dramatisch an. Schätzungen zufolge sind in den modernen Industrienationen über die Hälfte aller Erkrankungen auf falsche Ernährungsgewohnheiten zurückzuführen. Chronische hyperkalorische und mikronährstoffarme Ernährung in Verbindung mit körperlichem (auch geistigem) Müßiggang sind die wesentlichen Ursachen für die stetig wachsende Inzidenz moderner Alters- und Zivilisationskrankheiten wie Arteriosklerose, Typ-II-Diabetes oder Krebs. Die an der Entstehung dieser Krankheiten beteiligten Faktoren gehen auf komplexe Systemstörungen des Organismus zurück, deren erfolgreiche Therapie eine ganzheitliche Betrachtung der Krankheitsursachen und neue therapeutische Strategien erfordert. Der präventivmedizinische und therapeutische Einsatz von Vitaminen und anderen Mikronährstoffen seitens der Mikronährstoffmedizin (MM), bildet hierbei eine wertvolle Ergänzung und Bereicherung konventioneller Therapiemaßnahmen.

Abram Hoffer und Linus Pauling – Begründer der Orthomolekularen Medizin

Der kanadische Biochemiker und Psychiater Dr. Abram Hoffer sowie der US-amerikanische Biochemiker und zweifache Nobelpreisträger Prof. Linus Pauling waren in den 1950er und 1960er Jahren die Wegbereiter der Orthomolekularen Medizin. 1968 brachte Linus Pauling den Grundgedanken der Orthomolekularen Medizin in der Zeitschrift Science mit einer Definition auf eine einfache Formel (siehe Kasten).

Definition

„Orthomolekulare Medizin ist die Erhaltung guter Gesundheit und die Behandlung von Krankheiten durch Veränderung der Konzentrationen von Substanzen im menschlichen Körper, die normalerweise im Körper vorhanden und für die Gesundheit erforderlich sind“

Der Begriff orthomolekular (ortho: gut, richtig; molekular: kleinste Bausteine) bedeutet soviel wie die richtigen Moleküle, im übertragenen Sinne die richtigen Mikronährstoffe. Diese Mikronährstoffe sind die unabding-

bare Voraussetzung für eine physiologisch intakte Zellfunktion, reibungslose Stoffwechselaktivität und optimale Leistungsfähigkeit des Organismus.
Hoffers und Paulings Konzept der Orthomolekularen Medizin bildet die Grundlage eines neuen Ernährungsparadigmas, das die starren Referenzwerte für die Nährstoffzufuhr zur Vorbeugung echter Nährstoffmangelkrankheiten wie Skorbut überwindet und den Mikronährstoffen einen neuen präventivmedizinischen und therapeutischen Stellenwert zuordnet: Mikronährstoffbedarf wird zur individuellen Größe (biochemische Individualität), die labordiagnostisch eindeutig objektivierbar ist. Der latente Mikronährstoffmangel und seine krankheitsspezifische Prognose rücken somit in den Mittelpunkt des ernährungsmedizinischen Interesses.

Mikronährstoffe und Gesundheit

In der Vorbeugung und Therapie ernährungsassoziierter Krankheiten besitzen Vitamine, Mineralstoffe und anderen Mikronährstoffe ein beachtliches präventivmedizinisches und therapeutisches Potenzial. Eine Beeinträchtigung des Mikronährstoff-Status kann zu ausgeprägten metabolischen Störungen führen, da im Organismus kaum ein physiologischer Prozess ohne die Beteiligung eines dieser Biokatalysatoren abläuft. Nach aktuellen Ernährungsberichten (z. B. Nationale Verzehrsstudie II, 2008) müssen bestimmte Bevölkerungsgruppen als besonders vulnerabel im Hinblick auf eine adäquate Mikronährstoffversorgung angesehen werden. Unter den potenziellen Risikogruppen mit erhöhtem Mikronährstoffbedarf bzw. für eine unzureichende Versorgung sind vor allem

- Kinder und Jugendliche (z. B. durch Wachstum),
- Berufstätige (z. B. durch einseitige Ernährungsgewohnheiten, Stress, Genussmittelkonsum),
- Schwangere und Stillende,
- ältere Menschen (z. B. durch altersphysiologische und medikationsbedingte Störungen der Mikronährstoffutilisation),
- Personen mit Magen-Darm-Störungen (z. B. atrophische Gastritis),
- viele Kranke, insbesondere Patienten mit Chrono- und/oder Polypharmakotherapie,

Tab. 1.1 Im Alter häufig eingesetzte Arzneimittel, die einen Mangel bzw. erhöhten Bedarf an Mikronährstoffen verursachen (Auswahl)

Arzneimittelgruppe	Arzneistoff	Mikronährstoff
Antazida	Protonenpumpenhemmer (z. B. Omeprazol, Pantoprazol)	Vitamin B_{12}, Folsäure, Vitamin D_3, Calcium
Antidiabetika, orale	Metformin	Folsäure, Vitamin B_{12}
Antiepileptika	Carbamazepin, Phenytoin, Phenobarbital	Vitamin D_3, Vitamin K, Folsäure
Antirheumatika	Methotrexat	Folsäure
Corticosteroide	Prednisolon, Dexamethason, etc.	Vitamin D_3, Calcium, Vitamin C
Diuretika	Thiazide (z. B. Hydrochlorothiazid), Schleifendiuretika (z. B. Furosemid)	Magnesium, Kalium, Folsäure, Zink, Vitamin B_1
Lipidsenker	Statine (z. B. Lovastatin, Atorvastatin)	Coenzym Q_{10}
Psychopharmaka	Amitryptilin, Imipramin	Vitamin B_2

- Multimorbidität bedingt vor allem im Alter einen erhöhten Medikamentenkonsum, der die Resorption und Verwertung von Mikronährstoffen erheblich beeinträchtigen kann (> Tab. 1.1).

Latenter Mikronährstoffmangel und Symptome: Ein suboptimaler Mikronährstoff-Status kann komplexe metabolische Störungen auslösen auf deren Boden sich über Jahre handfeste Zivilisationserkrankungen entwickeln. Mikronährstoffmängel durchlaufen verschiedene Stadien, die fließend ineinander übergehen und selten – vor allem im frühen Stadium – klinisch eindeutig in Erscheinung treten (siehe > Abb. 1.3).
Im beginnenden Mangel entleeren sich zunächst die Speicher, die Synthese von Metaboliten sowie die Aktivität mikronährstoffabhängiger Enzyme und Hormone nehmen ab. Im weiteren Verlauf des Mikronährstoffmangels treten metabolische und morphologische Störungen auf. Das fortgeschrittene Stadium geht mit mehr oder weniger charakteristi-

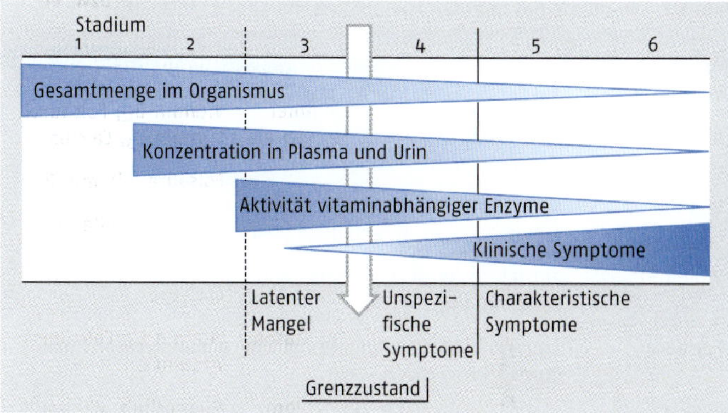

Abb. 1.3 Stadien eines Vitaminmangels. Nach Brubacher, aus Mutschler 2008

schen Symptomen einher, mit der Gefahr für irreversiblen Schäden, die zum Tode führen können. Bereits im Stadium der suboptimalen Bedarfsdeckung werden Enzymleistungen sowie immunologische Funktionen gehemmt. Dadurch wird einerseits der Immunstatus geschwächt, was zu einem vermehrten Auftreten von Infektionskrankheiten führt. Andererseits steigt die Anfälligkeit für chronisch-degenerative Krankheiten (z. B. Demenz), da die körperliche und geistige Entwicklung sowie die allgemeine Leistungsfähigkeit deutlich vermindert werden.

Hinweis
Ein Mikronährstoffmangel macht sich nicht zwangsläufig durch ein klinisch eindeutiges Symptom bemerkbar. Zur Ermittlung von latenten und progredienten Mikronährstoffmängeln bedarf es daher einer validen Labordiagnostik (→ Funktionsparameter)

Im Alltag muss von einer breiten Grauzone undiagnostizierter Mikronährstoffmängel ausgegangen werden, die sich nicht immer durch spezifische Mangelsymptome zu erkennen geben. Vielmehr imponieren sie in der Regel durch unspezifische Befindlichkeitsstörungen (> Tab. 1.2).

Tab. 1.2 Symptome des latenten Mikronährstoffmangels (Auswahl)

Mikronährstoff	Unspezifische Symptome
Vitamin B_1	Antriebslosigkeit, Lern- und Konzentrationsstörungen
Vitamin B_3	Müdigkeit, Nervosität, Mundwinkelrhagaden, Stimmungsschwankungen
Vitamin B_6	Kopfschmerzen, Nervosität, Reizbarkeit, Stimmungsschwankungen, Infektanfälligkeit
Vitamin B_{12}	Antriebslosigkeit, kognitive Leistungseinbußen, depressive Verstimmung
Folsäure	Antriebslosigkeit, mentale Defizite, depressive Verstimmung, Schwäche
Vitamin C	Infektanfälligkeit, physische und psychische Leistungseinbußen, depressive Verstimmung, Reizbarkeit
Vitamin D	Infektanfälligkeit, Muskelschwäche, Müdigkeit, depressive Verstimmung (vor allem in den Wintermonaten)
Magnesium	Nervosität, Reizbarkeit, Spannungskopfschmerzen, Stressanfälligkeit, Schlafstörungen
Eisen	Blässe, Infektanfälligkeit, Müdigkeit, Mundwinkelrhagaden, Muskelschwäche
Zink	Infektanfälligkeit, Konzentrationsstörungen, Reizbarkeit, gestörte Wundheilung

In der medizinischen Praxis wird diesen Symptomen in der Regel nur wenig Aufmerksamkeit geschenkt, oder sie werden als alters-, umwelt- oder genetischbedingte Stoffwechselschwächen hingenommen, obwohl sie die Gesundheit und das Wohlbefinden der Betroffenen erheblich einschränken. Ein fehlendes klinisches Bild sollte jedoch nicht mit einer ausreichenden Versorgung gleichgesetzt werden, da latente Mangelzustände rasch in einen klinisch manifesten Mangel übergehen können, wenn der Organismus größeren Belastungen (z. B. grippaler Infekt, Stress, Medikation) ausgesetzt ist.

Labordiagnostik: Den individuellen Mikronährstoff-Status kann man mit einer labormedizinischen Analyse und geeigneter klinisch-biochemischer

Parameter objektivieren. Die moderne Mikronährstoffdiagnostik bietet hierbei eine Reihe von validen und effizienten Möglichkeiten an.

Laborparameter zur Beurteilung des individuellen Mikronährstoff-Status (Auswahl)

- Direkte Messung von Vitaminen und Mineralstoffen im Vollblut (z. B. Magnesium, Selen),
- Messung mikronährstoffabhängiger Enzymaktivitäten (z. B. erythrozytäre Transketolase für Vitamin B_1),
- Messung von Speicherproteinen (z. B. Serum-Ferritin: während der Eisenspiegel im Serum bei einem latenten Eisenmangel noch normal ist, sinkt das Ferritin bereits deutlich ab),
- Messung von Sekundärparametern (z. B. Homocystein), deren Konzentration mikronährstoffabhängig ist.

Hinweis

Die derzeit übliche Messung der Mikronährstoffe wie zum Beispiel Calcium, Magnesium und Eisen im Plasma ist zur Erfassung des tatsächlichen Mikronährstoff-Status nicht geeignet!

Im Hinblick auf das Probenmaterial ist Folgendes zu berücksichtigen: Im Gegensatz zur Serumdiagnostik werden bei der Analyse des Vollbluts auch die Erythrozyten mit einbezogen. Das Magnesium im Blut ist z. B. zu ca. 70 % an Erythrozyten gebunden, nur 30 % liegen im Serum vor. Im Rahmen der Homöostase werden auf Kosten der intrazellulären Versorgung die extrazellulären Spiegel möglichst lange konstant gehalten. Ein beginnender Magnesiummangel kann somit bei alleiniger Magnesiumbestimmung im Serum über einen längeren Zeitraum unentdeckt bleiben. Ähnliche Verhältnisse zeigen sich bei den Mineralstoffen Eisen, Kalium, Kupfer, Selen und Zink (> Abb. 1.4). Auch bei den Vitaminen ist bis auf wenige Ausnahmen eine Bestimmung aus dem Vollblut oder von Stoffwechselmetaboliten (z. B. 25-OH-Vitamin-D_3) häufig sinnvoller als die direkte Messung im Serum.

Mikronährstoffmangel – unterschätzt, unterdiagnostiziert und untertherapiert: Obwohl es in der wissenschaftlichen Literatur eine Vielzahl von Hinweisen dafür gibt, dass eine unzureichende Versorgung mit Mikronährstoffen wie Folsäure, Vitamin B_{12} (→ Schlaganfall, Demenz), Vita-

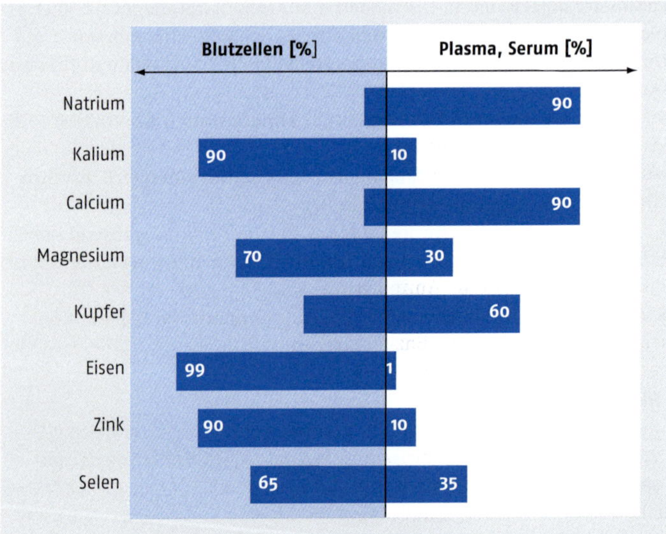

Abb. 1.4 Relative Verteilung von Mineralstoffen in Blutzellen und Plasma

min D_3 (→ Osteoporose, plötzlicher Herztod) oder langkettigen maritimen Omega-3-Fettsäuren EPA und DHA (→ plötzlicher Herztod) einen bedeutsamen Risikofaktor bei der Entstehung von chronischen Erkrankungen darstellt, wird in Deutschland das darin schlummernde präventive Potenzial bislang nicht ausreichend ausgeschöpft. Die Anreicherung von Bonbons mit Vitamin C oder von Joghurt mit Vitamin D_3 stellt mit Sicherheit keine geeignete Maßnahme zur Verbesserung der Mikronährstoffversorgung in der Bevölkerung dar. Man stellt sich zudem die Frage, warum die seit Jahren international vorliegenden Studienergebnisse und der damit verbundene hohe finanzielle Aufwand zu keinem größeren Ergebnis geführt hat als zu dem Ratschlag „fünfmal am Tag Obst und Gemüse" zu essen. Die starke Zunahme ernährungsbedingter Erkrankungen in den letzten zehn Jahren zeigt doch, dass der Anteil derjenigen, die solche Ratschläge konsequent befolgen relativ gering ist. Die vielen Erkenntnisse aus Labor- und Tierversuchen sowie zahlreichen klinische Studien weisen so deutlich auf präventive Wirkungen von

Mikronährstoffen hin, dass man unter Berücksichtigung der stetig steigenden Kosten im Gesundheitswesen nicht so lange warten kann, bis weitere Studien, die erst in Jahrzehnten abgeschlossen sind, diese Erkenntnisse untermauern. Unter der Prämisse, dass die gezielte Supplementierung von Mikronährstoffen (z. B. Vitamin D) zur Prävention chronischer Erkrankungen auch nur mit einer gewissen Wahrscheinlichkeit effektiv ist, wäre es falsch dieses Potenzial nicht zu nutzen und stattdessen auf Gewissheiten zu warten.

Mikronährstoffgruppen: Zu den wichtigsten Mikronährstoffen zählen Vitamine, Mineralstoffe, Aminosäuren und essenzielle Fettsäuren. Im Rahmen komplementärmedizinischer Therapiekonzepte werden auch sekundäre Pflanzenstoffe, Enzyme, Ballaststoffe, Pre- und Probiotika eingesetzt (> Tab. 1.3).

Mikronährstoffmedizin: Definition, Methoden und Anwendungsprinzipien: Die Mikronährstoffmedizin ist weder ein Ersatz für eine gesunde und ausgewogene Ernährung, noch ist sie eine Alternative zu herkömmlichen medizinischen Behandlungsmethoden. Sie verfolgt ein naturwissenschaftlich, kausal (weniger symptomatisch) ausgerichtetes Therapieprinzip. Ihre Methoden und Anwendungsprinzipien basieren auf den wissenschaftlichen Erkenntnissen

- der Biochemie,
- der Ernährungswissenschaften,
- der Pharmakologie,
- der Physiologie,
- der Immunologie (Immunonutrition).

Als angewandte Biochemie schlägt sie eine wichtige Brücke zwischen moderner Ernährungswissenschaft und Medizin, und schließt damit gleichzeitig ein wichtiges diagnostisches und therapeutisches Fenster ernährungs- und umweltbedingter Krankheiten. Während die reparativ (symptomatisch) ausgerichtete Schulmedizin vor allem das therapeutische Ziel der Heilung und Linderung manifester Erkrankungen verfolgt, versucht die Mikronährstoffmedizin in erster Linie Morbidität zu vermeiden. Krankheitsprävention und Minimierung der Krankheitsrisiken stehen daher im Mittelpunkt der kausal (weniger symptomatisch) ausgerichteten Mikronährstoffmedizin.

Tab. 1.3 Mikronährstoffgruppen

Gruppe	Beispiele
Vitamine	Wasserlösliche: Vitamin C; B-Komplex: B_1 (Thiamin), B_2 (Riboflavin), B_3 (Niacin/-amid), B_5 (Pantothensäure), B_6 (Pyridoxin), B_{12} (Cobalamine), H (Biotin), Folsäure
	Fettlösliche: Vitamin A (Retinol), Vitamin D (Calciferole), Vitamin E (α-, β-, γ-, δ-Tocopherol und Tocotrienole), Vitamin $K_{1/2}$ (Phyllo-, Menachinon), Betacarotin
Vitaminoide	Coenzym Q_{10}, L-Carnitin, α-Liponsäure, Myo-Inosit, Phospholipide (Phosphatidylcholin, -serin)
Mineralstoffe	Mengenelemente: Calcium, Magnesium, Kalium, Natrium, Phosphor, Schwefel
Spuren-elemente:	Selen, Zink, Eisen, Iod, Kupfer, Chrom, Fluor, Mangan, Molybdän, Silizium, Vanadium, Bor
Aminosäuren und Derivate	Essenziell: Histidin, Isoleucin, Leucin, Valin, Lysin, Methionin, Phenylalanin, Threonin, Tryptophan
	Bedingt essenziell: Arginin, Cystein, Glutamin, Tyrosin, Serin, Taurin, Glycin
	Nicht essenziell: Alanin, Asparaginsäure, Asparagin, Glutaminsäure, Prolin, Ornithin
	Derivate: Glutathion, Kreatin, Carnosin (β-Alanylhistidin)
Fettsäuren	Langkettige, mehrfach ungesättigte Omega-3- und Omega-6-Fettsäuren (z. B. EPA, DHA, GLA)
	Kurzkettige Fettsäuren (z. B. Butyrat)
Sekundäre Pflanzenstoffe	Phytoestrogene (z. B. Genistein), Polyphenole (z. B. Quercetin, Resveratrol, OPC), Phytosterine, Carotinoide (z. B. Lycopin, Lutein)
Ballaststoffe	Unlösliche (Cellulose, Hemicellulose, Lignin), lösliche (z. B. Pektin)
Prebiotika	Unverdauliche Kohlenhydrate (Oligofructose, Inulin → Butyrat)
Probiotika	Kulturen von Lactobazillen (z. B. L. casei), Bifidobakterien

Definition
Die Mikronährstoffmedizin (MM) bildet die wissenschaftliche Grundlage für den kausalen und labordiagnostisch validierten Einsatz von Vitaminen, Mineralstoffen und anderen bioaktiven Nährstoffen – in physiologischer und/oder pharmakologischer Dosierung – zur Prävention und Therapie ernährungsabhängiger und chronisch-degenerativer Erkrankungen (Gröber, 2006).

Mikronährstoffe besitzen aufgrund ihrer stofflichen Besonderheit im Vergleich zu Arzneimitteln ein klinisch und pharmakologisch breiteres therapeutisches Wirkprofil und größeres Sicherheitspotenzial (→ größere therapeutische Breite, weniger Nebenwirkungen und geringeres Interaktionspotenzial).
Der Einsatz von Mikronährstoffen in hoher, supranutritiver bzw. pharmakologisch wirksamer Dosierung stellt einen Eingriff in die komplexen Stoffwechselprozesse des Körpers dar. Nur in der Hand des erfahrenen Therapeuten kann daraus ein therapeutischer Nutzen für den Patienten erwachsen. Die häufig zu beobachtende Polypragmasie im Rahmen der Mikronährstofftherapie nach dem Motto „Viel hilft viel“ kann im ungünstigsten Fall bestehende Defizite und Imbalancen im Mikronährstoffhaushalt durch neue iatrogene Imbalancen ersetzen, ohne einen therapeutischen Effekt zu erzielen!
Für den therapeutischen Erfolg der Mikronährstoffmedizin ist eine exakte Indikationsstellung, adäquate (ausreichend hohe) Dosierung und Beachtung der Kontraindikationen und Interaktionen unerlässlich. Eine Supplementierung sollte daher immer gezielt, auf die individuellen Bedürfnisse (→ laborchemische Objektivierung) und auf das jeweilige Krankheitsbild zugeschnitten erfolgen. Das Zusammenspiel einzelner Nährstoffe, ein krankheitsspezifisch erhöhter Makro- bzw. Mikronährstoffbedarf, potenzielle Interaktionen zwischen Mikronährstoffen und Arzneimitteln sowie zwischen Nährstoffen untereinander sind dabei grundsätzlich in die therapeutischen Überlegungen einzubeziehen.
Ziele der Mikronährstoffmedizin:
- Prävention ernährungsabhängiger (z. B. Diabetes mellitus Typ 2), chronisch-degenerativer (z. B. Demenz vom Alzheimer-Typ) sowie chronisch-entzündlicher (z. B. rheumatoide Arthritis) Krankheiten,
- Metabolic Tuning: Stoffwechsel-Optimierung mit Vitaminen, Mineralstoffen und anderen bioaktiven Nährstoffen (Gröber, 2007),

- Optimierung der Pharmakotherapie: Unterstützung der Wirksamkeit, Verringerung der Nebenwirkungsrate und des therapeutischen Bedarfs an Arzneimitteln durch medikationsorientierte Supplementierung von Mikronährstoffen,
- Verbesserung des individuellen Gesundheitsstatus,
- Erhalt der Vitalität und Leistungsfähigkeit bis ins hohe Lebensalter durch präventive Maßnahmen gegen altersassoziierte Begleiterscheinungen und Symptome (Anti- bzw. Successfull- oder Well-Aging).

1.6 Mitochondriale Medizin

Einleitung

Mitochondriale Erkrankungen, die sogenannten Mitochondriopathien sind in der Regel Multisystemerkrankungen, die mit einer Störung der mitochondrialen Energieproduktion assoziiert sind. Sie können ererbt oder erworben sein. In der Regel sind mehrere Organsysteme betroffen, vor allem das Zentralnervensystem, die Sinnesorgane sowie die Herz- und Skelettmuskulatur. Aufmerksam wurde man auf diese Gruppe von Erkrankungen durch die Entdeckung von Myopathien mit morphologisch veränderten Mitochondrien.

Während vor einigen Jahren noch die wissenschaftliche Meinung vorherrschte, dass es sich bei den Mitochondriopathien um seltene Stoffwechseldefekte handelt, wächst zunehmend die Erkenntnis, dass viele angeborene und erworbene Stoffwechselstörungen auf eine Mutation im mitochondrialen Genom bzw. Störungen der mitochondrialen Atmungskettenphosphorylierung zurückzuführen sind. Eine Vielzahl von Erkrankungen findet in der Störung des zellulären Energiestoffwechsels eine gemeinsame pathophysiologische Ursache. Zu diesen Erkrankungen zählen unter anderem:

- Augenerkrankungen (z.B. AMD, Retinitis pigmentosa),
- chronisch-entzündliche Erkrankungen des ZNS (z. B. Multiple Sklerose),
- endokrin-metabolische Erkrankungen (z. B. Insulinresistenz-Syndrom, Diabetes mellitus Typ-2),
- Herz-Kreislauf-Erkrankungen (z. B. Kardiomyopathie),
- neurodegenerative Erkrankungen (z.B. Friedreich-Ataxie, Morbus Parkinson, Chorea Huntington, Morbus Alzheimer),

- neurologische Erkrankungen (z.B. amyotrophe Lateralsklerose, Neuropathien), Myopathien, chronisches Erschöpfungssyndrom (CFS), Restless-Legs-Syndrom,
- neuropsychiatrische Erkrankungen (z.B. ADHS, Autismus, Depression, Schizophrenie),
- Nierenerkrankungen,
- Parodontopathien,
- primäre Mitochondriopathien (z. B. Kearns-Sayre-Syndrom, Leigh-Syndrom),
- Erkrankungen der Sinnesorgane (z.B. Tinnitus),
- Tumorerkrankungen.

Der Einsatz mitotroper Mikronährstoffe wie L-Carnitin und Coenzym Q_{10} im Rahmen der mitochondrialen Medizin gewinnt in der Prävention und Therapie von Mitochondriopathien zunehmend an Bedeutung.

Mitochondrien

Ein Mitochondrium (*griech. Mitos:* Faden, *Chondros*: Korn) ist ein von einer Doppelmembran umschlossenes subzelluläres Organell mit einem eigenen Genom in Form einer ringförmigen DNA (mtDNA). Mitochondrien kommen im Zytosol aller Körperzellen vor (bis auf reife Erythrozyten). Sie zählen zu den ältesten Bewohnern unseres Planeten, die aus der Verbindung von Archebakterien und Eukaryonten (endosymbiontische Aufnahme) hervorgegangen sind. Sie wurden erstmals 1865 als Zellorganellen der quergestreiften Muskulatur beschrieben. Mitochondrien sind die Kraftwerke der Zellen, welche die zugeführte Nahrungsenergie in Zellenergie (ATP) umwandeln. Pro Tag werden in den Mitochondrien des menschlichen Körpers über 60 kg ATP gebildet.

In Abhängigkeit der Funktion und des Energiebedarfs finden sich in einer Zelle einige Hundert bis mehrere Tausend Mitochondrien. Die meisten Organe enthalten zwischen 500 bis 2000 Mitochondrien pro Zelle (etwa 15–20% des Gesamtzellvolumens, GZV). Zellen mit hohem Energiebedarf wie Muskelzellen (z. B. äußere Augenmuskeln etwa 60% des GZV), Herzmuskelzellen (etwa 35–40% des GZV), Nervenzellen, Sinneszellen (z. B. Farbrezeptoren in der Retina etwa 80% des GZV) und Eizellen (bis zu 100000 Mitochondrien pro Zelle) sind besonders reich an Mitochondrien. Das mitochondriale Genom wird nahezu ausschließlich maternal vererbt,

obwohl in seltenen Einzelfällen auch paternale mtDNA nachweisbar sein kann. Zu den wichtigen Funktionen zählen:
Energiegewinnung, Regulation des Citratzyklus, der Betaoxidation, der mitochondrialen Atmungskette (Elektronentransportkette, oxidative Phosphorylierung) und der Apoptose sowie die Synthese von Eisen-Schwefel-Clustern für die Synthese von Atmungskettenenzymen.

Mitochondriale Atmungskette

In der mitochondrialen Atmungskette (Atmungskettenphosphorylierung, Komplexe I-V) werden Elektronen, von den aus der Oxidation von Glucose und Fettsäuren entstehenden Redoxäquivalenten NADH, auf Sauerstoff unter Bildung von Wasser übertragen. Die Elektronen (e^-) gelangen über die Elektronen-Carrier NADH und FADH2 aus dem Citratzyklus in die Elektronentransportkette (ETK). Während des Elektronentransfers werden dabei Protonen (H^+) aus der mitochondrialen Matrix in den Intermembranraum (zwischen äußerer und innerer Mitochondrienmembran) transportiert. Dabei entsteht ein elektrochemischer Protonengradient, der von der ATP-Synthase in der inneren Mitochondrienmembran dazu genutzt wird ATP aus ADP und anorganischem Phosphat (Pi) zu synthetisieren. Die Konservierung der hierbei freiwerdenden Energie in Form von ATP wird auch oxidative Phosphorylierung genannt (>Abb. 1.5). Das neu synthetisierte ATP wird durch die Adenin-Nukleotid-Translokase (ANT) im Austausch gegen ADP zur erneuten ATP-Synthese von der Matrix ins Zytosol befördert.

Mitochondriale Dysfunktion und Mitochondriopathien

Mitochondriale Erkrankungen sind biochemisch, genetisch und klinisch heterogen und präsentieren sich häufig mit einer neurologischen Symptomatik. Epidemiologische Daten zeigen, dass Mitochondriopathien eine minimale Prävalenz von bis zu 13 pro 100000 haben. Das klinische Spektrum reicht von milden monosymptomatischen Verläufen im Erwachsenenalter bis zu schweren Multiorganerkrankungen im frühen Kindesalter. Ursache für Mitochondriopathien können Defekte in nukleären Genen oder mtDNA-Mutationen sein. Am häufigsten treten singuläre mtDNA-Deletionen und mtDNA-tRNA-Punktmutationen auf. Als morphologisches Korrelat der mitochondrialen Funktionsstörung lassen sich häufig charakteristische Befunde in der Skelettmuskelbiopsie darstellen.

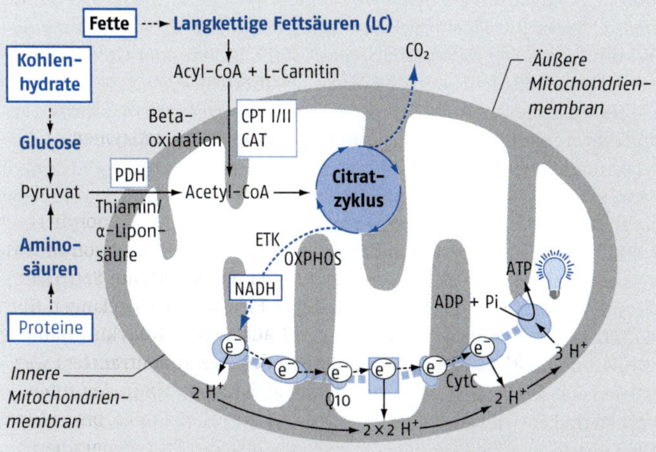

Komplex:	I	II	III	IV	V
Codierende mtDNA-Gene:	7	0	1	3	2

Acyl-CoA: Aktivierte Fettsäure
PDH: Pyruvat-Dehydrogenase
CPT: Carnitin-Palmitoyltransferase
CAT: Carnitin-Acyl-Transferase
ETK: Elektronentransportkette
OXPHOS: Oxidative Phosphorylierung
Komplex V: ATP-Synthase

Abb. 1.5 Der mitochondriale Energiestoffwechsel

Die erste Erkrankung aufgrund einer mitochondrialen Dysfunktion wurde 1962 von Rolf Luft beschrieben (Luft Disease). Dabei handelte es sich um eine 35-jährige Frau (Körpergröße: 1,59 m, Körpergewicht: 38 kg) mit normaler Schilddrüsenfunktion, bei der seit dem 7. Lebensjahr ein schwerer Hypermetabolismus mit Polydipsie, Polyurie, abnormaler Transpiration, progressiver Muskelschwäche und Myopathie bestand. Ihr täglicher Kalorienbedarf lag bei etwa 3000 kcal. Der Grundumsatz dieser Patientin war um nahezu das Doppelte auf 180% erhöht. Eine Untersuchung isolierter Mitochondrien im Rahmen der Muskelbiopsie zeigte eine Entkoppelung der oxidativen Phosphorylierung, eine erhöhte Aktivität der Cytochrom-c-Oxidase und erniedrigte Coenzym-Q_{10}-Spiegel. In einer elektronenmikroskopischen Untersuchung fand sich zudem eine Akkumulation von Mitochondrien mit stark variierender Größe und parakristallinen Einschlüssen (→ Lipofuszin-Granula).

Die wesentliche Funktion der Mitochondrien besteht darin, mittels Fettsäureverbrennung und Abbau von Acetyl-CoA sowie oxidative Phosphorylierung in der Atmungskette aus Nahrungsenergie zelluläre Energie in Form von ATP zu produzieren. Mitochondriopathien sind Erkrankungen, die sich auf dem Boden von Mutationen eines oder mehrerer Strukturproteine der Betaoxidation, des Citratzyklus oder der Atmungskette entwickeln. Im engeren Sinne werden hierunter primäre und sekundäre Störungen von Enzymen (z. B. Pyruvat-Dehydrogenase, Carnitin-Palmitoyl-Transferase, NADH-Dehydrogenase) zusammengefasst, die an der zellulären Energiegewinnung beteiligt sind. Die **primären** Mitochondriopathien werden vererbt, die **sekundären** mtDNA-Mutationen werden erworben und entwickeln sich im Laufe des Lebens (z. B. mit zunehmendem Alter durch oxidative Schäden).

Mitochondriale Mutationen werden überwiegend mütterlicherseits vererbt (**Punktmutationen:** Austausch eines Bausteins der mtDNA, z. B. MELAS; **Deletionen:** Verkürzungen der mtDNA, z. B. CPEO). Primäre Atmungskettendefekte führen häufig zu progredienten neurodegenerativen Erkrankungen. Häufige Symptome: Muskelschwäche, Muskelatrophie,

Tab. 1.4 Angeborene (primäre) Mitochondriopathien (Auswahl)

Primäre (vererbte) Mitochondriopathien	Klinische Symptome
Kearns-Sayre-Syndrom (KSS) → Defekt im Coenzym-Q_{10}-Haushalt	Fortschreitende Augenbewegungsstörung mit externer Ophthalmoplegie (Lähmung der äußeren Augenmuskulatur), degenerative Veränderungen der Netzhaut bis zur Erblindung, Kardiomyopathie mit Reizleitungsstörungen, zerebrale Ataxie, Liquoreiweißerhöhung, Innenohrschwerhörigkeit, Kleinwuchs, Demenz, Kachexie
Leber'sche hereditäre Optikusneuro-retinopathie (LHON) → Defekt im mitochondrialen Komplex I	Spezielle Form der Sehnervschädigung mit retinalen Mikroangiopathien und schmerzlosem Sehverlust, EEG-Abnormitäten

Tab. 1.4 Angeborene (primäre) Mitochondriopathien (Fortsetzung)

Primäre Mitochondriopathien	Klinische Symptome
Myoklonus-Epilepsie mit Ragged Red Fasern (MERF); → Defekt der mitochondrialen Komplexe I und IV	Myoklonale Epilepsie, schwere Erkrankung des Gehirns mit fortschreitendem geistigen Abbau (Demenz), Muskelschwäche mit einem typischen Bild in der Histologie, neurosensorische Taubheit
MELAS-Syndrom → Defekt der mitochondrialen Komplexe I und IV	Mitochondriale Enzephalomyopathie (Hirn-/Muskelstörung), Lactatazidose, schlaganfallähnliche Episoden, Kleinwuchs, häufig auch Migräne und Diabetes mellitus.
Ophthalmoplegia progressiva externa (CPEO)	Neuroophthalmologische Erkrankung mit progredienter Lähmung aller äußeren Augenmuskeln und herabhängenden Augenlidern (Ptosis), Retinitis pigmentosa (Netzhautdegeneration mit Zerstörung der Photorezeptoren)
Ophthalmoplegia plus (CPEO plus)	Lähmung der äußeren Augenmuskeln, Muskelschwäche, Wachstumsstörungen, Diabetes mellitus, Polyneuropathie, Demenz, Pigmentretinopathie (fließender Übergang zum KSS)
Leigh-Syndrom → etwa 70 % Defekt der mitochondrialen Komplexe I und IV, weitere 15–20 % auch Mangel an Pyruvat-Dehydrogenase (PDH), auch Coenzym-Q_{10}-Defizienz	Subakute nekrotisierende Enzephalomyelopathie, neben geistigem Zurückbleiben und Verlust erworbener Fähigkeiten, allgemeine Muskelschwäche, Ataxie, Hirnstammschädigung (→ Augenbewegungs-, Atem- und Schluckstörungen), Krankheit kann sich nach banalen Infekten akut verschlechtern

Muskelschmerzen bei Belastung, CK-Erhöhung, Muskelfaserzerfall (Rhabdomyolyse) mit dunkel gefärbtem Urin und Risiko der Nierenschädigung. Weitere: Erblindung (Retinopathie), Neuropathien, Diabetes mellitus und Kardiomyopathie.

Mitochondriopathien können viele Organsysteme betreffen, vor allem solche mit einem hohen Energie- und Sauerstoffumsatz, wie das Gehirn, das Herz, die Muskulatur und die Sinnesorgane. Für die ATP-Synthese verbrauchen Mitochondrien über 90% des zellulären Sauerstoffs. 0,5% bis 5% davon werden im Rahmen der Atmungskettenphosphorylierung in Superoxidanion-Radikale ($\bullet O_2^-$) umgewandelt (→ altersabhängige Zunahme). Bemerkenswert ist, dass die mitochondriale DNA (mtDNA) im Gegensatz zur nukleären DNA deutlich weniger effektive Reparaturmechanismen besitzt und daher besonders vulnerabel ist für oxidative Schäden. Von radikalinduzierten Mutationen sind vor allem der Komplex I (NADH-Dehydrogenase) und der Komplex IV (Cytochrom-c-Oxidase) betroffen, da diese überwiegend von der mtDNA codiert werden.
Die Entwicklung sekundärer mtDNA-Mutationen und Mitochondriopathien wird durch verschiedene Faktoren begünstigt: Unzureichende mitochondriale DNA-Reparaturmechanismen, asymmetrische Replikation der mitochondrialen DNA, Störungen der Elektonentransportkette sowie alterbedingte Abnahme der ATP-Produktion und Zunahme der ROS-/NOS-Belastung. Mit dem Alter nimmt auch der Anteil der durch Punktmutation oder Deletion veränderten mtDNA in verschiedenen Geweben zu.
Mitochondriale Schäden spielen bei der Pathogenese zahlreicher Erkrankungen eine Rolle: Demenz vom Alzheimer-Typ, Diabetes mellitus, chronisches Müdigkeitssyndrom (CMS), Fibromyalgie, kardiovaskuläre Erkrankungen (z. B. Herzinsuffizienz), nichtalkoholische Hepatitis, Krebs, Makuladegeneration (AMD), Migräne, Morbus Parkinson, Multiple Sklerose, Schizophrenie, etc.
Die mitochondriale Medizin versucht durch den labordiagnostisch validierten Einsatz (z. B. nitrosativer Stress) von mitotropen Mikronährstoffen (siehe > Tab. 1.5) primäre und sekundäre Mitochondriopathien zu lindern.

Arzneimittel und mitochondriale Toxizität

Verschiedene Arzneimittel können toxische Effekte auf die Mitochondrienfunktion ausüben. Dies gilt insbesondere für Antibiotika, Antidiabetika (z. B. Metformin, Glitazone), antiretrovirale Virustatika (z. B. Didanosin, Zidovudin), Zytostatika (z. B. Anthrazykline) und Statine.
Die **nukleosidischen Reverse-Transkriptase-Inhibitoren** (NRTI) sind Prodrugs, die nach Aufnahme in die Körperzellen zum Triphosphat phosphoryliert (aktiviert) werden und die reverse Transkriptase des HI-Virus

Tab. 1.5 Mitotrope Mikronährstoffe und Mitochondriopathien

Mikronährstoff	Empfohlene Tagesdosierung (p. o.)
α-Liponsäure	600–2400 mg (initial auch i. v.)
Coenzym Q_{10} (Ubichinol/Ubichinon)	200–1000 mg (z. B. 3 × 100 mg/d)
L-Carnitin	2000–6000 mg (z. B. 3 × 1000 mg/d, p. o., auch langsam i. v.), bevorzugt Acetyl-L-Carnitin
Benfotiamin (lipidlösliches Vitamin B_1)	300–900 mg (z. B. 3 × 150 mg/d)
Riboflavin (Vitamin B_2)	50–400 mg
Niacinamid (Vitamin B_3)	500–3000 mg
Vitamin B_{12}	1–6 mg
Folsäure (5-Methyl-THF)	0,4–1 mg
Magnesium (z. B. als Orotat)	200–900 mg
Taurin	1000–4000 mg
Kreatin	1000–5000 mg
Omega-3-FS (EPA, DHA)	1000–2000 mg
Vitamin C	1000–3000 mg (z. B. 3 × 1000 mg/d)
Vitamin E (Tocpherole/-rienole)	500–1000 I. E.
Vitamin A	2000–10 000 I. E.
Vitamin D	1000–2000 I. E.
Vitamin K	0,1–40 mg

hemmen. Die NRTI-Triphosphate können jedoch nicht nur die Reverse Transkriptase inhibieren, sondern auch die sogenannte DNA-Polymerase-γ. Diese Polymerase ist für die Replikation der mitochondrialen DNA (mtDNA) essenziell. Die Inhibition der Polymerase-γ durch NRTI führt zu einer weitgehenden Depletion der mitochondrialen DNA (mtDNA) und damit zu einer Einschränkung der oxidativen Phosphorylierung und der zellulären ATP-Synthese (Atmungskettendefekt). Die mitochondriale Toxizität des Zidovudins (AZT) dürfte primär auf der oxidativen Schädigung der mitochondrialen DNA durch Peroxide und Glutathion-Depletion beruhen. Das aktive Triphosphat des AZT interagiert nur wenig mit der Polymerase-γ. Allerdings kann ein Teil des oral aufgenommenen Zidovudins in einigen Zellen in Stavudin (D 4 T) umgewandelt werden.

Anthrazykline sind tetrazyklische Antibiotika, die häufig in der Therapie von Mammakarzinomen, Sarkomen, Hodgkin'scher Krankheit und bei akuter Leukämie eingesetzt werden. Die klinisch eingesetzten Anthrazykline (z. B. Doxorubicin, Epirubicin) sind redoxzyklierende Anthrachinone, die durch das Flavocoenzym NADPH-Cytochrom-P450-Reduktase zum Anthrazyklin-Semichinon-Radikal reduziert werden. Das nach Ein-Elektronen-Reduktion entstandene Semichinon kann ein Elektron, das nach Zwei-Elektronen-Reduktion entstandene Dihydrochinon kann zwei Elektronen auf molekularen Sauerstoff übertragen, sodass Superoxidanion-Radikale ($\bullet O_2^-$) und Wasserstoffperoxid (H_2O_2) entstehen. H_2O_2 ist besonders gefährlich aufgrund seiner Reaktion mit Eisen, die zu den hoch genotoxischen Hydroxyl-Radikalen (•OH) führt (Fenton-Reaktion). Ein weiterer Weg der Radikalgenese erfolgt über die Bildung von Anthrazyklin-Fe^{3+}-Komplexen. Dies sind starke Oxidanzien mit der Fähigkeit der direkten Lipidperoxidation ohne die Anwesenheit von freien Sauerstoffspezies. Anthrazyklin-Fe^{3+}-Komplexe haben eine hohe Affinität zum Phospholipid Cardiolipin, das in der inneren Membran des mitochondrialen und sarkoplasmatischen Retikulums vorkommt. Aufgrund seines hohen Gehalts an ungesättigten Fettsäuren ist es sehr oxidationsempfindlich. Die Cardiolipin-Oxidation führt zu Störungen von Komplex I und zu Cytochom-C-Verlusten. Cardiolipin ist zudem ein wichtiger Faktor für die optimale Funktion der mitochondrialen Atmungskette und der Adeninnukleotid-Translokase (ANT). Die Adeninnukleotid-Translokase ermöglicht den Austausch von Matrix-ATP gegen cytosolisches ADP. Die Bindung an Cardiolipin und die damit verbundenen Störungen der mitochondrialen Atmungskette (z. B. Kreatinkinase) scheinen wesentlich zur kardiotoxischen Wirkung der Anthrazykline beizutragen. Die Prämedikation mit L-Carnitin vor einer anthrazyklinhaltigen Chemotherapie kann das kardiotoxische Risiko verringern.

Das Nebenwirkungsprofil der **Statine** beinhaltet neben gastrointestinalen Beschwerden vor allem Störungen der Skelettmuskelfunktion, die physiologisch eng mit dem Coenzym-Q_{10}-Status und dem mitochondrialen

Tab. 1.6 Manifestationsorte mitochondrialer Toxizität

Manifestationsort	Merkmal
Skelettmuskel	Mitochondriale Myopathie, belastungsabhängige Skelettmuskelschwäche
Peripheres Nervensystem, untere Extremitäten	Distal symmetrische Polyneuropathie
Herzmuskel	Kardiomyopathie
Pankreas	Pankreatitis
Leber	Vermehrte Fetteinlagerung (Steatose), Hepatitis
Niere	Mitochondriale Tubulustoxizität (z. B. Tenofovir)
Fettgewebe	Lipoatrophie (ausgeprägter Verlust an subkutanem Fettgewebe), Lipodystrophie (metabolische und morphologische Veränderungen): Dyslipidämie mit Hypercholesterinämie, Triglyceridämie und niedrigem HDL-Cholesterin sowie periphere und hepatische Insulinresistenz

Energiestoffwechsel assoziiert ist. Zu den typischen Symptomen zählen Müdigkeit, Schwäche, Muskelschmerzen (vor allem bei körperlicher Aktivität) und Myopathien. Ein biochemisch und pharmakologisch plausibler Erklärungsansatz könnte dabei die statininduzierte mitochondriale Dysfunktion als Folge der Coenzym-Q_{10}-Depletion spielen. Eine aktuelle Meta-Analyse von 13 randomisierten Studien mit 91 140 Teilnehmern weist darüber hinaus auf eine 9% erhöhtes Risiko für Diabetes mellitus unter einer Statintherapie hin, insbesondere bei älteren Personen (Lancet, 2010).

Mitotrope Mikronährstoffe, die aufgrund ihrer zentralen Stellung im mitochondrialen Energiestoffwechsel protektive Eigenschaften gegen metabolische Störungen der Zelle besitzen können die mitochondriale Toxizität (z. B. Neuropathien, Lactatazidose) von Arzneimitteln verringern (siehe > Tab. 1.5).

2 Vitamine

Vitamine sind organische, nicht energieliefernde lebensnotwendige Verbindungen, die vom menschlichen bzw. tierischen Organismus nicht oder nur unzureichend gebildet werden können. Sie müssen daher regelmäßig und in adäquater Menge mit der Nahrung zugeführt werden. Nach ihrem Löslichkeitsverhalten werden sie in fett- und wasserlösliche Vitamine eingeteilt. Im Ggs. zu den Proteinen und anderen Hauptnährstoffen dienen Vitamine dem Organismus weder als Energielieferanten noch als Baumaterial für Gewebe und Organe. Ihre Hauptaufgabe besteht in der Teilnahme an katalytischen (Coenzyme) und regulierenden Stoffwechselprozessen.
Antioxidativ wirksame Vitamine wie Vitamin C und E (Tocopherole, Tocotrienole) sowie β-Carotin und die Carotinoide (z. B. Lutein) schützen die Zellmembranen und -organellen vor der oxidativen und nitrosativen Schädigung durch freie Radikale. Freie Radikale sind maßgeblich an der Entwicklung und Progression von sogenannten Free Radical Diseases (z. B. Arteriosklerose, Diabetes, Krebs) beteiligt.
Die Vitamine der B-Gruppe (z. B. Thiamin, Pyridoxin) zählen zu den neurotropen Vitaminen. Sie sind vor allem für Nerven-, Gehirn- und Energiestoffwechsel notwendig.
Die fettlöslichen Vitamine A, D, E und K können im Körper gespeichert, jedoch nicht synthetisiert werden (Ausnahme: Vitamin-D-Hormon). Vitamin A und D greifen in das Wachstum und die Differenzierung unterschiedlichster Zellen und Gewebe ein.
Ursachen für einen Vitaminmangel und/oder eine erhöhten Vitaminbedarf sind zahlreich.

Mögliche Ursachen Vitaminmangel/erhöhten Vitaminbedarf

- Arzneimittel: Antazida (z. B. Vitamin B_{12}), Antibiotika, Antiepileptika (z. B. Vitamin D_3), Antihypertonika, Corticoide, Diuretika (z. B. Vitamin B_1), orale Kontrazeptiva, Laxanzien, NSAID, Psychopharmaka (z. B. Vitamin B_2), Schilddrüsentherapeutika, Virustatika (z. B. Zidovudin), Zytostatika (z. B. Folsäure).
- Erhöhter Bedarf: Alter (z. B. Vitamin B_{12}, Vitamin D_3, Calcium), Schwangerschaft (z. B. Folsäure, Iod, Eisen, Omega-3-Fettsäuren), Still-

zeit, Wachstum, physische und psychische Aktivität, hohe Energiezufuhr, Fieber, Stress, katabole Zustände.
- Erhöhte Verluste: Arzneimittel, Enteropathien, Hämodialyse, Operationen, Verbrennungen, Nephrose, Traumata.
- Erkrankungen: AIDS/HIV, Diabetes mellitus, Erkrankungen der Schild- und Nebenschilddrüse, hämolytische Anämien, Infektionen, KHK, Krebs, Kwashiorkor, chronische Leber- und Nierenerkrankungen, Sichelzellanämie, SIRS, Thyreotoxikose.
- Ernährung: Einseitige Ernährung (z. B. Vitamin B_{12} bei Vegetariern), Reduktionsdiäten, falsche Speisenzubereitung (z. B. längeres Warmhalten führt zu Folsäureverlusten bis zu 100%), Lagerung (z. B. Kartoffeln verlieren bei Kellerlagerung bis zu 70% an Vitamin C), Protein-Energie-Mangelernährung.
- Genussmittel/Konsumgifte: Hoher Alkoholkonsum (v. a. Vitamin B_1, Magnesium), Rauchen (v. a. Antioxidanzien).
- Malabsorption/-digestion: Alter, CED, chronisch-atrophische Gastritis, Darmparasiten (z. B. Hakenwurm), Darmresektion, Diarrhö, Ileumresektion, Mukoviszidose, Pankreatitis, Sprue, Pankreasinsuffizienz, Zöliakie.
- Umweltgifte: Chemikalien, Endokrine Disruptoren (Hormone aus Umweltgiften), Schwermetalle (z. B. Cd, Hg, Pb), Strahlung.

2.1 Wasserlösliche Vitamine

Vitamin-B-Komplex

B-Vitamine sind als Katalysatoren und Regulatoren in Form ihrer Coenzyme an allen Stoffwechselwegen beteiligt.

Funktionen

- Regulierung des Energie-, Fett-, Kohlenhydrat- und Aminosäuren-Stoffwechsels.
- Mitochondriale ATP-Produktion (v. a. aus Kohlenhydraten).
- Aufbau und Regeneration der Nervenzellen und des Myelins (z. B. Methylierungsreaktionen).
- Immunfunktion.

Mangel/erhöhter Bedarf: Alkoholismus, Rauchen, Stress. **Arzneimittel:** Antiepileptika, Diuretika, orale Kontrazeptiva, NRTI, Zytostatika. **Ernährung:** Mangel- und Fehlernährung, Reduktionsdiäten, TPN. **Erkrankungen:** AD(H)S, AIDS/HIV, Burnout, CED, Depressionen, Diabetes, mellitus, Hyperthyreose, KHK, Krebs, Nieren-/Lebererkrankungen.
Ein isolierter B-Vitaminmangel ist selten, da die einzelnen B-Vitamine im Stoffwechsel von einander abhängig sind. Für die Synthese von Coenzymen werden vielfach weitere Coenzyme benötigt, die aus B-Vitaminen gebildet werden (siehe >Abb. 2.1). Ein Mangel an einem oder mehreren B-Vitaminen führt sekundär zu Mangelsymptomen anderer B-Vitamine. Die ersten Anzeichen auf einen subklinischen B-Vitaminmangel sind uncharakteristisch und unspezifisch. Für einen reibungslosen Stoffwechselablauf ist daher die regelmäßige Zufuhr aller acht B-Vitamine essenziell.

Mögliche Mangelsymptome: Allgemein: Appetitlosigkeit, depressive Verstimmungen, emotionale Labilität, Kopfschmerzen, Reizbarkeit; **Physische/Psychische Leistungsparameter:** Abnahme des Kurzzeitgedächtnis, kognitive Störungen, Müdigkeit, verringerte Stresstoleranz, Abnahme der körperlichen und geistigen Leistungsfähigkeit; **Nervensystem:** Neurologische Störungen wie (Poly)Neuropathien, Neuritiden; **Immunsystem: Verringerte i**mmunologische Stabilität, erhöhte Infektanfälligkeit.

Anwendungsgebiete/Beschwerdebilder: AD(H)S, AIDS/HIV, Anämien, Appetitlosigkeit, Bandscheibenbeschwerden, Burnout, Chronique Fatigue Syndrom, Demenz, Depressionen, nervöse Erschöpfungszustände, Facialparesen, Fatigue, Herpes zoster, Ischialgien, Kachexie, KHK, Krebs, Leber-, Nierenerkrankungen, Morbus Alzheimer, Morbus Parkinson, Multiple Sklerose, Myalgien, Neuralgien (Trigeminus), Neurodermitis, Neuritiden, Polyneuropathien (z. B. diabetische, alkoholische), Rekonvaleszenz.

Vitamin B_1

Im Intermediärstoffwechsel der meisten Organe einschließlich des Gehirns wirkt Vitamin B_1 (Thiamin) überwiegend als Coenzym in Form von Thiamindiphosphat (TDP).

Tab. 2.1 Vitamine der B-Gruppe und empfohlene Dosierung

Vitamin	Empfohlene Dosierung	Applikation
Vitamin B_1[1]	Prävention: 5–20 mg/d	p. o.
	Therapie: 100–900 mg (z. B. Diabetische Neuropathie: 300–600 mg Benfotiamin/d)	p. o., i. v.
Vitamin B_2	Prävention: 5–20 mg/d	p. o.
	Therapie: 50–400 mg (z. B. Migräne Anfallsprophylaxe: 400 mg/d)	p. o.
Vitamin B_3	Prävention: 20–50 mg/d	p. o.
	Therapie: 100–3000 mg (z. B. Hypercholesterolämie: 1500 mg Nicotinsäure/d)	p. o.
Vitamin B_5	Prävention: 10–100 mg/d	p. o.
	Therapie: 100–5000 mg (z. B. Wundheilung: 500 mg/d)	p. o., i. m., i. v.
Vitamin B_6[1]	Prävention: 5–20 mg/d	p. o.
	Therapie: 50–500 mg/d (z. B. KTS: 200 mg + Benfotiamin)	p. o., i. v.
Vitamin B_{12}[1]	Prävention: 10–100 µg/d (Alter > 60 Jahre: 100 µg)	p. o.
	Therapie: 100–5000 µg/d (z. B. Depressionen: 1000 µg)	p. o., i. m., s. c., i. v.
Folsäure	Prävention: 0,4–1 mg/d	p. o.
	Therapie: 1–15 mg (z. B. Hyperhomocysteinämie: 1 mg als Methyl-THF mit Vitamin B_{12})	p. o., i. m.
Biotin	Prävention: 0,03–0,1 mg/d	p. o.
	Therapie: 0,5–15 mg (z. B. Biotinidase-Mangel: 10 mg/d)	p. o.
Cholin, Inositol, PABA[2]	10–500 mg/d	p. o.

[1]neurotrope Vitamine
[2]diese Nährstoffe werden teilweise zum B-Komplex gerechnet

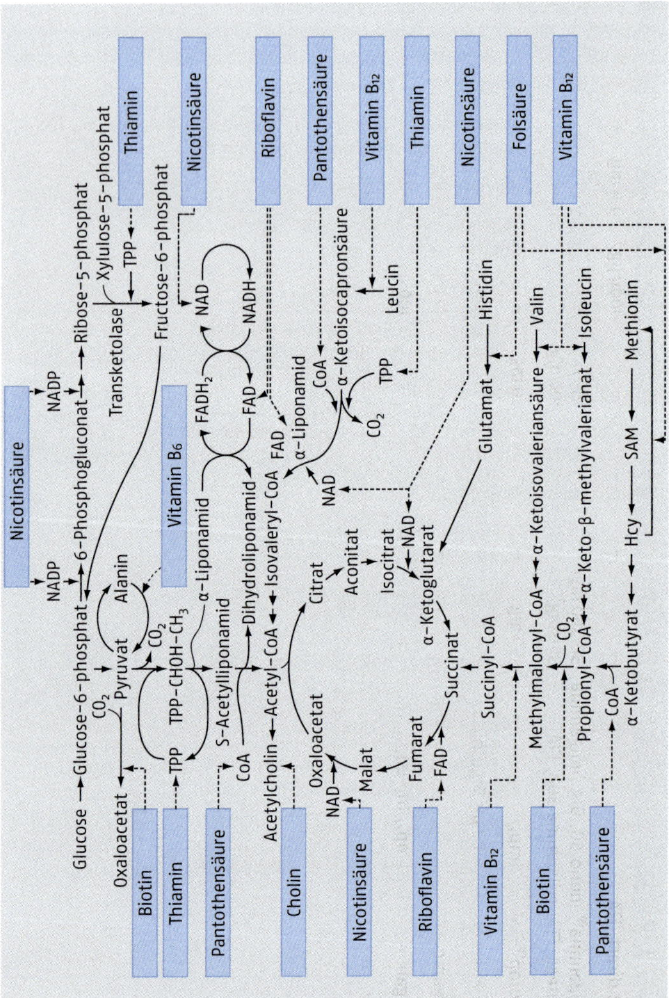

Abb. 2.1 Stoffwechsel der B-Vitamine. Modifiziert nach Goodman & Gilman 2001

Tab. 2.2 Zusammensetzung von Vitamin-B-Kombinationen

Präparat	B_1	B_2	B_3	B_6	B_{12}	Folsäure	Biotin	B_5
B12 direct, LTA	–	–	–	–	1000 µg	0,4 mg	–	–
milgamma® mono 50, Drg./milgamma protekt, FTA/ milgamma 300, FTA	50/300 mg/ 300 mg[1]	–	–	–/–/ 100 mg	–	–	–	–
Neurop®-Injekt, Amp.	100 mg	–	–	50 mg	–	–	–	–
B_{12}-Ankermann® 1000 µg Drg./Inj.Lsg.	–	–	–	–	1000 µg	–	–	–
Folgamma®, Tbl.	–	–	–	–	25 µg	1,5 mg	–	–
Folgamma forte, Amp., Inj-Lsg					100 µg	15 mg	–	–
Folbene®, Kps.	–	–	–	5,4 mg	9 µg	0,6 mg	–	–
B-Komplex forte-Hevert®, Tbl.	100 mg	–	–	50 mg	500 µg	–	–	–
Dreisavit®N, FTA (+100 mg Vit. C)	8 mg	8 mg	50 mg	10 mg	–	0,16 mg	30 µg	10 mg
Medivitan® N Neuro, FTA	100 mg	–	–	100 mg	–	–	–	–
Medyn®forte, Kps.	–	–	–	25 mg	500 µg	2,5 mg	–	–
vaso-loges® S, Kps.	10 mg	1,6 mg	–	8 mg	500 µg	0,8 mg	–	–
Medivitan® N-Amp./FS, Inj.	–	–	–	5 mg	1 mg	1,1 mg	–	–
Neuro-Lichtenstein® injekt M.	100 mg	–	–	100 mg	–	–	–	–

[1]Benfotiamin

Funktionen

- Schrittmacherfunktion im zellulären Kohlenhydrat-/Energiestoffwechsel (Mitochondrien):
  - Einschleusung von Kohlenhydratmetaboliten in den Citratzyklus durch oxidative Decarboxylierung von Pyruvat (= Endprodukt der Glykolyse) zu Acetyl-CoA mittels der·α-Liponsäure-/Thiamin-abhängigen Pyruvat-Dehydrogenase (PDH).
  - Umwandlung von α-Ketoglutarat in Succinyl-CoA mittels der α-Liponsäure-/thiaminabhängigen α-Ketoglutarat-Dehydrogenase (→ Citratzyklus).
  - Pentosephosphatzyklus (Thiamin-abhängige Transketolase): Bereitstellung von NADPH für reduktive Biosynthesen und Pentosen (z. B. Ribose-5-phosphat) für die Nukleotid-Biosynthese (z. B. ATP, GTP).
- Hemmung der Proteinglykosilierung (AGE-Bildung) sowie der AGE-induzierten Aktivierung des redoxsensitiven Transkriptionsfaktors NF-κB (→ Benfotiamin).
- Nervensystem: Erregung/Reizleitung im zentralen/peripheren Nervensystem, Stoffwechsel von Neurotransmittern des serotonergen, adrenergen und cholinergen Systems (z. B. Acetylcholin-Freisetzung), antinozizeptive Wirkung.
- Aminosäurestoffwechsel: Abbau der verzweigtkettigen Aminosäuren Leucin, Isoleucin und Valin.
- Immunsystem.

Empfohlene Zufuhr (laut D-A-CH): Jgl. und Erw. 1–1,3 mg/d, Schwangere und Stillende 1,2–1,4 mg/d.

Vitamin-B_1-Status: Der Quotient aus stimulierter und unstimulierter Transketolase-Aktvität (ETK), der bei unzureichender Thiaminversorgung ansteigt ist ein aussagekräftiger und gebräuchlicher Statusparameter.

Erythrozytäre Transketolaseaktivität (ETK/ETK_0-Quotient) vor (ETK_0) und nach (ETK) In-vitro-Aktivierung mit Thiamin-PP: < 1,15 (normal), 1,15–1,25 (marginale Versorgung), > 1,25 (Thiaminmangel); **Thiamin im Vollblut** (Normalbereich): Untergrenze: 15–45 µg/l, Obergrenze 50–90 µg/l (µg/l x 3,75 = nmol/l), Thiamin-Normalwerte schwanken in weiten Bereichen; c) **renale Thiamin-Exkretion** (Normalwert): > 100 µg/24 h

Hinweis
Nüchternblut (zwölf Stunden Nahrungskarenz), venöse Blutentnahme, Thiamin (Vollblut, Heparinröhrchen oder EDTA, 0,5 ml), ETK-Aktivierung (Erythrozytenhämolysat), Lichtschutz (z. B. Alufolie).

Vitamin-B_1-Status bei Diabetes mellitus: In einer aktuellen Studie (Thornalley, 2007) an Typ-1- und Typ-2-Diabetikern konnte gezeigt werden, dass die normale Funktion der Transketolase in den Erythrozyten durch die Hochregulierung von Transportproteinen an der Erythrozytenmembran (THTR-1, RFC-1) aufrechterhalten wird, obwohl im Plasma ein ausgeprägter Thiaminmangel sowie eine stark erhöhte Thiamin-Clearance nachweisbar war. Die alleinige Messung der erythrozytären Transketolase könnte danach bei Diabetikern einen Thiaminmangel maskieren. Die Störung der renalen Thiamin-Utilisation und -Rückresorption ist ein früher Marker der renalen Dysfunktion beim Diabetiker.

Interaktionen mit Arzneimitteln/Nährstoffen: Erhöhung des Thiaminbedarfs: Antiepileptika (z. B. Phenytoin), Herzglykoside (z. B. Digoxin), Neuroleptika, Scopolamin, trizyklische Antidepressiva (z. B. Nortriptylin), NRTI (z. B. Zidovudin), Zytostatika, Alkohol. **Erhöhte renale Exkretion:** Diuretika (z. B. Acetazolamid, Etacrynsäure, Furosemid, Torasemid), Alkohol. **Hemmung der Phosphorylierung von Thiamin zu Thiamindiphosphat (TDP)**: 5-Fluorouracil (5-FU hemmt Phosphorylierung von Thiamin zu TPP), Magnesiummangel (Mg-abhängige Thiaminkinase), Alkohol. **Störung der Thiamin-Resorption/Utilisation:** Antazida, Antibiotika (z. B. Tetrazykline), Laxanzien, Neuroleptika, orale Kontrazeptiva, Tolazamid, Zytostatika, Alkohol, Kauen von Betelnüssen, fermentierten Teeblättern, starker Tee-/Kaffeegenuss (Gerbstoffgehalt: Tannine = Antithiamine), hoher Verzehr von rohem Fisch (Thiaminasen bauen Thiamin ab).

Erhöhter Bedarf: Alter, Schwangerschaft, Stillzeit, Wachstum, Fieber, Stress, Schwerstarbeiter, Sportler. **Ernährung/Lebensstil**: Einseitige Ernährung (z. B. Fastfood), hohe Energiezufuhr aus Kohlenhydraten, hoher Kaffee-/Teekonsum (Gerbstoffe), Alkoholabusus, Mangelernährung, parenterale Ernährung, häufiger Verzehr von rohem Fisch. **Erkrankungen:** AIDS/HIV, Ahorn-Sirup-Krankheit, CED, Diabetes mellitus, Depressionen,

Fieber, Hämodialyse, Herzinsuffizienz, Hyperthyreose, intensivmedizinische behandelte Patienten, Krebs, KHK, Leberfunktionsstörungen (z. B. fulminante Hepatitis), Leigh-Syndrom, Leukämie, Malaria, Morbus Alzheimer, Schmerzzustände, Sprue, Thyreotoxikose. **Niedrige Thiaminspeicherkapazität:** 25–30 mg.

Mögliche Mangelsymptome: Allgemein: Appetitlosigkeit, Depressionen, Gewichtsverlust, Konzentrationsschwäche, Reizbarkeit, Schlaflosigkeit. **Blut:** Anämie, Anstieg des Pyruvat- und Lactatspiegels (→ Hinweis auf Citrataufstau), Lactatazidose, Thrombozytopenie. **Neurologische Störungen:** Neuropathien (z. B. Fußbrennen), Muskelschwäche. **Kardiovaskuläre Störungen:** Herzinsuffizienz, Tachykardie, Ödeme. **Diabetiker:** Polyneuropathien, Angiopathien. **Alkoholiker**: a) **Polyneuropathie:** Störungen des Achillessehnenreflexes und Vibrationsempfindens, b) **Wernicke-Encephalopathie:** Psychosen, Augenmuskelparese, Ataxie, Gedächtnisverlust, Kleinhirnatrophie. **Beriberi (B_1-Hypovitaminose):** a) **trockene:** Neuritische Störungen, Polyneuropathie b) **feuchte:** Arrythmien, Herzvergrößerung, Herzinsuffizienz, Rechtsherzdilatation.

Einnahme: Einnahme zwischen oder zu den Mahlzeiten. Tagesdosis über den Tag verteilen.

Hinweis zur Resorption: Thiamin: Die Absorption von oral verabreichtem Vitamin B_1 (Thiamin) erfolgt über einen dosisabhängigen dualen Transportmechanismus: a) eine aktive energie- und natriumabhängige Resorption mit Sättigungskinetik, b) eine passive Diffusion bei höheren Dosen. Das aktive Resorptionslimit von Thiamin beträgt etwa 5 bis 10 mg. Thiamin hat in einer Dosis von 50 mg bei gesunden Probanden eine Bioverfügbarkeit von etwa 5 %. **Benfotiamin:** Im Gegensatz zu den wasserlöslichen Thiaminsalzen werden die lipidlöslichen Allithiamin-Homologe (z. B. Benfotiamin) nach Abspaltung der Monophosphatgruppe an der Darmmukosa passiv und dosisproportional in Form von S-Benzoylthiamin resorbiert. Allithiamine führen im Vollblut, den Erythrozyten und der Zerebrospinalflüssigkeit zu höheren TDP-Spiegeln. Aufgrund der 5 bis 10-fach höheren Bioverfügbarkeit ist Benfotiamin in der Therapie das orale Vitamin B_1-Prodrug der Wahl. Über die Aktivierung des Entgiftungsenzyms Transketolase ist Benfotiamin auch in der Lage das Ausmaß

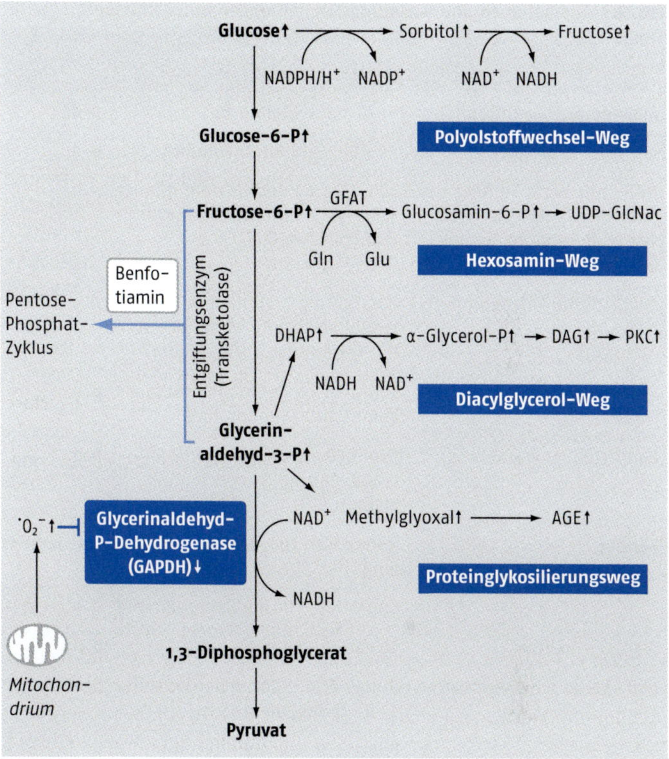

Abb. 2.2 Benfotiamin moduliert hyperglykämiebedingte Stoffwechselstörungen

der hyperglykämiebedingten Folgeschäden bei diabetischer Stoffwechsellage zu reduzieren (>Abb. 2.2). Die Stimulierung der Transketolase durch Benfotiamin leitet die pathogenetischen Stoffwechselwege (z. B. Proteinglykosilierung) in den unbedenklichen Pentose-Phosphat-Zyklus um.

Tab. 2.3 Indikationen und Dosierungsempfehlungen für Vitamin B_1

Indikation	Empfohlene Dosierung	Applikation
Allgemeine Prävention/MT	5–20 mg/d Vitamin B_1	p. o.
AIDS/HIV-Infektion	50–100 mg/d als B-Komplex	p. o.
NRTI-induzierte Störung des mitochondrialen Stoffwechsels (z. B. erhöhte Serumlactatspiegel)	300–900 mg Benfotiamin/d (auch + Acetyl-L-Carnitin, Riboflavin und Coenzym Q_{10}).	p. o.
Alkoholische Polyneuropathie	150–600 mg Benfotiamin/d (+100–300 mg B_6, 1000 µg Vitamin B_{12}, Folsäure und Magnesium)	p. o.
Alzheimer, Demenz	300–900 mg Benfotiamin/d (auch Kombi mit α-Liponsäure)	p. o.
Bandscheibenvorfall	300–600 mg Benfotiamin/d; (+100–200 mg B_6 und 1000 µg Vitamin B_{12})	p. o.
Beriberi	Initial: 100–200 mg (i. v.), 3–5 Tage lang	i. v., i. m.
	Dann: 100–300 mg Benfotiamin/d	p. o.
Diabetes mellitus	50–100 mg Benfotiamin/d	p. o.
Diabetische Polyneuropathie	Initial: 600–900 mg Benfotiamin/d, 10–14 Tage lang	p. o.
	Dann: 150–300 mg/d (auch in Kombi mit α-Liponsäure)	
Diabetische Angio-, Nephro- und Retinopathie	150–900 mg (auch in Kombi mit α-Liponsäure)	p. o.
Hand-Fuß-Syndrom (→ Therapie mit 5-FU-Prodrug Capecitabin)	300–600 mg Benfotiamin/d, 10–14 Tage lang; (+100–300 mg Pycnogenol; +100–200 mg Vitamin B_6)	p. o.
Herzinsuffizienz	100–300 mg Benfotiamin/d (auch in Kombination mit 3000–6000 mg Magnesiumorotat)	p. o.

Tab. 2.3 Indikationen und Dosierungsempfehlungen für Vitamin B_1 (Fortsetzung)

Indikation	Empfohlene Dosierung	Applikation
Ifosfamidinduzierte neurologische Störungen	Initial: 300–600 mg Benfotiamin, 10–14 Tage lang; (+ 100–200 mg Vitamin B_6); dann: 150–300 mg	p. o.
Langzeitmedikation mit Furosemid, Phenytoin, trizyklischen Antidepressiva	10–50 mg Benfotiamin/d	p. o.
Lactatazidose	Initial: 100–400 mg Vitamin B_1	i. v.
	Dann: 300–600 mg Benfotiamin/d	p. o.
Karpaltunnel-Syndrom, KPS	300–600 mg Benfotiamin/d (+ 100–200 mg Vitamin B_6, 100–300 mg Pycnogenol und Vitamin B_2)	p. o.
Mitochondriale Dysfunktion	100–300 mg/d (+ Riboflavin, Vitamin B_{12}, Magnesium, L-Carnitin, Coenzym Q_{10} und α-Liponsäure)	p. o.
Neuropathien, Neuralgien (z. B. Zoster)	150–600 mg Benfotiamin/d (+ Vitamin B_6 und B_{12})	p. o.
Repellent (Insektenabwehr)	100 mg/d	p. o.
Restless-Legs-Syndrom	100–300 mg Benfotiamin/d (+ Kontrolle des Eisens-Status)	p. o.
Stress, Konzentrationsschwäche	20–100 mg (mit Magnesium, Vitamin C, B_6 und B_{12})	p. o.
Wernicke-Korsakoff-Syndrom	Initial: 100–500 mg Vitamin B_1 3–5 Tage lang	i. v.
	Dann: 150–600 mg Benfotiamin/d	p. o.

Weitere Anwendungsgebiete: Alkoholentwöhnung, Anämie (thiaminresponsive), Diabetische Azidose, Depressionen, Fatigue, Hämodialyse, Krebs (v. a. Fatigue, Kachexie), MS, Leigh-Syndrom, Leuzinose, schwere Leberfunktionsstörungen (z. B. Leberkoma), Thyreotoxikose.

Kontraindikationen: Verdacht auf Thiamin-/Benfotiamin-Überempfindlichkeit.

Nebenwirkungen und Toxizität: Die Toxizität von oral zugeführtem Thiamin ist selbst in höheren Dosierungen sehr gering. Nach längerer Supplementierung in hohen Dosen (50 mg/kg Körpergewicht oder mehr als 3000 mg/Tag) wird in Einzelfällen über Nebenwirkungen wie Benommenheit, Kopfschmerzen, Schweißausbrüche, Tachykardie und Hautreaktionen (z. B. Juckreiz, Urtikaria) berichtet. Bei der hoch dosierten parenteralen Applikation von Thiamin, insbesondere nach schneller und wiederholter Gabe, sind in einigen Fällen Nebenwirkungen wie Atemnot und anaphylaktoide Reaktionen beschrieben.

Upper Safe Limits: NOAEL: 50 mg

Hinweis
In tierexperimentellen Untersuchungen (Maus: Erhrlich Ascites Tumoren) fördern moderate Dosierungen von Thiamin (12,5- bis 75-fache der RDA, mit einem Maximum beim 25-fachen) die Tumorzellproliferation, während Mega-Dosen (2500-fache der RDA) das Tumorwachstum (um 36%) hemmen. Nach tierexperimentellen Daten sollte ein Thiaminmangel bei Patienten mit fortgeschrittenen Krebserkrankungen daher mit Thiamin-Derivaten (z. B. Benfotiamin) in hoher pharmakologischer Dosierung kompensiert werden.

Spezielle Interaktionen

5-Flurouracil (5-FU): 5-Fluorouracil (5-FU) hemmt kompetitiv die Phosphorylierung von Thiamin zum stoffwechselaktiven Thiamindiphosphat (TPP). **Magnesium:** Die Aktivierung von Thiamin zum coenzymatisch aktiven Thiamindiphosphat (TDP) wird durch die Magnesium-abhängige Thiaminkinase reguliert. Ein Magnesiummangel kann daher die Ansprechrate auf eine orale und/oder parenterale Therapie mit Vitamin B_1 limitieren. **Störung der Thiaminresorption:** Antazida, Antibiotika, Laxanzien, Alkohol, schwarzer Tee. **Steigerung der renalen Thiaminausscheidung:** Diuretika (z. B. Thiazid-, Schleifendiuretika), vor allem bei Langzeitbehandlung ist mit Vitamin-B_1-Mangel durch vermehrte renale Ausscheidung zu rechnen. **Präparateauswahl:** milgamma® mono 50/

mono 150/protekt (50/150/300 mg Benfotiamin/Drg.), milgamma® 100/300 (100 mg Benfotiamin + 100 mg Vitamin B_6 bzw. 300 mg Benfotiamin + 100 mg Vitamin B_6/Drg.), milgamma® N Amp. (100 mg Thiamin + 100 mg Vitamin B_6 + 1000 µg Vitamin B_{12} + 20 mg Lidocain/Amp.), Neurop® Injekt (100 mg Thiamin + 50 mg Vitamin B_6/Amp.), Betabion® 10/100 (10/100 mg Thiamin-HCl/Tbl.), Aneurin-AS® 100 mg (100 mg Thiamin-HCl/Filmtbl.), Vitamin-B_1-Injektopas® 25/100 mg, Injl. (25/100 mg Thiamin-HCl/1/2 ml), Vitamin B_1-Hevert® Injl. (200 mg Thiamin-HCl/2 ml).

Vitamin B_2

Die biologisch aktiven Formen von Vitamin B_2 (Riboflavin) sind die wasserstoff- und elektronenübertragende Coenzyme Flavinmono-, FMN und Flavinadenindinucleotid, FAD. Die Flavin-Coenzyme zählen als funktionsbestimmender Bestandteil von über 60 Enzymen, welche zahlreiche Oxidations- und Reduktionsreaktionen katalysieren, zu den wichtigsten Elektronen-Akzeptoren und -Donatoren biologischer Redoxsysteme.

Funktionen

- Schrittmacherfunktion im mitochondrialer Energiestoffwechsel (Atmungskette): Intermediärstoffwechsel und energetische Verwertung von Kohlenhydraten, Fetten und Proteinen, Cofaktor von Komplex I und Komplex II, Stabilisierung von Komplex I.
- Antioxidans (GSH-Reduktase): Reduktion von oxidiertem (GSSG) zu reduzierten Glutathion (GSH).
- Xenobiotika-Entgiftung (Flavoprotein-Monooxygenase): Arzneimittel, Pestizide, Karzinogene.
- Immunsystem (NADPH-Oxidase): Phagozytose, Abwehr bakterieller Infektionen und Tumorzellen.
- Coenzym im Stoffwechsel von Folsäure, Vitamin B_3, Vitamin B_6 und Vitamin K.
- Homocystein-Stoffwechsel: Coenzym der Methyl-THF-Reduktase, MTHFR (5,10-Methylen-THF → 5-Methyl-THF).
- Hämatopoese: Eisenutilisation, Erythropoese.
- Nebennierenmarkhormone: Synthese von Adrenalin.
- Purinabbau (Xanthinoxidase): Oxidation von Hypoxanthin zu Harnsäure.

- Fettsäurestoffwechsel (Acyl-CoA-Dehydrogenase): Erster Dehydrierungsschritt bei der β-Oxidation.
- Aminosäuren (z. B. Diaminoxidase): Oxidative Desaminierung.

Empfohlene Zufuhr (laut D-A-CH): Jgl. und Erw. 1,2–1,5 mg/d, Schwangere und Stillende 1,5–1,6 mg/d.

Vitamin-B_2-Status: erythrozytäre Glutathion-Reduktase (α-EGR)-Aktivität nach In-vitro-Stimulation mit FAD (Mangel): > 1,2; **renale Riboflavin-Exkretion** (Mangel): < 40 µg/g Kreatinin; **Riboflavin-Gehalt** im Vollblut (Normal): 80–200 µg/l.

Hinweis
Nüchternblut (zwölf Stunden Nahrungskarenz), venöse Blutentnahme, Vollblut (Heparinröhrchen oder EDTA, 0,5 ml), EGR-Aktivität (Erythrozytenhämolysat), Lichtschutz (z. B. Alufolie).

Interaktionen mit Arzneimitteln/Nährstoffen: Erhöhung des Bedarfs: Antidepressiva, NRTI (z. B. AZT), orale Kontrazeptiva, Phenothiazine, Proteasehemmer, Zytostatika (z. B. Anthrazykline). **Erhöhte renale Exkretion:** Diuretika (z. B. Thiazide), Borsäure. **Störung der Resorption/Utilisation:** Trizyklische Antidepressiva und Phenothiazine (z. B. Chlorpromazin) (→ Hemmung der Riboflavinkinase), Antazida (z. B. aluminiumhaltige), Antibiotika (z. B. Tetracycline), Antimalariamittel, Barbiturate (z. B. Phenobarbital), Celecoxib, Probenecid, Thyroxin, Zytostatika (z. B. Doxorubicin).

Erhöhter Bedarf: Schwangerschaft, Stillzeit, Leistungssportler, Operationen, Traumen, Phototherapie Neugeborener mit Hyperbilirubinämie. **Ernährung/Lebensstil:** Einseitige Ernährung (z. B. Fastfood), Alkohol abusus, keine Milchprodukte (Lactoseintoleranz), hohe Verluste bei Lichtexposition (bis zu 50 % in Milch aus Klarglasflaschen). **Erkrankungen:** AIDS/HIV, CED, chronische Atemwegserkrankungen, Darmmykosen, Defekte der mitochondrialen Atmungskette (z. B. Acyl-CoA-Dehydrogenase, Komplex I- und II-Defizienz, EFTDH-Defekt), Diabetes mellitus (Verlust über den Urin), Hämodialyse, Hypothyreose, Karpaltunnel-Syndrom,

Krebs, Migräne, mitochondriale Myopathien, Methämoglobinämie, Präeklampsie, Sichelzellanämie, Sprue.

Mögliche Mangelsymptome: Augen: Lichtempfindlichkeit, brennende Augen, Keratitis, Vakularisierung der Cornea, Trübungen der Linse und des Glaskörpers, erhöhtes Kataraktrisiko. **Blut:** normochrome normozytäre Anämie mit Retikulozyto-, Leuko-, Thrombozytopenie, Hyperhomocysteinämie, Anstieg des Pyruvat- und Lactatspiegels (→ Hinweis auf Citrataufstau), Lactatazidose, Methämoglobinämie. **Haut/Schleimhaut:** Cheilosis, Rötung, Schuppung, seborrhoische Dermatitis im Bereich der Nasolabialfalte, Ohren und Genitalbereich, Entzündungen der Mundschleimhaut und Zunge (Glossitis), Mundwinkelrhagaden. **Muskuläre/Neurologische Störungen:** Muskelschwäche, Fatigue, periphere Neuropathien, Depression, Lethargie. **Schwangerschaft:** Skelettanomalien beim Fetus. **Stoffwechselstörungen**: Mitochondriale Dysfunktion und Myopathien, Störungen im Eisen-, Folsäure-, Vitamin-B_3-, Vitamin B_6-, Vitamin-B_{12}- und Vitamin-K-Stoffwechsel.

Einnahme: Zwischen oder zu den Mahlzeiten; Tagesdosis über den Tag verteilt einnehmen.

Nebenwirkungen und Toxizität: Riboflavin besitzt ein geringe Toxizität. Über unerwünschte Wirkungen wurde selbst bei hoher Dosierung nicht bereichtet. Eine starke Gelbfärbung des Urins zeigt eine erhöhte Riboflavinexkretion an und ist harmlos.

Upper Safe Limits: NOAEL: 200 mg.

Spezielle Interaktionen

Antazida: Aluminiumhaltige Antazida bilden mit Riboflavin schwerlösliche Komplexe. **Antidepressiva und Phenothiazine:** Trizyklische Antidepressiva und Phenothiazine (z. B. Chlorpromazin) hemmen die Riboflavinkinase und damit den Einbau von Riboflavin in FAD und FMN (Flavinantagonisten). **Calcium, Eisen und Zink:** Riboflavinmangel beeinträchtigt die Resorption von Calcium, Eisen und Zink. **Kontrazeptiva, orale:** Langfristige Einnahme von oralen Kontrazeptiva kann zu Störungen im Riboflavin-Status führen. **Phenobarbital:** Phenobarbital fördert den Ab-

Tab. 2.4 Indikationen und Dosierungsempfehlungen für Vitamin B_2

Indikation	Empfohlene Dosierung	Applikation
Allgemeine Prävention/MT	5–20 mg Vitamin B_2/d	p. o.
AIDS/HIV-Infektion	50–100 mg/d als B-Komplex	p. o.
Migräne, Anfallsprophylaxe	Kinder: 100–200 mg/d; Erwachsene: 100–400 mg/d (auch Kombi mit Magnesiumcitrat, Coenzym Q_{10} oder Betablockern)	p. o.
Mitochondriale Erkrankungen (z. B. Defekt der Electron Transfer Flavoprotein-ubiquinone Oxidoreductase), mitochondriale Dysfunktion	50–400 mg/d (+ Benfotiamin, Vitamin B_{12}, Magnesium, L-Carnitin, Coenzym Q_{10} und α-Liponsäure)	p. o.
Myopathien (z. B. Acyl-CoA-Dehydrogenase-Mangel)	100–200 mg/d (+ Acetyl-L-Carnitin)	p. o.
Katarakt	10–50 mg/d als B-Komplex	p. o.
Karpaltunnel-Syndrom	50–200 mg/d + Benfotiamin, Pycnogenol und Vitamin B_6	p. o.
Lactatazidose, mitochondriale Dysfunktion (z. B. NRTI-induzierte)	50–100 mg als B-Komplex (v. a. Vitamin B_1 und Vitamin B_{12})	p. o.
Langzeittherapie mit oralen Kontrazeptiva, Phenothiazinen, trizyklischen Antidepressiva oder Tamoxifen	20–100 mg/d (auch Kombi mit Coenzym Q_{10} und Vitamin B_3)	p. o.
Methämglobinämie, rezessive kongenitale	20–120 mg/d	p. o., i. m.
Phototherapie bei Neugeborenen-Hyperbilirubinämie	0,5 mg/kg KG/d	p. o., i. m.
Sichelzellenanämie	10–20 mg/d	p. o.

Weitere Anwendungsgebiete: Anämie, Diabetes mellitus, Fatigue, Hämodialyse, Hyperhomocysteinämie, Präeklampsie, parenterale Ernährung.

bau von Riboflavin über Leberenzyme und erhöht das Risiko für einen Vitamin-B_2-Mangel. **Probenecid:** Gleichzeitige Einnahme von Probenecid kann die Riboflavinresorption vermindern. **Schilddrüsenhormone:** Schilddrüsenhormone begünstigen die Bildung von FAD und FMN aus Riboflavin. **Tamoxifen:** Aktuelle Studien geben Hinweise darauf, dass die Supplementierung von Riboflavin, Nicotinamid und Coenzym Q_{10} zusammen mit Tamoxifen das Risiko der Rezidiv- und Metastasenbildung beim Mammakarzinom verringert. **Zytostatika:** Anthrazykline (z. B. Doxorubicin) hemmen die Riboflavinkinase und damit die Aktivierung von Riboflavin zu den Coenzymen FAD und FMN (Flavinantagonisten). **Präparateauswahl:** Vitamin B_2-Support (50 mg Vitamin B_2/Kps.), B_2-Asmedic® (10 mg/Tbl.), Vitamin B_2 10 mg Jenapharm (10 mg/Drg.), Vitamin B_2 10 mg inj. Jenapharm (10 mg/2 ml), Vitamin-B_2-Injektopas® 20 mg, Injl. (14,6 mg/ 1 ml).

Vitamin B_3

Die coenzymatisch aktiven Formen von Vitamin B_3 (Nicotinsäure = Niacin und Nicotinsäureamid = Nicotinamid) sind Nicotinamid-Adenin-Dinukleotid (NAD^+) und Nicotinamid-Adenin-Dinukleotid -Phosphat ($NADP^+$). NAD^+ und $NADP^+$ sind Coenzyme von etwa 200 Dehydrogenase-Reaktionen.

Funktionen

- Intermediäre Akzeptoren (NAD^+/$NADP^+$) und Donatoren (NADH/ NADPH + H^+) von Wasserstoffatomen.
- NAD^+-abhängige Dehydrogenasen (Kompartiment: Mitochondrien): Citratzyklus, Fettsäureoxidation, Schrittmacherfunktion im mitochondrialer Energiestoffwechsel (→ Atmungskette, ATP-Produktion).
- $NADP^+$-abhängige Dehydrogenasen (Kompartiment: Zytosol; Hauptquelle: Pentosephophatzyklus, Glucose-6-phosphat-Dehydrogenase): Fettsäuresynthese, Cholesterol- und Steroidhormonsynthese (→ Hydroxylierungreaktionen).
- Antioxidativer Zellschutz, Regenerierung von oxidiertem Glutathion (GSSG→GSH).
- Auf- und Abbau von Kohlenhydraten, Fett- und Aminosäuren.

- Lipid- und Cholesterinstoffwechsel (Nicotinsäure): HDL-Erhöhung, Lp(a)-Senkung, LDL- und Triglycerid-Senkung (über G-Protein-gekoppelten Rezeptor an Adipozyten).
- DNA-Replikation, DNA–Reparatur und Zelldifferenzierung: ADP-Ribosylierung von Proteinen und Poly-ADP-Ribosylierung von Nucleoproteinen, Signaltransduktion (z. B. Adenylatcyclase-Aktivität ↑).
- Sirtuine (Histon/Protein-Deacetylasen): Expression, Aktivierung
- Immunsystem: Granulozyten-, Monozyten-Reifung.
- Blutzuckerregulierung, Calciumhomöostase.

Empfohlene Zufuhr (laut D-A-CH): Jgl. und Erw. 13–17 mg/d, Schwangere und Stillende 15–17 mg/d.

Vitamin-B_3-Status: Zur Beurteilung des Niacin-Status dient vor allem die Ausscheidung von Niacinmetaboliten im Urin. Es ist keine besondere Probenvorbereitung (unstabilisierter Mittelstrahlurin) erforderlich. **Renale Exkretion** von N-Methylnicotinamid (Mangel): < 0,8 mg/24 h; **Verhältnis der renalen Exkretion** von N-Methyl-2-pyridon-3-carboxamid und N-Methylnicotinamid im Urin (Normal): 1,3–4,0, (Mangel): < 1,0.

Interaktionen mit Arzneimitteln/Nährstoffen: Erhöhung des Bedarfs/ Störung des Metabolismus: Azathioprin, Benserazid, Carbidopa, Diazepam, L-Dopa, Dextropropoxyphen, Ethenzamid, 5-FU, Isoniazid, orale Kontrazeptiva, 6-Mercaptopurin, Morazon, NRTI, Paracetamol, Phenytoin, Phenobarbital, Proteasehemmer, Salizylamid; Leucin, Mangel an Folsäure, Vitamin B_2 und B_6, Zink und L-Tryptophan (60 mg L-Trp = 1 mg Niacin), Ballaststoffe.

Erhöhter Bedarf: Schwangerschaft, Stillzeit, Sportler. **Ernährung:** Alkoholabusus, Anorexia nervosa, Fehl-, Mangelernährung, tryptophanarme Ernährung (Mais: die biologische Verwertbarkeit lässt sich durch Vorbehandlung mit Calciumhydroxidlösung (Alkalisierung mit Kalkwasser) steigern, Hirse → Pellagra), Proteinmalnutrition, parenterale Ernährung. **Erkrankungen:** AIDS/HIV (L-Trp ↓ → Niacin ↓), Anorexia nervosa, CED, Hartnup-Syndrom (autosomal-rezessiver Erbgang: Malabsorption und verminderte renale Rückresorption von L-Trp), chronische Hämodialyse, Karzinoidsyndrom (bis zu 60 % des L-Trp werden in Serotonin umgewandelt → endogene Niacin-Synthese ↓), Krebs, Malabsorption (z. B. Leberschäden, Durchfall), Neoplasien, polymorphe Lichtdermatose, Tuberkulose.

Mögliche Mangelsymptome: Allgemein: Appetitmangel, depressive Verstimmung, Erschöpfung, Gedächtnisstörungen, Gewichtsverlust, Abnahme der körperlichen und geistigen Leistungsfähigkeit, Muskelschwäche, Psychosen, Schlaflosigkeit, **Blut:** Makrozytäre hyperchrome Anämie, **Hartnup-Syndrom:** Hyperaminoazidurie, Indolaceturie, Pellagra, **Mund/Schleimhäute:** Glossitis (Himbeerzunge), Mundwinkelrhagaden, Zungenbrennen, Entzündungen des Ösophagus und GIT, Diarrhö. **Haut:** Gerötete, rissige, schuppige Haut, starke Pigmentierung, zunehmende Verhornung (v. a. an lichtexponierten Stellen: Gesicht, Nacken, Handrücken). **Pellagra (raue Haut):** Dermatitis, Diarrhö und Demenz (= 3 D-Krankheit). **Immunsystem:** Immunsuppression (z. B. Neutropenie). **ZNS:** Niacinmangel-Encephalopathie (mit Tremor, Rigor, spastischen Paresen, Verlust der Sehnenreflexe)

Einnahme: Nach den Mahlzeiten mit viel Flüssigkeit. Konsum von Alkohol oder Heißgetränken sollte bei Nicotinsäure vermieden werden. Nicotinsäure (z. B. Niaspan®) ist einschleichend zu dosieren. Flush kann durch Prämedikation mit Acetylsalicylsäure (100–300 mg) oder Antihistaminikum (20–30 Min. vorher) reduziert werden.

Kontraindikationen: Nicotinsäure (Niacin): Akute Herz-Kreislauf-Insuffizienz, akuter Myokardinfarkt, akute Magengeschwüre, arterielle Blutungen, Hyperurikämie bzw. Gichtanamnese, Leberfunktionsstörungen.

Nebenwirkungen und Toxizität: Nicotinsäure: In Dosierungen von 50–100 mg kann Nicotinsäure innerhalb von 10–45 min einen Flush mit Hautrötung, (v. a. im Gesicht und an den Armen), Hitzegefühl, Juckreiz und Kribbeln auslösen. Die gleichzeitige Einnahme mit Alkohol und heißen Getränken kann den Flush verstärken. Der Flush entsteht durch die von Prostaglandin D_2 ausgelöste Vasodilatation. Die Flush-Problematik kann durch den Einsatz als Retard-Formulierung oder durch die Kombination mit dem Prostaglandin-D_2-Antagonist **Laropiprant** reduziert werden. Unter pharmakologischen Dosen (z. B. 1,5 g/d) können gelegentlich

Tab. 2.5 Indikationen und Dosierungsempfehlungen für Vitamin B_3

Indikation	Empfohlene Dosierung	Applikation
Allgemeine Prävention, MT	20–50 mg Nicotinamid/d	p. o.
AIDS, HIV-Infektion	50–200 mg Niacin/Nicotinamid als B-Komplex	p. o.
Diabetes mellitus Typ-I (neu diagnostiziert), Prävention der Manifestation bzw. -Progression	3000 mg Nicotinamid/d (+ Kontrolle des Vitamin-D-Status und Kompensation eines Vitamin-D-Mangels)	p. o.
Granuloma anulare	1500–3000 mg Nicotinamid (z. B. 3 × 500 mg/d Nicotinamid täglich)	p. o.
Fatigue (Tumoranämie)	1500–3000 mg Nicotinamid/d (+ L-Carnitin)	p. o.
Fettstoffwechselstörungen (z. B. niedriges HDL, hohe LDL-, TG-, GC- und Lp(a)-Werte).	1–3 g Nicotinsäure/d	p. o.
	Z. B. als Retardtablette (Niaspan®), einschleichend titrieren: 1.Woche: 375 mg/d, 2.Woche: 500 mg/d, 3.Woche: 750 mg/d, 4.–8.Woche: 1500–2000(3000) mg/d	
	Z. B. als Retardtablette kombiniert mit dem Prostaglandin D_2-Antagonist Laropiprant (Tredaptive®): 1.–4.Woche: 1000 mg/20 mg/d, dann: 2000 mg/40 mg/d	
	Z. B. als No-flush Niacin: 3 × 400–800 mg Inositolnicotinat/d	
Krebs (v. a. bei Leukopenie)	200–1500 mg Nicotinamid (z. B. 3 × 500 mg/d)	p. o.
Hartnup-Syndrom	500–1000 mg Nicotinamid (z. B. 3 × 200 mg/d)	p. o.
Medikation mit L-Dopa, Isoniazid oder Anthrazyklinen (z. B. Epirubcin)	500–3000 mg Nicotinamid (z. B. 500 mg/d)	p. o.

Tab. 2.5 Indikationen und Dosierungsempfehlungen für Vitamin B_3 (Fortsetzung)

Indikation	Empfohlene Dosierung	Applikation
Migräne, Spannungskopfschmerz	200–500 mg Nicotinsäure, Nicotinamid; (initial: 50–100 mg i.v.)	p.o., i.v.
Mitochondriale Dysfunktion	100–500 mg Nicotinamid/d (+ Benfotiamin, Riboflavin, Vitamin B_{12}, Magnesium, L-Carnitin, Coenzym Q_{10} und α-Liponsäure)	p.o.
Neutropenie, chemotherapieinduzierte	1500–3000 mg Nicotinamid; (3 × 500 mg Nicotinamid/d)	p.o.
Osteoarthritis (z.B. Kniegelenke)	500–3000 mg Nicotinamid/d (z.B. 3 × 1000 mg/d)	p.o.
Pellagra	300–500 mg/d Nicotinamid/d (+ Vitamin B_1, Riboflavin und Vitamin B_6)	p.o.
Morbus Parkinson	1000–3000 mg Nicotinamid (z.B. 2 × 500 mg/d)	p.o.
Sonnenallergie, polymorphe Lichtdermatose (Vorbeugung)	1500–3000 mg Nicotinamid; (3 × 1000 mg Nicotinamid/d) (Beginn: ≥ 7 d vor Sonnenlichtexposition)	p.o.
Weitere Anwendungsgebiete: Durchblutungsstörungen (Niacin), INH-induzierte Pellagra, Katarakt, Schizophrenie.		

Diarrhö, Dyspepsie, Übelkeit, Hypotonie, Erhöhung der Kreatinkinase (Kontrolle v.a. vor bei Kombi mit Statin), Abnahme der Thrombozytenanzahl sowie Zeichen einer Leberschädigung (Anstieg von Transaminasen und/oder alkalische Phosphatase) auftreten. Zusätzlich sind Verminderungen der Glucosetoleranz, ein Anstieg der Harnsäure- und Homocysteinspiegel (B_6-Antagonismus, Folsäure, B_6 und B_{12} ergänzen), erhöhtes Risiko für Magen-Darm-Ulzera und vereinzelt toxische Makulaveränderungen beschrieben worden. Diabetiker oder prädiabetische Patienten sollten daher engmaschig überwacht werden. Eine **Kontrolle** der Glucosetoleranz, Harnsäure und Leberwerte, einschließlich GOT und GPT, wird vor Beginn der Therapie sowie im Verlauf der Behandlung (z. B. alle drei Monate) im ersten Jahr, danach in regelmäßigen Abständen (z. B. alle sechs Monate) empfohlen. Bei einem progredienten Anstieg der Alaninaminotransferase (ALT) oder Aspartataminotransferase (AST), insbesondere falls die Transaminasen auf das Dreifache des oberen Normwertes ansteigen, muss Nicotinsäure abgesetzt werden. Nicotinsäure ist als Monotherapeutikum bei kombinierter Dyslipidämie (HDL↓, TG ↑, LDL ↑) als Retardtablette (Niaspan®) in den Dosierungen von 375 mg bis 1000 mg und als Kombinationspräparat mit dem Prostaglandin D 2-Antagonisten Laropiprant (Tredaptive®) erhältlich. Gegenüber kristalliner Nicotinsäure sind bei Inositolnicotinat (No-flush Niacin) die Nebenwirkungen (Flush, Störungen der Glucosetoleranz) geringer ausgeprägt. **Nicotinamid:** Bei bestimmungsgemäßer Anwendung von Nicotinamid sind keine Neben- und Interaktionen bekannt.

Upper Safe Limits: Niacin-/amid: UL 10/900 mg, NOAEL: 500/1500 mg.

Spezielle Interaktionen

Nicotinsäure

Antidiabetika, orale: Nicotinsäure kann die blutzuckersenkende Wirkungen von oralen Antidiabetika beeinträchtigen. **Antihypertensiva:** Nicotinsäure kann die blutdrucksenkenden Wirkungen vasoaktiver Arzneimittel wie Nitraten, Calciumkanalblockern und Betablockern verstärken (→ Risiko für orthostatischen Hypotonie). **Antikoagulanzien:** Bei Einnahme von Antikoagulanzien wie Warfarin kann Nicotinsäure die Prothrombinzeit zusätzlich verlängern. **Statine:** Nicotinsäure erweitert das lipidmodulierende Profil der Statine und kann mit diesen bei Patienten, bei denen die cholesterinsenkende Wirkung der Statine unzureichend ist kombiniert werden. Auf Symptome wie Empfindlichkeit, Schwäche oder Schmerzen der Muskulatur sollte geachtet und die CK regelmäßig bestimmt werden. Die Kombination von Statine mit älteren Nicotinsäure-Formulierungen wird in der Literatur mit dem Auftreten von Myopathien mit der Folge einer Rhabdomyolse in Verbindung gebracht. **Sulfinpyrazon:** Nicotinsäure kann die Harnsäureausscheidung fördernden Wirkung (urikosurischen) von Sulfinpyrazon beeinträchtigen.

Nicotinamid

Granulozyten-koloniestimulierende Faktoren (G-CSF): Aktuelle Forschungsarbeiten geben Hinweise darauf, dass Nicotinamid die Anzahl der Makrophagen im Blut steigert und möglicherweise sogar den Bedarf an G-CSF reduzieren kann. **L-Dopa (Levodopa):** L-Dopa kann bei langfristiger Einnahme einen Niacinmangel auslösen. **Carbamazepin, Primidon:** In hoher Dosierung kann Nicotinamid die Carbamazepin-Clearance verringern und die Eliminationsrate von Primidon verschlechtern. **Paracetamol:** Nicotinamid kann die lebertoxische Wirkung von Paracetamol auf die Leberzellen reduzieren. **Phenobarbital:** Nicotinamid kann die antikonvulsive Wirkung von Phenobarbital verstärken und über Inhibierung von mikrosomalen Enzymen die Umwandlung von Primidon zu Phenobarbital reduzieren. **Tamoxifen:** Aktuelle Studien geben Hinweise darauf, dass die Supplementierung von Nicotinamid, Riboflavin und Coenzym Q_{10} zusammen mit Tamoxifen das Risiko der Rezidiv- und Metastasenbildung beim Mammakarzinom verringert. **Präparateauswahl:** Vitamin B_3 Support (500 mg Nicotinamid/Kps.), Tredaptive® (1000 mg Nicotinsäure + 20 mg Laropiprant), Niaspan® (375/500/750/1000 mg Nicotinsäure/RTA), Nicobion® (200 mg Nicotinamid/Tbl.), Nicotinsäureamid 200 mg Jenapharm®(200 mg Nicotinamid/Tbl.).

Vitamin B_5

Vitamin B_5 (Pantothensäure) und Pantethin sind als Bestandteil von Coenzym A (Cofaktor und Acylgruppen-Carrier enzymatischer Reaktionen) und des Fettsäuresynthase-Komplexes von zentraler Bedeutung für den Intermediärstoffwechsel. Das Dipeptid besteht aus β-Alanin und Pantoinsäure (2,4-Dihydroxy-3,3-Dimethylbutyrat).

Funktionen

- Coenzym A (Wirkform der Pantothensäure): universeller Acylgruppen-Überträger im Intermediärstoffwechsel.
- Mitochondriale Energiestoffwechsel: ATP-Produktion aus Fetten, Kohlenhydraten und Proteinen.

- Auf- und Abbaureaktionen im Kohlenhydrat-, Fett- und Aminosäurestoffwechsel.
- Synthese von Steroiden und Isoprenoiden: Cholesterin, Gallensäuren, Provitamin D, Nebennierenrinden-, Sexualhormonen, Ubichinon (Coenzym Q_{10}).
- Synthese von Vitamin A, Acetylcholin, Melatonin und Taurin.
- Hämsynthese (Hämoproteine wie Hämoglobin, Myoglobin, Cytochrome der mitochondrialen Atmungskette und der Xenobiotika-Entgiftung).
- Förderung der Epithelisierung (→ Haut-/Wundheilung).
- Pantethin: Modulation des Lipidstoffwechsels (TG-, LDL-, GC-Senkung, HDL-Erhöhung).

Geschätzte angemessene Zufuhr: Jgl., Erw., Schwangere und Stillende 6 mg Pantothensäure pro Tag.

Pantothensäure-Status: Pantothensäure-Exkretion im Harn (Normalwert): ≥ 1 mg/24 h, (Mangel): < 1 mg/24 h; **Serum** (Normalbereich): 0,9–8,0 µmol/l.
Erwachsene scheiden pro Tag etwa 2–7 mg, Kinder 2–3 mg Pantothensäure im Urin aus.

Interaktionen mit Arzneimitteln/Nährstoffen: Störung der Resorption/Utilisation: Antazida, ASS, orale Kontrazeptiva, Salicylate, Zytostatika, Alkohol, **Erhöhte renale Ausscheidung:** Vitamin B_1 und Riboflavin.

Erhöhter Bedarf: Alkoholismus, Schwangerschaft, Stillzeit, Stress. **Erkrankungen:** Diabetes mellitus, chronische Erkrankungen (z. B. Leber, CED), Hämodialyse. **Ernährung:** Reduktionsdiäten, langfristige parenterale Ernährung.

Mögliche Mangelsymptome: Allgemein: Abgeschlagenheit, Anämie, Immunschwäche, Müdigkeit, Kopfschmerzen, depressive Verstimmungen, Schlafstörungen, Schwäche, geringe Stressresistenz. **Blut: Anämie Haut/Schleimhäute:** Entzündungen (GIT, Atemwege, Mund, Nase), Dermatitis, gestörte Wundheilung. **Immunsystem: Infektanfälligkeit Leber:** Leberverfettung. **Magen-Darm-Störungen:** Bauchkrämpfe, Erbrechen, Obstipation, Übelkeit. **Nebennierenrinde (NNR):** Atrophie der NNR, NNR-Insuffizienz. **Muskuläre/Neurologische Störungen:** Muskelkrämpfe, Myalgien, Kribbeln in den Zehen, Taubheit, brennende Schmerzen in den Füßen (Parästhesien, Burning-Feet-Syndrom), Reflexstörungen **Stoffwechsel:** Hypoglykämie, erhöhte Insulinempfindlichkeit, Störungen des Fettsäurehaushaltes.

Einnahme: Einnahme zwischen oder zu den Mahlzeiten. Tagesdosis über den Tag verteilen.

Pantothensäure: Die Pantothensäure und ihr galenisch stabilerer Alkohol Dexpanthenol üben die gleiche Vitaminwirksamkeit aus und werden beide systemisch (oral, parenteral) und topisch angewendet.

Pantethin: Pantethin ist ein Derivat der Pantothensäure. Es besteht aus zwei Molekülen Pantethein, die durch eine Disulfid-Bindung miteinander verbunden sind. Im Vergleich zu Placebo konnte in verschiedenen Studien an Diabetikern und Dialyse-Patienten gezeigt werden, dass Pantethin (z. B. 3 × 300 mg/d, p. o.) effektiv und nebenwirkungsarm das Gesamtcholesterin und die Triglyceride senkt.

Kontraindikationen: Kontraindikationen sind für Pantothensäure im angegebenen Dosierungsbereich nicht bekannt.

Nebenwirkungen und Toxizität: Pantothensäure zählt zu den Vitaminen mit der geringsten Toxizität. Selbst bei langfristiger hoher Dosierung (z. B. 2.000 mg/d, p. o.) sind keine Nebenwirkungen beschrieben. In Dosierungen von 10 bis 20 g/d wurden Durchfall und Wasserretention beobachtet. Bei topischer Anwendung können in seltenen Fällen allergische Unverträglichkeitsreaktionen auftreten (möglicherweise durch Salbenbestandteile).

Upper Safe Limits: NOAEL: 1000 mg.

Spezielle Interaktionen

Curare: Die relaxierende Wirkung von Curare wird durch parenterale Applikation von Pantothensäure verringert. **Orale Kontrazeptiva:** Estro-

Tab. 2.6 Indiaktionen und Dosierungsempfehlungen für Vitamin B_5

Indikation	Empfohlene Dosierung	Applikation
Allgemeine Prävention, MT	10–100 mg Vitamin B_5/d	p. o.
Akne vulgaris	2000–10 000 mg/d (z. B. 3 × 2000 mg/d)	p. o.
Burning-Feet-Syndrom	200–500 mg Dexpanthenol/d	p. o.
Bindehaut- und Hornhaut-reizungen, -entzündungen, -verletzungen	Augensalbe (z. B. 5 % Dex-panthenol)	topisch
Postoperative Darm- und Blasenatonie, Prophylaxe, Therapie (→ peristaltikanre-gende Wirkung)	Prophylaxe: 1000 mg (i. v.) während oder unmittelbar nach der Operation; Therapie: 1000 mg (i. v., i. m.), bei Bedarf alle 6 h wiederholen	i. v., i. m.
Fettleber mit Hypertri-glyceridämie	600–900 mg Pantethin/d (unterstützende Therapie)	p. o.
Hyperlipidämie (TG, GC, LDL-C↑) v. a. Triglyceridämie (z. B. Hämodialyse, Diabetes melli-tus)	600–900 mg Pantethin, z. B. 3 × 300 mg/d (+ Ernährungs-umstellung!)	p. o.
Rheumatoide Arthritis	500–2000 mg (z. B. 2 × 1000 mg/d)	p. o.
Schleimhautläsionen im Mund- und Rachen (z. B. Mandeloperationen)	200–500 mg Dexpanthenol als LTA (langsam im Mund zer-gehen lassen)	p. o.
Stress, Burnout-Syndrom	500–2000 mg (z. B. 2 × 500 mg/d)	p. o.
Wundheilungsstörungen (z. B. Analfissuren, Brustrhagaden, Sonnenbrand, Strahlenschä-den nach onkologischer Ra-diotherapie, Verbrennungen)	Cremes, Lotionen, Salben (z. B. 5 % Dexpanthenol: 5 g/100 g)	topisch
Weitere Anwendungsgebiete (p. o.): CED, Hämodialyse, Haarwuchsstörun-gen, NNR-Insuffizienz		

gen- und gestagenhaltige orale Kontrazeptiva können möglicherweise den Bedarf an Pantothensäure erhöhen. **Nicotinsäure, Omega-3-Fettsäuren, Statine:** Die Kombination mit Pantethin kann das lipidmodulierende Profil verbessern. **Suxamethoniumchlorid:** Die parenterale Applikation von Pantothensäure kann die neuromuskuläre Blockade von Suxamethoniumchlorid verstärken. **Präparateauswahl:** Bepanthen® Augen- und Nasensalbe, Panthenol 100 mg Jenapharm® (100 mg Dexpanthenol/Tbl.), Regepithel® (Augensalbe), Kerato Biciron® (5% Augensalbe), Panthenol Braun 0,5/2,5 g Injl. (0,5 bzw. 2,5 g Dexpanthenol/2 ml bzw. 100 ml).

Vitamin B_6

Die coenzymatisch aktive Form von Vitamin B_6 (Pyridoxin) ist Pyridoxal-5-phosphat (PLP), das aus den Vitameren Pyridoxin, Pyridoxal und Pyridoxamin gebildet werden kann. PLP ist an über 100 enzymatischen Reaktionen (v. a. Aminosäurestoffwechsel) beteiligt.

Funktionen

- Protein- und Aminosäurestoffwechsel: Decarboxylierung von Aminosäuren (L-AS-Decarboxylasen, z. B. L-Dopa zu Dopamin, 5-OH-Tryptophan zu Serotonin), Übertragung der Aminogruppe von Aminosäuren auf α-Ketosäuren (Aminotransferasen, z. B. Glutamat auf Pyruvat).
- Nervensystem: Neurotransmitter-Biosynthese (z. B. Serotonin, Noradrenalin, Dopamin, GABA).
- Synthese von Myelin-, Phospholipiden, Prostaglandinen, PUFA (z. B. Gamma Linolensäure) und Sphingolipiden.
- Methylgruppenstoffwechsel: Transsulfurierung von Homocystein zu Cystein und L-Glutathion (Cystathionin-β-Synthase, Cystathionin-γ-Lyase).
- Nukleinsäure- und Proteinstoffwechsel, Beeinflussung der Genexpression.
- Immunkompetenz (z. B. Lymphozytenproliferation, Antikörperproduktion).
- Quervernetzung von Kollagen und Elastin (Lysyloxidase).
- Lipid-/Kohlenhydrat-Stoffwechsel (Gluconeogenese: Mobilisierung von Glykogen über Glykogenphosphorylase).
- Hämsynthese (δ-Aminolävulinsäure-Synthase), Erythrozytenreifung und Modulierung des Sichezell-Hämoglobins.

- Steroidhormonstoffwechsel (PLP kann die Wirkung von Steroidhormonen über Interaktion mit Steroidhormon-Rezeptoren modulieren): Estrogen, Progesteron, Testosteron.
- Synthese von Niacin und Picolinsäure (aus L-Tryptophan), Taurin und Kreatin.

Empfohlene Zufuhr (laut D-A-CH): Der Vitamin B_6-Bedarf ist von der Proteinzufuhr abhängig. Jgl. und Erw. 1,2–1,6 mg/d, Schwangere und Stillende 1,9 mg/d.

Vitamin-B_6-Status: PLP (Serum/Plasma): 3,3–9,2 µg/l (Normalbereich); **PLP (Vollblut):** 11,3–22,5 µg/l (Normalbereich); **α-EAST (Aktivierungskoeffizient der Aspartat-Aminotransferase)** nach Stimulierung mit PLP gute Versorgung: $< 1{,}7$; marginale Versorgung: 1,7–1,85; Mangel: $\geq 1{,}85$; **Exkretion** von 4-Pyridoxinsäure im Urin (B_6-Mangel): $< 0{,}6$ mg/24 h (Männer), $< 0{,}5$ mg/24 h (Frauen); **renale Xanthurensäure-Exkretion** nach Trp-Belastung (latenter): > 30 mg/24 h, (ausgeprägter B_6-Mangel): > 50 mg/24 h.

Hinweis

Nüchternblut (12 h Nahrungskarenz), venöse Blutentnahme, PLP (Vollblut/Serum), AST-Aktivierung (Erythrozytenhämolysat), Lichtschutz (z. B. Alufolie).

Interaktionen mit Arzneimitteln/Nährstoffen: Erhöhung des Vitamin B_6-Bedarfs: Antiepileptika, L-Dopa, Erythropoetin, estrogenhaltige orale Kontrazeptiva, Mitomycin C, NRTI (z. B. Zidovudin), Procarbazin, Alkohol. **Störung der Resorption/Utilisation (Vitamin-B_6-Antagonismus:** Komplex- bzw. Hydrazonbildung): Antazida, Cycloserin, Isoniazid, Dihydralazin, Hydralazin, D-Penicillamin, Protionamid, Strahlentherapie, Zytostatika (z. B. 5-FU, Capecitabin, Cytarabin, Doxorubicin). **Erhöhte renale Exkretion:** Azathioprin, Chlorambucil, Chloramphenicol, Corticoide, Cycloserin, Dihydralazin, Diuretika, Hydralazin, Isoniazid, Magnesium-, Riboflavin-, Zinkmangel, Alkohol. **Hemmung der Phosphorylierung von Pyridoxin zu Pyridoxalphosphat (PLP)**: Theophyllin (kompetitiver Antagonismus), Alkohol.

Möglicher Mangel/erhöhter Bedarf: Alter, Wachstum, Schwangerschaft/Stillzeit, Kraftsport, Kryptopyrrolurie (Kryptopyrrol > 15 µg/dl), Strahlenschäden. **Ernährung/Lebensstil:** Proteinreich, geringe Bioverfügbarkeit aus pflanzlichen Lebensmitteln (→ Pyridoxinglucoside), hohe Hitzelabilität, Lichtempfindlichkeit, Reduktionsdiäten, chronischer Alkoholkonsum, Rauchen. **Erkrankungen:** AIDS/HIV, Asthma bronchiale, Autismus, Diabetes mellitus, fieberhafte Erkrankungen, Hämodialyse, Hyperornithinämie, Krebs, Malabsorption (z. B. CED), Niereninsuffizienz, PMS, Tourette-Syndrom, chronische Urämie, **Genetische Defekte:** Cystathioninurie, primäre Hyperoxalurie Typ I, Störungen im L-Tryptophan-Stoffwechsel, Xanthurensäureurie.

Mögliche Mangelsymptome: Allgemein: Erhöhte Reizbarkeit, depressive Verstimmungen, nervöse Störungen, Schlaflosigkeit. **Blut:** Hypochrome, mikrozytäre, eisenrefraktäre Anämie, Hyperhomocysteinämie (≥ 10 µmol/l). **Haut/Schleimhäute:** Gerötete, schuppige Haut (seborrische Dermatitis), Cheilosis (Lippen), Glossitis (Mund), Stomatitis. **Immunsystem:** Immundepression, Beeinträchtigung der Lymphozytenproliferation und Interleukin-2-Synthese. **Muskulatur:** Muskelatrophie, -schwäche, Krampus-Syndrom. **Nervensystem:** Periphere Neuropathie, Demyelinisierung, Sensibilitätsstörungen, epileptiforme Krämpfe und Tremor im Säuglingsalter, Störungen im Neurotransmitterhaushalt. **Niere:** Hyperoxalurie (Nierensteinrisiko), Homocystinurie, Cystathioninurie. **Weitere:** Störungen im Dopamin-Prolaktin-Stoffwechsel; erhöhter Einbau von Uracil in die DNA (→ Chromosomenabbrüche, erhöhtes Krebs, v. a. Prostata).

Einnahme: Zwischen oder zu den Mahlzeiten. Tagesdosis in mehreren kleinen Dosen.

Kontraindikationen: Bei bestimmungsgemäßer Anwendung sind schwerwiegende Nebenwirkungen und Kontraindikationen nicht bekannt.

Nebenwirkungen und Toxizität: Bei langfristiger Einnahme in hoher Dosierung (> 50–500 mg Pyridoxin/d, p. o.) wurden toxische Wirkungen an sensiblen und motorischen Neuronen (z. B. peripheren sensiblen Neuropathien mit Reflexausfälle) beobachtet. Diese Symptome sind nach Ab-

Tab. 2.7 Indikationen und Dosierungsempfehlungen für Vitamin B_6

Indikation	Empfohlene Dosierung	Applikation
Allgemeine Prävention, MT	10–50 mg/d	p. o.
AIDS, HIV-Infektion	50–200 mg/d	p. o.
Autismus	50–500 mg/d zus. mit Magnesium (200–800 mg) und Omega-3-FS (1–3 g EPA/DA)	p. o.
Chinese-Restaurant-Syndrom	50–100 mg/d	p. o.
Cystathioninurie	200–1200 mg/d	p. o.
Demenz, Depressionen	50–100 mg/d zus. mit Vitamin B_{12}, Benfotiamin und α-Liponsäure	p. o.
Hand-Fuß-Syndrom (palmaplantare Erythrodysästhesie)	100–300 mg/d zus. mit 300–600 mg Benfotiamin	p. o.
Hyperhomocysteinämie (≥10 µmol/l)	5–50 mg/d (mit Folsäure und B_{12}) in Einzelfällen bis 250 mg (mit 5 mg Folsäure).	p. o.
Homocysteinurie	200–1200 mg/d	p. o.
Hyperoxalurie Typ I	150–1000 mg/d	p. o.
INH-, D-Penicillamin-Therapie	50–100 mg/d (v. a. bei > 10 mg INH/kg KG/d)	p. o.
INH-Vergiftung	1 g Pyridoxin-HCl/g INH i. v. als Bolus (bei unbekannter INH-Dosis 5 g initial)	i. v., p. o.
Neuropathien unter INH-, Cycloserin-, Penicillamin-Therapie	300–1000 mg/d (auch Kombi mit Benfotiamin)	p. o.
Karpaltunnelsyndrom	100–300 mg/d zus. mit OPC + 300–600 mg Benfotiamin	p. o.
Medikation mit estrogenhaltigen oralen Kontrazeptiva	5–10 mg/d (zus. mit Folsäure und Vitamin B_{12})	p. o.

Tab. 2.7 Indikationen und Dosierungsempfehlungen für Vitamin B_6 (Fortsetzung)

Indikation	Empfohlene Dosierung	Applikation
Prämenstruelles Syndrom	100–300 mg/d, ab dem 10. Tag vor bis zum Einsetzen der Periode (z. B. 200 mg)	p. o.
Krämpfe im Neugeborenen- und Säuglingsalter, Vitamin-B_6-Mangel bedingt (epileptiforme Krämpfe in der Kindheit)	20–100 mg (i. v., i. m.) bzw. 5–20 mg/kg/d (p. o.)	i. v., p. o.
Schwangerschaftserbrechen	10–50 mg/d	p. o.
Weitere Anwendungsgebiete (p. o.): ADHS, KHK, Krebs, Neuropathien, alkoholische/diabetische Polyneuropathien, Kryptopyrrolurie, Osteoporose, Strahlenkater, sideroblastische Anämie, Tourette-Syndrom.		

setzen reversibel. Erhöhte Photosensibilität und gastrointestinale Störungen sind vereinzelt bei hoher Dosierung von Vitamin B_6 beschrieben worden.

Upper Safe Limits: UL: 25 mg, NOAEL: 200 mg.

Spezielle Interaktionen

Antiepileptika: In hoher Dosierung (z. B. 100 mg/d) kann Vitamin B_6 zu einem Abfall der Wirkspiegel von Phenytoin und Phenobarbital führen und die Anfallshäufigkeit erhöhen. **L-Dopa (Levodopa):** Vitamin B_6 beschleunigt als Cofaktor der L-Aminosäure-Decarboxylase die periphere Decarboxylierung von L-Dopa zu Dopamin. Pharmakologische Vitamin-B_6-Dosen sollten auch bei Kombination von L-Dopa mit einem Decarboxylasehemmer (z. B. Benserazid) vermieden werden (→ kompetitiver Antagonismus). **Mitomycin C:** Im Tierversuch führt Vitamin B_6 zu einem Wirkungsverlust von Mitomycin C. Die Injektion von Vitamin B_6 in eine durch Mitomycin C ausgelöste Extra- oder Paravasation kann Untersuchungen zu folge die Atrophie des Gewebes verlangsamen und die mit den ulzerierenden Prozessen verbunden Schmerzen verringern. **Estrogen-**

haltige Kontrazeptiva, orale: Langfristige Einnahme von estrogenhaltigen oralen Kontrazeptiva kann den Vitamin B_6-Bedarf steigern und Vitamin B_6-Mangelsymptome (z. B. Stimmungsschwankungen, Reizbarkeit) auslösen. **Theophyllin:** Theophyllin kann den Vitamin B_6-Bedarf steigern. **Sonstige:** Hydralazine, Cycloserin und Penicillamin besitzen eine Antipyridoxin-Aktivität und können einen Vitamin-B_6-Mangel (z. B. Polyneuropathien) auslösen. Riboflavin, Magnesium und Zink sind an der Stoffwechselaktivierung von Vitamin B_6 beteiligt. **Präparateauswahl:** Vitamin B_6 20 mg Jenapharm (20 mg Pyridoxin-HCl/Tbl.), Vitamin B_6-ratiopharm® (40 mg Pyridoxin-HCl/Filmtbl.), Vitamin B_6-Hevert® (100 mg Pyridoxin-HCl/Tbl.), B_6-Vicotrat/forte® (40/300 mg Pyridoxin-HCl/Tbl./Drg.), Vitamin B_6-Hevert®, Injl. (25 mg Pyridoxin-HCl/2 ml), Vitamin B_6 50 mg inject (50 mg Pyridoxin-HCl/2 ml).

Folsäure

Die wichtigste coenzymatische Form der Folsäure ist die 5, 6, 7, 8-Tetrahydrofolsäure (THF). THF und ihre Derivate übernehmen im Organismus zahlreiche lebenswichtige Funktionen, vor allem bei der Zellneubildung (→ Schleimhäute), der Zellteilung, der Blutzellbildung im Knochenmark (→ Hämatopoese), der Homocystein-Regulation (→ Methyl-Gruppenstoffwechsel) und dem Aufbau der DNA.

Funktionen

- Tetrahydrofolsäure (THF): Coenzym bei der Übertragung von C 1-Substituenten im Stoffwechsel der Aminosäuren, Purine, Pyrimidine und Poryphyrine (Intermediärer Akzeptor bzw. Donator von Methyl-, Methylen-, Formyl- und Formimino-Resten).
- 5,10-Methylen-THF: Thymidilat-Synthese (Methylierung von desoxy-Uridin-Monophosphat zu Thymidilat = limitierender Schritt der DNA-Synthese), Umwandlung von Serin in Glycin, Histidinabbau (→ Glutamat).
- Formyl-THF: Donator von C 1-Resten bei der Purinsynthese, DNA-Synthese (Wachstum, Zellteilung).
- 5-Methyl-THF: Remethylierung von Homocystein zu Methionin zusammen mit Vitamin B_{12} (metabolische Generierung von Methyl-Gruppen, Homocystein-Entgiftung), Biosynthese von Phosphatidylcholin und SAM.

- Embryogenese: Neuralrohrverschluss in der 3. Schwangerschaftswoche (→ Fehlbildungsprophylaxe in der Schwangerschaft).
- Epithelzellerneuerung (vor allem Schleimhäute, z. B. im GIT).
- Hämatopoese (enge Relation zum Eisen-, Kupfer und Vitamin-B_{12}-Stoffwechsel).
- Beteiligung an der Biosynthese und Methylierung von Phospholipiden, Melatonin und Neurotransmittern (z. B. Adrenalin, Serotonin).

Empfohlene Zufuhr (laut D-A-CH): Jugendliche und Erwachsene 400 µg, Schwangere und Stillende 600 µg Folsäure (Nahrungsfolat). Frauen, die schwanger werden wollen: 400 µg synthetische Folsäure/d (Supplement) zur Vorbeugung von Neuralrohrdefekten (Beginn: ≥ 4 Wochen vor Schwangerschaftsbeginn, 3 Monate lang).

Hinweis

1 µg Folat-Äquivalent = 1 µg Nahrungsfolat = 0,5 µg synthetische Folsäure (PGA = Pteroylmonoglutaminsäure)

Der Folsäurebedarf ist bei genetischen Polymorphismen, die mit einer Beeinträchtigung der 5,10-Methylen-Tetrahydrofolatreduktase (MTHFR) assoziiert sind, erhöht. Eine unzureichende Verfügbarkeit an 5-Methyl-Tetrahydrofolsäure (5-Methyl-THF) kann bei den Betroffenen, die homozygot für eine C 677 T-Mutation und damit eine thermolabile Variante der MTHF-Reduktase ausbilden, zu erhöhten Homocysteinspiegeln und gesundheitlichen Störungen (z. B. Schwangerschaftskomplikationen) führen. Den betroffenen Personen wird die Supplementierung der aktiven Folsäure in Form von 5-Methyl-Tetrahydrofolsäure (Metafolin) empfohlen.

Folsäure-Status: Die Folatkonzentration im Serum spiegelt die kurzfristige Versorgungslage wider, während die Konzentration in den Erythrozyten als Langzeitparameter und besserer Indikator angesehen wird. Differentialdiagnostisch sollte der Vitamin-B_{12}- und Eisen-Status untersucht werden. Bei Vorliegen einer megaloblastischen Anämie muss ein Vitamin-B_{12}-Mangel (→ irreversible neurologische Schäden) ausgeschlossen werden.

Erythrozyten-Folat: Mangel: < 567,5 nmol/l (250 µg/l); Erythrozytenfolat > 906 nmol/l ist mit einer optimalen Risikoreduktion für Neuralrohrdefekte assoziiert; **Folat im Serum:** Gute Versorgung: > 13,3 nmol/l (5,9 µg/l); Unterer Grenzwert: 7,9–9 nmol/l (3,5–4 µg/l); Mangel: < 7,9 nmol/l (3,5 µg/l); **Urin FIGLU-Ausscheidung nach Histidinbelastung: 2–20 mg):** > 50 mg in 8 h (Folsäuremangel).

Hinweis
Nüchternblut (12 Stunden Nahrungskarenz), venöse Blutentnahme, drei Tage vor Blutuntersuchung Medikamente absetzen, Lichtschutz (z. B. Alufolie) und gekühlte Lagerung erforderlich. Weitere Parameter: Blutausstrich (Hypersegmentierung der polymorphkernigen Granulozyten), Homocystein.

Homocystein: Indirekt kann der Folsäure-Status über die Messung der Homocystein-Plasmaspiegel erfasst werden, da Folsäure in der Regel der limitierende Faktor bei der Entgiftung dieses toxischen Stoffwechselintermediates ist. Allerdings können auch ein Vitamin-B_{12}- und/oder ein Vitamin-B_6- und B_2-Mangel zu einem Anstieg der Homocysteinspiegel führen. Homocyst(e)in-Plasmaspiegel (normal): < 10 µmol/l.

Hinweis
Nüchternblut, 12-stündige Nahrungskarenz ist wichtig, da in einigen Nahrungsmitteln (z. B. Fleisch) der Homocysteinvorläufer Methionin in erhöhter Konzentration enthalten ist; unmittelbar nach der Probenentnahme sollte die Probe zentrifugiert werden, da aus den Erythrozyten weiter Homocystein ins Plasma abgegeben wird.

Interaktionen mit Arzneimitteln/Nährstoffen: Beeinträchtigung der Resorption (z. B. intestinale Dekonjugation der Nahrungsfolate) **und Utilisation:** Acetylsalicylsäure, Antazida (z. B. Ranitidin), Antibiotika, Antiepileptika (z. B. Carbamazepin, Phenytoin, Primidon, Valproinsäure), Barbiturate, Chloramphenicol, Colestyramin, Cycloserin, Furosemid (Verschiebung des pH-Gradienten), INH, Laxanzien, Metformin, Natriumhydrogencarbonat, NSAID (z. B. Ibuprofen, Indomethacin), orale

Kontrazeptiva, Pankreatin, Paraaminosalicylsäure, Proguanil, Sulfasalazin, Zytostatika (z. B. 5-FU, MTX, Pemetrexed), Mangel an Zink (Coenzym der Folsäuredekonjugase), Vitamin B_{12} und Vitamin C. **Folatanaloga bzw. Folatantagonisten:** Aminopterin, Cotrimoxazol, Cycloserin, Methotrexat (MTX), Pemetrexed, Pentamidin, Pyrimethamin, Triamteren, Trimethoprim, Tetroxoprim. **Erhöhte renale Exkretion:** Diuretika (z. B. Thiazide, Furosemid), Alkohol.

Erhöhter Bedarf: Frühgeburten, MTHF-Reduktase-Mutationen, Perikonzeption, Schwangerschaft, Wachstum, Infekte, Eisenmangel. **Erkrankungen**: AIDS/HIV, hämolytische Anämien, Hämodialyse, Hyperthyreose, Krebs, Lebererkrankungen, akute Leukämien, Malaria, Niereninsuffizienz, Rheuma, Sichelzellenanämie, Thalassämie. **Ernährung/Lebensstil:** Fehl-/Mangelernährung, Zubereitungs-/Lagerungsverluste, chronischer Alkoholismus, Rauchen. **Malabsorption:** Amyloidose, Blind-Loop-Syndrom, CED, Darmstenosen, Diarrhö, Jejunumresektion, Sprue, Zöliakie.

Mangelsymptome/Folgen: Allgemein: Anorexie, Blässe, Depression, schnelle Ermüdbarkeit, Gewichtsverlust, Kurzatmigkeit, Schwäche, Vergesslichkeit. **Blut:** Störungen der Erythropoese, Megaloblastenanämie, Leuko-, Thrombozytopenie, Hyperhomocysteinämie ($\geq$ 10 µmol/l). **Herz-Kreislauf-System:** Erhöhtes Schlaganfallrisiko, **Immunsystem:** Immunschwäche, verringerte Antikörperbildung und Phagozytoseaktivität der Leukozyten, erhöhtes Risiko für kolorektale Neoplasien. **Knochen:** Störungen des Knochenstoffwechsels, **MTHFR-Polymorphismus (Folgen):** Erhöhtes Risiko für Abruptio placentae, Aborte, Down-Syndrom, **Nervensystem**: Erhöhtes Risiko für Demenz, Polyneuropathie (auch B_{12}-Mangel). **Pyrimidinstoffwechsel/DNA-Synthese:** Hemmung der Thymidilat-Synthase (→ Chromosomenbrüche, Hypomethylierung der DNA). **Schleimhäute:** Gingivahyperplasie (z. B. durch Phenytoin), Glossitis, Stomatitis, Schleimhautatrophie (GIT, Urogenitaltrakt). **Schwangerschaft:** Embryopathien (z. B. Spina bifida), Schwangerschaftskomplikationen (Abort, Früh-, Fehlgeburten). **Urin:** Erhöhte Formiminoglutamat(FIGLU)-Ausscheidung nach Histidinbelastung.

Tab. 2.8 Indikationen und Dosierungsempfehlungen für Folsäure

Indikation	Empfohlene Dosierung	Applikation
Allgemeine Prävention, MT	0,4–0,8 mg/d	p. o.
Alzheimer, Demenz	1–5 mg/d (z. B. 5-Methyl-THF + Vitamin B_2, B_6 und B_{12})	p. o.
Chronisch-entzündliche Darmerkrankungen	1–10 mg/d (zus. mit Vitamin B_2, B_6 und B_{12}; Vitamin B_{12} initial i. m.)	p. o.
Depressionen, Schizophrenie	1–15 mg/d (z. B. 5-Methyl-THF + Vitamin B_2, B_6 und B_{12})	p. o.
Diabetes mellitus	0,4–5 mg/d (zus. mit Vitamin B_2, B_6 und B_{12}; Vitamin B_{12} initial i. m.)	p. o.
Dialyse	1–5 mg/Dialyse	p. o., i. v.
Folat-Antagonisten, akute Vergiftung	6–15 mg Folinsäure (5-Formyl-THF) gefolgt von 4 × 12 mg alle 3–6 h	i. v., i. m.
Gingivahyperplasie, phenytoininduzierte	Mundspülung mit 1 mg Folsäure pro ml, 2x täglich, 1 Minute lang, (auf Mundhygiene achten!), + 0,4–1 mg (zus. mit Vitamin B_2, B_6 und B_{12})	p. o.
Hyperhomocysteinämie (≥10 µmol/l)	0,4–5 mg/d (z. B. 5-Methyl-THF zus. mit Vitamin B_2, B_6 und B_{12})	p. o.
Infertilität, unzureichende Spermienqualität	0,4–1 mg/d (+ Vitamin B_2, B_6 und B_{12})	p. o.
Kardiovaskuläre Erkrankungen (z. B. KHK)	0,4–5 mg/d (+ Vitamin B_2, B_6 und B_{12})	p. o.
Orale Kontrazeptiva	0,4–0,8 mg/d (p. o.) (z. B. 5-Methyl-THF zus. mit Vitamin B_2, B_6 und B_{12})	p. o.
Megaloblastenanämie bei nachgewiesenem Folsäuremangel[1]	10–20 mg Folsäure/d (+ B_{12}) oder 1–5 mg i. v., i. m. (+ Vitamin B_{12})	p. o.

Tab. 2.8 Indikationen und Dosierungsempfehlungen für Folsäure (Fortsetzung)

Indikation	Empfohlene Dosierung	Applikation
MTHFR-Gen, Polymorphismus	0,4–5 mg/d (als 5-Methyl-Tetrahydrofolsäure)	p. o., i. v.
MTX-Behandlung bei aktiver RA	5–27,5 mg/Woche (z. B. 15 mg/Woche, je 5 mg am Folgetag der MTX-Einnahme)	p. o.
Neuralrohrdefekt in früherer Schwangerschaft	4–5 mg/d: 4 Wochen vor bis 3 Monate nach Konzeption! (z. B. als 5-Methyl-Tetrahydrofolsäure)	p. o.
Pemetrexed	1–2,5 mg Folsäure/d, Beginn: 7 Tage vor der ersten bis 21 Tage nach der letzten Pemetrexed-Infusion (+ 1 mg Vitamin B_{12} i. m. in der Woche vor der ersten Pemetrexed-Gabe sowie nach jedem 3. Behandlungszyklus)	p. o.
Perikonzeption, Schwangerschaft	0,4–1 mg/d: 4 Wochen vor bis 3 Monate nach Konzeption! (z. B. als 5-Methyl-Tetrahydrofolsäure)	p. o.
Zervixdysplasie	5–10 mg/d (+ Vitamin B_{12})	p. o.

Weitere Anwendungsgebiete (p. o., i. v.): Alkoholismus, Epilepsie, Frühgeborene, Hämoglobinopathien (Thalassämie, Sichelzellanämie), Infektionen, Intensivmedizin, Krebs-, Lebererkrankungen, Leistungssport, Neuropathien, Osteoporose, Restless-Legs-Syndrom, Sprue, Verbrennungen, Vitiligo.

[1]Wird megaloblastäre Anämie aufgrund Vitamin-B_{12}-Mangel nicht ausgeschlossen, ist Folsäure immer zusammen mit Vitamin B_{12} zu substituieren!

Einnahme: Oral: Zwischen den Mahlzeiten; **Parenteral:** Bei nachgewiesenem Folsäuremangel sollte initial Folsäure parenteral (z. B. intramuskulär) appliziert werden (z. B. 15 mg Folsäure + 100 µg Vitamin B_{12})

MTHF-Reduktase: Bei vielen Frauen ist durch einen angeborenen Enyzmdefekt der Methylentetrahydrofolat-Reduktase (MTHFR) die Umwandlung von 5,10-Methylen-Tetrahydrofolsäure in 5-Mehyl-Tetrahydrofolsäure (5-Methyl-THF) beeinträchtigt. Diesen Frauen wird, insbesondere bei bestehendem Schwangerschaftswunsch, die Einnahme von biologisch aktiver Folsäure in Form von 5-Methyl-Tetrahydrofolsäure (z. B. Femibion 800 plus Metafolin) empfohlen. Dies betrifft auch Personen mit Hyperhomocysteinämie und nachgewiesenem MTHFR-Defekt.

Kontraindikationen: Megaloblastäre Anämie infolge Vitamin-B_{12}-Mangel (Cave: irreversible neurologische Störungen). Die Ursache einer Megaloblastenanämie muss vor Therapiebeginn abgeklärt werden! Folsäure kann in therapeutischen Dosen die im Vitamin-B_{12}-Mangel durch funktionellen Folatmangel (Methyl-Trap) gestörte Purin- und DNA-Synthese kompensieren und damit die Megaloblastenanämie rückgängig machen. Die Vitamin-B_{12}-abhängige Methylierung von Homocystein zu Methionin sowie die S-Adenosyl-Methionin-abhängigen Methylierungsreaktionen im Nervensystem bleiben jedoch gestört mit dem Risiko irreversibler neurologischer Schäden (→ funikuläre Myelose).

Folsäure und Vitamin B_{12}: Die Funktion der Folsäure hängt eng mit der des Vitamins B_{12} zusammen. Beide Vitamine sind an der Umwandlung von Homocystein zu Methionin beteiligt, einem irreversiblen Stoffwechselweg, bei dem von 5-Methyl-THF eine Methylgruppe auf Homocystein übertragen wird. Diese Reaktion wird durch die Methylen-THF-Reduktase und die Methioninsynthase katalysiert, die als Cofaktor Vitamin B_{12} benötigt. Die Reaktion wird bei Vitamin-B_{12}-Mangel blockiert, sodass die Menge an reaktionsfähigem THF reduziert wird und für die Bildung von 5,10-Methylen-THF bzw. die DNA-Synthese letztlich nicht ausreichend zur Verfügung steht (Methyl-Trap).

Nebenwirkungen und Toxizität: Bei oraler Applikation ist Folsäure in der Regel gut verträglich. In hoher Dosierung können in seltenen Fällen allergische Reaktionen, Pruritus, Einschlafstörungen und GIT-Störungen auftreten.

Upper Safe Limits: UL: 1000 µg, NOAEL: 1000 µg.

Spezielle Interaktionen

Antiepileptika: Langzeitmedikation mit Antiepileptika wie Carbamazepin, Phenytoin, Primidon, Phenobarbital oder Valproinsäure beeinträchtigt den Folsäure-Status. **Chloramphenicol:** Chloramphenicol beeinträchtigt den Erfolg einer Folsäuretherapie. **Diuretika:** Diuretika (z. B. Schleifendiuretika, Thiazide) steigern die renale Folsäure-Exkretion. **5-Fluorouracil (5-FU):** Bei gleichzeitiger Anwendung mit 5-Fluorouracil können schwere Durchfälle auftreten. **Furosemid:** Furosemid stört den pH-Gradienten an der Bürstensaummembran des Dünndarms und verringert dadurch die diätetische Folsäureresorption. **Methotrexat:** Der Folsäureantagonist Methotrexat (MTX) stört den Folsäurestoffwechsel (Dihydrofolat-Reduktase). Der Homocysteinspiegel kann unter MTX-Therapie ansteigen. Bei hoher Dosierung ist bei gleichzeitiger Gabe von Folsäure-Antagonisten (z. B. MTX) eine gegenseitige Wirkungshemmung nicht auszuschließen. Die Zufuhr von 1 mg Folsäure/d scheint die Therapiewirkung von niedrig dosiertem MTX nicht zu beeinträchtigen und in höheren Dosen kann Folsäure möglicherweise sogar zu einer Reduzierung der MTX-Nebenwirkungen beitragen (z. B. 3 × 5 mg/Wo.). **Orale Kontrazeptiva:** Estrogenhaltige Kontrazeptiva interferieren mit der Folsäure-Resorption. Begleitend wird die regelmäßige Supplementierung einer Kombination von Folsäure mit Vitamin B_6 und Vitamin B_{12} empfohlen. **Pemetrexed:** Das Zytostatikum Pemetrexed hemmt drei Folsäure-abhängige Enzyme und stört erheblich den Folsäure-Status. Unter einer Therapie mit Pemetrexed sollte zur Verringerung der pemetrexedassoziierten Nebenwirkungen eine Prämedikation mit Folsäure (p. o.) und Vitamin B_{12} (i. m.) erfolgen. **Phenytoin:** Folsäure kann durch die Steigerung des oxidativen Phenytoin-Metabolismus den antikonvulsiven Wirkspiegel von Phenytoin senken. Folsäuregaben von mehr als 1 mg/d können bei Epileptikern krampfauslösend wirken und auch die Wirkung von Antiepileptika abschwächen, da Folsäure einen vermehrten hepatischen Metabolismus einzelner Antiepileptika (Barbiturate, Phenytoin) induziert. Gelegentlich sind deshalb höhere Dosen dieser Medikamente nötig. Antiepileptika hemmen anderseits die Aufnahme von Folsäure. **Sulfasalazin:** Sulfasalazin hemmt die Folsäure-Konjugase und stört dadurch die Folsäureresorption. **SSRI (e. g. Fluvoxamin):** Folsäuremangel verursacht Störungen SAM-abhängiger Methylierungen und beeinträchtigt die Verfügbarkeit von Serotonin im ZNS. Die Supplementierung von Folsäure kann die Ansprechrate auf eine SSRI-Therapie verbessern. **Präparateauswahl:** B_{12} direct (0,4 mg Folsäure + 1000 µg Vitamin B_{12}/LTA), Lafol® (0,4 mg Folsäure/Tbl.); Folgamma® (1,5 mg Folsäure + 25 µg B_{12}/Tbl.), FolPlus®

(0,4 mg Folsäure + 4 mg B_6 + 5 µg B_{12}/Tbl.), Folsäure-Hevert® (5 mg Folsäure/Tbl.), Folverlan® (5 mg Folsäure/Tbl.), Folgamma® forte, Injl. (15 mg Folsäure + 100 µg B_{12}/1 ml), Folsäure-Hevert® forte, Injl. (20 mg Folsäure/2 ml).

Vitamin B_{12}

Im Intermediärstoffwechsel spielen Vitamin-B_{12}-abhängige Methylierungsreaktionen eine zentrale Rolle. Die coenzymatisch aktiven Formen von Vitamin B_{12} (Cobalamin) sind Methylcobalamin (= Wirkform im Zytosol) und Adenosylcobalamin (= Wirkform in den Mitochondrien).

Funktionen

- Methylcobalamin (Methionin-Synthase): Remethylierung von Homocystein zu Methionin (Methylgruppendonator = 5-Methyl-THF), Regeneration von 5-Methyl-THF zu reaktionsfähigen Tetrahydrofolsäure (THF).
- Methylierungsreaktionen: Übertragung von Methylgruppen (→ S-Adenosyl-Methionin), Methylierung von Myelin, Neurotransmittern und Phospholipiden (z. B. Phosphatidylcholin).
- Erythropoese: Bildung der Erythrozyten durch mitotische Zellteilung/-reifung aus unreifen kernhaltigen Vorstufen im Knochenmark.
- DNA-Synthese (Ribonucleotid-Reduktasen), Zellwachstum und -replikation.
- Adenosylcobalamin: Abbau (Oxidation) ungeradzahliger Fettsäuren, Umlagerung von Methylmalonyl-CoA zu Succinyl-CoA (= Metabolit des Citratzyklus), Abbau von Threonin, Methionin und Leucin (Leucinmutase: reversible Umwandlung von Leucin zu 3-Aminoisocapronat).

Empfohlene Zufuhr (laut D-A-CH): Erwachsene 3 µg/d, Schwangere und Stillende 3,5 bis 4,0 µg/d. Bis zu 40 % der ältere Personen (> 60 Jahre) sind von einer atrophischen Gastritis (Symptome: Verminderte HCl-, Pepsinogen-, Intrinsic-Faktor-Sekretion) betroffen (Folge: Bioverfügbarkeit von Proteingebundene Vitamin B_{12} ist unzureichend). In diesen Fällen wird Vitamin-B_{12}-Supplementierung von ≥ 100 µg/d empfohlen.

Vitamin-B_{12}-Status: Zur Bestimmung des Vitamin-B_{12}-Status ist die Untersuchung im Serum geeignet. Als metabolischer Indikator dienen Holo-

Transcobalamin (Holo-TC) im Serum, die Methylmalonsäure(MMS)-Serumspiegel sowie der MMS-Gehalt im Urin. **Vitamin-B_{12}-Serumspiegel** (Normwert): > 222 pmol/l, (Risiko für Vitamin-B_{12}-Mangel): < 300 ng/l (222 pmol/l); **Holo-TC-Serumspiegel** (Normwert): > 54 pmol/l; **Methylmalonsäure (MMS)-Serumspiegel** (Normbereich): 73–271 nmol/l, (Mangel): > 376 nmol/l, bzw. > 46 µg/l (MMS ist bei Nierenfunktionsstörungen häufig erhöht); **Renale MMS-Exkretion** nach oraler Gabe von 5–10 g Valin (Mangel): ≥ 300 mg/24 h.

Normale MMS-Werte und ein erhöhter Homocysteinspiegel sprechen für einen Folsäuremangel. Eine gleichzeitige Erhöhung des Methylmalonsäure-Serumspiegels ist ein spezifischer Marker für einen Vitamin-B_{12}-Mangel, unabhängig vom Folsäure-Status. Differentialdiagnostisch ist im Rahmen einer Anämieabklärung auch der Folsäure- und Eisen-Status zu erfassen.

Hinweis
Nüchternblut, 12-stündige Nahrungskarenz venöse Blutentnahme, hämolysefreies Serum (0,5 ml) oder EDTA-Plasma (0,5 ml).

Holo-Transcobalamin (Holo-TC): Holo-Transcobalamin (Holo-TC) im Serum ist ein früher funktioneller Marker für einen latenten Vitamin-B_{12}-Mangel. Holo-TC erfasst auch das frühe Stadium der Vitamin-B_{12}-Speicherentleerung. Der Anteil des metabolisch aktiven Holo-Transcobalamins am Gesamt-B_{12} liegt zwischen 10% und 30%. Ein normales Gesamt-B_{12} trotz Mangels an dem metabolisch aktiven Holo-TC ist damit erklärbar. Die Bestimmung des Holo-TC ist daher diagnostisch sensitiver, wobei die zusätzliche Bestimmung von Methylmalonsäure (MMS) darüber Auskunft gibt, ob die Unterversorgung mit Vitamin B_{12} sich bereits metabolisch (z. B. Störung des Homocystein-Methionin-Stoffwechsels) auswirkt. Vitamin-B_{12}-Plasmaspiegel < 308 pmol/l und Holo-Transcobolamin-Plasmaspiegel < 54 pmol/l sind bei älteren Personen nach aktuellen Studien mit einem 6-fach erhöhten Risiko für eine Hirnatrophie assoziiert.

Homocystein: Indirekt kann der Vitamin-B_{12}-Status über die Messung der Homocystein-Plasmaspiegel erfasst werden. Da ein Folsäure- und Vitamin-B_{12}-Mangel beide zu einer Erhöhung des Homocysteinspiegels führen ist dieser Parameter jedoch nicht sehr spezifisch für den Vitamin-B_{12}-Status. Homocystein-Plasmaspiegel (normal): < 10 µmol/l.

Vitamin-B_{12}-Resorption (Schilling-Test): Mit Hilfe des Schilling-Tests können Resorptionsstörungen aufgrund eines Intrinsic-Factor-Mangels oder Dünndarmerkrankungen verifiziert werden. Dabei wird die renale Ausscheidung von radioaktiv markiertem Vitamin B_{12} nach oraler Gabe von ^{57}Co-Vitamin B_{12} bestimmt. Eine Ausscheidung von < 10% der verabreichten Dosis innerhalb von 24h gilt als beweisend für eine Vitamin B_{12}-Resorptionsstörung.

Hinweis

Nüchternblut, 12-stündige Nahrungskarenz ist wichtig, da in einigen Nahrungsmitteln (z. B. Fleisch) der Homocysteinvorläufer Methionin in erhöhter Konzentration enthalten ist; unmittelbar nach der Probenentnahme sollte die Probe zentrifugiert werden, da aus den Erythrozyten weiter Homocystein ins Plasma abgegeben wird.

Interaktionen mit Arzneimitteln/Nährstoffen: Beeinträchtigung der Resorption/Utilisation: Antazida (z. B. Al-oxid, Mg-hydroxid haltige), Antibiotika (z. B. Chloramphenicol, Neomycin, Tetracycline), Antiepileptika (z. B. Carbamazepin, Phenytoin, Primidon), Colchicin, Colestipol, Colestyramin, Clofibrat, orale Kontrazeptiva, Metformin (Verringerung der zur Absorption notwendigen Calciumionen), Paraaminosalicylsäure, NRTI (z. B. Zidovudin), NNRTI (z. B. Nevirapin), HIV-Proteasehemmer, Zytostatika (z. B. Pemetrexed, MTX), Kaliumchlorid. **Hemmung der intestinalen Freisetzung der proteingebundenen Cobalamine aus der Nahrung:** H_2-Blocker (z. B. Cimetidin, Ranitidin), Protonenpumpenhemmer (z. B. Lansoprazol, Omeprazol, Pantoprazol). **Cobaltoxidation (Inaktiverung von Cobalamin):** Lachgas (N_2O).

Erhöhter Bedarf: Alter (bis zu 50% der über 60-jährigen von atrophischer Gastritis betroffen), Schwangere, Stillende, Säuglinge, Hyperthyreose, nitrosativer Stress (Nitrostress), Parasitenbefall (z. B. Fischbandwurm), Wachstum. **Erhöhte Ausscheidung:** Leber-, Nierenerkrankungen (Hämodialyse). **Ernährung/Lebensstil:** Chronischer Alkoholkonsum, vegetarische Ernährung, Rauchen. **Malabsorption/Malassimilation:** Achlorhydrie,

AIDS (HIV-induzierte Enteropathie), Amyloidose, atrophische Gastritis Typ B (verminderte HCl- und Pepsinogen-Sekretion), bakterieller Ileumbefall, Darmlymphome, Gastrektomie (IF-Mangel), Gluten-induzierte Enteropathie, Hashimoto-Thyreoiditis, Hypochlorhydrie, Ileumresektion, Infektion mit Helicobacter pylori, Hypothyreose, Imerslund-Gräsbeck-Syndrom, Krebs, Mangel an Intrinsic-Faktor (IF), Morbus Crohn, Overgrowth-Syndrom (bakterielle Überwucherung des Jejunum und Ileums mit Campylobacter, Clostridien und Yersinien), Pankreasinsuffizienz (Mangel an pankreatischer Protease), perniziöse Anämie (atrophische Gastritis Typ A/Autoimmungastritis), Zollinger-Ellison-Syndrom.

Mögliche Mangelsymptome: Allgemein: Appetitlosigkeit, Schwäche, leichte Ermüdbarkeit, Schwindel, blasse Haut und Schleimhäute, evtl. Ikterus, Kurzatmigkeit, Schlafstörungen, Tinnitus. **Auge:** Störungen des Sehvermögens (z. B. durch Retrobulbärneuritis, Optikusatrophie). **Blut/Hämatopoese:** Reifungsstörungen (→ megaloblastäre Zellen), Leuko-, Thrombozytopenie, perniziöse Anämie: hyperchrome (MCH > 34 pg) makrozytäre (MCV > 98 fl) Megaloblastenanämie, **Immunsystem:** Abwehrschwäche, Infektanfälligkeit. **Mitochondriale Dysfunktion:** Störungen der mitochondrialen Atmungskette, Anstieg von Lactat und Pyruvat (Blut: ≥ 10:1) (→ Hinweis auf Citrataufstau), weitere Parameter: Methylmalonsäure, 3-Nitrotyrosin, Citrullin; **Neurologische Störungen/Muskulatur**: Hirnatrophie, Neuralgien, Neuropathien, Parästhesien, Muskelatrophie mit Gangunsicherheit, Muskelparesen (funikuläre Myelose). **Neuropsychiatrische Symptome:** Gedächtnis-/Konzentrationsstörungen, depressive Verstimmungen, Halluzinationen, Psychosen. **Schleimhäute:** Durchfall, Schleimhautatrophie, brennende Zunge (fleischig, rot/huntersche Glossitis), Stomatitis. **Serum:** Anstieg der Gastrin-, Homocystein- und/oder MMS-Serumspiegel. **Stoffwechsel:** Indirekter Folsäuremangel (Methylfalle).

Cobalamin-Formen: Cyano(CN-Cbl)-: Synthetische, inaktive Vitamin-B_{12}-Form (→ pharmazeutische Präparate); **Methyl(Met-Cbl)-:** Coenzymatisch aktive Form, bessere Metabolisierung und Retention (Leber) als Cyanocobalamin. Bei Urämie (z. B. Niereninsuffizienz) ist Met-Cbl- gegenüber CN-Cbl effektiver in der Senkung des Homocysteinspiegels; **Hydroxo**-: Natürliche Depotform, die neben Cyanocobalamin bei parenteraler Applikation

Tab. 2.9 Indikationen und Dosierungsempfehlungen für Vitamin B_{12}

Indikation	Empfohlene Dosierung	Applikation
Allgemeine Prävention, MT	10–50 µg/d (z. B. Cyano-, Methylcobalamin)	p. o.
AIDS, HIV-Infektion	50–500 µg/d (+ Selen)	p. o.
	Und: 1000–1500 µg alle 1–3 Monate	i. m., i. v., s. c.
Ältere Personen (> 60 Jahre)	50–100 µg/d (+ Folsäure u. Vitamin B_6)	p. o.
Altersbedingte Gedächtnisstörungen, Demenz, Alzheimer	100–1000 µg/d + Folsäure u. Vitamin B_6	p. o.
	Und: 1000–1500 µg alle 1–3 Monate	i. m., i. v., s. c.
Depressionen	500–2000 µg/d (+ Folsäure u. Vitamin B_6)	p. o.
	Und: 1000 µg/Woche für 4 Wochen	i. m., i. v., s. c.
Facialparese	500–1000 µg/d (+ Folsäure u. Vitamin B_6, + Benfotiamin sowie Infusionen mit α-Liponsäure)	p. o.
	Und: 1000–2000 µg/d für 1 Woche	i. m., i. v., s. c.
Chronisch-atrophische Gastritis, Helicobacter-plyori-Infektion	100–1000 µg/d (+ Folsäure u. Vitamin B_6)	p. o.
	Und: 1000 µg alle 3–6 Mo.	i. m., i. v., s. c.
Hashimoto Thyreoiditis	100–1000 µg (+ Selen) Und: 1000–1500 µg alle 3–6 Mo.	i. m., i. v.
Hauterkrankungen, entzündliche (z. B. Neurodermitis, Psoriasis)	Vitamin-B_{12}-haltige Creme (z. B. 0,08 g Cyanocobalamin in 100 g) + Selen, Vitamin D und Omega-3-Fettsäuren oral	Topisch
Herpes zoster	1000 µg/d (+ Folsäure u. Vitamin B_6, + Benfotiamin sowie Infusionen mit α-Liponsäure und Vitamin C)	p. o.
	Und: 1000 µg/d für 1 Woche	i. m., i.v

Tab. 2.9 Indikationen und Dosierungsempfehlungen für Vitamin B_{12} (Fortsetzung)

Indikation	Empfohlene Dosierung	Applikation
Herz-Kreislauf-Erkrankungen	50–500 µg/d (+ Folsäure, Vitamin B_2 u. B_6)	p. o.
Hyperhomocysteinämie (Homocystein ≥10 µmol/l)	Initial: 1000 µg i. m. dann: 100–1000 µg/d, p. o. (+ Folsäure, Vitamin B_2 u. B_6)	p. o.
	Bei Personen > 60 Jahre: 1000–1500 µg alle 3–6 Mo	i. m., i. v., s. c.
Infertilität, männliche	500–1000 µg/d (+ Folsäure, Vitamin B_2 u. B_6)	p. o.
Leistungssport, Konzentrationsschwierigkeiten, Stress	100–1000 µg/d	p. o.
	Oder: 1000 µg alle 3–6 Monate	i. m., i. v., s. c.
Metformin-Therapie	100–1000 µg/d (+ Folsäure u. Vitamin B_6)	p. o.
	und: 1000 µg alle 3–6 Monate	i. m., i. v., s. c.
Mitochondriale Dysfunktion	100–1000 µg/d (+ Benfotiamin, Riboflavin, Magnesium, L-Carnitin, Coenzym Q_{10} und α-Liponsäure)	p. o.
Morbus Crohn	1000–1500 µg alle 3–4 Monate (z. B. Hydroxocobalamin)	i. m., i. v.
Multiple Sklerose	1. Woche: 1000 µg/Tag, 2.–4. Woche: 1000 µg/Woche, dann: 1000 µg/Monat (+ Benfotiamin, Vitamin D und α-Liponsäure)	i. m., i. v., s. c.
Neuralgien, Neuropathien (z. B. diabetische, alkoholische)	1000 µg/d (+ Folsäure und Vitamin B_6, + Benfotiamin sowie Infusionen mit α-Liponsäure und Vitamin C)	p. o.
	Und: 1000 µg/d für 1–2 Wochen	i. m., i. v.
Nitrosativer Stress (z. B. Citrullin ↑)	1000 µg/d (+ Folsäure u. Vitamin B_6, + Benfotiamin sowie Infusionen mit α-Liponsäure und Vitamin C)	p. o.
	Und: 1000 µg/Monat	i. m.

Tab. 2.9 Indikationen und Dosierungsempfehlungen für Vitamin B_{12} (Fortsetzung)

Indikation	Empfohlene Dosierung	Applikation
Pemetrexed-Therapie	1000 µg in der Woche vor der ersten Pemetrexed-Dosis sowie nach jedem 3. Behandlungszyklus (+ 1–2,5 mg Folsäure/d, p. o.)	i. m.
Perniziöse Anämie, funikuläre Myelose	Initial: 1000 µg, 5–6x pro Woche (bis zur Normalisierung der hämatologischen Veränderungen bzw. Besserung der neurologischen Symptome) dann: 1000–1500 µg/Monat	i. m., i. v.
Protonenpumpenhemmer-Langzeittherapie (z. B. Omeprazol, Pantoprazol)	100–1000 µg/d (+ Folsäure u. Vitamin B_6)	p. o.
	Und: 1000–1500 µg alle 3–6 Monate	i. m., i. v., s. c.
Rekonvaleszenz	500–1000 µg/d (+ Folsäure und Vitamin B_6)	p. o.
	Und: 1000 µg/Woche für 4 Wochen	i. m., i. v., s. c.
Röntgen-, Strahlenkater	1000 µg/d (+ Folsäure und Vitamin B_6, + Benfotiamin sowie Infusionen mit α-Liponsäure und Vitamin C)	p. o.
	Und: 1000 µg für 1–2 Wochen	i. m., i. v., s. c.
Schlafstörungen	100–1000 µg/d (+ Folsäure und Vitamin B_6, + Magnesium)	p. o.
	Und: 1000 µg/Woche für 4 Wochen	i. m., i. v., s. c.
Trigeminusneuralgie	1000 µg/d (+ Vitamin B_6 u. Folsäure, + Benfotiamin sowie Infusionen mit α-Liponsäure)	p. o.
	Und: 1000 µg für 1 Woche	i. m., i. v., s. c.
Weitere Anwendungsgebiete: Sulfitsensitivität, Tabakamblyopie		

(z. B. intramuskulär) eingesetzt wird. Hydroxocobalamin besitzt gegenüber Cyanocobalamin eine stärkere Eiweißbindung und wird nach intramuskulärer Injektion besser retiniert.

Einnahme: Vorzugsweise nüchtern (während oder zu den Mahlzeiten).

Nebenwirkungen und Toxizität: Vitamin B_{12} besitzt auch in hoher Dosierung (z. B. 5 mg/d) eine geringe Toxitität. Bei parenteraler Applikation in Einzelfällen: Akne, ekzematöse/urtikarielle Arzneimittelreaktionen, anaphylaktische Reaktionen (vor allem intravenös).
Upper Safe Limits: NOAEL: 3000 µg.

Spezielle Interaktionen
Protonenpumpenhemmer (z. B. Omeprazol): Die an Protein gebundenen Cobalamine aus der Nahrung werden im Magen durch Salzsäure und Pepsin freigesetzt und pH-abhängig an Intrinsic Factor (IF-B_{12}-Komplex) gebunden. Protonenpumpenhemmer vermindern die gastrale Säuresekretion und damit die intestinale Freisetzung von Vitamin B_{12} aus Nahrungsmitteln. **Metformin:** Metformin bindet freies Calcium, das für die Rezeptor-vermittelte Resorption des IF-Cobalamin-Komplexes notwendig ist. Bei Diabetikern sollte daher unter einer Therapie mit Metformin (auch PPI) aufgrund der Bedeutung des Vitamins für den Nervenstoffwechsel der Vitamin-B_{12}-Status labordiagnostisch (→ HoloTC und MMS) objektiviert werden. **Störung der Vitamin-B_{12}-Resorption:** Alkohol, Antazida, Colchicin, Colestyramin und Neomycin. **Präparateauswahl:** B_{12}-Direct (1000 µg Cyanocobalamin + 0,4 mg Folsäure/LTA), B_{12}-Ankermann Dragees® (1 mg Cyanocobalamin/Drg.), Vitasprint B_{12}® (0,5 bzw. 0,2 mg Cyanocobalamin/Tfl. bzw. Kps.), B_{12}-Ankermann® 100/1000 µg Injl. (0,1/1 mg Cyanocobalamin/ml), B_{12}-Depot-Hevert®, Injl. (1 mg Hydroxycobalamin/2 ml), B_{12}-Depot-Vicotrat® Injl. (0,5 mg Hydroxocobalamin/ml), Regividerm® (B_{12}-haltige Creme).

Biotin

Biotin (Vitamin H) ist Coenzym von vier Carboxylase-Reaktionen (Mitochondrien), bei denen es Kohlendioxid fixiert und auf die entsprechenden Akzeptoren überträgt.

Funktionen

- Pyruvatcarboxylase: Schlüsselenzym der Gluconeogenese (Leber, Nieren): mitochondriales Enzym das Pyruvat zu Oxalacetat carboxyliert und an der Regulierung des Blutzuckerspiegels beteiligt ist; Lipogenese (Fettgewebe): Fettsäuresynthese (Bereitstellung von Citrat für Lipogenese), Aufrechterhaltung und Regulierung des Citratzyklus; Gehirn: Fixierung von CO_2, Ausreifung des Gehirns.
- Propionyl-CoA-Carboxylase (Energieversorgung, Glucosesynthese): Carboxylierung von Propionyl-CoA zu Methylmalonyl-CoA. Propionsäure stammt aus der Oxidation ungeradzahliger Fettsäuren und dem Abbau von Methionin, Isoleucin und Valin.
- Methylcrotonyl-CoA-Carboxylase: Abbau der verzweigtkettigen Aminosäure Leucin.
- Acetyl-CoA-Carboxylase (Fettsäure-, Prostaglandinsynthese): Carboxylierung von Acetyl-CoA zu Malonyl-CoA, der erste Schritt für die Fettsäuresynthese und Verlängerung langkettiger ungesättigter Fettsäuren, Vorläufer der Prostaglandine.
- De-novo-Synthese von DNA- und RNA-Molekülen.
- Weitere Effekte: Stimulierung der Glucokinase (Glykogensynthese↑), Insulinsekretion (Pankreas), Interaktion mit zellulären Glucose-Transportern.

Empfohlene Zufuhr (laut D-A-CH): Jugendliche, Erwachsene, Schwangere und Stillende 30 bis 60 µg/d.

Hinweis
In Nahrungsmitteln ist Biotin überwiegend an Eiweiß gebunden. Bei der Verdauung des Eiweißes entstehen biotinhaltige Peptide, insbesondere Biocytin (Biotinyl-ε-Lysin), für dessen Spaltung das ubiquitäre Enzym Biotinidase erforderlich ist.

Biotin-Status: Serum: Mangel: $< 0{,}2$ µg/l; **Biotin-Exkretion im Urin** Normalwert: 25–50 µg/24 h, marginales Defizit: 10–25 µg/24 h. Keine besondere Probenvorbereitung notwendig, venöse Blutentnahme (12 h Nahrungskarenz), Serum durch Zentrifugation gewinnen.

Interaktionen mit Arzneimitteln/Nährstoffen: Beeinträchtigung der Resorption/Utilisation: Antazida, Antibiotika (Aminoglykoside, Chloramphenicol, Tetracycline), Antiepileptika (Phenytoin, Primidon, Phenobarbital, Valproinsäure), Panthothensäure (hochdosiert), Zytostatika, Alkohol. **Störung Biotin-abhängiger Enzyme:** α-Liponsäure (kompetitive Hemmung aufgrund Strukturanalogie). **Erhöhte renale Ausscheidung:** Antiepileptika (Phenytoin, Carbamazepin, Primidon, Phenobarbital), Diuretika (z. B. Thiazide). **Steigerung des Biotin-Katabolismus** (z. B. erhöhte renale 3-Hydroxy-Isovaleriansäure-Ausscheidung): Carbamazepin, Phenytoin.

Erhöhter Bedarf: Ältere Personen, Säuglinge mit seborrhoischer Dermatitis, Erwachsene mit desquamativer Erythrodermie, Schwangere, Stillende, Sportler, langfristige parenterale Ernährung. **Erkrankungen:** Diabetes mellitus, alkoholinduzierte Leberzirrhose, Neuropathien, chronische Hämodialyse. **Ernährung/Lebensstil:** chronischer Alkoholkonsum, exzessiver Verzehr von rohem Eiklar (Avidin = Biotin-bindendes Glykoprotein). **Genetische Defekte biotinhaltiger Enzyme:** Defekt der Holocarboxylase-Synthetase, Biotinidasemangel. **Resorptionsstörungen: Achlorhydrie**, Biotinidasemangel (spaltet im Magen-Darm-Trakt biotinhaltige Proteine in freies resorbierbares Biotin), Darmdysbiose (z. B. Schädigung der Darmflora durch Antibiotika), Darmresektion, Kurzdarmsyndrom.

Mögliche Mangelsymptome: Allgemein: Appetitlosigkeit, Anorexie, depressive Verstimmung, Schläfrigkeit, Schwäche. **Augen:** Keratokonjunktivitis. **Blut:** Anämie (leichte), erhöhter Cholesterinspiegel. **Haare/Nägel:** Haarausfall, brüchige, rissige Fingernägel. **Haut:** trockene, schuppige Haut, seborrhoische Dermatitis. **Biotinidasemangel (Kinder)**: Alopezie, Ataxie, Krampfanfälle, verzögerte Entwicklung, mentale Retardierung. **Immunsystem:** gestörte Immunregulation. **Labor:** erhöhte renale Exkretion von 3-Hydroxy-Isovaleriansäure. **Muskulatur/Nervensystem:** Muskelschmerzen, Hyper-, Parästhesien, Neuropathien. **Säuglinge:** plötzlicher Kindstod (Zusammenhang wird noch diskutiert). **Stoffwechsel**: Fettstoffwechselstörungen.

Tab. 2.10 Indikationen und Dosierungsempfehlungen für Biotin

Indikation	Empfohlene Dosierung	Applikation
Allgemeine Prävention, MT	0,1–0,3 mg/d als Vitamin-B-Komplex	p. o.
Antiepileptika-Therapie	0,2–0,5 mg/d	p. o.
Atopische Dermatitis	2,5–5 mg/d (+ Zink und α-Linolensäure)	p. o.
Haarausfall (Alopezie)	2,5–5 mg/d (Zeitraum: ≥ 6 Monate)	p. o.
Genetisch bedingter Biotinidasemangel	5–10 mg/d (lebenslang)	p. o.
Defekt der Holocarboxylase-Synthetase, multipler Carboxylasemangel	20–100 mg/d (lebenslang)	p. o.
Diabetes mellitus, Typ-2 (Verbesserung der Glucosetoleranz)	9–15 mg/d, (+ 100–200 mg α-Liponsäure + 200–500 µg Chrom)	p. o.
α-Liponsäure, Therapie mit	0,2–0,5 mg/d	p. o.
Verbesserung der Nagelqualität (Dicke, Festigkeit)	2,5–5 mg/d (Zeitraum: ≥ 6 Monate)	p. o.
Neuropathien, periphere (z. B. bei Hämodialysepatienten, Diabetes)	10–15 mg/d (+ α-Liponsäure und Benfotiamin)	p. o.
Seborrhoische Dermatitis	10–20 mg/d	p. o.
Weitere Anwendungsgebiete: Epilepsie, mitochondriale Dysfunktion, rekurrierende Vaginalmykosen (Candida albicans), parenterale Ernährung, psychische Störungen		

Einnahme: Einnahme vor oder zu den Mahlzeiten. Vorzugsweise Tagesdosis über den Tag verteilt.

Upper Safe Limits: NOAEL: 2500 µg.

Nebenwirkungen und Toxizität: Biotin besitzt eine sehr geringe Toxizität. Selbst bei oralen Dosierungen von bis zu 200 mg/d sind keine toxischen Effekte beobachtet worden. In sehr seltenen Fällen können allergische Hautreaktionen (Urtikaria) auftreten.

Spezielle Interaktionen

Antibiotika: Schädigungen der Darmflora durch Antibiotika (z. B. Tetracycline) beeinträchtigen die Biotin-Resorption. **Antiepileptika:** Langzeitmedikation mit Antiepileptika führt zu einem Abfall der Biotinspiegel im Blut. Carbamazepin und Primidon beeinträchtigen die Biotinresorption. Phenytoin und Phenobarbital fördern die renale Biotinausscheidung. Unter der Einnahme von Valproinsäure ist bei Kindern eine verminderte Biotinidase-Aktivität beobachtet worden. **Pantothensäure:** In hoher Dosierung scheint Pantothensäure die intestinale und zelluläre Aufnahme von Biotin zu beeinträchtigen. **α-Liponsäure:** In tierexperimentellen Studien wurde nachgewiesen, dass α-Liponsäure aufgrund seiner strukturellen Analogie mit Biotin um das aktive Zentrum Biotin-abhängiger Enzyme konkurrieren (kompetitive Hemmung) kann. **Präparateauswahl:** Biotin Impuls® 5 mg (5 mg Biotin/Tbl.), Deacura® 2,5 mg (2,5 mg Biotin/Tbl.), Biotin-ratiopharm® (5 mg Biotin/Tbl.), Gabunat® (5 mg Biotin/Kps.), Bio-H-Tin® 5/10 mg (5/10 mg Biotin/Tbl.).

Vitamin C

Vitamin C (Ascorbinsäure, reduzierte Form) und Dehydroascorbinsäure (oxidierte Form) bilden ein bedeutsames Redoxsystem mit Semi-Dehydroascorbinsäure als reaktionsfähige Zwischenstufe.

Funktionen

- Wasserlösliches Antioxidans: Schutz von Lipiden (→ Lipidperoxidation), Proteinen, Nukleinsäuren und Zellmembranen vor oxidativen Schäden.

- Vitamin-E-Spareffekt: Regeneration des Tocopheryl-Radikals (Vitamin-E-Radikal) in das reduzierte, antioxidativ aktive α-Tocopherol (Vitamin E, siehe Abb. 2.5).
- Zentraler Baustein der Redoxkette aus Vitamin C, Vitamin E, Coenzym Q_{10} und Liponsäure und/oder Glutathion; Regeneration von Glutathiondisulfid zu Glutathion.
- Immunkompetenz: Stimulierung des zellulären und humoralen Immunsystems, Schutz der Phagozytenmembran vor oxidativer Selbstzerstörung (verlängerte Funktionsdauer der Immunzellen), Aktivierung des Komplementsystems und der Chemotaxis.
- Antikanzerogene Eigenschaften: Hemmung der Bildung kanzerogener Nitrosamine aus Nitrit und sekundären Aminen, Schutz der DNA vor oxidativen Schäden.
- Endothelzellschutz (Endothelbarriere): Erhöhung der NO-Bioverfügbarkeit (antithrombotisch und blutdrucksenkende Wirkung).
- Biosynthese von Neurotransmittern: Umwandlung von Tryptophan in 5-Hydroxytryptophan (= Vorstufe von Serotonin), Hydroxylierung von Dopamin zu Noradrenalin, Biosynthese von L-Dopa.
- Kollagenbiosynthese: Hyroxylierung von Lysin und Prolin, Stimulierung der Genexpression in Fibroblasten, Entwicklung und Reifung des Knorpels.
- Biosynthese von Glucocorticoiden in der Nebenniere (Stressantwort), Vitamin D-Hormon (Calcitriol-Synthese).
- Gallensäuresynthese: Abbau von Cholesterin (Gallensäuresynthese, Cholesterol-7-Hydroxylase, HMG-CoA-Reduktase) und Tyrosin.
- Aktivierung von Folsäure zu Tetrahydrofolsäure (THF).
- Biosynthese von Carnitin (mit Fe, B_6, Lysin, Methionin).
- Histaminabbau, Mastzellstabilisierung.
- Hemmung der Proteinglykosilierung und AGE-Bildung (z. B. HbA_{1C}).
- Eisenstoffwechsel: Erhöhung der Eisenresorption, Eisenübertragung von Transferrin (Transportprotein) auf Ferritin (Speicherprotein).
- Entgiftungsreaktionen: Detoxifikation von Xenobiotika (Synthese/antioxidativer Schutz der CYP 450).
- Amidierung neuroendokriner Hormone: Gastrin, CRH (Corticotropin-Releasing-Hormon), TRH (Thyreotropin-Releasing-Hormon).

Empfohlene Zufuhr (laut D-A-CH): Jugendliche und Erwachsene 100 mg/d, Raucher 150 mg/d, Schwangere 110 mg/d und Stillende 150 mg/d. Von einigen Ernährungswissenschaftlern werden zum Teil höhere Zufuhrempfehlungen von 200 mg Vitamin C pro Tag und mehr empfohlen, da die Vitamin-C-Aufnahme in immunkompetente Zellen ihre maximale Geschwindigkeit erst bei Vitamin-C-Plasmaspiegeln ≥ 70 µmol/l erreicht.

Vitamin-C-Status: Plasma: Mangel: < 0,4 mg/dl (22 µmol/l), gute Versorgung ≥ 1,08 mg/dl (60 µmol/l); **Leukozyten-Vitamin-C-Spiegel:** Normbereich: 30–53 µg/10^8 Leukozyten, Mangel: < 25 µg/10^8 Leukozyten; **therapeutischer Wirkspiegel:** ≥ 90 µmol/l (→ Verbesserung der Endothelfunktion).

Bestimmungsmethode (Derivatisierung mit Dichlorphenolindophenol): HPLC mit Fluoreszenzdetektion.

Hinweis
Vitamin C ist äußerst oxidationsempfindlich. Das abzentrifugierte Plasma muss daher nach Blutentnahme sofort stabilisiert werden (z. B. mit 5%-iger meta-Phosphorsäure). Die Vitamin-C-Konzentration der Leukozyten spiegelt die Körperreserven am besten wieder. Ein Anstieg der Lipidperoxidationsprodukte (z. B. MDA, 4-HNE) kann zusätzlich ein Hinweis auf eine unzureichende Vitamin-C-Versorgung (→ oxidativer Stress) sein.

Präventive und therapeutische Wirkspiegel: Antioxidative Plasmaspiegel mit potenzieller Schutzwirkung hinsichtlich Herz-Kreislauf- und Krebserkrankungen dürften bei Gesunden bei > 60 µmol/l liegen. In den Immunzellen erreicht der Vitamin C-Transport jedoch erst bei Vitamin-C-Plamaspiegeln von ≥ 70 µmol/l seine maximale Geschwindigkeit. Eine Verbesserung der vaskulären Dysfunktion ist in der Therapie (z. B. Hypertonie, KHK, Diabetes mellitus, Glaukom) bei Vitamin-C-Plasmaspiegeln von ≥ 90 µmol/l zu erwarten. Bei gesunden Personen führt der Verzehr von 5 bis 9 Portionen Obst und Gemüse zu Steady-state-Plasmaspiegeln von ≤ 80 µmol/l. In vitro wirken Vitamin-C-Plasmaspiegel > 1000 µmol/l auf Krebszellen selektiv zytotoxisch. Der aktive Vitamin C-Transport ist natriumabhängig und folgt einer Sättigungskinetik. Vitamin C wird in niedrigen Dosen im menschlichen Duodenum und im proximalen Jejunum aktiv mithilfe der Transportproteine SCVT1 und SCVT2 (Sodium-dependent Vitamin C Transporter) resorbiert. Bei Einnahme hoher Dosen erfolgt zusätzlich eine passive Aufnahme durch Diffusion. Peak-Werte von 230–240 µmol/l werden selbst bei oraler Einnahme von 3 g Vitamin C alle 4 h (= 18 g/24 h) nicht überschritten. Dagegen können durch intravenöse Applikation Plasmaspiegel von > 13 000 µmol/l (z. B. 50 g Vitamin C) erzielt werden.

Zytotoxische Effekte auf Tumorzellen: In-vitro-Studien zeigen, dass Ascorbat in pharmakologischen Dosierungen, die zu einem Anstieg der Vitamin-C-Spiegel auf 1000 bis 5000 µmol/l und mehr führen, selektiv zytotoxisch auf Tumorzellen wirkt ohne gesunde Zellen zu schädigen. Um die klinischen Effekte einer intravenösen Vitamin C-Applikation nachzuahmen wurden die untersuchten Zellen für 1 h lang mit Vitamin C (0,3–20 mM) inkubiert und danach 18–22 h beobachtet. Die Vitamin-C-Exposition führte bei verschiedenen humanen Krebszellen (z. B. Brust, Glioblastom, Lymphom) zum Zelltod. Gesunde Zellen (z. B. Lymphozyten, Fibroblaten, Monzyten) sind unempfindlich auf Vitamin C-Konzentrationen bis zu 20mM (20 000 µmol/l). Wasserstoffperoxid (H_2O_2) spielt als zytotoxischer Mediator im Rahmen der intravenösen Vitamin C-Hochdosistherapie eine zentrale Rolle. Dabei wirkt das Ascorbat-Molekül als Prooxidans und Prodrug von H_2O_2. Ascorbat induziert in pharmakologischer Dosierung die Bildung von zytotoxischem Wasserstoffperoxid, das in der Lage ist Krebszellen abzutöten, gesunde Zellen aber nicht schädigt (>Abb. 2.3). Bemerkenswert sind auch Untersuchungen, in denen gezeigt wurde, dass die intraperitoneale Applikation von Vitamin C zusammen mit Vitamin K in der Lage ist die tumordestruktive Wirkung verschiedener Zytostatika zu potenzieren.

Interaktionen mit Arzneimitteln/Nährstoffen: Beeinträchtigung der Resorption/Utilisation: Antazida (z. B. Al-oxid-, Mg-hydroxid-haltige, Protonenpumpenhemmer), Antibiotika, Salicylate (hemmen aktiven Transport durch Darmwand), NSAID (z. B. Indometacin, ASS), PPI (z. B. Omeprazol) Zytostatika. **Abfall der Vitamin-C-Plasmaspiegel:** Ciclosporin, orale Kontrazeptiva (Oxidation durch Coeruloplasmin), Immunotherapie mit

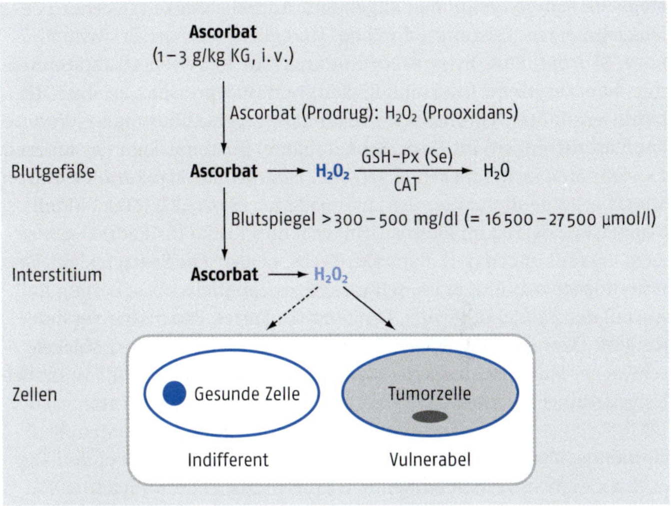

Abb. 2.3 Selektiver zytotoxischer Effekt von intravenös appliziertem Vitamin C (Modell, 1, 2)

Interleukin-2, PPI (z. B. Omeprazol) Zytostatika. **Erhöhte renale Ausscheidung:** ASS, Barbiturate, Corticoide, Diuretika, Tetracycline (Störung der renalen Rückresorption). **Erhöhter Bedarf/Verbrauch:** Calcitonin, Strahlentherapie, Virustatika (z. B. Zidovudin), Zytostatika.

Erhöhter Bedarf: Alter, Leistungssport, Schwangerschaft, Stillzeit, prolongierter Stress (z. B. bei Fieber, chronischen Infekte, längere Kälteexposition, Operationsstress, Trauma, Verbrennungen), Wachstum. **Erkrankungen:** AIDS/HIV-Infektion, Arthrose, Cystinurie, Diabetes mellitus, Hyperthyreose, Katarakt, KHK, Krebs, Leber-, Nierenerkrankungen, Methämoglobinämie, Osteoporose, Präeklampsie, Rheuma, Sepsis. **Ernährung/Lebensstil:** einseitige Vitamin-C-arme Ernährung, chronischer Alkoholismus, Rauchen, Stress (physisch, psychisch). **Erhöhter Verlust:** Hämodialyse. **Malabsorption:** Gastritis, Helicobacter-pylori-Infektion, Magen-Darm-Erkrankungen (z. B. M. Crohn), Ulzera.

Mögliche Mangelsymptome: Allgemein: Antriebslosigkeit, Glieder-, Gelenkschmerzen, Leistungsschwäche, Müdigkeit, Reizbarkeit. **Avitaminose**: Skorbut. **Blut**: hypochrome, mikrozytäre (oft eisenrefraktäre) Anämie. **Immunsystem:** Infektanfälligkeit, Immundepression, erhöhte Histaminsensibilität, Thrombozyto-, Granulozytopenie. **Blutungen (erhöhte Kapillarbrüchigkeit) in:** Haut, Schleimhäute, Beugemuskeln der unteren Extremitäten (z. B. Kniekehle), Organe, Pleurahöhle, Myokard. **Oxidativer Stress:** erhöhte Biomarker der Lipidoxidation (8-oxo-dG, MDA, 4-HNE, 8-epi-$PGF_{2\alpha}$, oxLDL) im Plasma/Urin, erhöhtes Risiko für Radikal-assoziierte Erkrankungen (z. B. Katarakt, Krebs, diabetische Spätschäden). **Parodontopathien:** Blutendes, schwammiges Zahnfleisch, Lockerung und Ausfall der Zähne, Gingivitis, Paradontitis, Karies. **Psychische Veränderungen:** Depressionen, Schwermütigkeit. **Skelettmuskulatur:** Muskelschwäche, Muskelschmerzen (Carnitinmangel). **Wundheilung:** Wundheilungsstörungen (gestörte Hydroxylierung der Kollagenlysylreste).

Einnahme: Zwischen oder zu den Mahlzeiten; Tagesdosis über den Tag (z. B. 2x täglich) verteilt einnehmen (Ausnahme: Retardpräparate).

Vitamin-C-Hochdosis-Infusionstherapie (Komplementäronkologie): Vor Vitamin-C-Hochdosisinfusion ist diagnostischer Ausschluss eines G6PDH-Mangels (→ Gefahr der Hämolyse) empfehlenswert. Vitamin-C-Infusionstherapie in der Regel zeitversetzt zur Chemo- oder Strahlentherapie (≥ 24 h, je nach Halbwertszeit des Zytostatikums 1–3 d). Eine Verbesserung der Effektivität (auch Compliance) bei gleichzeitiger Reduktion der Nebenwirkungsrate (Myelosuppression, Neurotoxizität) antineoplastischer Chemotherapeutika (Paclitaxel, Carboplatin) wird beim Ovarialkarzinom bei Vitamin-C-Plasmaspiegeln > 200 mg/dl unter regelmäßigen Vitamin-C-Infusionen (→ 60 g Vitamin C/Infusion, 2x/Wo.) beschrieben.

Hinweis

- Vor der Vitamin C-Hochdosisinfusionstherapie ist labordiagnostisch ein Glucose-6-Phosphat-Dehydrogenase-Mangel auszuschließen (→ Gefahr der Hämolyse unter Vitamin C-Infusionen).
- Die Nierenfunktion sollte regelmäßige kontrolliert werden.
- Die Vitamin C-Dosierung sollte langsam auftitriert werden (siehe > Tab. 2.12).

Tab. 2.11 Indikationen und Dosierungsempfehlungen für Vitamin C

Indikation	Empfohlene Dosierung	Applikation
Allgemeine Prävention, MT	0,2–0,5 g/d	p. o.
Acetylsalicylsäure-Therapie (400 mg, z. B. Fieber, Infekte)	0,5–2 g/d (z. B. 2 × 500 mg/d)	p. o.
AIDS, HIV-Infektion	Oral: 3 × 1 g/d	p. o.
	Intravenös: 7,5–60 g, 2–6x/Monat (z. B. 30 g Vitamin C + 1200 mg GSH in 500 ml Ringerlactat-Lsg., 2–4x/Monat)	i. v.
Allergien (Asthma, allergische Rhinitis)	Oral: 1–5 g/d	p. o.
	Intravenös: 7,5–30 g, 1–2x/Woche (z. B. 15 g Vitamin C in 250 ml 0,9 % NaCl)	i. v.
Augenerkrankungen: Katarakt, Makuladegeneration	0,5–3 g/d (z. B. 2 × 500 mg/d + OPC)	p. o.
Glaukom	1–7,5 g (z. B. 7,5 g Vitamin C in 100 ml 0,9% NaCl-Lsg., 1–4 ×/Monat)	p. o., i. v.
Bluthochdruck	0,5–3 g/d	p. o.
Cystin-Harnsteinleiden	3–5 g/d	p. o.
Dekubitus	Oral: 0,5–1 g/d	p. o.
	Intravenös: 7,5–30 g, 2–4x/Monat (z. B. 15 g Vitamin C in 250 ml 0,9 % NaCl)	i. v.
Diabetes mellitus	0,5–3 g/d (z. B. 2 × 1000 mg/d)	p. o.
Dickdarmpolypen	3 g/d	p. o.
Erkältungskrankheiten	Oral: 1–6 g/d z. B. 3 × 2 g Vitamin C in Orangensaft, 5–7 Tage lang!	p. o.
	Intravenös: 7,5–30 g, 1–2x/Woche (z. B. 15 g Vitamin C in 250 ml 0,9 % NaCl)	i. v.
Grippeschutzimpfung	0,5–2 g (+ 60 000 I. E. Vitamin D_3/Monat)	p. o.

Tab. 2.11 Indikationen und Dosierungsempfehlungen für Vitamin C (Fortsetzung)

Indikation	Empfohlene Dosierung	Applikation
Hämodialyse (auch bei EPO-Therapie)	0,5–1 g, 3x/Woche	i. v.
Harnwegsinfekte, akute Zystitis	7,5–15 g (i. v.), 2–3x/Woche (z. B. 15 g Vitamin C in 250 ml 0,9 % NaCl)	i. v.
Helicobacter-pylori-Infektion	0,5–2 g (z. B. 2 × 1000 mg/d + Bioflavonoide)	p. o.
Herpes-Infektionen, rekurrierend (auch Herpes Zoster)	Oral: 1–3 g/d + Bioflavonoide	p. o.
	Intravenös: 7,5–30 g, 1–2x/Woche: (z. B. 30 g Vitamin C in 500 ml 0,9 % NaCl)	i. v.
Herz-Kreislauf-Erkrankungen (z. B. Hypertonie, KHK)	0,5–3 g/d (z. B. 2 × 500 mg/d + OPC)	p. o.
Infertilität, männliche (Verbesserung der Spermienqualität)	0,5–2 g/d (z. B. 2 × 1000 mg/d + Arginin)	p. o.
Intensivmedizin (z. B. chirurgische Eingriffe, Bypass-OP, Traumata)	Peri- und postoperative Vitamin-C-Infusionen (z. B. 7,5–15 g Vitamin C in 100–250 ml 0,9 % NaCl, 60 min vor OP)	i. v.
Krebserkrankungen (auch Tumorschmerzen) (siehe Hochdosis-Infusionsschema)	Oral: 1–5 g/d (z. B. 3 × 1 g/d)	p. o.
	Infusionen: 60–150 g, ca. 1–3 g Vitamin C pro kg KG (z. B. 60 g in 1000 ml Ringer-lactat-Lsg., 1–4x/Monat)	i. v.
Methämoglobinämien	Erw.: 1–3 g/d, Kdr.: 0,5–1 g/d	i. v.
Neurodegenerative Erkrankungen (DAT, MS, Parkinson)	Oral: 1–5 g/d (z. B. 3 × 1000 mg/d)	p. o.
	Infusionen: 15–30 g, z. B. 15 g Vitamin C + 600 mg GSH in 250 ml 0,9 % NaCl, 1–2x/Monat)	i. v.
Pankreatitis, akute	3–5 Tage lang: 7,5–15 g in 100–250 ml 0,9 % NaCl, danach,	i. v.
	Oral: 1–3 g/d	p. o.

Tab. 2.11 Indikationen und Dosierungsempfehlungen für Vitamin C (Fortsetzung)

Indikation	Empfohlene Dosierung	Applikation
Parodontopathien	1–2 g/d (z. B. 2 × 1000 mg/d mit Bioflavonoiden)	p. o.
Präeklampsie, Prophylaxe	0,5–1 g/d (+ 200–500 I. E. Vitamin E, 50–100 µg Selen)	p. o.
Rauchen	1–3 g/d (z. B. 2 × 500 mg/d)	p. o.
Rheumatoide Arthritis	Oral: 3 × 0,5–1 g/d	p. o.
	Intravenös: 7,5–30 g, 1–4x/Monat (z. B. 15 g Vitamin C in 250 ml 0,9 % NaCl)	i. v.
Skorbut	Oral: Erw./Kdr. 500–1000/200–500 mg	p. o.
	Intravenös: 7,5–15 g, 2–3x/Woche (z. B. 30 g Vitamin C in 500 ml 0,9 % NaCl)	i. v.
Stress	1–3 g/d (z. B. 3 × 1 g/d) + Magnesium	p. o.
Verbrennungen, schwere	Intravenös: 1.Tag: 70–80 mg/kg KG/h über 24 h, dann: 7,5–15 g (z. B. 1.Tag: 120 g Vitamin C über 24 h, dann: 7,5 g)	i. v.
Wundheilungsstörungen	Oral: 0,5–1 g/d	p. o.
	Intravenös: 7,5–30 g, 4–6x/Monat (z. B. 30 g Vitamin C in 500 ml 0,9 % NaCl)	i. v.

Weitere Anwendungsgebiete: Antibiotika-Therapie, Borreliose, Influenza, Hepatitis B und C, Gicht, Pfeiffer-Drüsenfieber, Vaginalmykosen, Sport, Schizophrenie, Immunotherapie mit IL-2, COPD

Durchführung der Vitamin-C-Hochdosisinfusionstherapie

Anzahl der Infusionen/Woche: 1–4 Infusionen pro Monat, auch in der Phase der CT (nach 9–12 Monaten: 1–2 Infusionen pro Monat, z. B. 2 × 60 g Vitamin C/Monat).

Dosierung pro Infusion: 1–3 g Vitamin C pro kg Körpergewicht; Infusionsgeschwindigkeit: 0,5–1 g Vitamin C/min.

Tab. 2.12 Vitamin C-Hochdosisinfusion Titrationsschema GL (bei normalem G6-PD-Status[1, 2])

Infusion	Beschreibung
1. Infusion	15 g Vitamin C in 200 ml Ringerlactat-Lsg. über 30 Minuten
2. und 3. Infusion	30 g Vitamin C in 400 ml Ringerlactat-Lsg. über 60 Minuten
	Zur Vorbeugung vaskulärer Spasmen: Infusion mit 200 mg Magnesiumchlorid oder -sulfat ergänzen; +: 500–1000 mg Calcium oral (30 min vor Infusion)
4 und 5. Infusion	60 g Vitamin C in 800 ml Ringerlactat-Lsg.
	Zur Vorbeugung vaskulärer Spasmen: Infusion mit 300 mg Magnesiumchlorid oder -sulfat ergänzen +: 500–1000 mg Calcium oral (30 min vor Infusion)
6. Infusion	75 g Vitamin C in 1000 ml Ringerlactat-Lsg
	Zur Vorbeugung vaskulärer Spasmen: Infusion mit 400 mg Magnesiumchlorid oder -sulfat ergänzen; +: 500–1000 mg Calcium oral (30 min vor Infusion)
Labor	Labordiagnostische Erfassung der Vitamin C-Plasmaspiegel: Zielwert > 300–500 mg/dl
	Falls unter der Dosierung von 75 g Vitamin C die angestrebten Plasmaspiegel von > 300–500 mg/dl nicht erreicht werden, kann die Dosierung auf 100 bis 150 g Vitamin C/Infusion gesteigert werden.
Weitere Infusionen	75 bis 150 g Vitamin C in Ringerlactat-Lsg., 1–4x/Monat + 500–1000 mg Calcium (p. o.) und 200 bis 400 mg Magnesium (i. v.)
	Labor: Monitoring der Vitamin C-Plasmaspiegel
	Zielwert: > 300–500 mg/dl (Messung am Tag der Infusion)

[1]Gröber, U, Vitamin C in complementary oncology–update 2009. Med Monatsschr Pharm, 2009; 32(7): 263–267
[2]Gröber, U, Antioxidants and other micronutrients in complementary oncology. Breast Care, 2009; 4: 13–20

Vitamin $K_{1/2}$: 30–60 mg Vitamin K_1 oder Vitamin K_2/d (p. o.), Zeitraum: 5 Tage lang vor jeder Vitamin-C-Infusion.

Vitamin-C-Plasmaspiegel: nach Ausschluss des G6-PD-Mangels wird die Vitamin-C-Dosis sukzessive in den folgenden 2 bis 4 Wochen erhöht bis zum Erreichen von Vitamin-C-Plasmaspiegeln von > 300–500 mg/dl (> 500 mg/dl gemessen nach Vitamin-C-Infusion von 150 g).

Hinweis
Auf ausreichende Flüssigkeitszufuhr (z. B. Früchtetee) achten, da durch die hohe Natriumzufuhr (→ Ringerlactat: 1000 ml enthalten 8,6 g NaCl) starkes Durstgefühl auftritt. Zur Vorbeugung vaskulärer Spasmen empfiehlt sich zusätzlich die orale Supplementierung von Calcium (z. B. 1000 mg in 1 Liter Wasser) und die parenterale Applikation von 200 bis 400 mg Magnesium.

Kontraindikationen: Oxalat-Urolithiasis, Eisen-Speichererkrankungen (Thalassämie, Hämochromatose); Hochdosierte Anwendung: Glucose-6-P-Dehydrogenase-Mangel (G6PDH-Mangel), Niereninsuffizienz.

Nebenwirkungen und Toxizität: In hoher Dosierung (z. B. 5 g Vitamin C/d) können auf Grund des mikrobiellen Abbaus im Darm gelegentlich Blähungen und osmotische Diarrhöen auftreten. Vitamin C begünstigt die Eisenaufnahme im Darm. Personen mit hereditärer Hämochromatose haben daher ein erhöhtes Risiko für eine Eisenüberladung unter Supplementierung von Vitamin C. Die Vermutung, dass durch die hohe Zufuhr an Vitamin C eine Hyperoxalurie bzw. Oxalat-Urolithiasis provoziert werden kann ist mittlerweile widerlegt. Dennoch sollte Vitamin C bei Disposition zu Nierensteinen (z. B. Patienten mit Hyperoxalurie) nicht in hoher Dosierung (z. B. > 500 mg) eingenommen werden.

Hinweis
Hohe Vitamin-C-Dosen können Bestimmung klinischer Parameter im Harn (Glucose, Harnsäure, Kreatinin, anorganisches Phosphat) und von okkultem Blut im Stuhl stören.

Upper Safe Limits: UL: 2000 mg, NOAEL: 1000 mg.

Spezielle Interaktionen

Acetylsalicylsäure: Acetylsalicylsäure (ASS) kann die Vitamin C-Spiegel im Blut und den weißen Blutzellen senken. **Bortezomib:** Im Tierversuch hemmt die orale Gabe von Vitamin C die tumordestruktive Wirkung des Proteasen-Inhibitors. **Eisen:** Vitamin C verbessert die Resorption von Nichthämeisen durch Reduktion von Fe^{3+} zu Fe^{2+} sowie durch Chelatisierung von Eisen. **Kupfer:** Langfristige hohe Vitamin-C-Dosierung kann die Kupfer-Resorption und Coeruloplasmin-Spiegel senken. **Selen (Natriumselenit):** Vitamin C kann die Resorption von Natriumselenit reduzieren (Einnahmeabstand: 1–2 h). **Vitamin E:** Die Einnahme von Vitamin E erhöht den Vitamin C-Bedarf. In Untersuchungen an Nichtrauchern kam es unter Vitamin-E-Dosen von > 500 mg Vitamin E/d zu einem Absinken des Vitamin C-Plasmaspiegels um bis zu 40 %. **Zytostatika:** Die kombinierte Gabe von Doxorubicin mit einer parenteralen Applikation von Vitamin C (2 g/kg KG, i. v. oder intraperitoneal) konnte im Tierversuch die kardiotoxischen Nebenwirkungen des Anthrazyklins reduzieren und die Überlebenszeit signifikant erhöhen. Die zytotoxische Wirkung des Anthrazyklins wurde nicht beeinträchtigt. Pharmakologische In-vitro-Studien haben zudem gezeigt, dass Vitamin C die zytotoxische Wirkung von antineoplastischen Substanzen wie Cisplatin, Dacarbazin, Doxorubicin, Gemcitabin, Paclitaxel, Tamoxifen und 5-Fluorouracil (5-FU) verstärkt.
Präparateauswahl: Ester C-Complex (250 mg Vitamin C + Bioflavonoide/Kps.), Vitamin C MSE matrix (500 mg/Tbl.), Cebion®C 50 / C 200 / C 500 (50/200/500 mg/Tbl.), Hermes Cevitt® (1 g/Brausetbl.), Cetebe® (0,5 g/Retardkps.), Xitix® (0,5 g/LTA), Vitamin C 500/1000 Amp. (0,5/1 g/5 ml Injl.), Pascorbin® Injl. (7,5 g/50 ml).

2.2 Fettlösliche Vitamine

Vitamin A

Vitamin A (Retinol) und seine verschiedenen im Organismus natürlich vorkommenden Derivate (Retinal, Retinsäure, Retinoide) sind an der Regulierung zahlreicher Stoffwechselprozesse beteiligt, wie z. B. dem Sehprozess, dem Wachstum und der Differenzierung von Zellen und Geweben (z. B. Schleimhäute, Immunzellen) sowie der Embryonalentwicklung.

Funktionen

- Proliferation und Differenzierung von Zellen und Geweben (Retinsäure, Retinol): Schleimhäute (z. B. Mund, Darm, Uterus), Respirationsepithel (Lungenreifung), Haut, Knochengewebe, Samenleiterepithel; Inhibierung von Tumorpromotoren, Schutz vor maligner Transformation, Steuerung der Genexpression (Heterodimerisierung von Retinsäure-Rezeptoren: RAR/RXR bzw. RXR/VDR) von Enzymen und Proteinen (z. B. Onkogene, Zytokine), Bildung von Gap-junctions (Zell-Zell-Kommunikation).
- Sehvorgang (Retinol, Retinal): Umwandlung von Photoenergie (Lichtreize) in neuronale Energie (Gehirn: Helligkeit) (→ Rhodopsin-Isomerisierungszyklus, Rhodopsin: lichtempfindliches Sehpigment).
- Immunkompetenz (Retinol, Retinal, Retinoide): Schutz von Haut und Schleimhäuten (erste Abwehrbarriere für Bakterien, Viren und Parasiten), Produktion von Antikörpern, Aktivierung von Makrophagen, NK-Zellen und Lymphozyten, Modulation der B-Zellfunktion, Induktion der Apoptose, T-Lymphozyten-Selektion im Thymus, Regulation der Th 1 / Th 2-Immunantwort.
- Fertilität/Reproduktion (Retinol): Synthese von Androgenen (Testosteron) und Estrogenen, Oogenese, Spermatogenese, Plazentaentwicklung, embryonale Entwicklung.
- Wachstum und Entwicklung im Kindesalter: gesunde Entwicklung der Augen, Geschlechtszellen, Lymphgefäße, Haut, Haare, Knochen, Schleimhäute (z. B. Lunge), Zähne.
- Hormonstoffwechsel: Schilddrüsenhormone, Produktion von Steroidhormonen (z. B. Testosteron), Retinsäure reguliert Genexpression des Wachstumshormons.
- Weitere Funktionen: Eisentransport (Mobilisation, Inkorporation), Erythrozytenproduktion, Myelinsynthese im Nervensystem, Hören, Riechen (Nasenschleimhaut), Protein-, Fett und Glykoproteinsynthese, Detoxifikation (Leber), antioxidative Schutzfunktion, mitochondriale Atmungskette (Komplex I und II).

Hinweis

1 µg Retinol-Äquivalent (RE) = 1 µg Retinol = 6 µg Betacarotin; 1 I. E. Vitamin A = 0,3 µg Retinol; 7,5 mg Retinol = 25 000 I. E.

Empfohlene Zufuhr (laut D-A-CH): Jugendliche und Erwachsene 0,8–1,1 mg (2666–3666 I. E.) Retinol, Schwangere und Stillende 1,1 bzw. 1,5 mg (3666 bzw. 5000 I. E.) Retinol.

Vitamin-A-Status: Serumspiegel Normwerte: Frauen: 40–70 µg/dl (1,4–2,45 µmol/l), Männer 42,5–83 µg/dl (1,49–2,9 µmol/l), Mangel: ≤ 20 µg/dl (0,7 µmol/l); **retinolbindendes Protein** (RBP) 30–60 mg/l; **Retinol/RBP**: < 0,7 (Hinweis auf Mangel). **Hinweis:** Retinol-Serumspiegel > 2,64 µmol/l sind bei Männern im Vergleich zu Werten von 2,17–2,36 µmol/l mit einem 2,5-fachen Risikoanstieg für Hüftfrakturen verbunden. Bei HIV-Infizierten sind Retinol-Serumspiegel < 1,05 µmol/l mit einem 3,5- bis 5-fach erhöhten Mortalitätsrisiko assoziiert.

Hinweis

Nüchternblut (12 h Nahrungskarenz), venöse Blutentnahme, 1 ml Serum durch Zentrifugieren gewinnen, Lichtschutz (Alufolie).

Die Interpretation der Serumwerte ist schwierig aufgrund der Retinol-Homöostase. Zusätzlich sollten deshalb das RBP sowie das Verhältnis von Retinol zu RBP bestimmt werden. Orale Kontrazeptiva, Estrogenpräparate und Alkoholabusus können den Retinol-Serumspiegel erhöhen. Entzündungen und Infektionen führen zu einem Abfall der Retinol-Konzentrationen im Serum. Zur Vermeidung von Fehlinterpretationen ist daher auch eine Bestimmung des C-reaktiven Proteins sinnvoll.

Interaktionen mit Arzneimitteln/Nährstoffen: Beeinträchtigung der Resorption/Utilisation: Antazida, Antiepileptika, Barbiturate, Bleomycin, Colchicin (Schäden der Darmmukosa), Colestyramin, Colestipol (Bindung von Gallensäuren), Neomycin, Orlistat, Paraffinöl (bindet fettlösliche Vitamine), Zytostatika, Zinkmangel, Alkohol. **Arzneimittel induzierer Zinkmangel (siehe Zink):** Antazida, Antibiotika, Diuretika, Corticoide, Laxanzien, etc.

Erhöhter Bedarf: Kinder mit rezidiverenden Infekten, Neugeborene, Schwangerschaft, Stillzeit, Wachstum. **Erhöhter Verbrauch:** Fieber, Hyperthyreose, chronische Infektionen, Stress, Operationen. **Erkrankungen:** AMD, HIV, Masern, Windpocken, rezidivierende Infekte, konsumierende

Erkrankungen, Lebererkrankungen (Leberzirrhose, Virushepatiden, Fettleber). **Ernährung/Lebensstil:** vegane Ernährung, Protein-Energie-Malnutrition, Genussgifte (chronischer Alkohol- und Nicotinabusus). **Malabsorption/Maldigestion:** chronische Diarrhö, Gallengangsverschluss, Morbus Crohn, parasitäre Darmerkrankungen, Mukoviszidose, Sprue, Pankreatitis, Zöliakie. **Zinkmangel**: Zink ist essenziell für Vitamin-A-Stoffwechsel (Retinol-Dehydrogenase, RBP-Synthese).

Mögliche Mangelsymptome: Allgemein: Appetitverlust, Müdigkeit, Infektanfälligkeit. **Auge:** Blendempfindlichkeit, Trockenheit, Verlangsamung der Hell-Dunkel-Adaptation, Nachtblindheit, gelblich verhornte Bitot-Flecken, Austrocknung der Bindehaut und der Tränendrüsen (Xerophthalmie), Keratomalazie (Geschwürbildung der Hornhaut), Erblindung. **Blut:** hypochrome (eisenrefraktäre) Anämie, Anstieg an Akutphaseproteinen, gestörte Eisenutilisation. **Fertilität:** gestörte Spermatogenese, Unfruchtbarkeit, eingeschränkte Testosteronproduktion. **Haut/Haare/Nägel:** trockene, schuppige, faltige Haut (Hyperkeratose), spröde Nägel, Haare (frühzeitiges Ergrauen). **Immunsystem:** häufige Infekte (v. a. Atemwege), Beeinträchtigung der Antikörper-Produktion, Abfall der NK-Aktivität und NK-Zellanzahl, Phagozytose↓, abnorme T-Zell-Proliferation, erhöhte Interferon-γ-Sekretion von T-Zellen, Atrophie des Thymus. **Knochen, Zähne:** Knochenwachstums- und Dentinationsstörungen bei Kindern und Jugendlichen. **Erhöhtes Krebsrisiko:** Brust-, Kehlkopf-, Lungen-, Magen/Darm-, Prostata- und Speiseröhrenkrebs. **Mitochondriale Dysfunktion:** Aktivität Komplex I und Komplex II ↓; **Ohr:** erhöhte Vulnerabilität, Hörstörungen (fraglich). **Respirationstrakt:** verringerte mukoziliäre Clearance, Bronchitis, häufige Atemwegsinfekte, Pneumonie, metaplastische Veränderungen der Respirationsschleimhaut (→BPD). **Schleimhäute:** Austrocknung, Verhornung der Schleimhäute, Verlust des Geschmacks-, Geruchssinns (Anosmie), Gingivitis, Stomatitis, Atrophie des Darmepithels (Achylie, Durchfälle, Resorptionsstörungen). **Schwangerschaft:** Teratogenität, Missbildungen im Bereich des Hörorgans, des GIT und Urogenitaltraktes, HIV-Infizierte (Störung der Barriere des Vaginalepithels, erhöhtes Übertragungsrisiko). **Schilddrüsenhormone:** Überfunktion der Schilddrüse (gestörte Rückkopplung der Schilddrüsenhormone auf TSH-produzierende Zellen). **ZNS:** Hydrocephalus (Neugeborene), Erhöhung des intrazerebralen Drucks.

Hinweis
Vitamin-A-Hochdosistherapie (≥ 10 000 I. E./d) gehört in die Hand des Arztes und ist kein Fall für die Selbstmedikation! NOAEL: Als sichere Vitamin-A-Zufuhr für gesunde Erwachsene werden 3 mg Retinol (= 10000 I. E.) pro Tag angesehen.

Einnahme: Zu oder nach den Mahlzeiten. Vitamin E verhindert oxidativen Abbau, verbessert Speicherung in der Leber und reduziert toxische Effekte des Vitamin A.

Hinweis
Schälreaktion der Haut (Desquamation) wird bei der Vitamin-A-Hochdosistherapie als typisches Symptom der erreichten Wirkdosis betrachtet.

Kontraindikationen: Retinoidtherapie, Hypervitaminose A, Hirndrucksteigerung. Hochdosistherapie: schwere Hypertonie, Leber- und Nierenschäden, schwerer Diabetes mellitus, Glaukom.

Schwangerschaft: Vitamin A ist für die normale Reproduktion und embryonale Entwicklung essenziell. Da sowohl ein Vitamin-A-Mangel als auch eine Vitamin-A-Überdosierung teratogen wirken ist in der Schwangerschaft auf eine ausreichende Zufuhr (2500–3000 I. E./d, v. a. 2. und 3. Trimenon) zu achten. Schwangere sollten wegen der Gefahr von kindlichen Fehlbildungen eine Tagesdosis von 10000 I. E. nicht überschreiten. Auf den häufigen Verzehr von Leber (sehr hoher Vitamin-A-Gehalt, bis zu 250 000 I. E./100 g) sollte verzichtet werden.

Nebenwirkungen und Toxizität: Akute Hypervitaminose A: Kinder: 75 000–300 000 I. E./d, **Erwachsene:** 2–5 Mio. I. E./d. Eine akute Vitamin-A-Intoxikation äußert sich durch Abschälen der Haut, Alopezie, Appetitverlust, Erbrechen, Hepatomegalie, toxische Hepatitis, Hyperkalzämie, Kopfschmerzen, starke Müdigkeit und Schwindel. **Chronische Hypervitaminose A: Kinder:** 18 000–60 000 I. E. Vitamin A/d, **Erwachsene:** 100 000 I. E. Vitamin A/d. Eine chronische Vitamin A-Intoxikation äußert sich durch Appetitverlust, trockene, raue Haut, aufgeplatzte Lippen,

Tab. 2.13 Indikationen und Dosierungsempfehlungen für Vitamin A

Indikation	Empfohlene Dosierung	Applikation
Allgemeine Prävention, MT	2000–5000 I. E./d	p. o.
Atemwegserkrankungen (z. B. häufige grippale Infekte, Asthma bronchiale)	50000–100000 I. E. alle 1–2 Monate + 80000 I. E. Vitamin D_3/Monat, 15–25 mg Zink und 1000–2000 mg Vitamin C	p. o.
Bronchopulmonale Dysplasie (BPD→bei Frühgeborenen)	5000 I. E. 3x/Woche für 4 Wochen	i. m.
Diarrhöe (bei Kindern aus Drittländern)	50000 I. E. alle 6 Monate	p. o.
Eisenmangelanämie (z. B. Schwangerschaft)	3000–5000 I. E./d + 100–200 mg Eisen/d, 1–5 mg Folsäure/d und 100 µg Vitamin B_{12}/d	p. o.
Krebs	5000–20000 I. E./d (z. B. 10000 I. E./d)	p. o.
Krebs: Plattenepitheltumoren (z. B. Kehlkopf, Mundhöhle, Ösophagus, Zunge, Lunge, Vulva, Zervix); Metastasen von Mamma-Tumoren, Melanome, Adenokarzinome.	Vitamin A-Hochdosistherapie: 100000–1500000 I. E./d, einschleichend, z. B. 1.–5. Tag: 300000 I. E./d, 6.–10. Tag: 600000 I. E./d, dann Steigerung um 300000 I. E. jeden 5. Tag bis Schäl- oder Schuppungsreaktion auftritt; Erhaltungsdosis ist individuell vom Arzt festzulegen!	p. o.
Leukoplakie, orale	300000 I. E. pro Woche	p. o.
Masern-Impfung*	1 × 100000 I. E. zur Masern Impfung	p. o.
Masern-Therapie	100000 I. E./Monat + 60000 I. E. Vitamin D_3/Monat und 15–20 mg Zink/d	p. o.
Mukoviszidose	2500–10000 I. E./d	p. o.
Promyelozytenleukämie, akute (AML), auch bei CT mit Daunorubicin und Cytarabin	45 mg all-trans-Retinsäure (ATRA) pro m^2 (Höchstdauer: 90 d)	p. o.

* Kinder aus Entwicklungsländern mit Vitamin-A-Mangel

Tab. 2.13 Indikationen und Dosierungsempfehlungen für Vitamin A (Fortsetzung)

Indikation	Empfohlene Dosierung	Applikation
Schwangerschaft	2000–5000 I. E./d (v. a. im 2. und 3.Trimenon)	p. o.
Schwangerschaft: HIV-Infektion (Regeneration des Vaginal-Epithels)	Vitamin-A-haltiges Ovulum, 8–10 Tage vor Geburtstermin	Topisch, vaginal
Tuberkulose-Therapie, adjuvante	100000 I. E./Monat + 100000 I. E. Vitamin D_3/Monat und 15–25 mg Zink/d	p. o.
Zervixdysplasie	5000–25000 I. E./d + 5–10 mg Folsäure/d, 100–300 µg Selen/d, Antioxidanzien- und B-Komplex	p. o.
Augenerkrankungen		
Makuladegeneration, altersbedingte (AMD	50000 I. E./Monat + Lutein, Zeaxanthin	p. o.
Nachtblindheit	25000–50000 I. E./d	p. o.
Xerophthalmie	60000–300000 I. E./d	p. o., i. m.
Mikroverletzungen im vorderen Augenabschnitt	Vitamin-A-haltige Augentropfen, Augensalbe (z. B. 3x täglich 1 Tropfen, 1000 I. E. Vitamin A/ml)	Topisch
Retinitis pigmentosa	10000–25000 I. E./d + 1000–2000 mg EPA/DHA/d, 500–2000 mg Taurin/d, 200–500 I. E. Vitamin E/d und 10–25 mg Zink/d	p. o.
Trockenes Auge	Vitamin-A-haltige Augentropfen oder Augensalbe + 1000–2000 mg EPA/DHA/d, p. o.	Topisch

Tab. 2.13 Indikationen und Dosierungsempfehlungen für Vitamin A (Fortsetzung)

Indikation	Empfohlene Dosierung	Applikation
Erkrankungen der Haut und Schleimhäute		
Anosmie	25000–50000 I. E./d	p. o.
Akne	25000–100000 I. E./d (z. T. mehr)	p. o.
Schwere Akneformen	0,5–1 mg Isotretinoin pro kg KG/d	p. o.
Psoriasis	25000–100000 I. E./d (z. T. mehr) + 100000 I. E. Vitamin D_3/Monat und 2000 mg EPA/DHA/d	p. o.
Aphthen	25000–50000 I. E./d	p. o.
Rhinitis sicca	Vitamin-A-haltiges Nasenöl (z. B. 15000 I. E. Vitamin A/ml)	Topisch
Weitere Anwendungsgebiete (p. o., i. m.): Abetalipoproteinämie, Frühgeborene (Prävention der bronchopulmonaler Dysplasie), Ichthyosis, Hörstörungen, Katarakt, AMD, Neurodermitis, NKZBK, rheumatoide Arthritis, Malabsorption (M. Crohn Pankreasinsuffizienz, Zöliakie), Aminoglykosid-Antibiotika-Therapie, Wundheilungsstörungen.		

Haarausfall, Mundwinkelrhagaden, Hepatomegalien, Hypercalcämie, Knochenschmerzen, beschleunigter Knochenabbau, erhöhtes Risiko für Hüftgelenkfrakturen, erhöhte alkalische Phosphatase, Lichtscheu, vergrößerte Milz, erhöhte Osteoblastenaktivität, Wachstumsstörungen, Hirndrucksymptome, erhöhte GOT-/GPT-Werte, erniedrigter Quick-Wert. Osteoporoserisiko: Ab einer Zufuhr von 1500 µg Vitamin A pro Tag wurde in einigen Studien eine signifikante Abnahme der Knochenmineraldichte und ein damit einhergehendes erhöhtes Risiko für Hüftfrakturen bei postmenopausalen Frauen beobachtet.

Upper Safe Limits: UL: 3000 µg; NOAEL: 4500 µg

Spezielle Interaktionen

Alkohol: Chronischer Alkoholkonsum führt zu einer Depletion der Vitamin A-Speicher in der Leber, allerdings steigert Alkohol auch die Toxizität von Vitamin A. **Antibiotika:** Eine kombinierte Einnahme mit Antibiotika (z. B. Tetracycline) kann zu einem Anstieg des Hirndrucks führen. **Eisen:** Vitamin A verbessert die Eisenverwertung im Rahmen der Hämatopoese (fördert die Bildung und Freisetzung von Erythrozyten). Bei Vitamin A-Mangel kann eine Eisenmangelanämie auftreten. **Kontrazeptiva, orale:** Orale estrogenhaltige Kontrazeptiva können die Vitamin-A-Spiegel durch Erhöhung der RBP-Synthese in der Leber, die mit einer Steigerung des Exportes an Retinol-RBP-Komplexen assoziiert ist anheben. **Retinol-Derivate:** Isotretinoin und Etritinat sollten wegen der Gefahr der Intoxikation nicht mit Vitamin A kombiniert werden. **Vitamin-K-Antagonisten (Warfarin, Dicumarol):** Vitamin A kann die Wirkung von Vitamin K antagonisieren und dadurch die gerinnungshemmende Wirkung von Vitamin-K-Antagonisten steigern. **Vitamin E:** Vitamin A ist aufgrund der mehrfach ungesättigten Polyenstruktur sehr oxidationsempfindlich. Vitamin E schützt Vitamin A vor der Autoxidation und greift regulierrend in den Vitamin-A-Stoffwechsel (Hydrolyse der Retinylester in der Leber) ein. **Zink:** Zink ist zentraler Bestandteil der Retinol-Dehydrogenase (Netzhaut, Leber, Magenschleimhaut, Niere) und für die hepatischen RBP-Synthese essenziell (lymphatische Absorption von Retinol, inter-, intrazellulärer Transport). Ein Mangel an Zink reduziert die Aktivität der zinkabhängigen Retinol-Dehydrogenase, wodurch die Umwandlung von Retinol in Retinaldehyd behindert wird. Bei gestörter Dunkeladaptation potenziert Zink die Vitamin-A-Wirkung. **Weitere:** Colchicin, Neomycin, Colestyramin und Colestipol verringern die Vitamin-A-Resorption. **Präparateauswahl:** Vitamin A+E-Hevert® (3000 I. E./70 I. E. Vit. A/E/Drg.) Vitamin-A-Saar® (10 000 I. E. Vit. A/Drg.).

Betacarotin und Carotinoide

Über 600 Carotinoide kommen in der Natur vor, von denen etwa 50 Provitamin-A-Aktivität aufweisen (Voraussetzung: Beta-Ionon-Ring). Neben Betacarotin sind Lutein, Lycopin, Zea-, Asta-, Canta-, Cryptoxanthin und α-Carotin wichtige Carotinoide.

Funktionen

- Provitamin-A-Wirkung (Betacarotin): Enzymatische Spaltung von Betacarotin in der Darmschleimhaut durch 15, 15'-Dioxygenase zu Retinal und Reduktion zu Retinol (hohe Retinolspiegel hemmen Umwandlung!).

- Antioxidative Aktivität (Lycopin > Betacarotin > Lutein): Hemmung der Lipidperoxidation (z. B. Erhöhung der LDL-Oxidationsresistenz), antioxidativer Lichtschutz (Verringerung der Erythem- und Kataraktbildung).
- Quenching (Lycopin > Betacarotin > meso-Zeaxanthin > Lutein): Inaktivierung von zelltoxischem Singulett-Sauerstoff, ein Molekül Betacarotin kann bis zu 1000 Singulett-Sauerstoffmoleküle entschärfen (→ Übertragung der Energie auf das Carotinoid, welches die übernommene Energie in Wärme abstrahlt).
- Makula lutea (gelber Fleck, Stelle des schärfsten Sehens in der Retina): Makulapigmente (spezifische Lichtfilter, antioxidative Schutzfunktion): meso-Zeaxanthin und Zeaxanthin (Zäpfchen), Lutein (Stäbchen); Lutein kann in meso-Zexanthin umgewandelt werden (Makulapigmentdichte↑).
- Immunkompetenz: Erhöhung der Aktivität der NK-Zellen, Proliferation der B- und T-Zellen, Steigerung der Immunabwehr.
- Interzelluläre Kommunikation (Gap junctions): Erhöhung der Zellkommunikation, Unterdrückung der Entwicklung entarteter Zellen, Steigerung Expression der mRNA für Connexin 43.
- Arachidonsäurestoffwechsel.

Hinweis

1 I. E. = 0,6 µg Betacarotin, 1 µg Betacarotin = 1,67 I. E. (z. B. 20–30 mg Betacarotin = 33 000–50 000 I. E.)

Geschätzte angemessene Zufuhr (laut D-A-CH): 2 bis 4 mg Betacarotin/d. Nach den Vorgaben des BfArM sollte Betacarotin von starken Rauchern nicht eingenommen werden.

Carotinoid-Status: Serumspiegel (gute Versorgung): Betacarotin > 0,4 µmol/l (21 µg/dl); Lycopin > 0,5 µmol/l; Lutein: > 0,6 µmol/l. β-Carotin-Serumspiegel < 0,28 µmol/l (15 µg/dl) sowie eine niedrige Carotinoidaufnahme sind mit einem erhöhten Risiko für Krebs und kardiovaskuläre Erkrankungen assoziiert. In der EDCC-Studie waren mittlere (1,03–2,39 µmol/l) und hohe (> 2,39 µmol/l) Gesamt-Carotinoidspiegel gegenüber niedrigen Konzentrationen (< 0,25 µmol/l) mit einer 50 % bzw. 70 % Risikominderung für Makuladegeneration assoziiert.

Hinweis
Bestimmung des Carotinoid-Status im Serum mittels HPLC-Methode. Nüchternblut (12 h Nahrungskarenz), Venenblut, Zentrifugation empfohlen.

Interaktionen mit Arzneimitteln/Nährstoffen: Beeinträchtigung der Resorption/Utilisation: Colchicin (Schäden der Darmmukosa), Colestyramin, Colestipol (Bindung van Gallensäuren), Laxanzien, Neomycin, Protonenpumpenhemmer (z. B. Omeprazol), Orlistat, Paraffinöl (bindet fettlösliche Vitamine), Zytostatika.

Erhöhter Bedarf: Alter, hohe Sonnenlichtexposition, Schwangerschaft, Stillzeit, Sport, Umweltgifte. **Erkrankungen:** Lichtdermatosen. **Ernährung:** unzureichende Zufuhr (z. B. Grünkohl, Tomaten, Aprikosen). **Maldigestion/-absorption:** bakterielle Übersiedlung des Dünndarms, atrophische Gastritis, HIV-Infektion, Kurzdarmsyndrom, Morbus Whipple, Mukoviszidose, Sprue, Pankreatitis, Störung der Gallensekretion (Cholestase), Leberinsuffizienz. **Oxidativer Stress:** Diabetes mellitus, Katarakt, Krebs, Makuladegeneration.

Mögliche Folgen/mögliche Mangelsymptome: Erhöhtes Risiko für radikalassoziierte Erkrankungen: Herzinfarkt (Betacarotin, Lycopin), Prostata-, Brust-, Magenkrebs (Lycopin), Lungen-, Speiseröhren-, Brust- und Magenkrebs (β-Carotin), Katarakt, Makuladegeneration (Lutein/Zeaxanthin). **Haut:** Abfall der Erythemschwelle. **Immunsystem:** Infektanfälligkeit, Abnahme der zellvermittelten Immunität. **Makula lutea:** Abfall der Makulapigmentdichte. **Serum:** Lipidperoxidation (verminderte Oxidationsresistenz von LDL-Cholesterin).

Hinweis
Ein Gemisch aus natürlichen Carotinoiden weist einen besseren antioxidativen Zellschutzeffekt auf als Betacarotin alleine.

Tab. 2.14 Indikationen und Dosierungsempfehlungen für Betacarotin und Carotinoide

Indikation	Empfohlene Dosierung	Applikation
Allgemeine Prävention, MT	5–20 mg/d Carotinoid-Komplex	p. o.
AIDS, HIV-Infektion	15–60 mg β-Carotin/Carotinoid-Komplex/d	p. o.
Herz-Kreislauf-Erkrankungen (z. B. KHK)	5–30 mg Carotinoid-Komplex/d (→ Lycopin 5–60 mg, Lutein 10–30 mg)	p. o.
Krebserkrankungen	10–60 mg Carotinoid-Komplex/d (zus. mit anderen Antioxidanzien)	p. o.
Krebs: Prostatakarzinom	30–60 mg Lycopin/d (+ Bor, Selen, γ-Toc, Vitamin D_3 Granatapfel u. Zink)	p. o.
Krebs: Leukoplakien, orale (Mundhöhle)	50–150 mg/d (z. B. 60 mg β-Carotin) + Vitamin C, E und Selen	p. o.
Mukoviszidose	5–30 mg β-Carotin/d (ca. 0,5 mg/kg KG/d)	p. o.
Neurodermitis	15–60 mg β-Carotin/d (+ Selen, EPA/DHA, GLA, Vitamin D und Zink)	p. o.
Dysplastisches Nävussyndrom	50–75 mg β-Carotin/d	p. o.
[1]Pigmentstörungen (z. B. akrale Vitiligo)	2–5 Wochen: 75–150 mg β-Carotin/d (plus Vitamin C und E); dann: 25–50 mg/d bzw. jeden zweiten Tag	p. o.
[1]Polymorphe Lichtdermatose	2–3 Wochen 75–200 mg β-Carotin/d (+ Vitamin C und E), dann: 25–50 mg bzw. jeden 2.Tag	p. o.
Protoporphyrie, erythropoetische (systemischer Lichtschutz)	Kinder: 1–4 Jahre: 60–80 mg β-Carotin/d; 5–8 Jahre: 90–120 mg/d; 9–12 Jahre: 120–150 mg/d Jugendliche und Erwachsene: 150–180 mg β-Carotin/d (Erw. bis zu 300 mg)	p. o.

Tab. 2.14 Indikationen und Dosierungsempfehlungen für Betacarotin und Carotinoide (Fortsetzung)

Indikation	Empfohlene Dosierung	Applikation
Augenerkrankungen		
Katarakt, auch Katarakt-OP	15–45 mg Carotinoid-Komplex/d (→ Zeaxanthin, Lutein) (perioperativ bei Katarakt-OP + Antioxidanzien)	p. o.
Makuladegeneration	15–60 mg Lutein/d Dauer: 4 Wochen, dann: 5–10 mg	p. o.
Retinitis pigmentosa	30–60 mg Lutein/d + Vitamin A, Zink und Taurin	p. o.
Weitere Anwendungsgebiete (p. o.): Licht-Urtikaria, Prävention chronischer Lichtschäden, Präkanzerosen und Epitheliome, Begleitmedikation phototoxischer Pharmaka (z. B. Psoralen), orale Schleimhautdysplasien.		

[1]Hauterkrankungen mit erhöhter Lichtempfindlichkeit

Einnahme: Zu oder nach den Mahlzeiten. Bei Hauterkrankungen mit erhöhter Lichtempfindlichkeit sollte β-Carotin zur Erzielung einer optimalen Schutzwirkung rechtzeitig (≥ 4 Wo.) vor Sonnenexposition eingenommen werden.

Kontraindikationen: Leberschäden, eingeschränkte Nierenfunktion.

Nebenwirkungen und Toxizität: β-Carotin kann keine Hypervitaminose A verursachen. Bei langfristiger (> 3 Wochen) hoher Dosierung (> 30 mg/d) und ab einer Gesamtcarotinoidkonzentration im Serum von etwa 4000 µg/l (7,5 µmol/L): harmlose Gelbfärbung der Haut (Carotinodermia) und des Stuhls, nach Absetzen reversibel. Bei Dosierungen von 40 mg Lutein/d über einen Zeitraum von zwei Monaten sind keine Nebenwirkungen beobachtet worden. Bewohner der Fiji-Inseln konsumieren ihr Leben lang etwa 25 mg Lutein täglich ohne Nebenwirkungen.

Hinweis

Der bisher geltende ADI-Wert von täglich 5 mg β-Carotin/kg KG ist vom wissenschaftlichen Lebensmittelausschuss der EU am 7. September 2000 zurückgezogen worden, da bei starken Rauchern bereits bei 20 mg/d in der ATBC- und CARET-Studie gesundheitsschädigende Wirkungen beobachtet wurden. Allerdings wurden dabei auch die für starke Raucher (≥ 20 Zigaretten/Tag) als kritisch angesehenen Plasmaspiegel (> 3 µmol/l) sowohl in der ATBC- als auch in der CARET-Studie überschritten.

Folgende Mechanismen werden dabei diskutiert:

- Modifizierter Betacarotinmetabolismus durch Zigarettenrauch (z. B. Cytochrom-P-450 Enzyme).
- Prooxidative Effekte der durch Rauch induzierten Betacarotin-Oxidationsprodukte (steigern die Bindung von Benz[a]pyren-Metaboliten an die DNA).
- Abnahme der Konzentration an Retinsäure (kontrolliert physiologische Zellproliferation der Lunge, wirkt chemoprotektiv) und starke Promotion der Proliferation im Lungengewebe.
- Anstieg der Genexpression von c-jun und c-fos.
- Betacarotinmetabolite stören die mitochondriale Atmungskette.
- Hochdosierte einzelne Antioxidanzien führen zu einer Störung des antioxidativen Netzwerkes.
- Jedes diätetische Antioxidans hat einen unterschiedlichen Wirkmechanismus, daher sollten supportiv zur tumordestruktiven Therapie immer multiple Antioxidanzien eingesetzt werden.
- Die Beeinflussung der Genexpression gehört möglicherweise zu den wichtigsten Faktoren der Wachstumshemmung von Tumorzellen durch hochdosierte, multiple Antioxidanzien.
- Der Verzicht aufs Rauchen ist mit Sicherheit der beste Schutz vor Lungenkrebs (nicht der Verzicht auf Carotinoide)!

Spezielle Interaktionen

Colestyramin, Colestipol: Coletyramin und Colestipol verringern die Resorption von Carotinoiden. **Orlistat:** Orlistat hemmt die Resorption der Carotinoide und fettlöslicher Vitamine (Vitamin A, D, E und K). Orlistat und fettlösliche Mikronährstoffe sollten getrennt im Zeitabstand von etwa 2 h eingenommen werden. **Omeprazol:** Omeprazol kann die gastrointestinale Utilisation und Resorption von Betacarotin stören. **Präparateauswahl:** BellaCarotin® mono (5 mg Betacarotin/Kps.), Carotaben® (25 mg Betacarotin/Kps.), Carotin-Kapseln kombiniert (3,6 mg Betacarotin/Kps. + Biotin 0,02 mg + Calciumpantothenat 7,5 mg), OxyLyc® (Provitamin A/Lycopin 3,33/2 mg/Kps. + Vitamin C/E/Selen: 225/36 mg/50 µg).

Vitamin D_3

Vitamin D (Calciferole) ist der Oberbegriff für eine Gruppe von Seco-Steroiden mit Vitamin-D-Aktivität. Von besonderer Bedeutung sind Vitamin D_3 (Cholecalciferol bzw. Colecalciferol), Vitamin D_2 (Ergocalciferol), 25-OH-Vitamin D_3 (Calcidiol) und 1,25-$(OH)_2$-Vitamin D_3 (Calcitriol: wichtigste metabolisch aktive Form, >Abb. 2.4).

Funktionen

- Calcitriol (Steroidhormon) fungiert als Ligand nukleärer Rezeptoren (VDR), die mit Retinoid-X-Rezeptoren (RXR) Dimere (VDR/RXR) bilden und die Genexpression in zahlreichen Geweben steuern. Auf diese Weise wird u. a. die Aktivität calciumbindender Transportproteine im Darm (Calbindin) und der Osteoblasten im Knochengewebe gesteigert; Vitamin-D-Rezeptoren (VDR) wurden in über 30 Geweben gefunden, die unabhängig vom Knochenstoffwechsel sind (z. B. Endothelzellen der Aorta, Inselzellen des Pankreas, Herz-, Skelettmuskel-, Ovar-, Prostatazellen, Monozyten, T-Lymphozyten). Neben den Nieren sind auch die Brust, der Dickdarm, das Endothel, das Gehirn, die Haut, die Lymphknoten, der Pankreas und die Prostata mit einer 25-OH-Vitamin D_3-1-α-Hydroxylase ausgestattet.
- Knochenstoffwechsel: Aufrechterhaltung der Calcium- (Ca-Absorption im Darm, Ca-Reabsorption in Nierentubuli, Aktivierung der Osteoklasten) und Phosphat-Homöostase mit PTH und Calcitonin, Rekrutierung, Reifung und Aktivität der Knochenzellen (u. a. Differenzierung und Reifung von Chrondrozyten bei der Kallusbildung nach Frakturen), Mineralisation und Härtung des Knochens, Suppression der Nebenschilddrüsenfunktion, Transkription an der Mineralisation beteiligter Proteine (z. B. Osteocalcin, Osteopontin).
- Immunmodulation: Differenzierung von Monozyten zu Makrophagen, Stimulierung der Phagozytoseaktivität, Reduktion der TNF-α- und CRP-

Spiegel, Erhöhung der Aktivität lysosomaler Enzyme in Makrophagen, Erhöhung der Telomerlänge der Leukozyten, Induktion der Apoptose, Hemmung der Aktivierung der T-Zellen und die Umwandlung von Monozyten zu antigenpräsentierenden Zellen, Interaktion mit NF-κB, Eingriff in die Th 1 / Th 2-Regulation: Calcitriol kann Produktion proinflammatorischer Zytokine des Th 1-Weges (IFN-γ, IL-2) unterdrücken und Bildung antientzündlicher Zytokine des Th 2-Weges (z. B. TGF-β1, IL-4, IL-8) steigern (→ potenzielle Indikationen: Prävention/ Therapie von Autoimmunerkrankungen, allergischen und entzündlichen Erkrankungen wie Asthma bronchiale, COPD, Diabetes mellitus Typ-1, Morbus Crohn, Multiple Sklerose, rheumatoide Arthritis, Sklerodermie, Tuberkulose).

- Haut: Vitamin D hemmt gesteigertes Wachstum und fördert Reifung der Keratinozyten, wirkt antiproliferativ (→ potenzielle Indikationen: Psoriasis vulgaris, Kopfpsoriasis, pustulöse Psoriasis).
- Skelettmuskulatur: Regulierung der neuromuskulären Koordination, Zunahme der Muskelmasse, Stärkung der Muskelfunktion und der Muskelkraft, Verringerung des Sturzrisikos (→ Oberschenkelhalsbrüche).
- Herz-Kreislauf-System: Stärkung der Herzmuskelleistung, Reduktion des systolischen und diastolischen Blutdrucks, antithrombotische Wirkung durch Aktivierung des Thromobomodulins, Reduktion der Triglyceride und des Parathormons (→ potenzielle Indikationen: Hypertonie, Herzinsuffizienz).
- Endokrine Regulation: Transkription hormonsensitiver Gene, negative endokrine Regulation des Renin-Angiotensin-Systems, Synthese und Freisetzung von Schilddrüsenhormonen, Sekretion von Parathormon und Insulin.
- Pankreas: Aufrechterhaltung der Insulinsekretion der β-Zellen des Pankreas (Vitamin-D-Mangel vermindert Insulinsekretion und gilt als Risikofaktor für das metabolische Syndrom, TNF-α korreliert invers mit Calcidiol und Calcitriol), Calcitriol schützt die humanen Pankreasinseln gegen die zytokininduzierte Apoptose durch Herunterregulierung des Fas-Rezeptors.
- Antikanzerogene Eigenschaften: Förderung der Zellreifung und -differenzierung, Induktion der Apoptose, Hemmung der Telomerase-Expression, Suppression der Tumor-induzierten Angiogenese, VDR finden

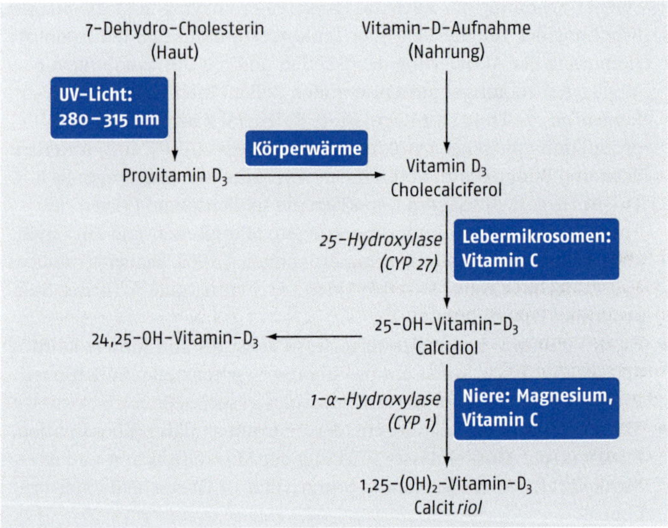

Abb. 2.4 Produktion und Metabolismus von Vitamin D

sich in Brustdrüse, Kolon und Prostata (→ potenzielle Indikationen: Prävention/Therapie von Kolon-, Mamma- und Prostatakarzinom, Non-Hodgkin-Lymphom).

Hinweis

1 I. E. Vitamin D_3 = 0,025 µg Vitamin D_3 (Colecalciferol), 1 µg Vitamin D_3 = 40 I. E.

Empfohlene Zufuhr (laut D-A-CH): Kinder, Jugendliche, Erwachsene, Schwangere und Stillende je 5 µg (200 I. E.), ab dem 65. Lebensjahr und älter 10 µg (400 I. E.) Vitamin D_3. Säuglinge ab dem Ende der 1. Lebenswoche bis zum Ende des 1. Lebensjahres 10–12,5 µg (400–500 I. E.) Vitamin D_3/d (Dt. Ges. f. Kinderheilkunde). Die kanadische Osteoporose-Gesellschaft empfiehlt Erwachsenen zur Osteoporose-Prophylaxe täglich 20 µg Vitamin D_3/d (= 800 I. E./d). Die Leitlinien des Dachverbandes Osteologie (DVO) empfehlen 1000 mg Calcium und 1000 I. E. Vitamin D_3 als Basistherapie der Osteoporose.

Vitamin-D-Status: 25-OH-Vitamin-D_3 (Calcidiol) im Serum: **defizitär:** < 80 nmol/l (< 32 ng/ml), **gute Versorgung**: 80–160 nmol/l (32–64 ng/ml) **Osteoporose-Therapie** (Wirkspiegel): 100–200 nmol/l. (Alter Referenzbereich: Sommer: 50–300 nmol/l, Winter: 25–125 nmol/l); Umrechnung – ng/ml x 2,5 = nmol/l; Vitamin-D-Enzym/-Rezeptordefekte.

Hinweis
Bestimmung mittels Radioimmunoassy (oder HPLC), Nüchternblut (12 h Nahrungskarenz), venöse Blutentnahme, 1 ml Serum durch Zentrifugieren gewinnen. Ein Grenzwert von 75 nmol/l sollte zu keiner Jahreszeit unterschritten werden. Als weitere Parameter sollten Calcium, Phosphat, Calcitriol (z. B. bei Niereninsuffizienz), knochenspezifische alkalischen Phosphatase und Parathormon gemessen werden. Eine Hyperkalzämie durch Vitamin-D-Intoxikation ist begleitet von Calcidiol-Serumspiegeln über 220 nmol/l.

Interaktionen mit Arzneimitteln/Nährstoffen: Beeinträchtigung der Resorption/Utilisation: Antazida (z. B. Mg-hydroxid-haltige Antazida), Colchicin, Colestyramin, Colestipol (Bindung van Gallensäuren), Glucocorticoide (→ Steroidosteoporose), Laxanzien, Neomycin, Olestra (Fettersatzstoff), Orlistat, Paraffinöl (bindet fettlösliche Vitamine), Protonenpumpenhemmer (z. B. Omeprazol), Zytostatika, Alkohol. **Bescheunigung des Vitamin-D-Abbaus durch Enzyminduktion (Cytochrom-P-450):** Antiepileptika (Carbamazepin, Phenytoin, Phenobarbital, Primidon, Valproinsäure), Isoniazid, HIV-Proteasehemmer, NNRTI, Rifampicin, Calciummangel, Alkohol.

Erhöhter Bedarf: Alter, Bewohner von Alten- und Pflegeheimen, Säuglinge, Frühgeborene, Kleinkinder, Schwangerschaft/Stillzeit, dunkle Hautfarbe (→ Melanin blockiert Absorption von UVB), Körperverhüllung, Übergewicht, Bettlägerigkeit. **Erkrankungen:** Alzheimer, Arthrose, Asthma bronchiale, Autismus, COPD, Diabetes mellitus Typ-1 und Typ-2, Hemiplegie nach Schlaganfall, Herzinsuffizienz, HIV, Hypoparathyreoidismus, Influenza, Lebererkrankungen, Lupus erythematodes, Makuladegeneration, Myopathien, Multiple Sklerose, fortgeschrittene Niereninsuffizienz (verringerte Aktivität der 1α-Hydroxylase), Osteopathien, Psoriasis, Rachitis, rheumatoide Arthritis, Organtransplantation, Sklerodermie, Tuberkulose, Xeroderma pigmentosum, Verbrennungen. **Ernährung/ Lebensstil:** Geringe Vitamin-D-Aufnahme (fetter Seefisch: 1–25 µg/100 g, Lebertran: 300 µg/100 g), Calciummangel, rein vegetarische Kost, geringe Sonnenlichtexposition, Körperverhüllung bei Frauen aus moslemischen Ländern, Luftverunreinigungen, in Milch können durch Lichtexposition bis zu 40 % des Vitamins verloren gehen. **Genetische Defekte:** Mutationen der 1-α-Hydroxylase, VDR-Polymorphismen. **Malabsorption:** CED (z. B. Morbus Crohn), Kurzdarmsyndrom, Leber-, Gallenblasenerkrankung, Magen-Darm-Resektion, Mukoviszidose, exokrine Pankreasinsuffizienz, Sprue. **Alter:** Geringere Hautdicke, reduzierte Fähigkeit in der Epidermis Provitamin D_3 zu bilden, Abnahme der Nierenfunktion, geringe Sonnenlichtexposition (pro cm^2 Hautoberfläche entstehen bei Sonnenbestrahlung 10 I. E./Stunde), Heimbewohner, sekundärer Hyperparathyreoidimus (25-OH-Vitamin-D_3 < 75 nmol/l), **Herbst/Winter (Oktober bis März – Deutschland: 47. bis 52. Breitengrad):** UV-B-Wellenlängen (280–315 nm) werden durch schräge Sonneneinstrahlung in Atmosphäre herausgefiltert. **Lichtschutzfaktoren (Cremes, Sonnenschutzmittel):** Häufige Verwendung (LSF > 8 verringert kutane Vitamin D-Produktion > 97 %). **Umwelt:** Luftverschmutzung, Ozonbelastung

Mögliche Mangelsymptome: Allgemein: erhöhte Infektanfälligkeit (z. B. obere Atemwege), depressive Verstimmungen, erhöhte allgemeine und kardiovaskuläre Mortalität, Fertilitätsstörungen, Müdigkeit, Schwäche, Schlafstörungen. **Blut:** Abfall der Calcidiol-Spiegel (< 80 nmol/l), Anstieg der alkalischen Phosphatase. **Herz:** Herzmuskelschwäche, Stauungsinsuffizienz, erhöhtes Risiko für plötzlichen Herztod, Calcifizierung der Gefäße. **Immunsystem:** Anfälligkeit für Atemwegsinfekte, Störung der Th 1-/Th 2-Regulation, Telomerlänge der Leukozyten ↓, erhöhte Inzidenz und Mortalität bei Krebs (z. B. Kolonkarzinom, Malignome). **Knochen:** erhöhte Knochenresorption (erhöhte Pyridinium-Crosslinks Exkretion), Skelettdeformierungen (Kinder: Rachitis, Erwachsene: Osteomalazie), erhöhtes Frakturrisiko, Wachstums-, Entwicklungsstörungen (Kinder), erhöhtes Risiko für Ermüdungs-Stress-Frakturen (Alter). **Parathormon:** sekundärer Hyperparathyreoidismus (PTH-Anstieg). **Muskulatur:** Abnormalitäten bei der Kontraktion und Relaxation, Muskelschwäche, erhöhte Sturzrate im Alter, Myopathien, Spasmophilie, Tetanie. **Rachitis (Kinder):** Kraniotabes, Verformungen des Schädels und Brustbeins, Deformierungen der Wirbelsäule (Skoliose, Kyphose), Fehlstellungen der Zähne, Kieferdeformierungen, verzögerter Durchbruch der Milchzähne, Spasmophilie, Schreckhaftigkeit, erhöhte Reizbarkeit. **Stoffwechsel:** Glucoseintoleranz, Anstieg der Triglyceride, verminderte Insulinsekretion **Osteomalazie (Erwachsene):** Skelettdeformierungen (z. B. Trichterbrust), Neigung zu Spontanfrakturen, Osteoporose, Muskelschwäche, Infektanfälligkeit, erhöhte Reizbarkeit. **Erhöhtes Risiko für:** Typ-1-Diabetes, Ermüdungs-Stress-Frakturen, Herzinsuffizienz, Hypertonie (Stimulierung der Reninexpression), Infekte der oberen Atemwege (v. a. bei Asthma und COPD), Influenza, Insulinresistenz, metabolisches Syndrom, Darm-, Mamma-, Prostatakarzinom, Non-Hodgkin-Lymphom, gynäkologische Malignome, Multiple Sklerose (MS).

Hinweis

Bei der Einnahme von Tagesdosen > 2000 I. E. Vitamin D_3/d sollte der Vitamin-D-Status zuvor überprüft werden und bei langfristiger Anwendung auch der Serum-Calciumspiegel (etwa alle 3–6 Monate) kontrolliert werden. Eine Vitamin-D_3-induzierte Hypercalcämie ist durch Calcidiol-Serumspiegel von über 220 nmol/l begleitet. Die Eliminationshalbwertszeit von Calcidiol beträgt etwa 31 Tage.
An einem Sonnentag produziert der Körper zwischen 10000 bis 20000 I. E. Vitamin D_3.

Einnahme: Während einer Mahlzeit mit ausreichend Flüssigkeit. Voraussetzung für die optimale Wirksamkeit von Vitamin-D-Hormon (Calcitriol) ist eine ausreichende Calciumzufuhr. Initial können auch zur Behandlung von Vitamin-D-Mangelzuständen unter ärztlicher Kontrolle bis zu 5 mg oder 200000 I. E. Vitamin D_3 (Cholecalciferol) gegeben werden. Eine experimentelle Studie legt nahe, dass TNF-α die renale 1-α-Hydroxylase inhibiert und somit die Umwandlung von 25-OH-Vitamin-D_3 zu Calcitriol blockiert. Daraus wäre bei Vorliegen von erhöhten TNF-α-Spiegeln im Rahmen von entzündlichen Erkrankungen eine höhere Wirksamkeit der aktivierten Vitamin-D-Metabolite Calcitriol und Alfacalcidol im Vergleich zu einfachem Vitamin D abzuleiten. Dies konnte bislang aber nur in einer Untersuchung gezeigt werden. Die Mehrzahl der vorliegenden Studien wies eine mit einfachem Vitamin D vergleichbare Wirkstärke nach.

Kontraindikationen: absolut: Idiopathische Hyperkalzämie (Calcium-Serumspiegel $> 2{,}7$ mmol/l) und Hyperkalziurie; **relativ** (Supplementierung nur unter Kontrolle der Calciumspiegel im Plasma und Urin): Nierensteinanamnese (calciumhaltige Steine), Niereninsuffizienz, Pseudohypoparathyreoidismus, Sarkoidose (→ Risiko einer verstärkten Umwandlung von Vitamin D_3 in seinen aktiven Metaboliten), Immobilisation, Therapie mit Thiazid-Diuretika.

Nebenwirkungen und Toxizität: Zu den Symptomen einer Vitamin-D_3-Intoxikation gehören in Abhängigkeit von der Dosis und Behandlungsdauer als Folge der Hyperkalzämie und Hyperkalziurie: **renale Symptome**: krankhaft gesteigertes Durstgefühl (Polydipsie), vermehrter Harndrang (Polyurie), Nierensteinbildung und Nephrocalcinose. Bei lang anhaltender Hyperkalzämie werden zum Teil metastatische Kalzifizierungen hauptsächlich in der Niere (mit Nierensteinen) bis hin zum Nierenversagen beobachtet, aber auch in anderen Organen, besonders in Blutgefäßen, Herz, Lunge, Pankreas, Haut, Knochen und Zähnen können Kalzifizierungen auftreten. **Intestinale/neurologische Symptome:** Appetitlosigkeit, Übelkeit, Erbrechen, Bewusstseinsstörungen, Obstipation, Kopf-, Gelenkschmerzen, Gewichtsverlust, Muskelschwäche, Herzrhythmusstörungen.
Bei Erwachsenen mit normaler Funktion der Nebenschilddrüsen liegt die Schwelle für Vitamin-D_3-Intoxikationen zwischen 40000 und 100000 I. E. pro Tag über 1 bis 2 Monate. Säuglinge und Kleinkinder können schon auf weitaus geringere Konzentrationen empfindlich reagieren. Deshalb sollte bei diesen Personengruppen die Zufuhr von Vitamin D_3 unter ärztlicher Kontrolle erfolgen. **Therapiemaßnahmen bei Überdosierung**: reichlich Flüssigkeitszufuhr, forcierte Diurese mittels Furosemid, Gabe von Glucocorticoiden.
Eine Erklärung für die niedrigere Toxizität von Vitamin D_2 ist, dass das Vitamin-D-bindende Protein eine schwächere Affinität zu Vitamin-D_2-

Metaboliten als für 25-(OH)-Vitamin-D_3 und 1,25-$(OH)_2$-Vitamin-D_3 besitzt.

Upper Safe Limits: UL: 50 µg/d, NOAEL: 20 µg/d. Als lebenslang unbedenkliche Obergrenze der Vitamin D-Zufuhr wurden vom europäischen Scientific Committee on Foods für gesunde Erwachsene der Wert von 50 µg (= 2000 I. E.)/d festgelegt.

Spezielle Interaktionen

Aromatasehemmer (z. B. Anastrozol, Letrozol): Eine Therapie mit Aromatasehemmern ist bei postmenopausalen Frauen mit einem erhöhten Risiko für Frakturen assoziiert. Die Störungen des Knochenstoffwechsels (z. B. Abnahme der Knochendichte, erhöhtes Frakturrisiko) kann durch die begleitende Supplementierung von Vitamin D verringert werden. Es empfiehlt sich vor der Applikation bzw. Substitution von Vitamin D den Vitamin-D-Status zu kontrollieren. **Antiepileptika:** Eine Therapie mit Antiepileptika ist bei Frauen und Männern ein starker Risikofaktor für Frakturen (relatives Risiko für alle Frakturen ca. zweifach, für proximale Femurfrakturen 5–6-fach). Antiepileptika wie Carbamazepin, Phenytoin, Barbiturate oder Valproinsäure induzieren den Abbau von Vitamin D_3 in der Leber und steigern dadurch langfristig das Osteoporoserisiko. Der 25-OH-Vitamin-D_3-Serumspiegel sollte daher unter der Therapie mit Antiepileptika regelmäßig kontrolliert (z. B. alle sechs Monate) werden und bei einem Mangel gezielt durch die Supplementierung von Vitamin D_3 (z. B. 2000 I. E./d. bzw. 60000 I. E./Monat, p. o.) normalisiert werden. **Bisphosphonate:** Bei Krebspatienten (z. B. Brustkrebs), die mit Bisphosphonaten behandelt werden, sollten der Vitamin-D-Status kontrolliert und auf eine adäquate Supplementierung von Vitamin D (z. B. 2000 I. E./d) und Calcium geachtet werden. Die therapeutische Wirkung der Bisphosphonate wird durch einen adäquaten Calcium- und Vitamin-D-Status verbessert. **Cimetidin:** Cimetidin kann die hepatische Hydroxylierung von Cholecalciferol zu 25-OH-Vitamin-D_3 hemmen. **Colestyramin, Colestipol:** Colestyramin und Colestipol verringern die Resorption von Vitamin D_3. **Diuretika vom Thiazidtyp:** Thiazide weisen im Gegensatz zu Schleifendiuretika einen calciumsparenden Effekt auf, sodass ein erhöhtes Risiko für eine Hypercalcämie besteht bei Zufuhr von Vitamin D in hohen Dosen. **Glucocorticoide (auch inhalative Anwendung):** Glucocorticoide wirken

Tab. 2.15 Indikationen und Dosierungsempfehlungen für Vitamin D_3

Indikation	Empfohlene Dosierung	Applikation
Allgemeine Prävention, MT	Kinder: 400–1000 I. E. Cholecalciferol/d + Calcium	p. o.
	Erwachsene: 800–1000 I. E. Cholecalciferol/d oder 30 000 I. E./Monat	p. o.
	Personen > 50 Jahre: 1000–2000 I. E. Cholecalciferol/d oder 30 000–60 000 I. E./Monat + 1000 mg Calcium/d (in Deutschland vor allem Oktober–März)	p. o.
Asthma bronchiale, Allergien	2000–5000 I. E. Cholecalciferol/d oder 60 000–150 000 I. E./Monat (Kontrolle des Vitamin-D-Status)	p. o.
Chronisch-entzündliche Darmerkrankungen (z. B. Morbus Crohn)	2000–5000 I. E. Cholecalciferol/d oder 60 000–150 000 I. E./Monat (Kontrolle des Vitamin-D-Status) + Selen	p. o., i. m.
Chronisch-obstruktive Lungenerkrankungen	2000–5000 I. E. Cholecalciferol/d oder 60 000–150 000 I. E./Monat (Kontrolle des Vitamin-D-Status)	p. o.
Dermatologie (Psoriasis vulgaris, Kopfpsoriasis, pustolöse Psoriasis)	Vitamin-D-Analoga (z. B. Calcipotriol 0,005 %ige, Calcitriol 0,0003 %ige, Tacalcitol 0,0004 %ige Salbe)	Topisch
Depressive Verstimmungen (auch Winterdepressionen)	1000–4000 I. E./d (+ Omega-3-FS und Vitamin B_{12})	p. o.
Diabetes mellitus (Typ-1 und Typ-2)	1000–4000 I. E. Cholecalciferol/d (Kontrolle des Vitamin-D-Status)	p. o.
Diabetes mellitus Typ-1, bei Diagnosestellung	2000–5000 I. E. Cholecalciferol/d oder 60 000–100 000 I. E./Monat (Kontrolle des Vitamin-D-Status)	p. o.
Herz-Kreislauf-Erkrankungen	1000–4000 I. E./d (+ Calcium)	p. o.

Tab. 2.15 Indikationen und Dosierungsempfehlungen für Vitamin D_3 (Fortsetzung)

Indikation	Empfohlene Dosierung	Applikation
Herzinsuffizienz	2000–5000 I. E. Cholecalciferol/d oder 60000–100000 I. E./Monat (Kontrolle des Vitamin-D-Status)	p. o.
Hypertonie	1000–4000 I. E. Cholecalciferol/d oder 30000–120000 I. E./Monat (Kontrolle des Vitamin-D-Status)	p. o.
HIV-Infektion	2000–5000 I. E. Cholecalciferol/d oder 60000–150000 I. E./Monat (Kontrolle des Vitamin-D-Status)	p. o.
Hypoparathyreoidismus	10000–200000 I. E./d (engmaschige labormedizinische Kontrolle des Calciumspiegels) in Einzelfällen bis zu 400000 I. E.	p. o.
Influenza	2000–5000 I. E. Cholecalciferol/d oder 60000–150000 I. E./Monat (Kontrolle des Vitamin-D-Status)	p. o.
Grippaler Infekt, Prävention	2000 I. E. Cholecalciferol/d oder 60000 I. E./Monat (Kontrolle des Vitamin-D-Status)	p. o.
Krebserkrankungen (z. B. Kolon-, Mamma-, Prostatakarzinom)	2000–5000 I. E. Cholecalciferol/d oder 60000–150000 I. E./Monat (Kontrolle des Vitamin-D-Status)	p. o.
Knochenfrakturen	2000–5000 I. E. Cholecalciferol/d oder 60000–150000 I. E./Monat (Kontrolle des Vitamin-D-Status)	p. o.
Malabsorption, Vitamin-D-Mangel, -Prophylaxe (Gallen-, Pankreaserkrankungen)	3000–5000 I. E./d oder 50000–100000 I. E. als Einzeldosis (i. m.) in individuellen Abständen (i. d. R. alle drei Monate)	p. o., i. m.

Tab. 2.15 Indikationen und Dosierungsempfehlungen für Vitamin D_3 (Fortsetzung)

Indikation	Empfohlene Dosierung	Applikation
Medikation mit, Aromatasehemmern, Antiepileptika (z. B. Carbamazepin), Bisphosphonaten, Glucocorticoiden (auch inhalative Therapie), MTX, PPI, HAART	2000–4000 I. E./d (Kontrolle des Vitamin-D-Status)	p. o.
Multiple Sklerose	2000–5000 I. E./d (50–125 µg) + Calcium (z. B. 18 mg/kg KG), Magnesium (z. B. 10 mg/kg KG), Omega-3-FS (z. B. 2 g EPAHA) +α-Liponsäure Alternativ: alle 3 Monate 200 000–300 000 I. E. (i. m.) unter Kontrolle der 25(OH)-D_3-Spiegel!	p. o. i. m.
Niereninsuffizienz, chronische (→ renale Osteopathie)	0,25–1,0 µg Alfacalcidol (1α-OH-Vitamin-D_3), oder Calcitriol (1,25-$(OH)_2$-Vitamin-D_3) einschleichende Dosierung (z. B. 0,25 µg/2 d) nach Calcium- und PTH-Spiegel!	p. o.
Osteoarthrose	1000–4000 I. E./d (+ Glucosaminsulfat, Chondroitinsulfat)	p. o.
Osteoporose, Osteomalazie	Prophylaxe: 1000–2000 I. E./d Therapie: 1000–5000 I. E./d. Initial: nach ärztlicher Anweisung auch einmalig bis zu 200 000 I. E. Cholecalciferol (Kontrolle des Vitamin-D-Status)	p. o.
Polyzystisches Ovar-Syndrom	2000–4000 I. E./d	p. o.
Psoriasis	0,25–1,0 µg Calcitriol/d einschleichende Dosierung nach Calcium-Spiegel (nach Laborkontrolle)	p. o.

Tab. 2.15 Indikationen und Dosierungsempfehlungen für Vitamin D_3 (Fortsetzung)

Indikation	Empfohlene Dosierung	Applikation
Rachitis	Prophylaxe: 400–1000 I. E. (10–25 µg), 2. Lebenswoche bis Ende 1. Lebensjahr, im 2. Lebensjahr v. a. während der Wintermonate!	p. o.
	Therapie: 1000–5000 I. E. Vitamin D/d über ein Jahr; evtl. initial: 1 × 200 000 I. E.	p. o.
Rheumatoide Arthritis	2000–5000 I. E./d (nach Laborkontrolle)	
Schmerzen	2000–5000 I. E./d	p. o.
Schwangerschaft	1000–2000 I. E./d (+ 1000 mg Calcium und 300 mg Magnesium) Laborkontrolle	p. o.
Stillzeit	1000–2000 I. E. (+ Calcium und Magnesium) Laborkontrolle!	p. o.
Sklerodermie	1000–4000 I. E./d (Kontrolle des Vitamin-D-Status)	p. o.
Triglyceridämie	2000–5000 I. E./d	p. o.
Tuberkulose	2000–5000 I. E./d oder 60 000–200 000 I. E./Monat (nach Laborkontrolle)	p. o.
Vitamin-D-Mangelzustände	Initial: nach ärztlicher Anweisung einmalig bis zu 200 000 I. E. Cholecalciferol (Kontrolle des Vitamin-D-Status)	p. o.
Weitere Anwendungsgebiete: Krebs (z. B. Prostata), Mukoviszidose, Lupus erythematodes, hypophosphatämische Rachitis, Osteomalazie bei Ca-Plasmaspiegeln < 2,2 mmol/l, PCOS, Sjögren-Syndrom, Transplantationen, Übergewicht.		

antagonistisch zu Vitamin D_3 und steigern das Osteoporoserisiko. Bereits bei einer täglichen oralen Glucocorticoid-Dosis von weniger als 2,5 mg Prednisolon-Äquivalent über eine Dauer von drei Monaten oder länger besteht bei Frauen und Männern ein erhöhtes unabhängiges Risiko, insbesondere für Wirbelkörperfrakturen. Der 25-OH-Vitamin-D_3-Serumspiegel sollte daher unter einer langfristigen Therapie mit Glucocorticoiden regelmäßig kontrolliert (z. B. alle sechs Monate) werden und auf eine ausreichende Zufuhr von Vitamin D (z. B. 2000 I. E. pro Tag) und Calcium (1500 mg Calcium pro Tag) geachtet werden. **HAART:** Aufgrund des erhöhten Osteoporoserisikos sollte der Vitamin-D-Status bei HIV-Patienten überwacht werden. **Orlistat:** Orlistat hemmt die Resorption der fettlöslichen Vitamine (Vitamin A, D, E und K) und Carotinoide. Orlistat und fettlösliche Mikronährstoffe sollten getrennt im Zeitabstand von etwa 2 h eingenommen werden. **Herzglykoside:** Die Toxizität von Herzglykosiden kann infolge einer Erhöhung der Calciumspiegel während der Therapie mit Vitamin D zunehmen (Risiko für Herzrhythmusstörungen). Patienten sollten hinsichtlich EKG und Calciumspiegel im Plasma und im Urin überwacht werden. **Isoniazid:** Isoniazid interferiert mit dem Vitamin-D-Metabolismus. Der 25-OH-Vitamin-D_3-Serumspiegel sollte daher unter einer Therapie mit Isoniazid kontrolliert (z. B. alle sechs Monate) werden. Bei Tuberkulose ist generell auf eine adäquate Zufuhr von Vitamin D (z. B. 100 000 I. E./Monat) zu achten. **PPI:** PPI hemmen die pH-abhängige Resorption von Calcium und erhöhen langfristig massiv das osteoporoserisiko. **Theophyllin:** Theophyllin steigert die Metabolisierung von Vitamin D_3 durch Induktion mikrosomaler P-450- Enzyme in der Leber. Der 25-OH-Vitamin-D_3-Serumspiegel sollte daher unter einer langfristigen Therapie mit Theophyllin regelmäßig kontrolliert (z. B. alle sechs Monate) werden und auf eine ausreichende Zufuhr von Vitamin D (z. B. 2000 I. E. pro Tag) und Calcium (1500 mg Calcium pro Tag) geachtet werden. **Thiazolidindione (Glitazone):** Eine Therapie mit Glitazonen ist ein starker Risikofaktor für Frakturen bei Frauen (relatives unadjustiertes Frakturrisiko 2,2). 25-OH-Vitamin-D_3-Serumspiegel sollte daher unter einer langfristigen Therapie mit Glitazonen kontrolliert (z. B. alle sechs Monate) werden und auf eine ausreichende Zufuhr von knochenwirksamen Mikronährstoffen wie Vitamin D (z. B. 2000 I. E. pro Tag) und Calcium (z. B. 1500 mg Calcium pro Tag) geachtet werden. **Vitamin K:** Calcitriol induziert in den Osteoblasten die Synthese eines Osteocalcin-Vorläufers, der durch die

Vitamin-K-abhängiger γ-Carboxylierung in Osteocalcin umgewandelt wird. **Präparateauswahl:** Vitamin D-Support (1000 I. E. Cholecalciferol/Tbl), Vigantoletten® 500/1000 (500/1000 I. E. Colecalciferol/Tbl.), Vitamin-D-Tabletten (1000 I. E. Colecalciferol/Tbl.), Vitamin D_3-Hevert® (1000 I. E. Colecalciferol/Tbl.), Rp. Vigantol® Oel (20 000 I. E. Colecalciferol/ml), Rp. Dekristol® 20 000 I. E. (20 000 I. E./Colecalciferol/Kps), Rp. Bondiol® 0,25 µg/1 µg (0,25 µg/1 µg Alfacalcidol/Kps.), Rp. Rocaltrol® 0,25 µg/-0,5 µg (0,25 µg/0,5 µg Calcitriol/Kps.).

Vitamin E

Zu den acht natürlich vorkommenden Vitamin-E-Verbindungen gehören vier Tocopherole (alpha-, beta-, gamma-, delta-Tocopherol) mit gesättigter und vier Tocotrienole (alpha-, beta-, gamma-, delta-Tocotrienol) mit ungesättigter isoprenoider Seitenkette (>Abb. 2.5).

Funktionen

- Lipophiles Antioxidans (kettenbrechend): Schutzfaktor gegen Lipidperoxidation mehrfach ungesättigter Fettsäuren (z. B. DHA, AA) in den

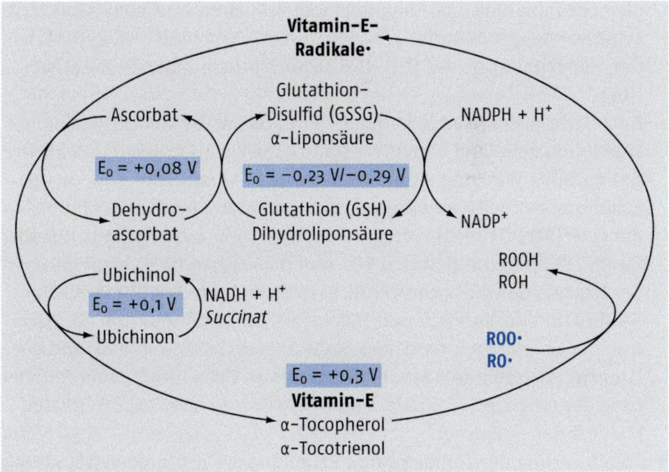

Abb. 2.5 Vitamin E und Antioxidanzien-Regeneration

Zellmembranen (z. B. Erythrozyten, Immunzellen, LDL-Cholesterin, Linsenproteine, Depotfett); Hemmung der Proteinglykosilierung (AGE-Bildung); Oxidiertes Vitamin E wird durch Vitamin C, Ubichinol, Glutathion und Selen in seine antioxidativ wirksame Form regeneriert.

- Antientzündliche, antithrombotische und analgetische Wirkung: Hemmung der Cyclooxygenase (→ Makrophagen: Prostaglandin PGE_2 ↓), 5-Lipoxygenase (→ Neutrophile, Monozyten: Leukotrien B_4 ↓) und Phospholipase A_2 (→ Thrombozyten: Thromboxan A_2 ↓); Hemmung der Proteinkinase C-Aktivität (reduzierte Leukozytenadhäsion); Hemmung der Thrombinbildung, Hemmung der TNF-α-Bildung durch den redoxsensitiven Transkriptionsfaktor NF-κB; verringerte CRP-Synthese.
- Endothelschutz: Erhöhung der NO-Bioverfügbarkeit und Prostacyclin-Synthese (vasodilatierend), reduzierte Expression von Adhäsionsmolekülen (z. B. ICAM-1, VCAM-1, E-Selectin) auf Endothelzellen und Monozyten, Hemmung der TNF-α-vermittelten Adhäsion an Endothelzellen (antiadhäsiv), Steigerung der LDL-Oxidationsresistenz, Hemmung der Proliferation glatter Muskelzellen durch Inhibierung der Proteinkinase C.
- Immunkompetenz: Stimulierung der humoralen (z. B. IgG-, C 3-Komplement-Zunahme, IgE-Abnahme) und zellulären Immunantwort (z. B. Lymphozytenproliferation, Phagozytose-, T-Helferzell-, NK-Zell-Aktivität), Supprimierung der IL 1-, IL 6-, TNF-Synthese und NF-κB-Aktivierung.
- Antikanzerogene Eigenschaften (→ Einfluss auf die Genexpression, Regulation zellulärer Signaltransduktionswege): Antioxidative, antiproliferative Wirkung, Stimulierung der p53-Expression (Apoptose), Erhöhung der zellulären Immunität, Hemmung der Nitrosaminbildung; **γ-Tocopherol:** Hochregulation der Proteinexpression von Peroxisome Proliferator-activated Receptor (PPAR) gamma, Downregulation der Expression von Cyclin D 1 (z. B. in Prostatakrebszelllinie PC-3), Cyclin D 3, Bc1, Survivin und NFkappa B (NF-κB), Induktion der Apoptose in der androgen-sensitiven Prostatakrebszelllinie LNCaP und der Lungenkrebszelllinie A549, Freisetzung von Cytochrom c und Aktivierung der Caspase 9, Caspase-3 und Caspase-7 (→ Caspasen: Wichtige Enzyme der Apoptose).
- Stabilisierung der Zellmembran: Erhöhung der Erythrozytenfluidität und -elastizität, Zellatmung (→ verbesserte Mikrozirkulation).

- Hemmung der Blutgerinnung: Inhibierung der Vitamin-K-abhängigen Carboxylase.
- Hautalterung: Protektive Wirkung von Vitamin E durch Aktivitätsabnahme der Matrix-Metalloproteinase 1 (→ Aktivität der MMP-1 nimmt altersabhängig zu, MMP-1 fördert Kollagenabbau durch Proteolyse).
- α-Tocopherol: Hemmung der Genexpression von Collagen alpha 1.

Hinweis
1 mg D- oder RRR-α-Tocopherol = 1,49 I. E. Vitamin E

Geschätzte angemessene Zufuhr (laut D-A-CH): Jugendliche und Erwachsene 12 bis 15 mg D-α-Tocopherol/d. Orale Vitamin-E-Gaben bis zu 100 mg/d gelten als physiologisch.
Weizenkeimöl, Sonnenblumenöl und Olivenöl haben einen hohen Gehalt an α-Tocopherol, Sojaöl ist dagegen ein guter Lieferant für γ-Tocopherol.

Vitamin-E-Status: Plasma-α-Tocopherol **Normalbereich:** 12–50 µmol/l (5,2–18 mg/l); **Mangel:** ≤ 12 µmol/l oder 0,8 µg/mg Gesamtlipide; **α-Tocopherol (µmol/l)/Cholesterin (mmol/l)-Quotient (Mangel):** < 2,2; **Plasma-γ-Tocopherol (Normalbereich):** 2–7 µmol/l.
Hinsichtlich der Absorption bestehen keine nennenswerten Unterschiede zwischen α- und γ-Tocopherol. Letzteres wird allerdings bevorzugt mit der Galle ausgeschieden, wodurch sich der relativ geringe Plasmaspiegel des γ-Tocopherols erklärt, obwohl dieses in der Nahrung weit verbreitet ist.
Zur **Primärprävention** wird bei gesunden Erwachsenen ein α-Tocopherol-Plasmaspiegel von > 30 µmol/l (lipidkorrigiert: 220 mg/dl Cholesterin, 5,7 mmol/l), 110 mg Triglyceride (1,3 mmol/l) als Richtwert angesehen.

Hinweis
Bestimmung mittels HPLC, Nüchternblut (12 h Nahrungskarenz), venöse Blutentnahme, 2 ml Serum durch Zentrifugieren gewinnen, Lichtschutz (z. B. Alufolie). Wegen der Bindung an Lipoproteine (v. a. Cholesterin) kann es bei erhöhten Lipid- und Cholesterinspiegeln zu falsch hohen Werten kommen. Daher sollte auch das Verhältnis zum Gesamtcholesterin erfasst werden. Weitere Parameter: Lipidperoxidationsprodukte im Blut und Harn (z. B. MDA, 8-oxo-dG, 4-HNE, 8-iso-$PGF_{2\alpha}$).

Interaktionen mit Arzneimitteln/Nährstoffen: Beeinträchtigung der Resorption/Utilisation: Antiepileptika, Clofibrat, Colchicin, Colestyramin, Colestipol (Bindung van Gallensäuren), Isoniazid, Ketoconazol, Laxanzien, Neomycin, Olestra, Orlistat, Paraffinöl (bindet fettlösliche Vitamine), Rifampicin, Sucralfat, Zytostatika (z. B. 5-FU, MTX), Alkohol. **Abfall der Vitamin-E-Spiegel/erhöhter Bedarf:** Antiepileptika, Levodopa, Neuroleptika (Haloperidol), Virustatika (z. B. Zidovudin), Zytostatika (z. B. Bleomycin, Cisplatin), Strahlentherapie, Omega-3-Fettsäuren, Mangel an Selen und Vitamin C, Alkohol.

Erhöhter Bedarf: Alter, Neugeborene (Frühgeborene), Schwangere, Stillende, Sportler. **Erkrankungen:** Alzheimer, ALS, AMD, Diabetes, Hämodialyse, Hyperlipidämie, Hyperthyreose, Katarakt, KHK, Krebs, schwere Operationen, Pankreatitis, Parkinson, Präeklampsie, Reperfusionsschäden (Myokardischämie, Schlaganfall, Transplantationen). **Ernährung/Lebensstil:** Alkoholabusus, erhöhte Zufuhr an mehrfach ungesättigten Fettsäuren (PUFA), Ozon, parenterale Ernährung, intensive Sonnenstrahlung, Rauchen, Smog. **Anämien, hämolytische:** Glucose-6-phosphat-Dehydrogenasemangel, Sichelzellenanämie, β-Thalassämie. **Gendefekte:** Mutation im Transferprotein für α-Tocopherol; **Malabsorption:** Abetalipoproteinämie (Enteropathien), CED, Cholestase, Darmresektion, Enterokolitis, Gallengangsatresie, Gastrektomie, Kurzdarmsyndrom, Mukoviszidose, Pankreatitis, Sprue, Steatorrhoe, Zöliakie.

Mögliche Mangelsymptome: Allgemein: Nervosität, Reizbarkeit. **Blut:** erhöhte Hämolyseneigung der Erythrozyten. **Frühgeborene**: retrolentale Firbroplasie, bronchopulmonale Dysplasie, intraventrikuläre Enzephalorrhagie. **Haut:** Altersflecken, vermehrte Lipofuszineinlagerungen, beschleunigte Hautalterung durch Aktivitätszunahme des kollagenabbauenden Enzyms MMP-1. **Immunsystem:** Infektanfälligkeit. **Labor:** Lipidperoxidation (Plasma: oxLDL↑, MDA↑; Urin: 8-oxo-dG↑, 8-iso-$PGF_{2\alpha}$↑), Kreatinurie. **Neuromuskuläre/neurologische Störungen:** Ataxie, Anfälligkeit für oxidative Membranschäden, Gliederschwäche, Muskelschwäche, Muskeldystrophie, Nervenzelldegeneration, Myo-, Neuropathien, verringerte Vigilanz. **Reproduktion:** Infertilität, Atrophie der Geschlechtsorgane. **Schilddrüse:** Störungen der Schilddrüsenfunktion. **Erhöhtes Risiko für:** Morbus Alzheimer, Diabetes mellitus Typ-2, diabetische Spätkomplikationen (z. B. Neuropathien, Retinopathien), Katarakt, Prostatakrebs.

Tab. 2.16 Indikationen und Dosierungsempfehlungen für Vitamin E

Indikation	Empfohlene Dosierung[1]	Applikation
Allgemeine Prävention/MT	100–200 I. E./d (neben α- auch γ-Tocopherol) in Kombi mit Vitamin C, CoQ_{10} und Selen	p. o.
Abetalipoproteinämie	100–200 mg/kg KG pro Tag	p. o.
Allergien (z. B. Rhinitis allergica) und atopische Erkrankungen (z. B. Neurodermitis)	500–1000 I. E./d (+ Vitamin C + Pycnogenol)	p. o.
Arthrose (z. B. Kniegelenksarthrose)	200–500 I. E./d (+ Glucosaminsulfat + Pycnogenol)	p. o.
Beta-Thalassaemia	400–1000 I. E./d (+ Vitamin C und Selen)	p. o.
Chirurgie, ästhetische	500–1.000 I. E./d (+ Vitamin C)	p. o.
Diabetes mellitus	200–1500 I. E./d (z. B. 500 I. E. + 1000 mg Vitamin C, Zink, Chrom)	p. o.
Glucose-6-Phosphat-Dehydrogenase-Mangel	500–1000 I. E./d (z. B. 800 I. E.)	p. o.
Hämodialyse	500–1000 I. E./d	p. o.
Herz-Kreislauf-Erkrankungen (z. B. KHK, Herztransplantation)	200–1000 I. E./d (+ Vitamin C, CoQ_{10} und Selen)	p. o.
Hautschutz, Prävention UV-Licht induzierter Schäden (auch PUVA-Therapie)	5–10 % Vitamin-E-haltige Creme (24 h vor UV-Licht Exposition)	topisch
AIDS, HIV-Infektion (v. a. Therapie mit Zidovudin)	500–1000 I. E./d (+ 1000 mg Vitamin C + Q_{10} + Selen)	p. o.
Hand-Fuß-Syndrom	500–1000 I. E./d (+ Benfotiamin + Pycnogenol)	p. o.
Krebs	200–1000 I. E./d neben α- auch γ-Tocopherol (z. B. 200 I. E. + 500 mg Vitamin C und 200 µg Selen)	p. o.

Tab. 2.16 Indikationen und Dosierungsempfehlungen für Vitamin E (Fortsetzung)

Indikation	Empfohlene Dosierung[1]	Applikation
Lebererkrankungen (Hepatitis B/C)	400–1200 I. E./d	p. o.
Leistungssport	400–1000 I. E./d (+ Vitamin C und Selen)	p. o.
Leukoplakien, orale (Mundhöhle)	500–1000 I. E./d (+ Vitamin A, β-Carotin, Vitamin C und Selen)	p. o.
Medikation mit EPA/DHA, Haloperidol, L-Dopa, NSAID (z. B. Diclofenac), Tamoxifen	200–500 I. E. + 500–1000 mg Vitamin C (+ 200 mg, 50 mg B_2, 500 mg B_3, CoQ_{10} und Selen)	p. o.
Medikation mit Cisplatin u./o. Paclitaxel	500 I. E. + 1000 mg Vitamin C (+ 200 mg CoQ_{10} und 500 mg Nicotinamid)	p. o.
Mukoviszidose (zystische Fibrose)	200–1000 I. E./d (z. B. 500 I. E. + 1000 mg Vitamin C)	p. o.
Pankreatitis, akute	1000–2000 I. E./d (+ Selen)	p. o.
Präeklampsie, Prophylaxe	200–500 I. E./d + 500–1000 mg Vitamin C	p. o.
Rheumatoide Arthritis, aktivierte Arthrosen, Morbus Bechterew	500–2000 I. E./d (z. B. 1.Woche: 1000 I. E./d, dann: 500 I. E./d, + Omega-3-FS, Vitamin C, Selen und Zink)	p. o.
Augenerkrankungen		
Katarakt, Prävention	200–500 I. E./d (z. B. 200 I. E./d und 500 mg Vitamin C)	p. o.
Makuladegeneration, altersabhängige (AMD)	500–1000 I. E./d (z. B. 400 I. E., + Lutein, Vitamin C, Taurin und Zink)	p. o.
Retinitis pigmentosa	500–2000 I. E. (z. B. 1000 I. E., + Vitamin C, Vitamin A, DHA, Taurin, Pycnogenol, Curcumin und α-Liponsäure)	p. o.

Tab. 2.16 Indikationen und Dosierungsempfehlungen für Vitamin E (Fortsetzung)

Indikation	Empfohlene Dosierung[1]	Applikation
Erkrankungen des zentralen und peripheren Nervensystems		
Morbus Alzheimer	500–2000 I. E./d (z. B. 1000 I. E., v. a. γ-Tocopherol + α-Liponsäure und Vitamin C)	
Amyotrophe Lateralsklerose	1000–3000 I. E./d	p. o.
Epilepsie	200–1000 I. E./d (z. B. 400 I. E.)	p. o.
Tardive Dyskinesie (→ Haloperidol-Therapie)	500–1500 I. E./d (z. B. 500 I. E. + α-Liponsäure und Vitamin C)	p. o.
Morbus Parkinson	500–2000 I. E./d (z. B. 500 I. E., + CoQ_{10} und Vitamin C)	p. o.
Multiple Sklerose	500–1000 I. E./d (z. B. 500 I. E., + Omega-3-FS, Vitamin D, CoQ_{10}, α-Liponsäure und Vitamin C)	p. o.
Weitere Anwendungsgebiete (p. o., i. m., i. v.): ARDS, Asthma, atopische Dermatitis, intraventrikuläre Hämorrhagien, Beta-Thalassaemia, Bronchopulmonale Dysplasie, Claudicatio intermittens, PMS, Rhinitis, respiratorisches Distress-Syndrom, TPE.		

[1]Da Vitamin E bei der Oxidation radikalisiert wird und Vitamin C zur Regeneration benötigt, sollten Tocopherole/-trienole immer zusammen mit Vitamin C, Coenzym Q_{10} und Selen eingenommen werden.

Einnahme: Zu oder nach den Mahlzeiten. Eine Vitamin-E-Therapie sollte hochdosiert begonnen werden (z. B. bei Rheuma: 1–7 d: 1000 I. E. Vitamin E/d, p. o., dann: 500 I. E./d, p. o.), damit sich ausreichende Gewebespiegel aufbauen können.

Hinweis

Die Einnahme höher dosierter Vitamin-E-Präparate sollte etwa 14 Tage vor einem operativen Eingriff unterbleiben!

Natürliches Vitamin E besteht aus vier Tocopherolen und vier Tocotrienolen. Unter ernährungsphysiologischen Aspekten sollten bevorzugt alle acht natürlichen Isomere supplementiert werden (ähnlich den Carotinoiden). **γ-Tocopherol** ist nach aktuellen Untersuchungen gegenüber α-Tocopherol effektiver in der Prävention oxidativer DNA-Schäden, Aktivierung der SOD, Scavenging von Peroxynitrit und Prävention des Prostatakarzinoms. Die antiinflammatorische Wirksamkeit ist bei γ-Tocopherol wesentlich stärker ausgeprägt als bei α-Tocopherol.

Nebenwirkungen und Toxizität: In hoher Dosierung (≥ 800 mg = 1200 I. E. RRR-α-Tocopherol) pro Tag kann Vitamin E in Einzelfällen Magen-Darm-Beschwerden (z. B. Blähungen, Durchfall, Übelkeit) verursachen. Längere Einnahme von über 400 mg (= 600 I. E.) RRR-α-Tocopherol pro Tag kann zu einem Absinken des Schilddrüsenhormonspiegels im Serum führen.

Upper Safe Limits: Für die meisten Erwachsenen sind Vitamin-E-Supplemente bis zu 1600 I. E./d (1073 mg α-Tocopherol) und Vitamin C-Supplemente bis zu 2000 mg/d sicher. Das DRI (Institute of Medicine, USA) und das Food and Nutrition Board (USA) definieren für Erwachsene einen UL-Wert von 1000 mg Vitamin E/d (NOAEL: 800 mg Vitamin E/d). Das Scientific Committee on Food (EU) legt den UL-Wert bei 300 mg/d.

Spezielle Interaktionen

Anthrazykline: Tierexperimentelle Arbeiten geben Hinweise darauf, dass α-Tocopherol die Tumorsensitivität gegenüber Anthrazyklinen (z. B. Epirubicin) verringert. **Antikoagulanzien:** Bei Einnahme von Antikoagulanzien (z. B. ASS, Vitamin-K-Antagonisten wie Phenprocoumon) ist eine Verlängerung der Blutgerinnungszeit (INR-Kontrolle) möglich (→ Antagonismus bei der Vitamin K vermittelten Carboxylierung von Gerinnungsfaktoren aufgrund struktureller Analogie, Hemmung der TXA_2-Bildung). **Cisplatin, Paclitaxel:** In klinischen Studien verringerte Vitamin E die Neurotoxizität von Cisplatin und Paclitaxel. **Colestyramin, Colestipol:** Colestyramin und Colestipol können durch Bindung und Hemmung der Rückresorption von Gallensäuren die Resorption von Vitamin E beeinträchtigen. **Eisen:** Eisen vermindert bei gleichzeitiger Einnahme die Wirkung von Vitamin E (→ Einnahmeabstand: ≥ 2 h). **L-Dopa:** Eine Therapie mit Levodopa begünstigt aufgrund des radikalassoziierten Neurotransmitterstoffwechsels die Bildung von freien Radikalen, sodass auf eine adäquate Versorgung mit antioxidativen Mikronährstoffen wie Vitamin C, Vitamin E und Coenzym Q_{10} geachtet werden sollte. **γ-Tocopherol:** In Studien führte die Einnahme von 400 I. E. α-Tocopherol nach zwei Monaten zu einem signifikanten Abfall der γ-Tocopherol-Serumspiegel um bis zu 58 % (cytochromabhängiger Mechanismus). Die Supplementierung von γ-Tocopherol führt dagegen zu einem Anstieg beider Tocopherole im Serum. **NSAID (z. B. Diclofenac, Indometacin):** Der Bedarf an nebenwirkungsreichen Schmerzmitteln kann durch die adjuvante Gabe von Vitamin E in der Therapie von Erkrankungen des rheumatischen Formenkreises verringert werden. **Neuroleptika (z. B. Haloperidol):** Die neuroleptikainduzierte erhöhte Bildung an Sauerstoffradikalen, die mit einer Degeneration von dopaminergen Neurotransmittersystemen assoziiert ist, wird zu den Hauptursachen für Spätdyskinesien gezählt. In Studien konnte Vitamin E die haloperidolinduzierten neuronalen Nekrosen verringern sowie die Schwere und Progression der tardiven Dyskinesie verringern. **Orlistat:** Eine Therapie mit Orlistat kann die Resorption von fettlöslichen Vitaminen (A, D, E, K) beeinträchtigen. Falls ein Multivitaminpräparat mit Vitamin E eingenommen wird, sollte dieses mindestens zwei Stunden nach Einnahme von Orlistat bzw. vor dem Schlafengehen erfolgen. **Vitamin A und Vitamin K:** Langfristig kann die hochdosierte Einnahme von Vitamin E die Aufnahme von Vitamin A und Vitamin K beeinträchtigen. **Vitamin C:** Vitamin C regeneriert oxidativ verbrauchtes Vitamin E. In einer Studie an Nichtrauchern wurde unter der Supplementierung von 560 mg bzw. 1050 mg Vitamin E täglich nach 20 Wochen ein Absinken des Vitamin-C-Plasmaspiegels um 33 bzw. 40 % beobachtet. Gleichzeitig nahm die Peroxidationsanfälligkeit der Erythrozyten um 42 % zu. Bei Supplementierung von Vitamin E sollte daher immer auf eine gute Vitamin C-Versorgung geachtet werden (Vitamin C : Vitamin E-Verhältnis von etwa 3:1 bzw. 2:1). **Vitamin K:** Vitamin E antagonisiert in hoher Dosierung Vitamin K und reduziert durch Hemmung der Vitamin K-abhängigen Carboxylase die γ-Carboxylierung von Prothrombin. Als Folge kann durch den relativen Vitamin-K-Mangel die Blutungszeit verlängert und das Risiko für Blutungen, insbesondere bei Personen unter Antikoagulanzientherapie erhöht sein. **Präparateauswahl:** Optovit® forte/fortissimum (100/200/500 I. E. D-α-Tocopherol/Kps.), Vitazell® E 600 (600 I. E. D-α-Tocopherol/Kps.), Mowivit® Vitamin E 600/1000 (600/1000 I. E.

D-α-Tocopherol/Kps.), Evina® (200 I. E. D-α-Tocopherol + 500 mg Vit. C/ Kps.).

Vitamin K

Vitamin K (Vitamin K_1, Vitamin K_2) ist keine einheitliche Substanz, sondern umfasst eine Gruppe von Substanzen mit 2-Methyl-1,4-Naphthochinon als gemeinsames Grundgerüst, die sich im Wesentlichen nur in der Seitenkette in C_3-Stellung unterscheiden. Vitamin K ist essenziell für die γ-Carboxylierung der Glutaminsäure-Reste und metabolischen Aktivierung einer Reihe von Vitamin-K-abhängigen Proteinen (→ Proteine der Hämostase, des Knochenstoffwechsels und der Wachstumsregulation).

Funktionen

- Natürliche Vitamin-K-Derivate: Vitamin K_1 (Phyllochinone/Pflanzen), Vitamin K_2 (Menachinone/Darmbakterien im terminalen Ileum und Kolon: E.coli, Lactobacillus acidophilus).
- Synthese bzw. Carboxylierung von Blutgerinnungsfaktoren (Faktoren der Blutgerinnungskaskade II, VII, I X und x sowie die Proteine C, S), Carboxylgruppen ermöglichen Bindung von Calcium.
- Knochenstoffwechsel (Osteocalcin, Calbindin, Matrix-Gla-Protein, Matrix-Gla-Protein-MPG, Knochenprotein S): Knochenfestigkeit, Mineralisation und Regulation des Knochengewebes, Carboxylierung von Osteocalcin (untercarboxyliertes Osteocalcin = Prädiktor der Knochendichte und des Risikos für Hüftgelenkfrakturen), Calciumexkretion (Urin), Prostaglandin E_2, Bildung von Interleukin-2.
- Knorpelmineralisation (Wachstumsfaktor Gas-6): Chrondrozytendifferenzierung.
- Lipidstoffwechsel: Vitamin K_2 besitzt Cholesterinsenkende Eigenschaften.
- Gefäßintegrität (Matrix-Gla-Protein, MGP: Inhibitorisches Protein gegen die Calcifizierung von Gefäßwänden und Geweben).
- Mitochondriale Atmungskette, Regulation zellulärer Wachstumsprozesse (Gas 6).
- Antikanzerogene Eigenschaften (→ Signalverarbeitung bei der zellulären Differenzierung, Zellzyklusarrest G0-G1-Transition, Apoptose-Induktion): Modulation von Transkriptionsfaktoren und Expression von Protoonkogenen (z. B. c-myc, c-fos, c-jun), p-53-vermittelte Signal-

transduktionswege, Vitamin K-abhängige Proteine wie Gas6 (Growth-arrest-specific gene 6) und Protein S fungieren als Liganden von Rezeptor-Tyrosinkinasen (→ Kontrolle der Zellteilung und -differenzierung), Hemmung der Cyclin-abhängigen Kinasen (z. B. CDK1).

Im Vergleich mit den anderen Vitamin-K-Analoga scheint Vitamin K_2 (Menachinon) die stärkste γ-Carboxylierungsaktivität zu besitzen. Vitamin K_2 in Form des Menachinon-4 (MK-4) dürfte danach auch die biologisch aktivste Form von Vitamin K sein. Die Halbwertszeit von Vitamin K_2 im Plasma ist deutlich länger als diejenige von Vitamin K_1. Für Vitamin K_1 und Vitamin K_2 werden in vitro und in vivo wachstumshemmende und zytotoxische Effekte beschrieben (z. B. 40 mg Vitamin K_1/d oder 45 mg Vitamin K_2/d beim hepatozellulären Karzinom).

Empfohlene Zufuhr (laut D-A-CH): Jugendliche und Erwachsene 60 bis 80 µg/d, Schwangere und Stillende 60 µg Vitamin K_1/d. Die amerikanischen DRI (Institute of Medicine) haben im Vergleich zu den DACH-Referenzwerten 30 % höhere Empfehlungen für Erwachsene (90–120 µg Vitamin K_1/d) und doppelt so hohe für Kinder und Jugendliche.

Hinweis
Aufgrund neuer Erkenntnisse erscheint es angebracht die Vitamin K-Empfehlungen deutlich zu erhöhen (100–400 µg Vitamin K_1/d). Osteocalcin wird in den Osteoblasten gebildet. Für die optimale Carboxylierung des Osteocalcins und die Knochenintegrität dürfte die Vitamin-K_1-Dosierung bei ≥ 1000 µg/d liegen!

Vitamin-K-Status: Plasma (Normalwert): um 1,0 nmol/l; Kontrolle des INR-Wertes bei Antikoagulanzientherapie (therapeutischer Bereich: 2,0–4,5/korrespondierende Quickwerte: 35–15 %).

Hinweis
Untercarboxyliertes Osteocalcin (ucOC) ist einer der sensitivsten Marker für den Vitamin-K-Status und ein wichtiger Indikator für Störungen des Knochenstoffwechsels. Blutgerinnungsparameter sind nicht besonders spezifisch.

Interaktionen mit Arzneimitteln/Nährstoffen: Beeinträchtigung der Resorption/Utilisation: Alkohol, Colestyramin, Colestipol (Bindung van Gallensäuren), Laxanzien, Olestra (Fettersatzstoff), Orlistat, Paraffin (bindet fettlösliche Vitamine), Zytostatika. **Störung des Vitamin-K-Stoffwechsels (z. B. Blockierung Vitamin-K-abhängiger Carboxylasen bzw. Reduktasen):** Antituberkulotika (z. B. Isoniazid, Rifampicin), Cefalosporine (z. B. Cefazolin), Salicylate, Vitamin-K-Antagonisten (Phenprocoumon, Warfarin), Carbamazepin, Phenytoin, Primidon, Phenobarbital, Valproinsäure (antiepileptikainduzierte Enzyminduktion), Ampicillin, Sulfonamide, Tetracycline (Breitspektrumantibiotika hemmen die enterale Synthese durch Bakterien), hohe Vitamin E- und Vitamin-A-Dosen.

Erhöhter Bedarf: Alter, Neugeborene, voll gestillte Kinder (→ Muttermilch ist arm an Vitamin K), Leistungssport. **Ernährung:** Essstörungen (z. B. Bulimia nervosa), wenig grünes Gemüse, Unverträglichkeit von Milchprodukten, parenterale Ernährung. **Erkrankungen:** Frakturen, Hemiplegie nach Schlaganfall, Osteoporose, Osteoarthritis, Zytomegalie-Virusinfektion; **Malabsorption:** Abetalipoproteinämie, Achylie, Morbus Crohn, Colitis ulcerosa, Krebs, Kurzdarmsyndrom, Steatorrhoe, Erkrankungen der Galle (Cholangitis), der Leber (Zirrhose), des Pankreas (Pankreasinsuffizienz), Mukoviszidose, Zöliakie. **Reservekapazität:** Speicherfähigkeit von Vitamin K beträgt nur 1–2 Wochen.

Mögliche Mangelsymptome: Allgemein: Appetitverlust, Durchfall, Nasenbluten, Blutungen in Organen und Geweben (z. B. GIT, Muskulatur), verstärkte Blutungen nach OP. **Blut:** Hämostasestörungen (erhöhte Thromboplastinzeit, verlängerte Gerinnungszeiten und Blutungsneigung), Hypothrombinämie, unzureichende Carboxylierung der Gerinnungsfaktoren und des Osteocalcins, erhöhte ucOsteocalcin (ucOC)-Spiegel, Nachweis von unwirksamen Acarboxy-Vorstufen (PIVKA). **Knochen:** geringe Knochendichte, Störung des Knochenaufbaus; **Neugeborene:** Hämatomneigung, Magen-Darm-Blutungen, Hirnblutungen, Schleimhautblutungen (→ Morbus haemorrhagius neonatorum); **Urin:** erhöhte Ausscheidung von Calcium und Hydroxyprolin; Erhöhtes Risiko für: Arterienverkalkung, Oberschenkelhalsfrakturen, Osteoarthritis, Osteoporose (→ inverse Korrelation zwischen Zufuhr von Vitamin K_2 und der kardiovaskulären Mortalität).

Einnahme: Zu oder nach den Mahlzeiten.

Kontraindikationen und Toxizität: Die früher häufig gemachte Empfehlung bei Marcumar-Therapie die Vitamin-K-Zufuhr zu vermeiden ist überholt. Bei starken Veränderungen der Ernährungsweise (z. B. Umstellung auf blattgemüsereiche Kost) sollten gleichzeitig die Gerinnungsparameter engmaschig kontrolliert werden (ärztliche Rücksprache). Im Vergleich zu anderen fettlöslichen Vitaminen ist die Toxizität von Vitamin K als gering einzustufen. Selbst Vitamin-K_1-Dosen in 500-fach höherer Konzentration als therapeutisch üblich, zeigen keine toxischen Effekte. Der NOAEL-Wert liegt bei 30 000 µg (30 mg).

Hinweis
Die Menge an Vitamin K, die ausreicht für eine normale Blutgerinnung, ist nicht ausreichend für eine vollständige γ-Carboxylierung des Osteocalcins und anderen Vitamin-K-abhängigen Proteinen.

Nebenwirkungen: Die Vitamine K_1 (Phytomenadion) und Vitamin K_2 (Menachinon) sind selbst in hohen Dosen untoxisch. In seltenen Fällen können allergische Hautreaktionen auftreten. Die vereinzelt beschriebenen anaphylaktoiden Reaktionen (z. B. Atemstillstand, Schock) bei hoch dosierter parenteraler Applikation sind nicht auf Vitamin K selbst, sondern auf den verwendeten pharmazeutischen Hilfsstoff (nichtionischer Emulgator Cremophor® EL) zurückzuführen. In Einzelfällen wird zudem bei hoch dosierter intravenöser Applikation über krampfartige Schmerzen, Herzrhythmusstörungen, Tachykardie und Zyanose berichtet.

Hinweis
Die Einnahme von Vitamin-K-haltigen Nahrungsergänzungsmitteln sollte in jedem Fall mit dem behandelnden Arzt besprochen werden!

Spezielle Interaktionen

Antiepileptika: Antiepileptika wie Phenytoin fördern den Abbau von Vitamin K. Zur Prävention von Vitamin-K-Mangelblutungen beim Neugeborenen sollten Schwangere, die Antiepileptika einnehmen, daher 48 h bis einige Stunden vor der Entbindung 10 bis 20 mg Vitamin K_1 oral

Tab. 2.17 Indikationen und Dosierungsempfehlungen für Vitamin K

Indikation	Empfohlene Dosierung	Applikation
Allgemeine Prävention, MT	70–300 µg Vitamin K_1 (Phytomenadion)/d	p. o.
Arteriosklerose	100–500 µg Vitamin K_2/d	p. o.
Arthrose	100–1000 µg Vitamin K_1/d + 1000–4000 I. E. Vitamin D	p. o.
Asymptomatische Erhöhung des INR-Wertes (INR: 4,5–10)	1 mg Vitamin K_1	p. o.
Morbus Crohn	100–500 µg Vitamin K_1	p. o.
Krebs		
Vitamin C-Hochdosisinfusionstherapie GL	30–60 mg Vitamin K_1/d (etwa 3–5 Tage vor jeder Infusion)	p. o.
Leberzellkarzinom (hepatozelluläres Karzinom)	40–60 mg Vitamin K_1/d (z. B. 2 × 20 mg) oder 45 mg Vitamin K_2/d	p. o.
Myelodysplastisches Syndrom, akute lymphatische Leukämie	45 mg Vitamin K_2/d	p. o.
Medikation mit		
Bisphosphonaten (z. B. Alendronat)	45 mg Vitamin K_2/d	p. o.
Leuprolid (GnRH-Agonist)	45 mg Vitamin K_2/d	p. o.
Osteoporose		
Prophylaxe	80–500 µg Vitamin K_1/d + 1000 I. E. Vitamin D + Calcium	p. o.
Therapie	1–45 mg Vitamin K_1/d (z. B. 10 mg)	p. o.
	Oder 15–45 mg Vitamin K_2/d (z. B. 45 mg)	

Tab. 2.17 Indikationen und Dosierungsempfehlungen für Vitamin K (Fortsetzung)

Indikation	Empfohlene Dosierung	Applikation
Osteoporose, postmenopausale		
Therapie	45 mg Vitamin K_2/d (z. B. 3 × 15 mg) + 1α-OH-Vitamin-D_3 0,75–1 µg/d, 1000 mg Calcium (auch in Kombination mit Bisphosphonaten oder Raloxifen)	p. o.
Vitamin-K_1-Prophylaxe für gesunde Neugeborene	2 mg Vitamin K_1 (= 0,2 ml Konakion) am 1. Lebenstag, am Ende der 1. Lebenswoche und am Ende des 1. Lebensmonats (insgesamt: 3 × 2 mg); voll gestillte Kinder + 25 µg Vitamin K/d bis zum Ende der Stillzeit	p. o.
Neugeborene mit besonderem Risiko (z. B. Frühgeborene, Asphyxie bei der Geburt, cholestatischer Ikterus, Neugeborene von Müttern, die mit Antikoagulanzien oder Antiepileptika behandelt werden)	1 mg Phytomenadion (= 0,1 ml Lsg.) bei Reifgeborenen i. m. bei oder kurz nach der Geburt, (bei Frühgeborenen unter 2,5 kg sollten bei der i. m. oder in besonderen Fällen i. v. Gabe eine Dosis von 0,4 mg Phytomenadion pro kg KG (= 0,04 ml Lsg pro kg KG) nicht überschritten werden; Dosis und Häufigkeit weiterer Gaben in Abhängigkeit des Gerinnungsstatus).	i. m.
Vitamin-K_1-Therapie	Initial: 1 mg Phytomenadion (= 0,1 ml Lsg.) bei Reifgeborenen bzw. 0,4 mg/kg KG (= 0,04 ml/kg KG) bei Frühgeborenen i. v. (bei Bedarf weitere Gaben in Abhängigkeit des klinischen Bildes und des Gerinnungsstatus).	i. v.

Tab. 2.17 Indikationen und Dosierungsempfehlungen für Vitamin K (Fortsetzung)

Indikation	Empfohlene Dosierung	Applikation
Vitamin-K-Mangelblutungen infolge Überdosierung von Cumarin-Derivaten	Leicht: 1–5 mg Vitamin K_1 (= 1–5 Tr. Konakion)	p. o.
	Mittelschwer (z. B. Quick < 10 %): 5–10 mg Vit. K_1 (= 5–10 Tr. Konakion)	p. o.
	Kritisch: 10 mg Vit. K_1 parenteral + Prothrombinkomplex	langsam i. v.
Schwangere, die Antikonvulsiva oder Tuberkulostatika einnehmen	10–20 mg oder 2–5 mg i. m., 48 h bis einige h vor der Entbindung	p. o., i. m.
Weitere Anwendungsgebiete: Krebs, Malabsorption (Mukoviszidose, Hepatiden), Nierenstein-Prophylaxe, Prophylaxe einer Hypothrombinämie bei einer Therapie mit IL-2		

erhalten (oder 2 bis 5 mg intramuskulär). **Antituberkulotika:** Antituberkulotika wie Isoniazid fördern den Abbau von Vitamin K. Zur Prävention von Vitamin-K-Mangelblutungen beim Neugeborenen sollten Schwangere, die Antiepileptika einnehmen, daher 48 h bis einige Stunden vor der Entbindung 10 bis 20 mg Vitamin K_1 oral erhalten (oder 2 bis 5 mg intramuskulär). **Bisphophonate (z. B. Alendonat):** Die therapeutische Wirkung der Bisphosphonate wird durch Vitamin K_2 sowie einen adäquaten Calcium- und Vitamin-D_3-Status verbessert. Einige Studien haben gezeigt, dass eine kombinierte Gabe von einem Bisphosphonat mit Vitamin K_2 bei postmenopausaler Osteoporose effektiver ist in der Vorbeugung vertebraler Frakturen als eine Monotherapie. **Cefalosporine:** Cefalosporine, vor allem solche mit einer N-Methylthiotetrazol- oder einer Methylthiadiazol-Seitenkette (z. B. Cefazolin, Latamoxef) interferieren mit dem Vitamin-K-Metabolismus. Sie können die Vitamin-K-Carboxylase, die für die Transformierung von Gerinnungsfaktoren wichtig ist und die hepatische Vitamin K-Epoxid-Reduktase, das Enzym welches Vitamin K_1 regeneriert, hemmen. Bei gleichzeitiger Gabe mit Vitamin-K-Antagonisten sollten daher die Gerinnungsparameter überwacht werden. **Glucocorticoide (z. B. Prednisolon):** Glucocorticoide wirken antagonistisch zu Vitamin D_3 und steigern das Osteoporoserisiko. Vitamin K_2 wirkt zusammen mit Vitamin D_3 den negativen Wirkungen der Corticoide auf den Knochenstoffwechsel entgegen und verringert das Risiko für eine Corticoid induzierte Osteoporose. **Leuprolid (GnRH):** Vitamin K_2 wirkt zusammen mit Vitamin D_3 den unerwünschten Wirkungen von Leuprolid auf den Knochenstoffwechsel entgegen. **Vitamin A und E:** Vitamin A und E können in hoher Dosierung durch Hemmung der Vitamin K-abhängigen Carboxylase eine antagonistische Wirkung, sodass durch den relativen Vitamin-K-Mangel die Blutungszeit verlängert sein kann. **Vitamin-K-Antagonisten (Phenprocoumon, Warfarin):** Bei einer diätetische Vitamin-K-Aufnahme von mehr als 250 µg pro Tag sind höhere Dosen an Vitamin-K-Antagonisten (z. B. Warfarin) zur Einstellung des INR bzw. Quick-Wertes erforderlich, um einer erhöhten Thrombosegefahr entgegen zu wirken. In seltenen Fällen können schon geringere Mengen von 25 µg Vitamin K zu einer Interaktion führen. Die individuelle Variabilität ist wahrscheinlich auf den Polymorphismus des Cytochrom P450 CYP2C9 zurückzuführen, da dieses Enzym für den Abbau von Warfarin verantwortlich ist. Im Hinblick auf unerwünschte Interaktionen gilt eine Tagesdosis von bis zu 100 µg Vitamin K als sicher. In Studien wurde unter der Gabe von 1 mg Warfarin nach 7 Tagen ein Anstieg des untercarboxylierten Osteocalcins (ucOC) von bis zu 170 %. Ein erhöhtes Risiko für Osteoporose kann bei einer Therapie mit Vitamin K-Antagonisten nicht ausgeschlossen werden. **Präparateauswahl:** Kanavit® Tropfen, Emulsion (1 ml = 20 mg Vit. K_1), Konakion® MM 2 mg (0,2 ml/Amp. enthalten 2 mg Phytomenadion/Vitamin K_1)

2.3 Vitaminoide

α-Liponsäure

α-Liponsäure, (Thioctsäure), ist eine schwefelhaltige Fettsäure (6,8-Dithiooctansäure), die in zwei Formen vorliegen kann: als Liponsäure, einem cyclischen Disulfid oder als Dihydroliponsäure (→mitochondriale Liponamid-Dehydrogenase), in einer reduzierten offenkettigen Form. Gewebe mit hoher Mitochondriendichte und intensivem Energiestoffwechsel wie

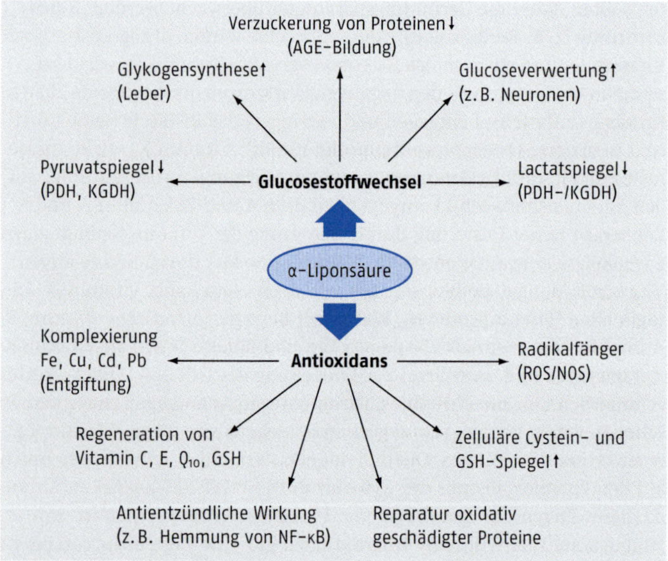

Abb. 2.6 Funktionen der α-Liponsäure

das Herz oder die Leber weisen besonders hohe Konzentrationen an α-Liponsäure auf. Als Coenzym mitochondrialer Multienzymkomplexe ist α-Liponsäure an der oxidativen Decarboxylierung von α-Ketosäuren (→ Pyruvat-Dehydrogenase/PDH, α-Keto-glutarat-Dehydrogenase/KGDH) beteiligt. Neben Vitamin B_1 (TPP), Riboflavin (FAD), Niacin (NAD) und Pantothensäure (Coenzym A) ist das Vitaminoid damit für den Fett-, Kohlenhydrat- und Energiestoffwechsel (ATP-Produktion) von elementarer Bedeutung (>Abb. 2.6).

Funktionen

- Schrittmacherfunktion im mitochondrialer Energiestoffwechsel (Aktivität der PDH und KGDH → ATP-Produktion aus Kohlenhydraten).
- Einschleusung von Kohlenhydraten in den Citratzyklus durch oxidative Decarboxylierung von Pyruvat (= Endprodukt der Glykolyse) zu

Acetyl-Coenzym A mittels der αlpha-Liponsäure-/Thiamin-abhängigen Pyruvat-Dehydrogenase (PDH).

- Umwandlung von alpha-Ketoglutarat in Succinyl-Coenzym A mittels der αlpha-Liponsäure-/Thiamin-abhängigen alpha-Ketoglutarat-Dehydrogenase (KGDH) (→ Citratzyklus).
- Glucosestoffwechsel (Insulinomimetikum): Steigerung der Glucoseutilisation und Glykogensynthese, Reduktion der Pyruvatspiegel, der Proteinglykosilierung (→ AGE-Bildung) und der Aldose-Reduktase-Aktivität.
- Lipophiles/hydrophiles Antioxidans: Entgiftung von reaktiven Sauerstoff- und Stickstoffspezies, Reduktion der Lipidperoxidation, Komplexierung prooxidativer Metall-Ionen, Regeneration von Vitamin C, Tocopherolen, Coenzym Q_{10} und L-Glutathion, Reparatur oxidativ geschädigter Proteine.
- Nerven (Neuroprotektion): Analgetische, antineuropathische, neurotrophische Wirkung, Verbesserung der neuronalen Glucoseverwertung, Erhöhung der neuronalen Glutathionspiegel, Steigerung des endoneuralen Blutflusses, Integrität der Blut-Hirn-Schranke.
- Neurotransmitterstoffwechsel (→ Acetylcholin): Steigerung der Acetyl-Coenzym A-Synthese, Aktivierung der Cholin-Acetyl-Transferase.
- Endothel (Endothelprotektion): Verbesserung der NO-vermittelten Vasodilatation.
- Zytokin-Metabolismus: Inhibierung der redox-regulierten Aktivierung des Transkriptionsfaktors NF-κB durch pro-oxidative Reize und Bildung pro-inflammatorischer Zytokine (z. B. TNF-α).
- Leberzellschutz, Detoxifikation (z. B. Komplexierung und Ausleitung von Schwermetalle).
- Abbau von Valin, Leucin, Isoleucin und Glycin.

Interaktionen mit Arzneimitteln/Nährstoffen: Verringerung der oralen Bioverfügbarkeit/Wirkung bei gleichzeitiger Einnahme: Calcium, Eisen, Magnesium, Mangan, Zink, Alkohol, Milchprodukte.

Möglicher Mangel/erhöhter Bedarf: Oxidative Belastung: Raucher, Sportler. **Störungen des Kohlenhydratstoffwechsels:** Diabetes mellitus. **Radikalassoziierte Erkrankungen:** AIDS/HIV, Arteriosklerose, Morbus

Alzheimer, Diabetes mellitus, Krebs, Lebererkrankungen, Mitochondriopathien, Multiple Sklerose, Neuropathien.

Mögliche Folgen: Bei diabetischer Stoffwechsellage: Hyperglykämie-bedingte Folgeschäden (z. B. autonome, periphere Polyneuropathien, Angio-, Retino-, Nephropathien). **Mitochondriale Dysfunktion:** Störungen der mitochondrialen Atmungskette, Anstieg von Lactat und Pyruvat (Blut: ≥ 10:1) (→ Hinweis auf Citrataufstau), weitere Parameter: Methylmalonsäure, 3-Nitrotyrosin, Citrullin). **Oxidativer Stress:** Erhöhte Spiegel an Malondialdehyd (MDA), 4-Hydroxynonenal (4-HNE), 8-iso-$PGF_{2\alpha}$.

Applikation: Oral: 30–45 Minuten vor den Mahlzeiten. Wichtig: Die Einnahme zu den Mahlzeiten beeinträchtigt in hohem Maße die Bioverfügbarkeit! Bei langfristiger Einnahme ist eine begleitende Einnahme von Biotin (z. B. 0,1–0,5 mg/d) sinnvoll. **Parenteral:** Die intravenöse Applikation sollte langsam erfolgen, d. h. nicht schneller als 50 mg alpha-Liponsäure pro Minute.

Kontraindikationen: Relative: Schwangere und Stillende sollten eine Therapie α-Liponsäure nur unter ärztlicher Kontrolle durchführen. Reproduktionstoxikologischen Untersuchungen gaben bisher keinerlei Hinweise darauf, dass α-Liponsäure die Fertilität und die frühe Embryonalentwicklung beeinflusst. Auch fruchtschädigende Eigenschaften konnten nicht nachgewiesen werden.

Nebenwirkungen und Toxizität: In seltenen Fällen wird über gastrointestinale Beschwerden wie Übelkeit, Erbrechen, Magen-, Darmschmerzen und Diarrhö berichtet. Vereinzelt können auch allergische Reaktionen wie Hautausschlag, Urtikaria und Juckreiz auftreten. Aufgrund der verbesserten Glucoseutilisation kann es zum Teil zu einem Abfall der Blutzuckerspiegel kommen. Dabei können hypoglykämieartige Beschwerden mit Schwindel, Schwitzen, Kopfschmerzen und Sehstörungen auftreten. Untersuchungen zum mutagenen Potenzial ergaben keine Anhaltspunkte für Gen- oder Chromosomenmutationen durch α-Liponsäure. Auch Hinweise auf ein tumorigenes Potenzial ließen sich bisher nicht ableiten. Eine Studie über einen Tumorpromovierenden Effekt von α-Liponsäure im

Tab. 2.18 Indikationen und Dosierungsempfehlungen für α-Liponsäure

Indikation	Empfohlene Dosierung	Applikation
Allgemeine Prävention, MT	60–200 mg/d	p. o.
AIDS, HIV-Infektion	300–600 mg/d	p. o.
Alzheimer, Morbus	600 mg AL in 100 ml 0,9% NaCl (z. B. 2–3 x/Woche)	i. v.
	600–1200 mg (z. B. 2 x 600 mg/d) zusätzlich Acetyl-L-Carnitin und Benfotiamin	p. o.
Bandscheibenvorfall	600 mg (2 Kurzinfusionen pro Woche über mind. 4–6 Wochen) begleitend 300–600 mg Benfotiamin/d und 1000 µg Vitamin B_{12}/d, p. o.	i. v.
Burning-Mouth-Syndrom	600–1200 mg/d	p. o.
Hepatitis C, chronische	300–600 mg/d (+ Selen und Silymarin)	p. o.
Leberentgiftung	Initial: 600 mg (2–3x wöchentlich Kurzinfusionen über 14 Tage und begleitend p. o.)	i. v.
	Dann: 600–1200 mg (4 Wochen)	p. o.
Mitochondriale Dysfunktion	300–1200 mg/d (+ Benfotiamin, Riboflavin, Vitamin B_{12}, Magnesium, L-Carnitin und Coenzym Q_{10})	p. o.
Multiple Sklerose	600 mg AL in 100 ml 0,9% NaCl (z. B. 2–3 x/Woche)	i. v.
	600–1200 mg (z. B. 2 x 600 mg/d) zusätzlich Acetyl-L-Carnitin und Benfotiamin	p. o.
Polyneuropathien, Cisplatin-, Docetaxel-, NRTI-induzierte	600–1200 mg/d (+ Acetyl-L-Carnitin)	i. v., p. o.

Tab. 2.18 Indikationen und Dosierungsempfehlungen für α-Liponsäure (Fortsetzung)

Indikation	Empfohlene Dosierung	Applikation
Schwermetallvergiftung (z. B. Hg, Cd, Fe, Pb,) Amalgamsanierung	Initial: 600 (2 Kurzinfusionen/ Woche über 2 Wochen)	i. v.
	Dann 600–1200 mg/d (4 Wochen); langfristig: 600 mg/d	p. o.
Strahlenschäden	600–1200 mg/d	p. o.
Weitwinkelglaukom	300–600 mg/d (+ Vitamin C)	p. o.
Diabetes mellitus (auch Kombination mit Benfotiamin)		
Neuro-, Polyneuropathien:	Prophylaxe: 200–600 mg	p. o.
Neuro-, Polyneuropathien:	Frühe Therapie: 600 mg/d (Kurzinfusion über 7–14 Tage)	i. v.
	Dann: 600–1200 mg/d	p. o.
Nephropathie, beginnende	600–1200 mg/d	p. o.
Katarakt, diabetischer	300–600 mg/d + 100–300 mg Pycnogenol	p. o.
Weitere Anwendungsgebiete: Krebs (z. B. Fatigue-Syndrom), Leistungssport, Migräne		

Zusammenhang mit dem Kanzerogen N-Nitroso-Dimethylamin (NDEA) verlief negativ.

Spezielle Interaktionen

Alkohol: Alkohol schwächt die α-Liponsäure-Wirkung. **Antibiotika:** Im Tierversuch reduziert α-Liponsäure die Ototoxiztität von Aminoglycosiden (z. B. Amikacin) und die Nephrotoxizität von Gentamicin. **Antidiabetika:** Die blutzuckersenkende Wirkung von Insulin u./o. oralen Antidiabetika kann durch α-Liponsäure verstärkt werden (→ Risiko für hypoglykämische Störungen). In Einzelfällen kann es zur Vermeidung von Unterzuckerungserscheinungen erforderlich sein, die Insulindosis bzw.

die Dosis der oralen Antidiabetika zu reduzieren. **Biotin:** Chronische Liponsäure-Einnahme kann die Aktivität biotinabhängiger Enzyme (z. B. Pyruvat-Carboxylase) verringern. **Haloperidol:** Untersuchungen geben erste Hinweise darauf, dass α-Liponsäure die neuronale Glutathion-Depletion und andere Nebenwirkungen (z. B. tardive Dyskinesien) des Neuroleptikums Haloperidol verringert. **Mineralstoffe:** α-Liponsäure ist ein Metallchelator. Mineralstoffpräparate, die Zink, Kupfer, Mangan, Magnesium, Calcium oder Eisen enthalten sollten zeitlich getrennt eingenommen werden (→ Komplexierung). **Schilddrüsenhormontherapie:** α-Liponsäure kann mit Schilddrüsenhormontherapie interferieren ($T_4 \rightarrow T_3$). **Vitamin B_1:** α-Liponsäure sollte bei Alkoholikern immer zusammen mit Vitamin B_1 substituiert werden. **Zytostatika (Cisplatin, Cyclophosphamid):** Infolge Komplexierung kann ein Wirkungsverlust von Cisplatin bei gleichzeitiger Einnahme nicht ausgeschlossen werden. Im Tierversuch reduziert α-Liponsäure die Cisplatin- und Cyclophosphamid-assoziierte Nephro- bzw. Ototoxizität. **Präparateauswahl:** Thiogamma® 200/300, 600; 300/600 Injekt/Turbo-Set (200/300, 600 mg α-Liponsäure/Kps., Filmtbl.; 300/600/600 mg α-Liponsäure 10/20/50 ml), Hypo-A Liponplus (100 mg α-Liponsäure/Kps. mit Vitamin B_1, B_3, Biotin, Vitamin K_1 und Chrom), Verla-Lipon® 600 (600 mg α-Liponsäure/Filmtbl.), Thioctacid® 200HR/600HR (200/600 mg α-Liponsäure/Filmtbl.).

L-Carnitin

L -Carnitin ist eine körpereigene quartäre Ammoniumverbindung, die in der Leber und den Nieren aus den essenziellen Aminosäuren L-Lysin und L-Methionin gebildet wird. Für die endogene Synthese ist der Organismus auf eine adäquate Verfügbarkeit der Cofaktoren Eisen, Vitamin C, Pyridoxin und Niacin angewiesen. Als Speicherkompartiment dient hauptsächlich die Skelettmuskulatur. Aus Sicht der Evolution zählen die L-Carnitin-abhängigen Stoffwechselwege neben der Glykolyse zu den ältesten. Im menschlichen Organismus übernimmt L-Carnitin eine zentrale Rolle im mitochondrialen Energiestoffwechsel (z. B. oxidativer Abbau langkettiger Fettsäuren, >Abb. 2.7).

Funktionen

- Schrittmacherfunktion im zellulären Energie-/Fettstoffwechsel (Mitochondrien, Peroxisomen): Intramitochondriale Bereitstellung von Fett-

Kurzprofile

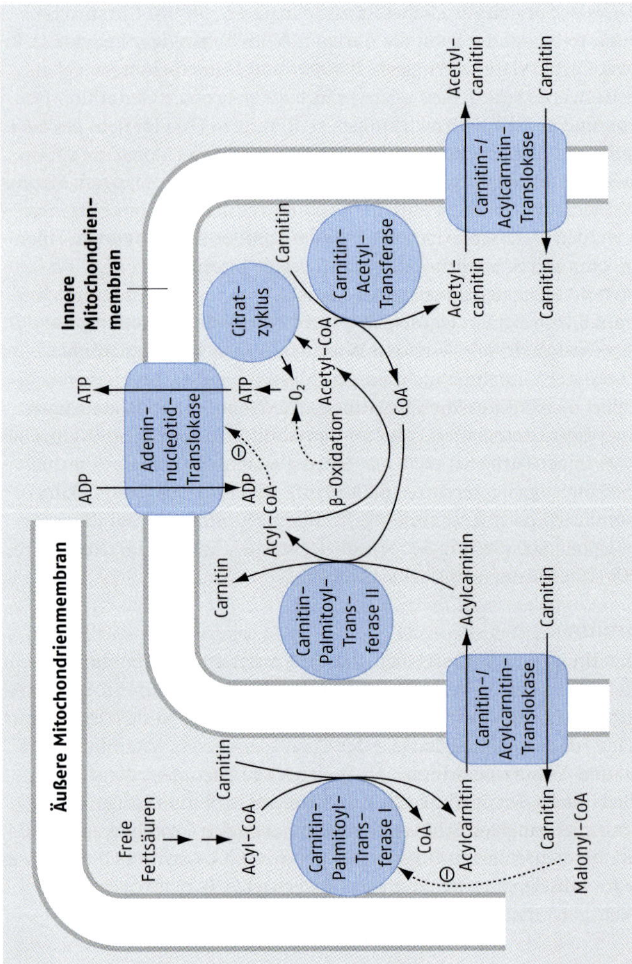

Abb. 2.7 Carnitinabhängige Verwertung von Fettsäuren in den Mitochondrien

säuren, Transport, oxidativer Abbau (→ β-Oxidation: ATP-Produktion) sowie mitochondriale Entgiftung mittel- und langkettiger Fettsäuren; Peroxisomale Oxidation langkettiger Fettsäuren (→ Kettenverkürzung).
- Mitochondrienmembran (→ Cardiolipin): Funktionalität und Integrität.
- Intermediärstoffwechsel: Regulation der Acetyl-Coenzym A-Verfügbarkeit (→ Intermediärstoffwechsel: Reaktionen der Energiekonservierung und Biosynthese von Bausteinen; Citratzyklus = Drehscheibe des Intermediärstoffwechsels); Austausch von Acyl- und Acetyl-Gruppen mit Coenzym A (Mitochondrien), Produktion von Ketonkörpern, Regulation der Gluconeogenese; Umwandlung verzweigtkettiger Aminosäuren (Leucin, Isoleucin, Valin) in Energie.
- Glucoseverwertung (Glykolyse, Gluconeogenese): Stimulierung der Glucose- und Pyruvat-Utilisation über die Pyruvat-Dehydrogenase (PDH).
- Nervensystem: Neuroprotektion, neurotrophische Wirkung, Förderung der Nervenzellregeneration über Nerve Growth Factor (NGF).
- Neurotransmitterstoffwechsel (→ Acetylcholin): Steigerung der Acetyl-Coenzym A-Synthese, Aktivierung der Cholin-Acetyl-Transferase, Carnitin-Carboxylester (strukturelle Ähnlichkeit mit Acetylcholin → cholinomimetische Wirkung).
- Immunkompetenz: Steigerung der Lymphozytenproliferation, der Phagozytoseaktivität der Granulozyten und Monozyten sowie der Aktivität der natürlichen Killerzellen, antiinflammatorische Wirkung.
- Stabilisierung von Biomembranen: L-Carnitin stabilisiert die Membranen von Erythroyzten, Immunzellen und Zellorganellen (z. B. Mitochondrien).
- Hämatopoese (Blutbildung), Adipogenese.
- Leberzellschutz (→ Utilisation von Fettsäuren, Hyperammonämie), Xenobiotika-Entgiftung (z. B. Valproinsäure).
- Genregulierung auf der Ebene von Transkriptionsfaktoren (z. B. Aktivität des Glucocorticoid-Rezeptors).
- Antioxidative und antikanzerogene Eigenschaften: Hemmung der Lipidperoxidation, Differenzierung und Apoptose von Zellen.

L-Carnitin und sein kurzkettiger Ester Acetyl-L-Carnitin weisen aufgrund ihrer zentralen Stellung im Intermediärstoffwechsel wichtige protektive Funktion gegen metabolische Störungen der Zelle auf (z. B. mitochondriale Toxizität). Bei einer unzureichenden Versorgung mit L-Carnitin können langkettige Fettsäuren (LC) als LC-Acyl-CoA-Ester in den Mitochondrien akkumulieren. Dadurch wird die Aktivität wichtiger mitochondrialer Enzyme, wie z. B. die der Citrat-Synthetase und der Pyruvat-Dehydrogenase (PDH) gehemmt. Langkettige Fettsäuren, die im Überschuss neuro- und zelltoxische Wirkungen haben, können in Form von Carnitinestern entgiftet werden. Neben dem Transport aktivierter langkettiger Fettsäuren und der Verbesserung der Glucoseverwertung besitzt L-Carnitin ausgeprägte antioxidative und neuroprotektive Eigenschaften. In der Therapie von neurophysiologischen und neuropathischen Störungen scheint Acetyl-L-Carnitin nach der gegenwärtigen Studienlage wirksamer zu sein als L-Carnitin. In einer jüngeren Publikation wird ein proapoptotischer Effekt von L-Carnitin auf Tumorzellen beschrieben, der auf einer Steigerung der β-Oxidation in der Tumorzelle zu beruhen scheint. Dadurch entsteht eine für die Tumorzelle relativ hohe Exposition mit Sauerstoffradikalen, die zur Apoptose führen kann.

Geschätzte angemessene Zufuhr: Der Tagesbedarf eines Erwachsenen wird auf 50 bis 300 mg L-Carnitin geschätzt. Davon werden nur etwa 10 % über die Eigensynthese gedeckt, der Rest muss über die Nahrung zugeführt werden. Ein 70 kg schwerer Erwachsener verfügt über einen Gesamt-Carnitinpool von 15 bis 20 g, von dem etwa 95 % in der Herz- und Skelettmuskulatur, 2–3 % in der Leber und Niere und nur 0,1–1 % in extrazellulären Flüssigkeiten lokalisiert sind.
Besonders reich an L-Carnitin sind Schaf-, Ziegen- und Lammfleisch. Pflanzliche Nahrungsmittel enthalten dagegen nur sehr geringe Mengen des Vitaminoids. Neu- und Frühgeborene, Schwangere und Stillende haben einen erhöhten Bedarf. Besonders bei katabolen Stoffwechselsituationen, die bei zahlreichen chronischen systemischen Erkrankungen auftreten (z. B. Krebs), können die Carnitinspeicher durch die Mobilisierung von Muskelprotein entleert werden.

Carnitin-Status: Referenzbereich: **Serum freies L-Carnitin (FC):** 30–75 µmol/l (Referenzbereich), Carnitinmangel: Männer: < 35 µmol/l, Frauen: < 30 µmol/l ; **Gesamtes-L-Carnitin (GC):** 30–60 µmol/l **Acyl-Carnitin** (AC) = 6–12 µmol/l (AC=GC-FC); **AC/FC-Ratio** (normal) **nüchtern**: < 0,7, **postprandial**: < 0,4 (Mangel: ≥ 0,4).

Die L-Carnitin-Spiegel in den Geweben sind bis zu 200-fach höher als im Plasma. Die Plasmaspiegel lassen daher nur bedingt einen Rückschluss auf den Carnitin-Status zu. **Weitere Parameter:** Acyl-Carnitin-Clearance; Aktivität und Transkriptionsrate der CPT1 (Mononukleäre periphere Blutzellen), Funktion des zellulären Transportproteins OCTN2.

Hinweis
Einige Pharmaka wie z. B. Anthrazykline können das für die zelluläre Carnitinaufnahme verantwortliche Transportprotein OCTN2 komplett zerstören.

Interaktionen mit Arzneimitteln/Nährstoffen: Steigerung der renalen Carnitin-Ausscheidung (z. B. Acyl-, Pivaloyl-Carnitin): Adefovir-Dipivoxil, Pivalinsäure-haltige Antibiotika (z. B. Cefetametpivoxil), Cisplatin, Ifosfamid, Valproinsäure. **Störung der renal-tubulären Carnitin-Reabsorption:** Carbapeneme, Cefalosporine, Ciclosporin, Cisplatin. **Abnahme der Carnitin-Serumspiegel:** Antiepileptika (Carbamazepin, Phenobarbital, Phenytoin, Valproinsäure), Carbapeneme, Cefalosporine, Cisplatin, Isotretinoin, Pyrimethamin, Sulfadiazin. **Störung des mitochondrialen Carnitin-Stoffwechsels (mitochondriale Toxizität):** Anthrazykline (z. B. Doxorubicin, Mitoxantron), nukleosidische RT-Inhibitoren (z. B. Didanosin, Stavudin, Zalcitabin, Zidovudin), Proteasehemmer. **Störung der endogenen Biosynthese (Cofaktormangel → Carnitininsuffizienz):** Mangel an Eisen, Vitamin C, B_6, Lysin, Methionin, Niacin. **OCTN2-Hemmung (in vitro):** Anthrazykline (Anthrazykline können OCTN2 komplett zerstören), Chinidin, Cimetidin, Clonidin, Verapamil.

Erhöhter Bedarf: Frühgeborene, Säuglinge, Schwangerschaft (Eisenmangel, renale Acyl-Carnitin-Clearance > 3–4-fach), Stillzeit, Immunschwäche, Leistungssportler. **Ernährung/Lebensstil:** hoher Alholokonsum, vegetarische Ernährung, Diäten, Fasten, Milchfreie Säuglingsnahrung auf Sojabasis, TPN. **Erkrankungen:** AIDS/HIV, adrenale Insuffizienz, Diabetes mellitus, Diphtherie, Gestationsdiabetes, Hämodialyse, intestinale Resektion, Lebererkrankungen (z. B. Leberzirrhose), Kachexie, Kardiomyopathie, KHK, Krebs (v. a. Tumorkachexie), Kwashiorkor (Protein–Energie-Mangelernährung), NNR-Insuffizienz, OCTN2-Mutationen, Phenylketonurie, Post-Polio-Syndrom, Rett-Syndrom, Sepsis, Traumata. **Enzym- und Transporterdefekte der mitochondrialen Atmungskette bzw. β-Oxidation:** Acyl-CoA-Dehydrogenase-Defekte, CPT-Mangel, Carnitin-Translokase-Mangel. Organoazidurien (z. B. Methylmalonazidurie). **Primärer Carnitinmangel**: Mutationen im Carnitin-Transporter OCTN2 der Plasmamembran (→ systemischer Carnitinmangel: Progressive Kardiomyopathie, Fettspeicher-Myopathie, Hypoglykämie, Hyperammonämie, Myoglobinämie).

Mögliche Mangelsymptome: Allgemein: Anämie, Kachexie, Leistungsschwäche, Müdigkeit (Fatigue). **Blut:** AC/FC-Ratio ≥ 0,4 (postprandial), FC < 30 µmol/l. **Carnitinabhängige Enzyme (z. B. Carnitin-Acyl/-Patlmitoyl-Transferase):** Aktivität und Transkriptionsrate↓; **Herz:** Arrhythmien, Herzinsuffizienz, Kardiomyopathie. **Immunsystem:** Infektanfälligkeit, reduzierte zelluläre Immunkompetenz. **Kohlenhydratstoffwechsel:** Hyperinsulinämie, Hypoglykämie, Insulinresistenz, Lactatazidose. **Leber:** Hyperammonämie, hepatische Enzephalopathie (Reye-Syndrom-ähnlich). **Lipidstoffwechsel:** Beeinträchtigung der Fettsäureoxidation, Propionazidurie, Anstieg der Lipidperoxidation, Lipodystrophie (?), Triglyceridämie, VLDL-Synthese ↑. **Mitochondriale Dysfunktion:** Störungen der mitochondrialen Atmungskette, Anstieg von Lactat und Pyruvat (Blut: > 10:1) (→ Hinweis auf Citrataufstau), mitochondriale Fettverbrennung↓; **Muskulatur:** Myalgien, Lipidspeichermyopathien, Myoglobinurie (Rhabdomyolyse). **Nerven:** Neuropathien. **Säuglinge/Kleinkinder:** Gedeih- und Wachstumsstörungen, erhöhtes Risiko für RDS (Atemnotsyndrom) (v. a. Frühgeborene). **Störungen der:** Ketogenese (Ketoazidose), Hämatopoese (Eisen → Anämie).

Einnahme: oral: Einnahme vor oder zu den Mahlzeiten. Die Tagesdosis sollte über den Tag verteilt werden (orale Bioverfügbarkeit bei Gesunden: 10–20 %). Für die orale Supplementierung sollte L-Carnitin als L-Carnitintartrat eingesetzt werden, das gegenüber Carnitin-HCl (→ hygroskopisch) eine bessere gastrointestinale Verträglichkeit aufweist. **parenteral:** Die parenterale Applikation (i. v.) von L-Carnitin sollte stets langsam erfolgen (z. B. 1000 mg L-Carnitin in 100 ml 0,9 % NaCl, Infusionsgeschwindigkeit: etwa 100 mg L-Carnitin/Minute).

Dosierung von L-Carnitin und seinen Derivaten: Säuglinge, Kinder und Erwachsene: 25–150 mg L-Carnitin/kg Körpergewicht/d (p. o., i. v.).

Acetyl-L-Carnitin: Acetyl-L-Carnitin besitzt die gleichen Eigenschaften wie L-Carnitin, scheint nach der aktuellen Datenlage aber in der Therapie neurologischer Störungen und Neuropathien wirksamer zu sein. Möglicherweise ist bei Acetyl-L-Carnitin durch die Acetylierung die enterale Resorptionsquote höher und die Penetration durch die Blut-Hirn-Schranke effektiver. Acetyl-L-Carnitin wirkt antioxidativ, neuroprotektiv und membranstabilisierend. Der neuronale Energiestoffwechsel wird durch Acetyl-L-Carnitin verbessert. Aufgrund der strukturellen Ähnlichkeit mit Acetylcholin wird auch eine cholinomimetische Wirkung des L-Carnitins (Carnitin-Caboxylester) diskutiert.

Propionyl-L-Carnitin: Der kardioprotektive Effekt von Propionyl-L-Carnitin ist aufgrund der intrazellulären Umwandlung zu Succinyl-CoA und konsekutiven Stimulierung des Zitratzyklus gegenüber L-Carnitin und Acetyl-L-Carnitin stärker ausgeprägt.

Kontraindikationen: Nicht bekannt.

Nebenwirkungen und Toxizität: Bei hohen oralen Dosen kann es in seltenen Fällen zu Übelkeit, Erbrechen und Diarrhöen kommen (nach Absetzen reversibel). Die Toxizität von L-Carnitin ist außerordentlich gering. Bei oraler Gabe liegen die LD_{50}-Werte für Ratte und Maus bei 20–30 g/kg KG, bei intraperitonealer Verabreichung bei 8–12 g/kg KG. Toxische Wirkungen sind demnach beim Menschen nicht zu erwarten.

Spezielle Interaktionen
Anthrazykline (z. B. Epirubicin, Mitoxantron): Die Komplexierung des für die Integrität der Mitochondrien essenziellen Membranlipids Cardiolipin sowie die Inhibierung myokardspezifischer Isoformen der CPT, spielen bei der Pathogenese der anthrazyklinassoziierte Kardiotoxizität eine wesentliche Rolle. Darüber hinaus können Anthrazykline auch das für die zelluläre Carnitinaufnahme verantwortliche Transportprotein OCTN2 schädigen. Eine Prämedikation (i. v., p. o.) mit L-Carnitin kann die Kardiotoxizität der Anthrazykline verringern. **Antiretrovirale Arzneimittel (z. B.**

NRTI): Ein Carnitininsuffizienz beeinträchtigt bei HIV-Patienten den Fettstoffwechsel und begünstigt möglicherweise das Auftreten von Folgekomplikationen der NRTI-assoziierten mitochondrialen Toxizität (z. B. Neuropathien, Lipodystrophie). Unter eine Therapie mit NRTI wie Zidovudin ist eine begleitende Supplementierung von L-Carnitin und Coenzym Q_{10} empfehlenswert. Die adjuvante Gabe von L-Carnitin kann die Folgen der mitochondriale Toxizität (→ Inhibierung der mitochondrialen DNA-Polymerase-gamma) antiretroviraler Arzneimittel reduzieren. **Cisplatin:** Cisplatin wirkt nephrotoxisch, hemmt die renale Rückresorption von L-Carnitin und kann die Carnitinexkretion mit dem Urin bei Tumorpatienten um den Faktor 10 steigern. **Ifosfamid:** Ifosfamid steigert renale Carnitinverluste. Sein Metabolit Chloracetaldehyd kann zu Chloressigsäure oxidiert werden und freies Coenzym A binden. L-Carnitin übernimmt die Chloracetyl-Gruppe vom CoA und transportiert sie aus den Mitochondrien und der Zelle hinaus. Da Chloroacetyl-Carnitin in der Niere schlechter rückresorbiert wird als freies Carntin kommt es unter Ifosfamid zu einem sekundären Carnitinmangel. **Pivalinsäurehaltige Antibiotika (z. B. Pivampicillin):** Eine Therapie mit pivalinsäurehaltigen Antibiotika kann als Folge der erhöhten Exkretion von Pivaloyl-Carnitin-Estern zu einem starken Carnitinverlust führen. **Valproinsäure:** Valproinsäure kann die β-Oxidation von Fettsäuren beeinträchtigen, besitzt ein lebertoxisches Potenzial und kann als Folge der erhöhten Exkretion von Valproyl-Carnitin-Estern zu einem sekundären Carnitinmangel führen. Unter einer langfristigen Therapie mit Valproinsäure (v. a. bei valproinsäureassoziierter Hyperammonämie) empfiehlt sich daher die regelmäßige adjuvante Supplementierung von L-Carnitin (50–100 mg/kg KG/d, p. o.). **Präparateauswahl:** Carnitin Support, Biocarn® Sirup (L-Carnitin, 1 g = 3,3 ml), L-Carn® 1 g,Tlsg. (L-Carnitin, 1 g = 10 ml), L-Carn® 1 g, Injl. (L-Carnitin, 1 g = 5 ml), Nefrocarnit® Injl. (1 g L-Carnitin/Amp.), Nefrocarnit® Sirup (L-Carnitin, 1 g = 3,3 ml).

Tab. 2.19 Indikationen und Dosierungsempfehlungen für L-Carnitin

Indikation	Empfohlene Dosierung	Applikation
Allgemeine Prävention, MT	200–500 mg/d L-Carnitin (z. B. als -tartrat)	p. o.
Alzheimer, Morbus	Intravenös: 2 g L-Carnitin als Kurzinfusion in 250 ml 0,9% NaCl, (z. B. 2–3x pro Woche)	p. o., i. v.
	Oral: 2–4 g ALC/d (z. B. 3 × 1 g/d, p. o.); + α-Liponsäure (i. v., p. o.)	
Anorexie	1000–2000 mg/d + 500–1000 µg Vitamin B_{12}	p. o.
Chronique Fatigue-Syndrom	2000–6000 mg/d	p. o., i. v.
Fatigue-Syndrom, tumorassoziiertes, Tumoranämie (→ Therapie mit EPO)	Intravenös: 2000 mg L-Carnitin als Kurzinfusion in 250 ml 0,9% NaCl (z. B. 2–3x/Woche)	i. v., p. o.
	Oral: 2000–6000 mg/d (z. B. 3 × 1 g/d)	
Gewichtsreduktion	2000–4000 mg/d (in Verbindung mit Sport und Diät)	p. o.
Hämodialyse, Niereninsuffizienz (→ Triglyceridämie, EPO-Therapie)	Intravenös: 1–3 g nach jeder Hämodialyse (z. B. 1 g in 100 ml 0,9% NaCl)	i. v., p. o.
	Oral: 1000–3000 mg/d (z. B. 3 × 500 mg/d)	
Hepatische Enzephalopathie (Leberzirrhose)	Intravenös: 2 g in 250 ml 0,9% NaCl (z. B. 2–3x/Woche)	i. v., p. o.
	Oral: 2000–6000 mg/d (z. B. 2 × 1 g)	
Herz-Kreislauf-Erkrankungen (z. B. Angina pectoris, Kardiomyopathie, Herzinsuffizienz)	1000–6000 mg/d (z. B. 2 × 1000 mg/d) + Benfotiamin, Magnesium und Coenzym Q_{10}	p. o.

Tab. 2.19 Indikationen und Dosierungsempfehlungen für L-Carnitin (Fortsetzung)

Indikation	Empfohlene Dosierung	Applikation
Zustand nach Herzinfarkt, adjuvante Therapie zur Sekundärprophylaxe bei	2000–6000 mg/d (z. B. 3 × 1 g/d) + 1–4 g EPA/DHA pro Tag	p. o.
Hyperaktivität (ADHS)	500–2000 mg/d + Omega-3-FS, Magnesium und Zink	p. o.
Hyperthyreose	1000–4000 mg/d (z. B. 2 × 1000 mg/d)	p. o.
Immunschwäche, Infektanfälligkeit (auch bei Krebs, AIDS)	1000–6000 mg/d + Vitamin C	p. o., i. v.
Infertilität, männliche, (z. B. Verbesserung der Spermienmotilität)	2000–3000 mg/d (z. B. 2 × 1 g/d) + 100–300 mg Coenzym Q_{10}	p. o.
Lactatazidose (z. B. HIV-assoziierte, NRTI-induziert)	1000–6000 mg/d (z. B. 3 × 1 g ALC + Benfotiamin, Coenzym Q_{10}, Riboflavin und α-Liponsäure	i. v.
Leistungssport	1000–2000 mg/d (Training); 2000–4000 mg/d (Wettkampf)	p. o.
Methylmalonazidurie	100 mg/kg KG/d, zus. mit Vitamin B_{12} 1 mg (i. m.)	i. v., p. o.
Mitochondriale Dysfunktion	2000–6000 mg/d (+ Benfotiamin, Riboflavin, Vitamin B_{12}, Magnesium, Coenzym Q_{10} und α-Liponsäure)	p. o.
Multiple Sklerose (→ Therapie mit Mitoxantron)	2000–4000 mg/d (siehe unten) + α-Liponsäure	i. v., p. o.
Muskeldystrophien (z. B. Duchenne)	1000–4000 mg/d (+ Coenzym Q_{10})	p. o.
Neuropathien, diabetische	1000–3000 mg/d (z. B. 3 × 1 g ALC/d für 8 Wochen + Benfotiamin und α-Liponsäure)	p. o.

Tab. 2.19 Indikationen und Dosierungsempfehlungen für L-Carnitin (Fortsetzung)

Indikation	Empfohlene Dosierung	Applikation
Neuropathien durch neurotoxische Chemotherapie (z. B. Carboplatin, Docetaxel, Vincristin)	Intravenös: 2000 mg Acetyl-L-Carnitin für 10 Tage	i. v., p. o.
	Oral: 3 × 1 g ALC/d für 8 Wochen	
Neuropathien bei HIV, durch antiretrovirale Arzneimittel (z. B. ddI, Zidovudin)	Intravenös: 2000 mg Acetyl-L-Carnitin für 10 Tage	i. v., p. o.
	Oral: 3 × 1 g ALC/d für 8 Wochen	
Periphere arterielle Verschlusskrankheit (PAVK)	2000–6000 mg/d (z. B. 2 × 2 g für 3 Wochen)	p. o.
Peyronie's Disease (Induratio penis plastica)	2000–4000 mg/d	p. o., i. v.
Post-Polio-Syndrom (PPS)	1000–3000 mg/d (z. B. 3 × 1000 mg/d)	p. o.
Schwangerschaft	200–1000 mg/d (+ Ω-3-Fettsäuren)	p. o.
Risikoschwangerschaften (z. B. Mehrlingsgeburten, Schwangerschaftsdiabetes)	2000–4000 mg/d	p. o., (i. v.)
Systemischer Carnitinmangel	100 mg/kg KG/d	i. v., p. o.
Arzneimitteltherapie mit		
Adefovir-Dipivoxil	1000–2000 mg/d	p. o.
Trastuzumab (v. a. bei Kombi mit Anthrazyklinen)	Intravenös: 2 g L-Carnitin als Kurzinfusion in 250 ml 0,9 % NaCl, 1 h vor der Applikation	i. v.
	Oral: 2–4 g/d (z. B. 3 × 1 g, p. o., Beginn: 3 Tage vor der Trastuzumab-Therapie)	p. o.
NRTI (z. B. Zidovudin) → Reduktion der mitochondrialen Toxizität	1000–3000 mg/d (z. B. 2 × 1000 mg/d) + Coenzym Q_{10}, Vitamin C, Vitamin E und Selen	p. o.
Valproinsäure	1000–3000 mg/d	p. o.

Tab. 2.19 Indikationen und Dosierungsempfehlungen für L-Carnitin (Fortsetzung)

Indikation	Empfohlene Dosierung	Applikation
Zytostatika		
Anthrazykline (z. B. Doxorubicin, Epirubicin, Mitoxantron): Prävention und Verringerung der anthrazyklininduzierten Kardiotoxizität (z. B. Kardiomyopathie)	2000–6000 mg/d Intravenös: 2 g L-Carnitin als Kurzinfusion in 250 ml 0,9% NaCl, 1h vor Anthrazyklin-Applikation Oral: 2–4 g/d (z. B. 3 × 1 g/d, p. o., Beginn: 3 Tage vor der CT)	i. v., p. o.
Stickstofflost-Derivate: Prävention ifosfamidinduzierter Störungen des Carnitinhaushaltes	2000–4000 mg/d Intravenös: 1–2 g L-Carnitin als Kurzinfusion in 100–250 ml 0,9% NaCl, 1h vor Ifosfamid-Applikation Oral: 2–4 g/d (z. B. 3 × 1 g, p. o., Beginn: 3 Tage vor CT)	i. v., p. o.
Platinverbindungen: Prävention Cisplatin- und durch andere Platinverbindungen (z. B. Oxaliplatin) induzierte Störungen des Carnitinhaushaltes; (weitere: Docetaxel, Interleukin-2, Paclitaxel, Gemcitabin)	2000–4000 mg/d Intravenös: 1–2 g L-Carnitin als Kurzinfusion in 100–250 ml 0,9% NaCl, 1h vor Platin-Applikation Oral: 2–4 g/d (z. B. 3 × 1 g/d, p. o. (Beginn 3 Tage vor CT)	i. v., p. o.
Platininduzierte Neuropathien, Therapie	Intravenös: 2000 mg L-Carnitin (Acetyl-L-Carnitin) als Kurzinfusion in 250 ml 0,9% NaCl (z. B. 2–3x/Woche) Oral: 2000–6000 mg/d als Acetyl-L-Carnitin	i. v., p. o.
Weitere Anwendungsgebiete: Dyslipoproteinämie, Fibromyalgie, Kachexie, Lebererkrankungen, Neuro-/Myopathien (z. B. Acyl-CoA-Dehydrogenase-Mangel), Phenylketonurie, Respiratory Distress Syndrom, Rett-Syndrom, Sepsis, TPN.		

Coenzym Q_{10}

Coenzym Q_{10} (Ubiquinol/Ubiquinon) übernimmt im Organismus als essenzieller Bestandteil mitochondrialer Enzymkomplexe eine zentrale Aufgabe bei der Umwandlung von Nahrungsenergie (z. B. Fette, Kohlenhydrate) in zelluläre Energie in Form von ATP.

Funktionen

- Schrittmacherfunktion im zellulären Energiestoffwechsel: Mobiler Elektronen- und Protonenüberträger (Redoxsystem) in der mitochondrialen Atmungskette (Komplex I/II → Komplex III) zur Bildung von Stoffwechselenergie in Form von Adenosintriphosphat (ATP), Q_{10}-Zyklus: Ubiquinon (oxidierte Form) – Ubisemiquinon (Radikalform) – Ubiquinol (reduzierte Form).
- Lipophiles Antioxidans (Ubiquinol/Ubiquinon): Verringerung der Lipidperoxidation (z. B. PUFA) und Steigerung der Oxidationsresistenz von Lipiden (z. B. LDL-Cholesterin), Regenerierung des Tocopheryl-Radikals in antioxidativ wirksames Vitamin E (Vitamin-E-Spareffekt), Inaktivierung von Ferrymyoglobin, Schutz der DNA.
- Zellmembranstabilisierung: Steuerung von Ionenkanälen, z. B. Interaktion mit der Na^{+}/K^{+}-ATPase, Stabilisierung von calciumabhängigen Kanälen sowie Regulierung von Wasser- und Vitamin-C-Pumpen.
- Zellmembranintegrität: Erhöhung der Membranfluidität und -vitalität.
- Stoff- und Informationsaustausch zwischen den Zellen (→ Gap-junctions).
- Immunkompetenz (z. B. Steigerung der Phagozytoseaktivität der Makrophagen und Proliferation der Granulozyten).
- Endothelfunktion, NO-Synthase, vaskuläre ecSOD-Aktivität.
- Genexpression (z. B. Ubiquitin), zelluläre Signaltransduktion über Transkriptionsfaktoren.
- Fertilität.
- Gruppe der Mitochondrials bzw. Energy Response Modifiers (ERM): Coenzym Q_{10}, L-Carnitin, α-Liponsäure, Thiamin, Magnesium, Riboflavin, Niacin.

In der mitochondrialen Atmungskette werden mit Hilfe von Coenzym Q_{10} Elektronen, von den aus der Oxidation von Glucose und Fettsäuren

Tab. 2.20 Altersbedingte Abnahme der Coenzym-Q_{10}-Produktion in einzelnen Organen im Vergleich zu einer 20-jährigen Person

Organ	39–43 Jahre	77–81 Jahre
Herz	−32 %	−58 %
Milz	−13 %	−60 %
Lunge	k. A.	−48 %
Niere	−27 %	−45 %
Leber	−5 %	−17 %
Pankreas	−8 %	−83 %

entstehenden Redoxäquivalenten NADH auf Sauerstoff unter Bildung von Wasser übertragen (> Abb. 2.8). Das dabei entstehende Membranpotenzial ($\Delta\mu H^+$) wird zur Synthese von energiereichen Phosphaten (Adenosintriphosphat, ATP) verwendet. Die Konservierung der hierbei freiwerdenden Energie in Form von ATP wird auch als oxidative Phosphorylierung bzw. Atmungskettenphosphorylierung bezeichnet.

Der Gesamtbestand des Körpers an Coenzym Q_{10} beträgt bei einem erwachsenen Menschen etwa 0,6 bis 1,5 Gramm. Die höchsten Coenzym Q_{10}-Konzentrationen finden sich in Organen mit hohem Energiebedarf, wie z. B. im Herzmuskel, in der Leber, in den Nieren und in der Bauchspeicheldrüse (siehe > Tab. 2.20).

Ein erhöhter Coenzym-Q_{10}-Bedarf kann auftreten bei Stress, starker Muskelarbeit, hohem Alkoholkonsum, Infektionen, Sport, mitochondrialen Störungen und Krankheiten wie Herzmuskelschwäche, Diabetes mellitus, Krebs, Morbus Alzheimer, Migräne, Morbus Parkinson, Muskelschwund und Schilddrüsenüberfunktion. Auch die Einnahme von Arzneimitteln kann den Bedarf an Coenzym Q_{10} steigern. So hemmen alle Lipidsenker vom Statin-Typ durch Blockade des Enzyms HMG-CoA-Reduktase neben der Cholesterinsynthese auch die endogene Biosynthese von Q_{10}.

Altern, genetische Mutationen, Krebs (Pankreas/Serum: –30 %), Diabetes mellitus (NIDDM/Serum:–65 %), Morbus Parkinson und Therapie mit Cholesterinsenker vom Statin-Typ sind mit einem Abfall der Coenzym-Q_{10}-Spiegel im Serum und Gewebe verbunden.

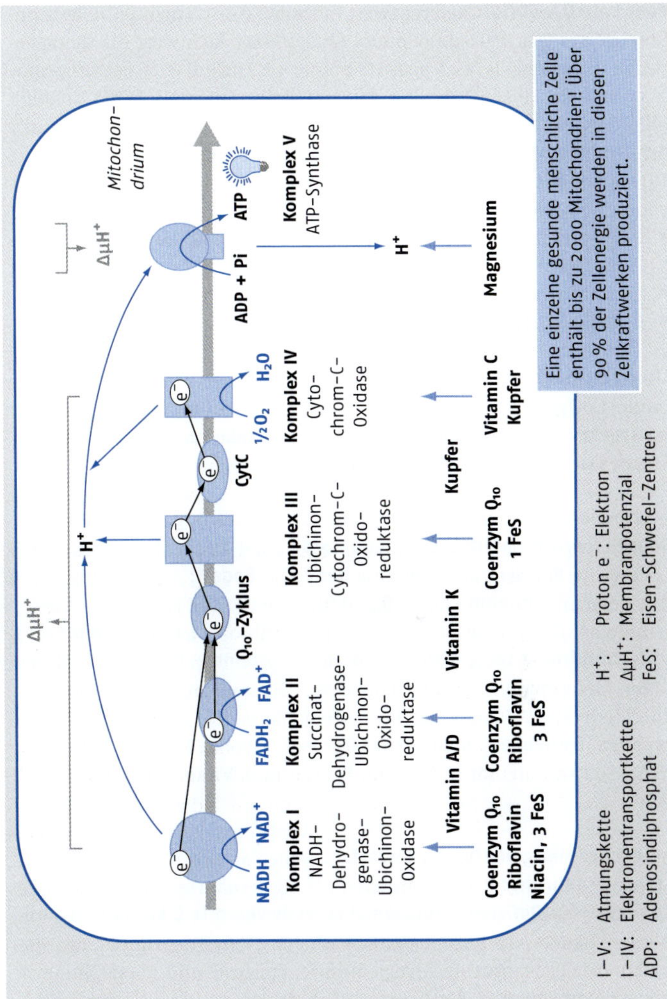

Abb. 2.8 Coenzym Q_{10} und Enzymkomplexe der mitochondrialen Atmungskette

Coenzym-Q_{10}-Status: Referenzwert (normal): 0,8–1,2 µg/ml (Cholesterin-korrigiertes Q_{10}: > 0,3 µmol/mmol Cholesterin); Richtwert für therapeutische Wirksamkeit > 2,5 µg/ml (3 pmol/l = 2,7 µg/ml) (z. B. Leistungssport ≥ 3 µg/ml, Parkinsontherapie ≥ 4 µg/ml). Probenmaterial: EDTA-Vollblut (plus Serum), Nüchternblut (12 h Nahrungskarenz); Venenblut: Serum 0,5–2 ml; rasch abzentrifugieren, Hämolyse vermeiden.
Parameter mit Hinweis auf nitrosativen Stress und Störung der Mitochondrienfunktion (mitochondriale Toxizität):

- 3-Nitrotyrosin, 3-NT (Serum): Peroxynitrit hemmt die mitochondriale Atmungskette,
- Lactat/Pyruvat-Quotient (Blut),
- Citrullin (Urin).

Lipidperoxidation: Das Verhältnis von reduziertem Coenzym Q_{10} (Ubiquinol CoQ_{10} red) zu oxdiertem Coenzym Q_{10} (Ubiquinon, CoQ_{10} ox) ist ein aussagekräftiger Parameter für die Lipidperoxidation und oxidativen Stress. Das optimale Verhältnis liegt ungefähr bei 90:10.

Interaktionen mit Arzneimitteln/Nährstoffen: Störung der endogenen CoQ_{10}-Biosynthese (HMG-CoA-Reduktase): CSE-Hemmer bzw. Statine (z. B. Lovastatin, Pravastatin). **Erhöhung des CoQ_{10}-Bedarf:** Anthrazykline (z. B. Adriamycin). **Abnahme der CoQ_{10}-Serumspiegel:** CSE-Hemmer (→ Abnahme der CoQ_{10}-Spiegel bis zu 54%), Gemfibrozil, L-Dopa. **Inhibierung mitochondrialer CoQ_{10}-abhängiger Enzymsysteme**: β-Blocker (z. B. Propanolol, Metoprolol), Clonidin, Haloperidol, Hydralazin, Hydrochlorothiazid, Methyldopa, Phenothiazine, Sulfonylharnstoffe, trizyklische Antidepressiva. **Mangel an Cofaktoren:** L-Tyrosin, Vitamin B_2 (FAD), Niacin (NADH), Panthotensäure, Vitamin B_6, Folsäure, Vitamin B_{12}, Vitamin C, Selen.

Möglicher Mangel/erhöhter Bedarf: Personen ab dem 40. Lebensjahr, Stress; **Ernährung:** Reduktionsdiäten, Mangelernährung, fettarme Kost; **Coenzym-Q_{10}-Defizienz (autosomal rezessiv vererbte Erkrankung)** – klinische Phänotypen: Enzephalomyopathie mit Belastungsintoleranz, mitochondrialer Myopathie, Myoglobinurie, Epilepsie und Ataxie; Infantile Enzephalomyopathie, Kardiomyopathie, Ataxie, optische Neuropathie, Taubheit und Nephrose; Zerebelläre Ataxie; Leigh-Syndrom mit Kleinwuchs, Ataxie und Taubheit; Isolierte Myopathie. **Erkrankungen:** Amyotrophe Lateralsklerose, Asthma bronchiale, Burnout-Syndrom, Chronique Fatigue Syndrom, Diabetes mellitus, Entzündungen, Fibromyalgie, Friedreich-Ataxie, Hepatitis C, Herz-Kreislauf-Erkrankungen (z. B. Bluthochdruck, Herzinsuffizienz, dilatative Kardiomyopathie, Therapie mit Statinen), Hyperthyreose, Infertilität, Krebs (v. a. Brustkrebs, Melanom, Therapie mit Anthrazyklinen oder Tamoxifen), Lactatazidose, Migräne, Muskelerkrankungen, Morbus Alzheimer, Morbus Parkinson (→ reduzierte Aktivität des Komplex I), Niereninsuffizienz, Phenylketonurie, rheumatoide Arthritis. **Mitochondriale Erkrankungen (→ genetische Störungen der oxidativen Phosphorylierung):** Mitochondriale Enzephalomyopathie, Lactatazidose und schlaganfallähnliche Episoden (MELAS), Kearns-Sayre-Syndrom (KSS), chronisch-progressive externe Ophthalmoplegie (CPEO) mit asymmetrischer Ptosis und progredienter Lähmung der äußeren Augenmuskeln, Mitochondriale neurogastrointestinale Enzephalomyopathie (MNGIE), Myoklonusepilepsie (Myoklonien, fokale und generalisierte Anfälle) mit RRF (MERRF), Hereditäre Leber-Optikus-Neuropathie (LHON) mit frühzeitigem Visusverlust, Mitochondriale DNA-Depletionssyndrome (MDS), Mitochondriale Myopathie (MM), Neuropathie, Ataxie und Retinitis pigmentosa (NARP), Friedreich-Ataxie, Down-Syndrom, Huntington-Krankheit (→ reduzierte Aktivität des Komplex II und III); **eingeschränkte Resorption:** Fettstoffwechselstörungen, gastrointestinale Störungen, Störungen der Gallenfunktion; **Risikogruppen:** Leistungssportler, Raucher, Senioren.

Mögliche Mangelsymptome: Allgemein: Antriebslosigkeit, Leistungsabfall, Lethargie, Muskelschwäche; **Herz-Kreislauf-System:** Abfall der kardialen CoQ_{10}-Spiegel (40- bzw. 80-Jähriger: um 30% bzw. 60%↓), Störungen der kardialen Bioenergetik, endotheliale Dysfunktion; **Labor (→ Mitochondriale Dysfunktion):** Erhöhte Pyruvat-, Lactat-Spiegel (→ Citrataufstau), Citrullin im Urin ≥ 2,9 mg/g Crea, erhöhte Methylmalonsäure, reduzierte Ubiquinol/Ubiquinon-Ratio, erhöhte 3-Nitrotyrosin-Spiegel (→nitrosativer Stress); **Weitere:** Immunologische und neurologische Störungen, mitochondriale Dysfunktion (z. B. erhöhte Lactatspiegel, erhöhtes Risiko für Free Radical Diseases (Alzheimer, KHK, Krebs, Melanom-Progression, Parkinson).

Tab. 2.21 Indikationen und Dosierungsempfehlungen für Coenzym Q_{10}

Indikation	Empfohlene Dosierung	Applikation
Allgemeine Prävention, MT	30–90 mg CoQ_{10}/d (ca. 0,5–1 mg/kg KG)	p. o.
AIDS, HIV-Infektion	90–500 mg/d (z. B. 3 × 100 mg/d)	p. o.
Morbus Alzheimer	90–500 mg/d	p. o.
Augenerkrankungen (z. B. AMD, Glaukom, Retinitis pigmentosa)	90–500 mg/d	p. o.
Bluthochdruck	90–300 mg/d (z. B. 2 × 100 mg/d)	p. o.
Burnout-Syndrom	90–300 mg/d	p. o.
Coenzym-Q_{10}-Defizienz, autosomal-rezessiv vererbte	500–1000 mg/d (→ bei ETFDH-Defekt auch Kombination mit 50–200 mg Riboflavin)	p. o.
Diabetes mellitus	100–500 mg/d (z. B. 3 × 100 mg/d)	p. o.
Diabetische Kardiomyopathie	100–300 mg (+ 600 mg/d α-Liponsäure, 500 mg Vitamin C und 200 I. E. Vitamin E)	p. o.
Herzkrankheiten (Arrhythmien, Herzinsuffizienz Kardiomyopathie, KHK)	90–500 mg/d (+ L-Carnitin)	p. o.
Kardiopulmonale Reanimation (in Verbindung mit milder Hypothermie)	Initial: 250 mg; Dann: 3 × 150 mg über 5–7 Tage, danach: 90–150 mg	über nasogastrale Sonde, p. o.
Krebs (z. B. CT mit Anthrazyklinen, Brustkrebs, Melanom)	90–600 mg/d (z. B. 3 × 150 mg)	p. o.
Leistungssport	100–300 mg/d	p. o.
Migräne-Prophylaxe	150–300 mg/d, (z. B. 3 × 100 mg)	p. o.

Tab.2.21 Indikationen und Dosierungsempfehlungen für Coenzym Q_{10} (Fortsetzung)

Indikation	Empfohlene Dosierung	Applikation
Mitochondriale Erkrankungen (z. B. LHON, mitochondriale Kardiomyopathie, Friedreich-Ataxie)	200–1000 mg/d (+ L-Carnitin, Benfotiamin, Riboflavin, Vitamin B_{12} und α-Liponsäure)	p. o.
Mitochondriale Myopathien	2 mg/kg KG/d	p. o.
Multiple Sklerose	90–500 mg/d	p. o.
Morbus Parkinson	200–600 mg/d (initial: bis zu 1200 mg über 4 Wo.)	p. o.
Nierenschäden, Prävention kontrastmittelinduzierter	150–300 mg (z. B. 3 × 100 mg/d, Beginn: 4 h vorher)	p. o.
Parodontose	90–300 mg/d (+ Vitamin C)	p. o.
Sepsis	300–500 mg/d (+ Selen)	p. o.
Arzneitherapie mit		
Antidepressiva, trizyklische	50–100 mg/d	p. o.
Anthrazyklinen (z. B. Doxorubicin)	100–300 mg/d (z. B. 2 × 150 mg, p. o., Beginn: 5 Tage vor bis 3 Tage nach CT mit Anthrazyklin)	
Betablockern	100–300 mg/d	p. o.
CSE-Hemmer, Statine (z. B. Pravastatin)	60–300 mg/d (z. B. 2 × 50 mg)	p. o.
Phenothiazinen	50–100 mg/d	p. o.
Weitere Anwendungsgebiete (p. o.): ALS, Aphthen, Infertilität, Inkontinenz, Muskeldystrophie, Phenylketonurie, Übergewicht, Adipositas (Gewichtsreduktion), Zahnerkrankungen.		

Einnahme: Pulver- und Ölkapseln zu den Mahlzeiten (→ Nahrungsfette verbessern orale Bioverfügbarkeit deutlich). Einige Untersuchungen haben gezeigt, dass Ubiquinol besser resorbiert wird als Ubiquinon. Zur Erhöhung der Coenzym-Q_{10}-Serumspiegel von 1 µg/ml auf etwa 2 µg/ml ist die eine regelmäßige Einnahme von wenigstens 100 mg Coenzym Q_{10} pro Tag in Form eines gut bioverfügbaren Präparates erforderlich.

Hinweis
Idebenon ist ein Quinon-Derivat mit ähnlicher Wirkung wie Coenzym Q_{10}. Es wird wie letzteres bei verschiedenen mitochondrialen Erkrankungen (z. B. LHON, mitochondriale Kardiomyopathie, Friedreich-Ataxie) eingesetzt (Dosierung: 200–2500 mg/d, p. o.).

Nebenwirkungen und Toxizität: In sehr seltenen Fällen wird bei langfristiger Einnahme von Coenzym Q_{10} in hoher Dosierung über Diarrhö, Übelkeit, Hautausschläge und eine erhöhte Reizbarkeit berichtet.

Spezielle Interaktionen

Anthrazykline (z. B. Doxorubicin): Die orale Prämedikation mit Coenzym Q_{10} (etwa 2–10 mg/kg KG tgl., p. o.) kann die anthrazyklininduzierte Kardio- und Lebertoxizität verringern, ohne die zytotoxische Aktivität der Anthrazykline zu beeinträchtigen. **Cholesterinsenker vom Statin-Typ:** Statine (CSE-Hemmer) hemmen nicht nur dosisabhängig die körpereigene Synthese von Cholesterin, sondern auch die von Ubiquinol und Ubiquinon (→ Abnahme der CoQ_{10}-Spiegel um bis zu 54 %). Unerwünschte Wirkungen der CSE-Hemmer wie Müdigkeit, Myalgien oder Myopathien werden auch bei schlechter $Coenzym_{10}$-Versorgung beobachtet. In einer aktuellen Studie an Patienten, die unter der Therapie mit Statinen Muskelschmerzen und Myopathien entwickelten führte die 30-tägige Supplementierung von Coenzym Q_{10} (100 mg/d, p. o.) zu einem deutlichen Rückgang der Schmerzen um 40 % ($p < 0{,}001$) und der damit verbundenen Beeinträchtigung der Alltagsaktivitäten um 38 % ($p < 0{,}02$). **Selen:** Die selenabhängige Thioredoxin-Reduktase ist die effektivste Ubiquinon-Reduktase außerhalb der Mitochondrien, welche Ubiquinon zu Ubiquinol regeneriert. **Tamoxifen:** Die Ergebnisse einer aktuellen Studie lassen vermuten, dass die Supplementierung von Coenzym Q_{10}, Riboflavin und Niacinamid zusätzlich zur Therapie mit Tamoxifen beim Mammakarzinom das Risiko der Rezidiv- und Metastasenbildung verringern kann. Antioxidanzien wie Vitamin C, Vitamin E und Coenzym Q_{10} wirken zudem tamoxifeninduzierten Störungen des Lipidstoffwechsels (z. B. Triglyceridämie) entgegen. **Timolol:** Coenzym Q_{10} kann die timololinduzierte chronotrope und inotrope Beeinträchtigung der kardialen Bioenergetik in der Glaukomtherapie verringern. **Vitamin K_2:** Aufgrund der strukturellen Ähnlichkeit mit Vitamin K_2 ist bei gleichzeitiger Einnahme eine verminderte Wirkung von Warfarin (Abfall des INR-Wertes) möglich (Kontrolle der INR-Werte). **Präparateauswahl:** Quinomit® (8,4 mg Ubiquinol/Hub, 30 ml, 100 ml), Sanomit® Q_{10} direkt (2,5 mg CoQ_{10}/Tropfen, 30 ml, 100 ml), Q 10 Support (50 mg CoQ_{10} + 250 mg Vitamin C/Kps., 100 Kps.), Q_{10} classic MSE® (30 mg CoQ_{10}/Kps., 60, 120, 360 Kps.), Bildi® Q 10 Pur® (120 mg CoQ_{10}/Kps., 90, 180 Kps.), Sinamit®Q_{10}-Komb, Provisan® Q_{10}NT (30 mg CoQ_{10}/Kps.).

2.4 Weitere Nährstoffe

Glucosaminsulfat, Chondroitinsulfat

Glucosaminsulfat (GS) und Chondroitinsulfat (CS) sind beides Komponenten der extrazellulären Matrix der Gelenkknorpel.

D-Glucosaminsulfat: D-Glucosaminsulfat ist ein Schwefelsäuresalz des Aminosaccharids D-Glucosamin. D-Glucosamin ist der Hauptbaustein für die Synthese der Proteoglykane (→ Grundbaustoff der Knorpel, Sehnen und Bänder). Alle wichtigen Aminozucker der Proteoglykane werden ausgehend vom Glucosamin synthetisiert. Auch die Hyaluronsäure als Rückgrat der Proteoglykankette sowie als Bestandteil der synovialen Gelenkflüssigkeit, wird aus Glucosamin gebildet. D-Glucosaminsulfat stimuliert den Knorpelaufbau (anabol) und verbessert die Synoviaviskosität (Gelenkschmiere).

Chondroitin: Chondroitin, ein Glykosaminglykan, ist wie Glucosamin ein wichtiger Bestandteil der Proteoglykane, das Wasser bindet, eine galertartige Substanz bildet und damit eine Pufferfunktion in den Gelenken übernimmt. Im Gegensatz zu Glucosamin handelt es sich bei Chondroitin um ein hoch molekulares und langkettiges Zuckermolekül mit unterschiedlichen Kettenlängen, bestehend aus alternierenden Glucuronsäure-

Tab. 2.22 Indikationen und Dosierungsempfehlungen für Glucosaminsulfat und Chondroitinsulfat

Indikation	Empfohlene Dosierung	Applikation
Langzeit- oder Intervalltherapie degenerativer und entzündliche Gelenkerkrankungen (z. B. leichte bis mittelschwere Gonarthrose)	1500–2000 mg Glucosaminsulfat/d (z. B. 3 × 500 mg GS)	p. o.
	800–1200 mg Chondroitinsulfat/d (z. B. 3 × 400 mg CS)	p. o.
	Auch Kombination mit Omega-3-Fettsäuren, MSM, Kollagenhydrolysat, Pycnogenol, Mangan und Vitamin C	

und N-Acetyl-Galaktosamin-Einheiten mit unterschiedlichen Gehalt und Positionen an Schwefelatomen. Studien an Patienten mit Osteoarthritis bescheinigen Glucosaminsulfat (1500 mg/d, p. o.) und/oder Chondroitinsulfat (800–1200 mg/d, p. o.) schmerzlindernde, entzündungshemmende und gelenkbeweglichkeitsverbessernde Eigenschaften.

Funktionen

Stimulation anaboler Prozesse im Knorpel (→ Proteoglykansynthese):

- Stimulierung der Neusynthese von Proteoglykanen in humanen Chondrozyten.
- Bestandteil von Proteoglykan-Makromolekülen im Knorpel und der Synovialflüssigkeit (→ Verbesserung der Synoviaviskosität).
- Steigerung des Einbaus von Prolin und S-haltigen Komponenten (z. B. Methylsulfonylmethan, Sulfat) in die Knorpelmatrix.
- Erhöhung der Adhäsion von Chondrozyten an Fibronektin.

Hemmung kataboler Vorgänge im Knorpel (→ Knorpelprotektion):

- Hemmung der Peroxidbildung.
- Aktivitätsminderung lysosomaler Enzyme.
- Verminderung der Aktivitäten von Kollagenase und Phospholipase A.
- Reduktion der durch IL-1 und TNF-α-induzierten NO-Freisetzung.
- Inhibierung (dosisabhängig) der IL-1-β-induzierten Aktivierung des Transkriptionsfaktors NF-kappa B (→ Verminderung des Knorpelmatrixabbau durch Metalloproteasen) sowie der Genexpression und Proteinsynthese von COX-2 in humanen osteoarthritischen Chondrozyten.

Einnahme: Während bei den klassischen Antirheumatika (z. B. COX-Inhibitoren, NSAID) mit einem raschen Wirkungseintritt und den typischen Nebenwirkungen (z. B. Magenschleimhautschäden) zu rechnen ist, setzt die Wirkung von D-Glucosaminsulfat eher langsam ein. Eine akute Wirkung wie Reduktion von Schmerzen oder entzündlicher Prozesse ist von den Chondroprotektiva GS und/oder CS nicht zu erwarten.
Bei langfristiger Anwendung zeigte sich in kontrollierten Studien unter der Einnahme von täglich 1500 mg Glucosaminsulfat (Zeitraum: drei Jahre) gegenüber Placebo in Röntgenuntersuchungen der betroffenen Kniegelenke eine geringere Gelenkspaltverengung, was auf eine Hemmung der Krankheitsprogression hinweist. Zusätzlich konnte durch Glucosaminsulfat eine Verbesserung klinischer Symptome mit Hilfe des WOMAC-Scores (= Western Ontario and McMaster Universities-Arthrose-Index, ein Score zur Bewertung von Schmerzempfinden, Steifheit und Funktionsfähigkeit der Gelenke) festgestellt werden. Die Notwendigkeit eines Knie- oder Hüftgelenkersatzes konnte auch verringert werden.
Es empfiehlt sich die Tagesdosierung über den Tag verteilt zu den Mahlzeiten (z. B. 2 × 750 mg GS/d oder 3 × 500 mg GS/d) einzunehmen. Eine Intervalltherapie (z. B. 1.500 mg Glucosaminsulfat/d für 6 bis 8 Wochen gefolgt von einer 3-wöchigen Therapiepause) ist sinnvoll.
Das Glykosaminoglycan Chondroitinsulfat wirkt synergistisch mit Glucosaminsulfat. Es stimuliert die Knorpelneubildung, verbessert die Elastizität und mechanische Belastbarkeit von Knorpel und Knochen. Glucosaminsulfat wird deshalb häufig in Kombi mit Chondroitinsulfat, S-haltigen Komponenten (z. B. Methylsulfonmethan, MSM), Mangan (Synthese von Glykosaminglykanen) eingesetzt.

Nebenwirkungen und Toxizität: Die wenigen toxikologischen Studien zeigen, dass D-Glucosaminsulfat weder im akuten noch im chronischen Versuch auffällige Toxizitäten aufweist. In seltenen Fällen können leichte gastrointestinale Störungen (z. B. Übelkeit) auftreten. Glucosaminsulfat kann mit der Glucosetoleranz interferieren. In Dosierungen von bis zu 25 mg/kg Körpergewicht scheint nach aktuellen Studien Glucosaminsulfat jedoch den Glucosemetabolismus bei Typ-2 Diabetikern nicht zu beeinträchtigen.

Spezielle Interaktionen

Aromataseinhibitoren (z. B. Anastrozol): Die begleitende Einnahme von Glucosaminsulfat, Pycnogenol und Vitamin D kann die unerwünschten Wirkungen (z. B. Gelenksteifheit/-schmerzen) von Aromataseinhibitoren verringern. **Chloramphenicol:** Die Resorption von Chloramphenicol kann durch Glucosaminsulfat verringert werden. **NSAID (z. B. Diclofenac, Piroxicam, Ibuprofen):** In kontrollierten Studien konnte durch die Einnahme von Glucosaminsulfat und/oder Chrondroitinsulfat der Bedarf an nebenwirkungsreichen NSAID (z. B. Ulkuserkrankungen) wie Diclofenac verringert werden. **Omega-3-Fettsäuren (EPA/DHA):** Aufgrund ihrer ausgeprägten anti-inflammatorischen Eigenschaften ergänzen sich Glucosaminsulfat und Omega-3-Fettsäuren in der adjuvanten Therapie entzündlicher Erkrankungen des Bewegungsapparates. **Penicillin V:** Die Resorption von Penicillin V kann durch Glucosaminsulfat verringert werden. **Pycnogenol:** Der Polyphenol-Extrakt Pycnogenol kann aufgrund seiner analgetischen und antienzündlichen Eigenschaften in der adjuvanten Therapie der Osteoarthritis mit Glucosaminsulfat kombiniert werden. **Tetrazykline:** Bei gleichzeitiger Behandlung mit Tetrazyklinen kann es unter Glucosaminsulfat zu einer Erhöhung des Tetrazyklin-Serumspiegels kommen. **Präparateauswahl:** Arthro-Support (500 mg GS, 330 mg CS, 5 µg Vitamin D_3, 5 mg Mangan, 5 mg Zink/Kps.), Orthoexpert® Gelenknahrung/Gelenknahrung pro Hyaluron (600 mg GS, 400 mg CS, 5 g Kollagenhydrolysat und 100 mg Vitamin C/Portionsbeutel), Synomed Basis-osteo Granulat (500 mg GS, 112 mg CS, Mangan, Zink, Vitamin C, D_3), Dona®1500 mg (Pulver), Arthrosamin Gelenkschutz (500 mg GS, 400 mg CS, Vitamin K 70 µg, 5 µg Vitamin D/Kps.), Orthomol arthro plus Granulat/Kapseln.

Phosphatidylcholin und Cholin

Phospholipide wie Phosphatidylcholin und Cholin sind verseifbare Anteile von Fetten, deren Grundstruktur aus Glycerol (CH_2OH-CHOH-CH_2OH) besteht, welches an zwei Hydroxyl-Gruppen mit langkettigen Fettsäuren und an der dritten mit Phosphorsäure verestert ist. Zu den wichtigsten Phospholipiden im menschlichen Organismus zählen Phosphatidylcholin (Lecithin) und Phosphatidylserin. Das Knochenmark, das Gehirn, das Herz und die Leber sind besonders reich an Phosphatidylcholin. Phosphatidylcholin ist das dominierende Phospholipid in den Zellemembranen und das reichhaltigste Reservoir an Cholin, einem essenziellen Nährstoff. Cholin ist Bestandteil der Phospholipide Phosphatidylcholin und Sphingomyelin.

Funktionen

- Phospholipide sind strukturgebender Bestandteil aller Zellmembranen (→ Elastizität, Integrität und Funktionalität der Zellen); zelluläre Signalübertragung.
- Zellmembranen von Neuronen: Aufbau der isolationswirksamen Myelinscheiden (Sphingomyelin).
- Nervensystem: Reizübertragung im Nervensystem (→ Cholin ist Bestandteil des Neurotransmitters Acetylcholin).
- Zellkommunikation (→ Signaltransduktion über second messenger wie Diacylglycerol).
- Fettstoffwechsel: Emulgierung der Nahrungsfette (obligater Bestandteil der Gallenflüssigkeit), Bildung von VLDL, Triglycerid-Transport aus der Leber (Cholin = lipotroper Faktor: wirkt Fettakkumulation in der Leber entgegen).
- Betain (= oxidiertes Cholin): Methylgruppendonator (z. B. Remethylierung von Homocystein).
- Bestandteil des Platelet-activating factors (PAF): Einfluss auf Blutdruckregulation, Entzündungsprozesse und Thrombozytenaggregation.
- Cholin fördert Entgiftungskapazität der Leber bei Alkohol-, Arzneimittel-, Schwermetall- und Umweltbelastungen.

Geschätzte angemessne Zufuhr: Nach dem Institute of Medicine in den USA dürfte der tägliche Bedarf an Cholin bei gesunden Erwachsenen zwischen 420 bis 600 mg liegen.

Möglicher Mangel/erhöhter Bedarf: Alter, Schwangerschaft, Stillzeit, Sport, Wachstum. **Ernährung/Lebensstil:** Alkoholabusus, diätetischer Cholin-, Folsäure-, Vitamin-B_{12}-Mangel, intensivmedizinische Infusionsernährung (parenterale Ernährung); **Erkrankungen:** AIDS/HIV, entzündliche Darmerkrankungen (z. B. Colitis ulcerosa), Demenz (z. B. Alzheimer), Leber- (z. B. Fettleber, Hepatitiden), Pankreaserkrankungen, Störungen der Fettverdauung;

Tab. 2.23 Indikationen und Dosierungsempfehlungen für Phosphatidylcholin und Cholin

Indikation	Empfohlene Dosierung	Applikation
Hypercholesterolämie	1500–3000 mg Phosphatidylcholin/d	p. o.
Lebererkrankungen, Leberschäden (z. B. durch Alkoholabusus, Arzneimittel, Viren, Hepatitis B und C)	1500–5000 mg Phosphatidylcholin/d (z. B. 3 × 600 mg)	p. o.
Gedächtnis-, Konzentrationsstörungen	2000–10 000 mg Phosphatidylcholin/d	p. o.
Weitere Anwendungsgebiete	Gallensteine, Demenz, Morbus Alzheimer, Multiple Sklerose (→Infusionen mit Cholin)	.

Mögliche Folgen: Leber: Anstieg der Lebertransaminasen (z. B. Alanin-Amino-Transferase-Aktivität), Leberschäden (→ Cholinmangeldiät kann nach drei Wochen bereits zu Leberschäden führen), Leberverfettung, Fibrosierung, erhöhtes Risiko für Leberkrebs; **Nervensystem:** Störungen der Lern- und Gedächtnisleistung. **Niere:** Nierenfunktionsstörungen. **Stoffwechsel**: Störung des Carnitin-Metabolismus.

Einnahme: Tagesdosierung über den Tag verteilt zu den Mahlzeiten (z. B. 3x täglich). Cholin wird gewöhnlich in einer Dosierung von 0,50–2,5 g/d, Lecithin im Bereich von 1,5–20 g/d gegeben.

Hinweis

Handelsübliche Lecithin-Präparate enthalten i. d. R. 10–20% Phosphatidylcholin (1 g Lecithin-Präparat = ca. 100–200 mg Phosphatidylcholin = ca. 12–25 mg Cholin). Neuere Präparate enthalten bis zu 98% Phosphatidylcholin.

Nebenwirkungen: Langfristige Einnahme hoher Dosierungen (≥ 20 g/d) kann in seltenen Fällen Übelkeit, depressive Verstimmungen und nach Fisch riechende Körperausdünstungen hervorrufen.

Spezielle Interaktionen
Antituberkulotika (z. B. Isoniazid, Rifampicin): Phosphatidylcholin kann Störungen der Leberfunktion (z. B. Anstieg der AST) unter einer Therapie mit Isoniazid und/oder Rifampicin verringern. **Statine:** Phosphatidylcholin kann die cholesterinsenkende Wirkung der CSE-Hemmern steigern. **NSAID (z. B. ASS):** In tierexperimentellen Studien konnten gastrointestinale Nebenwirkungen der NSAID durch Phospholipide verringert werden. **Präparateauswahl:** Lipostabil®.

Phosphatidylserin

Phosphatidylserin (PS) gehört wie Phosphatidylcholin zur Gruppe der Phospholipide. Es ist das dominierende Phospholipid im Gehirn.

Funktionen

- Phospholipide: Strukturgebende Bestandteile aller Zellmembranen (→ Fluidität, Integrität und Funktionalität der Zellen, Zell-Zell-Kommunikation).
- Phosphatidylserin (PS): Dominierendes Phospholipid im Gehirn; Freisetzung und Signaltransduktion von Neurotransmittern (z. B. Acetylcholin, Dopamin, Serotonin).

Geschätzte angemessene Zufuhr: Da Phosphatidylserin zu den Phospholipiden zählt, die endogen gebildet werden, liegt keine Zufuhrempfehlung vor.

Möglicher Mangel/erhöhter Bedarf: Alter, kognitive Störungen (z. B. schwaches Kurzzeitgedächtnis), psychischer Stress; **Erkrankungen**: ADHS, Demenz, Morbus Alzheimer, Parkinson.

Mögliche Folgen: Allgemein: Geringe Stressresistenz, Nervosität; **Gehirn/ Nervenzellen:** Abnahme der NGF-Rezeptor-Dichte im Cerebellum und Hippokampus, Beeinträchtigung der zerebralen Glucoseverwertung, An-

Tab. 2.24 Dosierungsempfehlungen für Phosphatidylserin

Indikation	Empfohlene Dosierung	Applikation
Aufmerksamkeits-/Hyperaktivitätsstörungen (ADHS)	300 mg Phosphatidylserin/d (+ Omega-3-FS, Magnesium und Zink)	p. o.
Altersassoziierte Gedächtnis- und Konzentrationsstörungen	300 mg Phosphatidylserin/d (z. B. 3 × 100 mg PS, + Vitamin B_{12})	p. o.
Alzheimer, Morbus	300–400 mg Phosphatidylserin/d (+ α-Liponsäure und Omega-3-FS)	p. o.
Depressionen	300 mg Phosphatidylserin/d (+ Omega-3-FS, Folsäure, Vitamin B_{12} und Ginkgo)	p. o.
Chronischer Stress (Hyperkortisolismus), Burnout-Syndrom	300–900 mg Phosphatidylserin/d (z. B. 3 × 100 mg PS)	p. o.
Weitere Anwendungsgebiete: Mitochondriopathien, Parkinson		

fälligkeit für oxidative Membranschäden, Gedächtnis-, Konzentrations- und Lernstörungen, Neigung zu Depressionen.

Einnahme: Je nach Indikation variiert die therapeutische Dosierung zwischen 300 bis 900 mg pro Tag. Die Tagesdosierung sollte über den Tag verteilt eingenommen werden, vorzugsweise zu den Mahlzeiten (z. B. 3 × 100 mg PS/d). Aufgrund der möglichen Einschlafstörungen sollte Phosphatidylserin nicht direkt vor dem Zubettgehen eingenommen werden.

Nebenwirkungen und Toxizität: Die Toxizität von Phosphatidylserin ist äußerst gering. Eine Mutagenität und Teratogenität konnte in Tierversuchen ausgeschlossen werden. In Dosierungen von mehr als 200 mg Phosphatidylserin täglich treten in seltenen Fällen Übelkeit und Einschlafstörungen auf, die wahrscheinlich auf einer vermehrten Freisetzung von Dopamin beruhen.

Präparateauswahl: Lipamin-PS Membrain (100 mg PS/Kaps.)

Pycnogenol

Pycnogenol ist ein standardisierter Extrakt von Procyanidinen (auch Proanthocyanidinen), der aus der Rinde der französischen See-Kiefer (Pinus pinaster, ssp. atlantica) gewonnen wird. Oligomere Procyanidine (OPC) sind sekundäre Pflanzenstoffe, die zur großen Gruppen der Polyphenole gehören. Pycnogenol enthält ein breites Spektrum von Procyanidinen, die von monomeren Polyphenolen (z. B. Catechin, Taxifolin) bis zu hexameren und höheren oligomeren Procyanidinen reichen. Die antioxidativen und immunmodulierenden Eigenschaften dieses Polyphenol-Extraktes erweitern bei einer Vielzahl von Indikationen die Applikation von Vitaminen und anderen Mikronährstoffen.

Eigenschaften: Die Kiefernrinde wurde bereits im 4. Jahrhundert vor Christus von Hippokrates bei der Behandlung von entzündlichen Erkrankungen eingesetzt. Neben antientzündlichen Eigenschaften werden dem Extrakt Pycnogenol vor allem antioxidative, immunmodulierende, endothel-/kardioprotektive, gefäßerweiternde und Thrombozyten-aggregationshemmende Wirkungen zugeschrieben.
Antioxidative Eigenschaften:

- Entgiftung von reaktiven Sauerstoff- und Stickstoffspezies (z. B. Peroxynitrit),
- Steigerung der antioxidativen Kapazität,
- Hemmung der Lipidperoxidation,
- Regeneration von Vitamin C, Vitamin E und L-Glutathion.

Immunmodulierende und antiinflammatorische Eigenschaften:

- Stimulierung des Immunsystems (z. B. NK-Zellen),
- Inhibierung der Cyclooxygenase (COX) 1 und 2,
- Verringerung der Histaminausschüttung,
- Inhibierung der Aktivierung des redoxsensitiven Transkriptionsfaktors NF-kappa B durch prooxidative/pro-inflammatorische Reize (z. B. Zytokine),
- Inhibierung der Tumorinitiation.

Endothel- und kardioprotektive Eigenschaften:

- Steigerung der NO-Bioverfügbarkeit und Aktivität der endothelialen NO-Synthase, eNOS (→ vaso- und koronardilatierende Wirkung),

- Hemmung der Thrombozytenaggregation (konzentrationsabhängig) und Reduktion der Thromboxan-A_2-Spiegel,
- Reduktion der Endothelin-1-Konzentration (Endothelin 1 = starker Vasokonstriktor) und Steigerung der Prostacyclin-Synthese,
- Verbesserung der Mikrozirkulation, Verringerung der Proteinglykosilierung,
- Lipidmodulierende Effekte (z. B. Reduktion der LDL-, Erhöhung der HDL-Cholesterin-Spiegel),
- Hemmung des Angiotensin-Konversions-Enzyms (→ moderate antihypertensive Wirkung).

Blutzuckersenkende Eigenschaften:
- Senkung des Nüchtern-Blutzuckerspiegels,
- Reduktion des postprandialen Blutzuckerspiegels,
- konzentrationsabhängige Hemmung der α-Glucosidase (spaltet Oligo- und Disaccharide im Dünndarm),
- Hemmung der Proteinglykosilierung (HbA_{1C}-Wert ↓).

Anwendungsgebiete: Eine Reihe von klinischen Studien beschreiben für Pycnogenol einen günstigen Einfluss auf die Therapie verschiedener Beschwerden und Erkrankungen, wie Aufmerksamkeits-/Hyperaktivitätsstörungen (ADHS), Arthrose, Asthma bronchiale, chronisch venöse Insuffizienz (CVI), erektile Dysfunktion, Gingivitis, gynäkologische Beschwerden (z. B. Dysmenorrhö, Endometriose), kardiovaskuläre Erkrankungen (e. g. Bluthochdruck), Typ-2-Diabetes, diabetische Mikroangiopathien, Ulcus cruris venosum und systemischer Lupus erythematodes.

Einnahme: In klinischen Studien wurden überwiegend Dosierungen von 50 bis 400 mg Pycnogenol pro Tag (p. o.) eingesetzt.

Nebenwirkungen und Toxizität: Pycnogenol wird in der Regel gut vertragen. Milde Nebenwirkungen wie gastrointestinale Störungen, Übelkeit, Kopfschmerzen, Abgeschlagenheit und Hautreizungen sind selten und treten in den meisten Fällen nur vorübergehend auf. Aufgrund fehlender Daten zur Sicherheit wird die Einnahme von Pycnogenol in der Schwangerschaft und Stillzeit nicht empfohlen.

Tab. 2.25 Indikationen und Dosierungsempfehlungen für Pycnogenol

Indikation	Empfohlene Dosierung	Applikation
Arthrose	100–300 mg/d (z. B. 2 × 100 mg, auch Kombi mit Glucosamin- und Chrondroitinsulfat)	p. o.
Augenerkrankungen (z. B. diabetische Retinopathie, AMD, Glaukom)	100–300 mg/d (z. B. 3 × 50 mg)	p. o.
Diabetes mellitus (auch diabetische Mikroangiopathien)	100–400 mg/d (z. B. 2 × 100 mg)	p. o.
Erektile Dysfunktion	100–300 mg/d (z. B. 2 × 100 mg, auch Kombi mit L-Arginin)	p. o.
Gynäkologische Beschwerden (z. B. Dysmenorrhö, Endometriose)	100–400 mg/d (z. B. 2 × 50 mg)	p. o.
Herz-Kreislauf-Erkrankungen (z. B. Bluthochdruck, KHK)	100–300 mg/d (z. B. 3 × 50 mg)	p. o.
Neuralgien, Neuropathien, Hand-Fuß-Syndrom Karpaltunnel-Syndrom	100–300 mg (z. B. 3 × 50 mg, auch Benfotiamin und α-Liponsäure)	p. o.
Weitere Anwendungsgebiete: ADHS, Alzheimer, Asthma bronchiale, Krebs, KPS, systemischer Lupus erythematodes, Migräne, Ulcus cruris venosum		

Spezielle Interaktionen

Antikoagulanzien: Die gleichzeitige Einnahme von Pycnogenol mit Arzneimitteln, die das Risiko für Blutungen erhöhen (z. B. ASS, Clopidogrel, Warfarin, Heparin) sollte vermieden werden. **Antihypertonika:** Im Hinblick auf den Einfluss des Pycnogenols auf die NO-Bioverfügbarkeit und das Angiotensin-Konversions-Enzym kann Pycnogenol den blutdrucksenkenden Effekt von Antihypertonika wie ACE-Hemmern und AT_1-Blockern verstärken. **Nifedipin:** Pycnogenol kann bei Hypertonikern die therapeutisch notwendige Dosierung von Nifedipin verringern. **Präparateauswahl:** Metagenol (50 mg Pycnogenol/Tablette)

Quercetin

Das Polyphenol Quercetin ist ein Flavonoid und zählt zur Untergruppe der Flavonole. Flavonole tragen am C3 des Herterozyklus zusätzlich eine Hydroxyl-Gruppe. Das Flavonolglykosid des Quercetins ist das Rutosid. Häufig in der Literatur für Rutosid verwendete Synonyma sind Rutin, Quercetin-3-Rut(in)osid, Quercetin-3-Rhamnoglykosid oder Vitamin P (P = Permeabilität).

Eigenschaften: Quercetin werden ausgeprägte antioxidative, entzündungshemmende, immunmodulatorische und antikanzerogene Eigenschaften zugesprochen

Antioxidative Eigenschaften und Effekte auf das kardiovaskuläre System:

- Entgiftung von reaktiven Sauerstoffspezies (ROS),
- antioxidativer Schutz mehrfach ungesättigter Fettsäuren und Inhibierung der Lipidperoxidation (z. B. oxLDL) und Schutz,
- Regeneration von Vitamin C (Vitamin C-Spareffekt), Vitamin E und L-Glutathion,
- Chelatisierung von pro-oxidativ wirkenden Übergangsmetallen,
- dosisabhängige Hemmung der Thrombozytenaggregation und des vasokonstriktorisch wirkenden Thromboxan A2,
- Hemmung der Aldose-Reduktase,
- Steigerung der NO-Bioverfügbarkeit und Aktivität der endothelialen NO-Synthase, eNOS (→ vaso- und koronardilatierende Wirkung),
- Biogenese der Mitochondrien.

Immunmodulierende und antiinflammatorische Eigenschaften

- Stimulierung des Immunsystems (z. B. NK-Zellen),
- antivirale Aktivität (z. B. gegen Herpes Virus Typ1),
- Hemmung der Cyclooxygenase und Proteinkinase C,
- Verringerung der Histaminausschüttung aus Mastzellen,
- Verringerung der Interleukin-2-Sekretion und IL 2-Rezeptor-Expression,
- Inhibierung der Aktivierung des redoxsensitiven Transkriptionsfaktors NF-kappa B durch prooxidative/pro-inflammatorische Reize (z. B. Zytokine),
- Inhibierung der zytokin-induzierten Expression von Adhäsionsmolekülen (z. B. ICAM-1).

Antikanzerogene Eigenschaften:

- Kontrolle und Regulation des Zellzyklus, Hemmung der Zellproliferation,
- Induktion des programmierten Zelltodes (Apoptose),
- Hemmung von Phase-I-Enzymen und Induktion von Phase-II-Enzymen (Glutathion-S-Transferase) sowie antioxidativen Enzymen (Glutathionperoxidase, Superoxiddismutase, Katalase),
- Inhibierung der Tyrosin-Kinase,
- Up-Regulation von Tumorsuppressorgenen (z. B. gadd45),
- verringertes Risiko für Prostatkarzinom und Lungenkarzinom.

Nahrungsquellen: Quercetin ist eines der häufigsten in der Natur vorkommenden Flavonoide, es ist unter anderem enthalten in der Rinde und Borken von zahlreichen Pflanzen, aber auch in der Schale von Zwiebeln, Äpfeln (140 mg/kg), Quitten, grüne Gemüsearten, Beeren und Kräutern, wie Ginkgo und Johanniskraut, in verschiedenen Teesorten und im Rotwein.

Anwendungsgebiete: In-vitro-Studien und einige klinische Studien geben Hinweise darauf, dass die Gabe von Quercetin in der Prävention und Therapie von Free Radical Disease, wie Allergien (z. B. allergische Rhinitis), Arthrose, Augenerkrankungen (z. B. Katarakt), chronisch-entzündlichen Darmerkrankungen (z. B. Morbus Crohn), Diabetes mellitus, Herz-Kreislauf-Erkrankungen, Herpes Infektion, Krebs (v. a. Fatigue), chronische Prostatitis und Schizophrenie empfehlenswert ist.

Einnahme: In Anhängigkeit von der Indikation wird Quercetin im Dosierungsbereich von 200–1000 mg pro Tag eingesetzt.

Nebenwirkungen: In der Regel wird Quercetin gut vertragen.

Spezielle Interaktionen

Bortezomib: Quercetin (auch Vitamin C, Grüntee-Extrakt) inhibiert in vitro die Wirkung von Bortezomib durch eine direkte chemische Reaktion zwischen Quercetin und der Borgruppe in Bortezomib. **Bromelain:** Bromelain scheint die antiinflammatorische Wirkung von Quercetin zu verbessern. **Zytostatika:** Quercetin verstärkt die Wirkung von unterschiedlichen Zytostatika (Busulfan, Cyclophosphamid, Doxorubicin, Gemcitabin, Topotecan) und reduziert die Expression des P-Glycoproteins in multidrug resistenten Zellen. Möglicherweise kann Quercetin auch Nebenwirkungen von einigen Zytostatika verringern. So führt Quercetin in vitro zu einem Schutz normaler Nierentubuluszellen gegenüber Cisplatin und schützt Leberzellen und Kardiomyozyten vor der akuten Schädigung durch Epirubicin.

Resveratrol

Resveratrol gehört zur großen Gruppe der Polyphenole und ist chemisch Trans-3,5,4`-trihydroxystilben. Die chemische Struktur des Resveratrols ähnelt der des synthetischen Estrogens Diethylstilbestrol. Es kommt in unterschiedlichen Pflanzen vor, vor allen Dingen in Weintrauben, Beeren und Erdnüssen. Zu den natürlichen Hauptaufgabe des Resveratrols zählen der Schutz der Weintraube vor Pilzen, Bakterien- und Virusinfektionen sowie vor schädlichen Umwelteinflüssen wie UVStrahlung, Ozonbelastung und Toxinen.

Eigenschaften: Resveratrol wirkt als Antioxidans und hat antiinflammatorische Eigenschaften.
Antioxidative Eigenschaften:

- Entgiftung von reaktiven Sauerstoff- und Stickstoffspezies (z. B. Peroxynitrit),
- Steigerung der antioxidativen Kapazität,
- Hemmung der Lipidperoxidation (z. B. LDL-Cholesterin),
- Regeneration von Vitamin C, Vitamin E und L-Glutathion,
- Steigerung der NO-Bioverfügbarkeit und Aktivität der endothelialen NO-Synthase, eNOS (→ vaso- und koronardilatierende Wirkung).

Immunmodulierende und antiinflammatorische Eigenschaften:

- Stimulierung des Immunsystems (z. B. NK-Zellen),
- Inhibierung der Cyclooxygenase (COX) 2 und Lipoxygenae,
- Inhibierung der Aktivierung des redoxsensitiven Transkriptionsfaktors NF-kappa B durch prooxidative/pro-inflammatorische Reize (z. B. Zytokine).

Antikanzerogene Eigenschaften:

- Kontrolle und Regulation des Zellzyklus, Hemmung der Zellproliferation, Suppression der Angiogenese,
- Induktion des programmierten Zelltodes (Apoptose),
- Hemmung von Phase-I-Enzymen und Induktion von Phase-II-Enzymen (Glutathion-S-Transferase) sowie antioxidativen Enzymen (Glutathionperoxidase, Superoxiddismutase, Katalase),
- Inhibierung der Tyrosin-Kinase und Telomerase,
- Up-Regulation von Tumorsuppressorgenen (z. B. gadd45).

Anti-Aging:

- Sirtuine (Histon/Protein-Deacetylasen): Expression und Aktivierung,
- Mitochondrien: Integrität, Biogenese und Bioenergetik.

Nahrungsquellen: Der Gehalt an Resveratrol in Nahrungsmitteln variiert sehr stark. Die höchsten Konzentrationen finden sich in der Schale von Weintrauben. Da eine der Hauptaufgaben des Resveratrols die eines Fungizids ist, enthalten zumeist jene Trauben viel Resveratrol, die unterschiedlichen Witterungsbedingungen mit gelegentlichen Feuchtigkeitsperioden ausgesetzt sind. Am reichhaltigsten sind Cabernet Sauvignon (ca. 5 mg/l) und Pinot noir.

Mögliche Anwendungsgebiete: In-vitro-Studien geben Hinweise darauf, dass der Einsatz von Resveratrol in der Prävention und Therapie von Zivilisationskrankheiten, wie Adipositas, Augenerkrankungen (z. B. Glaukom), Diabetes mellitus, Herz-Kreislauf-Erkrankungen, Krebs und neurodegenerativen Erkrankungen (z. B. Alzheimer) von hohem Stellenwert sein könnte.

Einnahme: In Anhängigkeit von der Indikation wird Resveratrol im Dosierungsbereich von 50–500 mg pro Tag eingesetzt.

Nebenwirkungen: In der Regel wird Resveratrol gut vertragen. Der Acceptable Daily Intake (ADI) wurde mit 390 mg Resveratrol für einen 65 Kilogramm schweren Menschen errechnet.

Spezielle Interaktionen

Zytostatika: In vivo blockiert Resveratrol die Karzinogenese auf unterschiedlichen Stufen. Es hemmt die Aktivierung von Karzinogenen durch Inhibition von Cytochrom-P-450 1A1, supprimiert die Tumorinitiation, -promotion und -progression. In vitro verstärkt Resveratrol die Wirkung von Zytostatika wie Cisplatin, Doxorubicin, Etoposid, Oxaliplatin und Paclitaxel u. a. durch Downregulation von Survivin.

Konjugierte Linolsäure

Konjugierte Linolsäure (CLA = Conjugated linoleic acid) ist ein Sammelbegriff für besondere Fettsäuren, die von Mikroorganismen im Magen von Rindern und Schafen gebildet werden. Das wissenschaftliche Interesse an dieser besonderen Fettsäureform wächst stetig, da man in Tierversuchen präventive Effekte auf bestimmte Tumor- (z. B. Prostata-, Brustkrebs) und Herz-Kreislauf-Erkrankungen beobachtet hat. Die bisher vorliegenden Daten sind jedoch zum Teil sehr widersprüchlich und erlauben bisher keinesfalls Rückschlüsse im Hinblick auf Zufuhrempfehlungen beim Menschen. In einigen Studien an Übergewichtigen zeigte CLA in Verbindung mit einer gesunden Ernährung und regelmäßiger sportlicher Betätigung einen günstigen Einfluss auf die Körperfettreduktion (Body Fat Mass, BFM).

Mögliche Effekte/Eigenschaften: Gewichtsmanagement (Abbau der Körperfettmasse).

- Fettstoffwechsel: Aktivierung des Fettstoffwechsels (Reduktion der Fettspeicherung, Förderung der Fettspaltung und Fettverbrennung–Adipozyten: Aktivität der Lipoprotein-Lipase ↓; Mitochondrien: Aktivität der CPT1 ↑);
- Körpermasse: Erhalt der fettfreien Körpermasse (lean body mass);
- Leptin: Reduktion der Leptinspiegel.

Hinweis
CLA-Präparate werden aus dem Öl der Färberdistel gewonnen.

Einnahme: Zu den Mahlzeiten.

Tab. 2.26 Indikationen und Dosierungsempfehlungen für konjugierte Linolsäuren

Indikation	Empfohlene Dosierung	Applikation
Allergien (z. B. allergische Rhinitis)	2–5 g/d (labordiagnostische Kontrolle des Th1-/Th2-Shift)	p. o.
Gewichtsmanagement (Übergewicht, Adipositas)	3–5 g/d (z. B. 3,4 g und körperliche Aktivität)	p. o.
Bodybuilding (Reduktion des Körperfettanteils zugunsten der Muskelmasse)	2–5 g/d (z. B. 2–3 Monate vor einem Wettkampf)	p. o.

Nebenwirkungen und Toxizität: In Langzeitstudien (etwa 2 Jahre) gute Verträglichkeit, gelegentlich leichte GIT-Störungen. Nach tierexperimentellen Studien könnte es sinnvoll sein die Glucosetoleranz und die Blutfette bei langfristiger Einnahme von CLA zu beobachten.

Präparateauswahl: Tonalin® CLA, CLA 80.

Squalen

Squalen (iP6) ist eine lipophile, aus sechs Isopren-Einheiten bestehende Substanz (Isoprenoid), die im pflanzlichen und tierischen Organismus im Rahmen einer mehrstufigen Reaktionskaskasde gebildet wird (bekannte Isoprenoide: Lycopin, Coenzym Q_{10}). Die höchsten Gehalte finden sich in Haifischleberöl (Squalus spp.), woher auch sein Name rührt. Im tierischen und menschlichen Organismus ist Squalen ein Zwischenprodukt der Cholesterin-Biosynthese.

Mögliche Effekte/Eigenschaften

- Antioxidans: Inhibierung der Lipidperoxidation, Regeneration von Vitamin E, Singulett-Sauerstoff-Quenching (→ Haut/UV-Licht);
- Lipidmodulation (→ Inhibierung der HMG-CoA-Reduktase), GC-, LDL-Senkung, HDL-Erhöhung;
- Immunmodulation: Stärkung des Immunsystems;
- Regulation der zellulären Sauerstoffversorgung;

Tab. 2.27 Indikationen und Dosierungsempfehlungen für Squalen

Indikation	Empfohlene Dosierung	Applikation
Allgemeine Prävention	200–400 mg	p. o.
Hautirritationen (z. B. Allergien, Sonnenbrand, Verbrennungen)	450–900 mg, (auch topische Anwendung)	p. o.
Hypercholesterolämie (z. B. Kombi mit Statinen)	450–900 mg	p. o.
Weitere Anwendungsgebiete: Fatigue, Sport		

- Antikanzerogene (chemopräventive) Effekte (experimentelle und tierexperimentelle Ergebnisse, Initiationsphase): Hemmung der Farnesylpyrosphophat-Synthese (→ Farnesylierung von RAS-Onkogenen ↓) und Ornithin-Decarboxylase (→ Polyaminsynthese ↓).

Einnahme: Zu den Mahlzeiten.

Nebenwirkungen und Toxizität: Auch bei langfristiger Supplementierung scheint Squalen gut verträglich zu sein.

Spezielle Interaktionen

Statine (CSE-Hemmer): Interessante Ansatzpunkte bietet Squalen z. B. in der Therapie von Dyslipoproteinämien. So konnte in einer placebokontrollierten Doppelblindstudie an Patienten mit Hypercholesterolämie die lipidmodulierende Wirkung des CSE-Hemmers Pravastatin erheblich durch die Kombination mit Squalen (860 mg/d) verbessert werden, insbesondere im Hinblick auf die Reduktion des LDL-Cholesterins und Erhöhung des HDL-Cholesterins. **Präparateauswahl:** Issho Genki.

3 Mineralstoffe und Spurenelemente

Mineralstoffe sind essenzielle anorganische Bestandteile des Organismus. Traditionell erfolgt eine Differenzierung der Mineralstoffe in Mengen- und Spurenelemente. Je nach Konzentration werden **Mengenelemente** – die Mineralstoffe (z. B. Calcium, Kalium, Natrium, Magnesium) im engeren Sinne – und die **Spurenelemente** (z. B. Kupfer, Chrom, Eisen, Selen, Zink) unterschieden. Als **Mengenelemente** werden jene Mineralstoffe bezeichnet, die im Organismus in einer Konzentration > 50 mg/kg Körpergewicht vorhanden sind. Im wässrigen Milieu liegen die Mengenelemente überwiegend als Kationen (z. B. Mg^{2+}) und Anionen (z. B. Cl^-) vor, weshalb sie auch als **Elektrolyte** bezeichnet werden. Mineralstoffe, deren Konzentration < 50 mg/kg Körpergewicht liegt gehören zur Gruppe der **Spurenelemente.** Auch Eisen, das mit etwa 60 mg/kg Körpergewicht im Organismus enthalten ist, zählt aufgrund seiner physiologischen Funktionen zu den Spurenelementen. Mineralstoffe (Mengenelemente) erfüllen im Organismus zahlreiche biologische Funktionen.

Funktionen

- Aufrechterhaltung des osmotischen Drucks und des Zellmembranpotenzials, Regulation des Wasser- und Elektrolythaushaltes.
- Regulation des Gefäßtonus, der Nervenfunktion und der Muskelkontraktion (neuromuskuläre Erregung), Neurotransmittersynthese.
- Beteiligung an der Signaltransduktion.
- Regulation des intrazellulären pH-Wertes und des Säure-Basen-Haushaltes.
- Mineralisation der Knochen und Zähne, Synthese von Hartgeweben.
- Blutgerinnung, Erythrozytenreifung.
- Enzymaktivierung (Cofaktor-Funktion): Magnesium ist Cofaktor von über 300 enzymatischen Reaktionen (u. a. alle Energie-(ATP)-abhängigen Stoffwechselprozesse).

Spurenelemente sind als Bestandteile von Enzymen (z. B. Kinasen, Phosphatasen) und Hormonen vor allem an katalytischen Stoffwechselprozessen beteiligt (Auswahl):

- Metalloenzyme: Carboanhydrase (Zn), Glutathionperoxidase (Se), Katalase (Fe), Superoxiddismutase (Cu/Zn, Mn), Thioredoxinreduktase (Se).
- Nichtenzymatische Metalloproteine: Transportproteine des Blutes (z. B. Transferrin: Fe-Transport), Kontrollproteine (z. B. Metallothionein: Zn-Resorption).
- Strukturbestandteil von Hormonen (z. B. Schilddrüsenhormone: Iod, Hämoglobin: Eisen).

Metalloenzyme bilden eine wichtige Komponente des körpereigenen (endogenen) antioxidativen Schutzsystems.
Die Ursachen für einen Mangel und/oder einen erhöhten Bedarf an Mineralstoffen sind zahlreich.

Möglicher Mangel/erhöhter Bedarf: Arzneimittel: Antazida, Antibiotika, Antihypertonika, Chelatbildner, Corticoide, Diuretika (z. B. Thiazide), Laxanzien, Lipidsenker, NSAID, PPI, Zytostatika; **erhöhter Bedarf:** Schwangerschaft, Stillzeit, Wachstum, physische/psychische Belastung, Rekonvaleszenz, Sport, Schwermetallbelastung, starkes Schwitzen, Stress; **Erkrankungen:** Diabetes mellitus Typ-1 und Typ-2, Erkrankungen der Schild- und Nebenschilddrüse, Leber- und Nierenerkrankungen, Psoriasis, Neurodermitis; **erhöhter Nährstoffverlust:** Hämodialyse, Nephrose, Operationen, Verbrennungen; **Ernährung:** Makrobiotisch, vegetarisch, Phosphat-, Phytatreich, Fastfood, Diäten, Malnutrition, parenterale Ernährung; **Genussgifte:** Chronischer Alkoholabusus, Nicotin; **Malabsorption:** Alter, Colitis ulcerosa, Gastritis, Darmresektion, Diarrhö, Ileumresektion, Kurzdarmsyndrom, Morbus Crohn, Morbus Whipple, Mukoviszidose, Pankreasinsuffizienz, Pankreatitis, Pyrrolurie, Sprue, Xanthinurie, Zöliakie; **Industrielle Lebensmittelverarbeitung:** z. B. Auszugsmehl Typ 405.

3.1 Mineralstoffe

Calcium

Neben seiner Bedeutung für die Mineralisation des Knochengewebes und der Zahnhartsubstanz gehen zahlreiche Wirkungen von Calcium (Ca) auf seine Funktion als Second Messenger und die Rolle bei der elektromechanischen Kopplung zurück. Der Calcium-Status wird homöostatisch durch drei Hormone kontrolliert: 1,25-$(OH)_2$-Cholecalciferol (Calcitriol), Parathormon und Calcitonin.

Funktionen

- Knochen/Zähne: Mineralisierung/Festigkeit des Knochengewebes (Knochensubstanz = Calciumdepot) und der Zähne (Zahnhartsubstanz), Remodellierung der Knochen, Supprimierung der PTH-Skretion.
- Muskulatur: Muskelkontraktion/elektromechanische Kopplung (→ Ca-Freisetzung aus sarkoplasmatischem Retikulum), Kontraktiliät des Myokards.
- Nervensystem: Reizübertragung im Nervensystem (→ extrazellulärer Ca-Einstrom während des Aktionspotenzials löst Freisetzung von Neurotransmittern aus Vesikeln der Synapsen aus).
- Blutgerinnung: Aktivierung des Blutgerinnungssystems durch Komplexbildung mit Phospholipiden und Gerinnungsfaktoren.
- Zellfunktion: Integrität und Stabilisierung der Zellmembranen, Zelldifferenzierung und -proliferation.
- Hormonhaushalt: Sekretion endokriner Drüsen, z. B. Insulinausschüttung aus β-Zellen des Pankreas.
- Cofaktor: Cofaktor enzymatischer Reaktionen (Calcium-Calmodulin-Komplex bindet an Kinasen), z. B. bei der Glykogensynthese und Glykolyse.
- Eicosanoidstoffwechsel: Regulation der Aktivität der Phospholipase A2.
- Epithelzellen: Proliferation und Differenzierung (z. B. Kolonmukosa).

Empfohlene Zufuhr (laut D-A-CH): Jgl. und Erw. 1000 bis 1200 mg, Schwangere und Stillende (< 19 Jahre 1200 mg) 1000 mg. Um den täglichen Calciumbedarf von etwa 1200 mg zu decken, sollte vor allem auf den Konsum von calciumreichen Milchprodukten und Mineralwässern (> 300 mg/l) geachtet werden.

Calcium-Status (Referenzwerte): Serum: 2,2–2,65 mmol/l (= 8,8–10,6 mg/dl); b) Vollblut: 1,45–1,55 mmol/l. Bei **Hypokalzämie** (< 2,2 mmol/l bzw. 8,8 mg/dl) sollte differentialdiagnostisch 25(OH)-Vitamin-D_3, Parathormon, die knochenspezifische alkalische Phosphatase sowie der Knochenabbauparameter Pyridinium-cross-links (Urin) erfasst werden. Die DXA-

Messmethode dient zur Bestimmung der Knochendichte (→ Osteoporose-Risiko).

Hinweis
Aufgrund der physiologischen Regelmechanismen der Calciumhomöostase ist der Serumcalciumspiegel kein Maß für den tatsächlichen Versorgungszustand mit Calcium.

Ursachen der Hyperkalzämie: Zu den häufigsten Ursachen für eine **Hyperkalzämie** (> 2,75 mmol/l bzw. 11 mg/dl) zählen Tumorerkrankungen (metastaseninduzierte osteolytische Hyperkalzämie, z. B. Mamma-, Prostatakarzinom, multiples Myelom), eine übermäßige Zufuhr von Vitamin D_3, Vergiftungen mit Vitamin A, Milch-Alkali-Syndrom und der primäre Hyperparathyreoidismus (z. B. durch Hyperplasie, Adenom).

Interaktionen mit Arzneimitteln/Nährstoffen: Erhöhung der Calciumresorption: Gluconat, Lysin, Lactose, Milchsäure, Zitronensäure. **Beeinträchtigung der Calciumresorption/-verwertung:** Antazida (z. B. Al-/Mg-haltige, Ranitidin), Aminoglykoside, Antiepileptika (Vitamin D-Antagonismus), Amphotericin B, PPI, Colchicin, Colestyramin, Glucocorticoide (auch inhalativ), Laxanzien, Orlistat, Rifampicin, Tetracycline, L-Thyroxin, Vitamin-D-Mangel, Magnesiummangel (hemmt PTH-Skretion), Vitamin-B_6-Mangel, Cadmium, Eisen, Zink, Alkohol, ballast- und fettreiche Nahrung, Rauchen, langkettige gesättigte Fettsäuren, Oxalsäure (Spinat, Rhabarber), Phytinsäure (Weizen, Hülsenfrüchte, Vollkorn), Sulfat. **Erhöhte renale Calciumexkretion:** ASS, Aminoglykoside, Antiepileptika (→ Vitamin D-Abbau), Bumetanid, Colestyramin, Etacrynsäure, Furosemid, Glucocorticoide, Phosphat, Natrium, Kaffee (> 4 Tassen/d), Protein (mit hohem Anteil schwefelhaltiger AS), Zucker. **Erhöhung der Calciumblutspiegel:** Thiazid-Diuretika, Estrogene, Theophyllin, Vitamin D_3, Vitamin A, Bor.

Erhöhter Bedarf: Kinder, junge Frauen, Stillzeit, Schwangerschaft, Menopause, längeres Schwitzen, Sportlerinnen. **Alter:** Achylie, Immobilität, Vitamin-D-Mangel, Anstieg der PTH-Spiegel, altersbedingte Resorptionsinsuffizienz. **Ernährung:** Häufige Diäten, wenig Milchprodukte, Kuhmilchallergie, Lactoseintoleranz, Galaktosämie, salzreich. **Malabsorption/erhöhte Calciumexkretion:** Hypo-/Achlorhydrie, Anorexia nervosa, CED, Cushing Syndrom, Hyperthyreose, Hypoparathyreoidismus, intestinale Fisteln, Kurzdarmsyndrom, Mukoviszidose, Niereninsuffizienz, maligne Tumoren, renal tubuläre Azidose, Estrogen-/Androgenmangel, Magnesium-, Vitamin-D_3-Mangel, Sprue, Zöliakie.

Mögliche Mangelsymptome: Allgemein: Muskelkrämpfe (Mittelfuß, -hand), Schwäche; **Augen:** Erhöhtes Risiko für Katarakt; **Blut:** Gestörte Blutgerinnung; **Knochenstoffwechsel:** Abnahme der Knochendichte an Hüfte und Wirbelsäule, Demineralisierung des Skeletts, Osteomalazie (Rachitis, Osteoporose), Neigung zu Knochenfrakturen, sekundärer Hyperparathyreoidismus (Osteolyse), renale Osteopathie. **Labor:** Anstieg der alkalischen Phosphatase, erhöhte Pyrdinium-cross-links-/Hydroxyprolin-Exkretion; **Muskulatur/Nerven:** Neuromuskuläre Übererregbarkeit, Parästhesien (Finger-, Zehenspitzen), Spasmophilie, Tetanie, Basalganglienverkalkung. **Erhöhtes Risiko für:** Adipositas, Arteriosklerose, Bluthochdruck, Insulinresistenz, Krebs (z. B. Dickdarmadenome)

Einnahme: Die Einzeldosis sollte aufgrund der degressiven Resorption 500 mg Calcium nicht überschreiten. Die Verteilung der Tagesmenge auf mehrere Einzeldosen verbessert die Bioverfügbarkeit (z. B. 1000 mg Calcium als Citrat oder Lactogluconat in 1 Liter Wasser, davon 4–5 Gläser über den Tag verteilt). Eine Dosis (z. B. 500 mg Calcium) vor dem Schlafengehen unterdrückt die Parathormonsekretion und verhindert den Knochenverlust in der Nacht.

Hinweis

Calciumcarbonat hat zwar den höchsten Anteil an elementarem Calcium ist aber schwer resorbierbar und kann GIT-Störungen (z. B. Verstopfung) verursachen. Organische Calcium-Salze (z. B. Citrate, Gluconate, Lactate) sind besser bioverfügbar, auch bei geringer Magensäure (ältere Personen > 60 Jahre). Voraussetzung für eine optimale Calciumverwertung ist ein adäquater Vitamin-D_3-Status (Calcidiol im Serum > 80 nmol/l).

Tab. 3.1 Indikationen und Dosierungsempfehlungen für Calcium

Indikation	Empfohlene Dosierung	Applikation
Allgemeine Prävention, MT	500–1000 mg Calcium/d (+ 800–1000 I. E. Vitamin D_3)	p. o.
Allergien (z. B. Sonnenallergie)	1000–1500 mg/d (z. B. 2 × 500 mg, + 1500–3000 mg Niacinamid)	p. o., (i. v.)
Blei, Belastung bzw. Vergiftung	1000–2000 mg/d	p. o.
Bluthochdruck, milder (Prävention und Therapie)	1000–1500 mg/d (+ 1000–2000 I. E. Vitamin D_3)	p. o.
Adenome und Karzinome des Dickdarms, Sekundärprävention	1500–2000 mg/d (+ labordiagnostische Kontrolle des Vitamin-D_3-Status)	p. o.
Knochenfrakturen	1000–2000 mg/d (+ 2000–5000 I. E. Vitamin D_3)	p. o.
Medikation mit Aromatasehemmern, Antiepileptika (z. B. Carbamazepin), Bisphosphonaten, Glucocorticoiden (auch inhalative Therapie), Protonenpumpenhemmern	1000–1500 mg/d (+ 1000–2000 I. E. Vitamin D_3), Einnahmeabstand beachten!	p. o.
Multiple Sklerose	1200–1500 mg/d (+ 2000–5000 I. E. Vitamin D_3, 300–500 mg Magnesium und 2–3 g Omega-3-FS)	p. o.
Osteoporose	1000–2000 mg/d (z. B. über den Tag: 1000 mg, abends: 500 mg, + 1000–5000 I. E. Vitamin D_3, Vitamin K, Magnesium und Zink)	p. o.
Prämenstruelles Syndrom (z. B. affektive Verstimmungen, Ödeme)	1000–1500 mg/d	p. o.
Schwangerschaft, Stillzeit	1000–2000 mg/d (+ Vitamin D_3)	p. o.

Tab. 3.1 Indikationen und Dosierungsempfehlungen für Calcium (Fortsetzung)

Indikation	Empfohlene Dosierung	Applikation
Wachstum, Kindheit	500–1000 mg/d (+ Vitamin D_3)	p. o.
Vitamin C-Hochdosisinfusionstherapie (> 15 g/Infusion), Prävention vaskulärer Spasmen	500–1000 mg/d (z. B. 30 min vor jeder Infusion)	p. o.
Zahnverlust	1000–1500 mg/d (+ 1000–2000 I. E. Vitamin D_3)	p. o.
Weitere Anwendungsgebiete: CED, Hypoparathyreoidismus, Hyperphosphatämie, Mukoviszidose. Muskelkrämpfe, Rachitis, Rheuma, Tetanie, Sprue		

Kontraindikationen: (oral) Hyperkalzämie (z. B. prim. Hyperparathyreoidismus, Vit.-D-Überdosierung), Knochenmetastasen, schwere Hyperkalziurie, Nephrocalcinose, Nephrolithiasis, Nierenkalksteine, Sarkoidose, (Dialysepatienten: Ca-haltige Phosphatbinder!), Niereninsuffizienz, absorptive oder renale Hypercalcurie, Hypophosphatämie (nur unter laufender Kontrolle der Ca- und Phosphatspiegel!).

Nebenwirkungen und Toxizität: (oral): Selten leichte GIT-Störungen (z. B. Diarrhö, Obstipation, Völlegefühl).
Die Angst vor Nierensteinbildung ist bei richtiger Wahl der Calcium-Präparate und bei ausreichender Flüssigkeitszufuhr unbegründet. Im Gegenteil, regelmäßige Calcium-Einnahme bindet Oxalat im Darm und kann sogar Oxalatsteine verhindern. Bei Männern reduzierte eine Calciumzufuhr von > als 1050 mg/d und bei Frauen > 1100 mg/d gegenüber einer calciumarmen Diät in großen prospektiven Studien das Risiko für Nierensteinbildung um 35 % bis 50 %.

Upper Safe Limits: UL: 2500 mg, NOAEL: 2500 mg.

Spezielle Interaktionen

Aluminium: Literaturberichte deuten darauf hin, dass Citratsalze möglicherweise zu einer erhöhten Aluminiumresorption führen. Calciumcitrat sollte bei Patienten mit stark eingeschränkter Nierenfunktion und insbesondere bei Patienten, die aluminiumhaltige Präparate erhalten, mit Vorsicht angewendet werden. Dies trifft auch auf Wismutsalze zu. **Antazida:** H_2-Antagonisten und Protonenpumpenhemmer (z. B. Omeprazol) können die Resorption von Calciumcarbonat beeinträchtigen. **Antibiotika (Tetrazykline, Cefalosporine, Gyrasehemmer):** Calcium kann die Resorption von Tetrazyklinen und Gyrasehemmern verringern. Calciumhaltige Präparate sollten daher im Abstand von 2 bis 4 Stunden nach dem Antibiotikum eingenommen werden. **Antiepileptika:** Eine Therapie mit Antiepileptika (z. B. Carbamazepin) steigert den Bedarf an Calcium und Vitamin D_3. Auf eine adäquate Versorgung mit Calcium (z. B. 1500 mg/d, p. o.) und Vitamin D_3 (z. B. 2000 I. E./d, p. o.) sollte geachtet werden. **Blei:** Eine gute Versorgung mit Calcium scheint einen protektiven Effekt gegenüber den toxischen Wirkungen von Schwermetallen wie Blei zu besitzen. Eine hohe Calciumzufuhr hemmt sowohl die Bleiabsorption aus dem Darm als auch die Bleifreisetzung aus den Knochen. **Bisphosphonate (z. B. Natriumalendronat):** Unter einer Therapie mit Bisphosphonaten ist auf einen adäquate Calcium- und Vitamin-D_3-Versorgung zu achten. Bei gleichzeitiger Anwendung sollten orale Bisphosphonaten jedoch im Zeitabstand von etwa 2–3 h vor der Calciumeinnahme eingenommen werden, da die gastrointestinale Resorption des oralen Bisphosphonates durch Calcium und Nahrungsmittel beeinträchtigt wird. **Calciumkanalblocker (z. B. Amlodipin):** Calcium (vor allem parenteral) kann bei hoher Dosierung mit der Wirksamkeit von Calciumkanalblockern interferieren. **Diuretika (Thiazide, Schleifendiuretika):** Diuretika vom Thiazid-Typ führen zu einer Reduktion der Calciumausscheidung im Urin. Aufgrund des erhöhten Risikos einer Hypercalcämie sollte der Serumcalciumspiegel bei begleitender Behandlung mit Thiaziddiuretika regelmäßig überwacht werden. Schleifendiuretika fördern dagegen die renale Calciumausscheidung. **Eisen, Zink:** Die Resorption von Eisensalzen und Hämeisen wird dosisabhängig bei gleichzeitiger Calciumzufuhr gehemmt. Auch Zink und Calcium können sich bei der Resorption stören. **Estramustin-17β-dihydrogenphosphat:** Mineralstoffe wie Calcium und Magnesium können mit Estramustinphosphat schwerlösliche Salze bilden und somit zu einem Wirkungsverlust des Zytostatikums führen. **Estrogene:** Eine gute Versorgung mit Calcium und Vitamin D_3 unterstützt die günstigen Wirkungen der Estrogene auf den Knochenstoffwechsel. **Gentamicin:** Die Supplementierung von Calcium fördert möglicherweise Störungen der

Nierenfunktion unter einer Therapie mit Gentamicin. **Glucocorticoide:** Eine systemische Therapie mit Corticosteroiden verringert die Calciumresorption und erhöht den Bedarf an Calcium und Vitamin D_3 (→ Risiko einer Corticoid-Osteoporose). Auf eine adäquate Versorgung mit Calcium (z. B. 1500 mg/d, p. o.) und Vitamin D_3 (z. B. 2000 I. E./d, p. o.) sollte geachtet werden. **Herzglykoside (z. B. Digoxin):** Die Toxizität von Herzglykosiden (z. B. Arrythmien) kann bei Hypercalcämie als Folge einer Behandlung mit Calcium erhöht sein. Die Patienten sollten hinsichtlich Elektrokardiogramm (EKG) und Serumcalciumspiegel überwacht werden. **Kalium:** Kalium hat einen positiven Einfluss auf den Knochenstoffwechsel, da eine höhere Kaliumzufuhr eine erhöhte Calciumausscheidung durch hohe Kochsalzzufuhr verhindert (→ Säure-Basen-Haushalt, milde metabolische Azidose). Kalium fördert somit die renale Calciumretention in der Niere und verhindert den Calciumabbau aus den Knochen. **L-Thyroxin:** Die Resorption von Levothyroxin kann durch die gleichzeitige Einnahme von Calcium vermindert werden. Deshalb sollte ein Einnahmeabstand von 2–4 Stunden eingehalten werden. **Magnesium:** Magnesium ist an der Aktivierung von 25-OH-Vitamin-D_3 zu 1,25-(OH)2-Vitamin-D_3 beteiligt. Ein Mangel an Magnesium hemmt zudem die PTH-Sekretion und kann dadurch eine Hypocalcämie begünstigen. **Natrium:** Die Calciumausscheidung im Urin nimmt mit steigender Natriumzufuhr zu. **Natriumfluorid:** Calcium u./o. Magnesium sollten im Rahmen einer Osteoporosetherapie zeitlich getrennt von Natriumfluorid eingenommen werden, da sonst die Fluoridresorption beeinträchtigt werden kann. **Uzarawurzel:** Bei gleichzeitiger Einnahme von Calcium ist eine Verstärkung der herzwirksamen Wirkung und das Auftreten von Nebenwirkungen am Herzen (unregelmäßiger Puls, Herzrhythmusstörungen) nicht auszuschließen. **Vitamin D_3:** Vitamin D_3 fördert die Calciumresorption und Calciumverwertung. Ein normaler Vitamin-D_3-Status (Calcidiol > 80 nmol/l) ist Grundlage für die physiologischen Funktionen von Calcium. **Präparateauswahl:** Calcium Sandoz® forte/fortissimum (500/1000 mg Calcium/Brausetbl.), Calcium Sandoz® D osteo/osteo intens 1200 mg/800 I. E. (600 mg Calcium + 10 µg Vit. D/ 1200 mg Calcium + 800 I. E. Vitamin D/Brausetbl.), Biolectra® Calcium 500/1000 (500/1000 mg Calcium/Brausetbl.), Calcium Verla®-500/-1000 (500/1000 mg Calcium/Brausetbl.), Frubiase® Calcium T, Trinkamp. (500 mg Ca-gluconat/350 mg -lactat/10 ml),

Frubiase® Calcium plus (1000 mg Calcium + 5 µg Vit. D_3), Calciretard®, Injl., Calcium-EAP®, Injl.

Magnesium

Magnesium(Mg) ist Aktivator von mehr als 300 Enzymsystemen und an allen ATP-abhängigen Prozessen beteiligt. Über die Interaktion mit Phosphoplipiden wirkt es membranstabilisierend und reguliert als Cofaktor der Na^+/K^+-ATPase die Erregungsleitung in Nerven- und Muskelzellen. Ein Magnesiummangel erhöht die Durchlässigkeit von Kalium durch K^+-Kanäle, was wiederum Auswirkungen auf das Herzmuskelaktionspotenzial hat. Seine antagonistische Wirkung gegenüber Calcium schützt die Myokardzelle bei ischämischen Perfusionsstörungen vor einer Calciumüberladung.

Funktionen

- Mitochondrialer Energiestoffwechsel (Komplex V: ADP → ATP): Abbau und energetische Verwertung von Energieliefernden Makronährstoffen (Kohlenhydrate, Lipide, Proteine) im Intermediärstoffwechsel (z. B. Glykolyse, Atmungskettenphosphorylierung, Protein- und Nukleinsäuresynthese).
- Herz-Kreislauf-System: Ökonomisierung der kardialen Pumpfunktion, Stressabschirmung, Vasodilatation koronarer und peripherer Gefäße, Verringerung der Thrombozytenaggregation.
- Physiologischer Calcium-Antagonist: Kontrolle des Calciumeinstroms an der Zellmembran (Ablauf von Kontraktionen, Regulation des Gefäßmuskeltonus).
- Neuromuskuläre Erregungsleitung (Hemmung der calciumabhängigen ACh-Freisetzung an der motorischen Endplatte), Aufrechterhaltung und Stabilisierung der Membranphysiologie, Muskelkontraktion.
- Hormon- und Neurotransmitterhaushalt: Regulation der zellulären Signalübertragung (Second Messenger) von Hormonen und Neurotransmittern über die Adenylatcyclase (G-Protein benötigt Magnesium und GTP), Freisetzung von Hormonen (z. B. Insulin: Interaktion mit dem Tyrosinkinase-Rezeptor, Signalweiterleitung auf Postrezeptorebene) und Neurotransmittern (z. B. Dopamin, Glutamat).

- NMDA-Rezeptor-Antagonist: Exzitatorische Aminosäuren (z. B. Glutamat) wirken über NMDA-Rezeptor (Magnesium blockiert den NMDA-Rezeptorkanal im ungeöffneten Zustand).
- Knochenstoffwechsel: Beteiligung an der Knochenmineralisation und am Aufbau der Knochenmatrix (etwa 55 % des Gesamtkörperbestandes an Magnesium befindet sich im Knochen), Aktivierung von Vitamin D in der Niere (1α-Hydroxylase).
- Mineralstoff- und Vitaminstoffwechsel: Regulation der zellulären Calcium- und Kaliumverwertung (z. B. Herzmuskelzellen), Aktivierung von Thiamin zum stoffwechselaktiven Thiamin-Diphosphat, TDP), Hydroxylierung von 25-OH-Vitamin-D_3 zu 1,25-$(OH)_2$-Vitamin-D_3.

Empfohlene Zufuhr (laut D-A-CH): Jgl. und Erw. 300–400 mg/d, Schwangere 310–350 mg/d, Stillende 390 mg/d. Die US-amerikanischen DRI empfehlen 310–320 mg/d für Frauen und 400–420 mg/d für Männer. Der Magnesiumbedarf liegt bei etwa 4 bis 12 mg pro kg Körpergewicht pro Tag (Kinder im Alter von 9–14 Jahren: 5–8 mg pro kg KG/d). Zur Magnesiumbedarfsdeckung trägt vor allem auch Magnesiumreiches Mineralwasser bei (> 100 mg/l).

Magnesium-Status: Normalwerte: **Serum:** 0,8–1,1 mmol/l (1,95–2,68 mg/dl), **optimal** (z. B. Sportler): ≥ 0,9 mmol/l; **Vollblut:** 1,38–1,50 mmol/l; **Erythrozyten:** 2,25–3,0 mmol/l; **Urin:** 3,0–6,0 mmol/24 h; **Mg-Mangel:** Serum: < 0,8 mmol/l. Bei Diabetikern sollte eine Therapie mit Magnesium bereits bei Spiegeln ≤ 0,8 mmol/l durchgeführt werden.

Hinweis

Magnesium liegt zu 95 % intrazellulär vor. Erythrozyten enthalten etwa dreimal soviel Magnesium wie das Plasma. Normale Serumkonzentrationen schließen einen intrazellulären Magnesiummangel nicht aus! Eine Hypomagnesiämie kann zusätzlich mit einem Mangel an Kalium (< 3,5 mmol/l, Referenzbereich: 3,6–4,8 mmol/l) und Calcium assoziiert sein. Ein guter Indikator für einen Magnesiummangel ist der Magnesiumretentionstest. Für eine valide Serumdiagnostik sollte eine starke oder lange Blutstauung, starkes oder schnelles Aufziehen des Blutes, schütteln oder starkes Abkühlen von Vollblut sowie langes Stehenlassen von unzentrifugiertem Vollblut vermieden werden.

Interaktionen mit Arzneimitteln/Nährstoffen: Störung des renalen Magnesiumspareffektes/erhöhte renale Exkretion: Aminoglykoside (z. B. Gentamicin), Amphotericin B, Carboplatin, Cisplatin, Ciclosporin, Foscarnet, Herzglykoside, Methotrexat, Thiazide (z. B. HCT), Schleifendiuretika (z. B. Furosemid, Torsamid), Pentamidin, Tacrolimus, Vitamin-B_1- und B_2-Mangel, Alkohol, Coffein. **Beeinträchtigung der Resorption/Utilisation:** ACE-Hemmer, Antazida, Bisphosphonate, Chinolone, Colchicin, Colestyramin, Gluocorticoide, Herzglykoside (z. B. Digoxin), orale Kontrazeptiva, Laxanzien, Orlistat, Penicillamin, Tetracycline, Zink, Phosphat, Ballaststoffe.

Erhöhter Bedarf: Stress, Schwangerschaft, Stillzeit, Leistungssport (v. a. Ausdauersport), Aluminiumbelastung. **Ernährung:** Alkoholmissbrauch, magnesiumarme Diäten. **Erhöhte Verluste:** Erbrechen, Diarrhöen, Diabetes mellitus Typ-1 und Typ-2 (> 60 % haben Mg-Mangel ← Glucosurie), diabetische Ketoazidose, Nierenerkrankungen, renal tubuläre Azidose, starkes Schwitzen (Mg-Konzentration im Schweiß: 1,5–5 mmol/l = 35–120 mg/l); **Angeborene Magnesiumverlusterkrankungen:** Gitelman-Syndrom, Bartter-Syndrom; **Endokrine Störungen:** Primärer oder sekundärer Hyperaldosteronismus, Hyperparathyreoidismus oder Hyperthyreose, schlecht eingestellter Diabetes mellitus. **Malabsorption:** Colon irritable, Diarrhö, CED, HIV, Krebs, Kurzdarmsyndrom, Leber-, Pankreaserkrankungen (akute Pankreatitis: Bildung unlöslicher, schwer resorbierbarer Magnesium-Fettsäure-Salze).

Mögliche Mangelsymptome: Allgemein: Nervosität, innere Unruhe, Angst, Depressionen, Dysmenorrhö, Hyperaktivität, Kopfschmerzen, Lärmempfindlichkeit, geringe Stresstoleranz, Schlafstörungen; **Muskulatur:** Neuromuskuläre Übererregbarkeit (Muskelkrämpfe, Muskelverspannungen), Faszikulationen (isolierte Muskelzuckungen), Lidzucken, Fußsohlen-, Gesichtsmuskel-, Kau-, Wadenkrämpfe, Mg-Mangeltetanie. **Nerven/ZNS:** Migräne, Nervosität, erhöhte Ansprechbarkeit der NMDA-Rezeptoren auf exzitatorische Neurotransmitter, Parästhesien (Missempfindungen wie Kribbeln oder Taubheit), Tremor; **Gastrointestinaltrakt:** kolikartige Spasmen, Obstipation. **Herz-Kreislauf-System:** Endotheliale Dysfunktion, Herzrhythmusstörungen (Koronarspasmen, ventrikuläre Extrasystolen, Tachykardien), Bluthochdruck, Gefäßspasmen, Beeinträchtigung der myokardialen Pumpfunktion, Herzinsuffizienz, erhöhte Herzglykosidintoleranz. **Elektrolyte:** Hypomagnesiämie, Hypokalzämie, Hypokaliämie (Magnesiummangel ist mit erheblichen Kaliumverlusten assoziiert, betroffen sind vor allem Herzmuskelzellen); **Stoffwechsel:** Dyslipoproteinämie (Anstieg der Triglyceride, des Gesamt-Cholesterins), Abnahme der Glucosetoleranz, Anstieg des hsCRP und HbA_{1C}, Verschlechterung der Insulinsensitivität, erhöhtes Risiko für metabolisches Syndrom und Typ-2-Diabetes, erhöhtes Risiko für Folgeerkrankungen (z. B. diabetische Polyneuropathie, Nephropathie und Retinopathie), Störungen des Knochen- und Vitamin-D_3-Stoffwechsels, Calciumoxalatsteinrezidive. **Schwangerschaft:** Schwangerschaftskomplikationen (z. B. Abort, vorzeitige Wehen, erhöhte Frühgeburtenrate, vermindertes Geburtsgewicht), Präeklampsie (Gestosen mit erhöhtem Blutdruck und Proteinurie). **Telomere:** Vorzeitige Verkürzung (Zellalterung).

Applikation: Oral: Die Tagesdosis sollte wie auch beim Calcium über den Tag verteilt werden, zwischen den Mahlzeiten (z. B. 300 mg Magnesium als Citrat in 750 ml Wasser). Die gut löslichen organischen Magnesiumverbindungen (Mg-aspartat, -citrat, -gluconat, -orotat) haben eine deutlich höhere Bioverfügbarkeit als anorganische Verbindungen (Magnesiumoxid, -hydroxid, -sulfat). In Studien von Lindberg war die Bioverfügbarkeit von Magnesiumcitrat 3,5-mal höher als die von Magnesiumoxid. Im Einzelfall ist die erforderliche orale Magnesiumdosis individuell zu titrieren! Magnesium-Präparate sollten zeitlich 2–3 h versetzt zu Allopurinol, Atenolol, Bisphosphonaten, Eisen, Chinolonen (z. B. Ciprofloxacin), Chlorpromazin, Digoxin, Isoniazid, Ketokonazol, Natriumfluorid, Nitrofurantoin, Penicillamin und Tetrazyklinen eingenommen werden, um eine gegenseitige Beeinträchtigung bei der Resorption zu vermeiden. **Parenteral:** Magnesiumsulfat-7 H_2O sollte grundsätzlich wegen möglicher Ausfällungen nicht mit calcium- oder phosphathaltigen Lösungen gemischt werden. Bei der i. v.-Applikation können ein Wärmegefühl und ein Flush (Hautrötung) auftreten. Bei zu rascher parenteraler Gabe von Mg-sulfat kann es vorübergehend, besonders bei vasolabilen Patienten, zu Nebenwirkungen in Form von Erregung, Kopfschmerzen, Kribbeln, Schwitzen, Übelkeit, Unruhe sowie Schläfrigkeit und Verlangsamung von Herz- und Atemtätigkeit kommen (→ langsam infundieren!). Magnesium sollte parenteral nicht gleichzeitig mit Barbituraten, Narkotika oder Hypnotika, wegen des Risikos der Atemdepression, gegeben werden.

Tab. 3.2 Indikationen und Dosierungsempfehlungen für Magnesium

Indikation	Empfohlene Dosierung	Applikation
Allgemeine Prävention, MT	200–300 mg/d (z. B. Magnesiumcitrat; Umrechnung: 243 mg = 10 mmol Mg^{2+})	p. o.
Aufmerksamkeits-Defizit-Hyperaktivitäts-Syndrom (ADHS)	200–1000 mg/d (z. B. 300 mg als -citrat, + DHA/EPA, Zink und Vitamin B_6)	p. o.
Alkoholentzugssyndrom	Bolus: 1–2 g $MgSO_4$ (= 4–8 mmol = 100–200 mg Mg)/10–20 min	i. v.
	Dann: 65 mmol über 24 h (+ 300 mg Benfotiamin, p. o.)	
Asthma bronchiale, allergische Rhinitis	300–900 mg/d (z. B. 400 mg, + Omega-3-FS)	p. o.
Asthmaanfälle, leichte	2–4 g $MgSO_4$ (= 8–16 mmol Mg = 200–400 mg Mg)/20–30 min	i. v.
Autismus	200–800 mg/d (+ Omega-3-FS und Vitamin B_6)	p. o.
Calciumoxalat-Steine (Niere), Urolithiasis	300–600 mg/d (als Magnesiumcitrat)	p. o.
Diabetes mellitus	300–1000 mg/d (z. B. 400 mg = 16,4 mmol Magnesium als Orotat, Citrat)	p. o.
Diuretika (Thiazide, Schleifendiuretika)	300–500 mg/d (z. B. Orotat)	p. o.
Herzglykosidtherapie	300–500 mg/d (z. B. Orotat)	p. o.
Hörsturz	Parenteral: 4 g $MgSO_4$ (= 16 mmol Mg) in 200 ml 0,9 % NaCl, langsam i. v., 2–3x/Woche für 2 Wochen	i. v., p. o.
	Oral: 300–900 mg (z. B. 300 mg als Taurat)	

Tab. 3.2 Indikationen und Dosierungsempfehlungen für Magnesium (Fortsetzung)

Indikation	Empfohlene Dosierung	Applikation
Leistungssport	300–1000 mg/d (z. B. Als Orotat)	p. o.
Magnesiummangel-Tetanie, hereditäre	600–1800 mg/d	p. o.
Medikation mit Ciclosporin A, Cisplatin, Diuretika (Thiazide, Schleifendiuretika), Herzglykoside, Methylphenidat	200–600 mg/d (= 8,2–24,6 mmol Mg)	p. o.
Migräneprophylaxe	400–900 mg/d (z. B. als Citrat, + Riboflavin und Q10)	p. o.
Migräneanfall	1–2 g $MgSO_4$ (= 4–8 mmol Mg = 100–200 mg Mg)/15–30 min (z. B. in 200 ml 0,9 % NaCl)	i. v.
Mitochondriale Dysfunktion	300–600 mg/d (+ Benfotiamin, Riboflavin, Vitamin B_{12}, α-Liponsäure, L-Carnitin und Coenzym Q_{10})	p. o.
Multiple Sklerose	300–900 mg/d (+ 2000–5000 I. E. Vitamin D_3, 1200–1500 mg Calcium und 2–3 g Omega-3-FS)	p. o.
Muskel-, Wadenkrämpfe	300–600 mg/d (z. B. 500 mg als Citrat, + Kalium)	p. o.
Osteoporose	400–600 mg/d (z. B. 400 mg als Citrat)	p. o.
Oxaliplatininduzierte Neuropathie, Prävention	1 g Magnesiumchlorid und 1 g Kaliumgluconat, je kurz vor und nach der Oxaliplatininfusion	i. v.
PMS (z. B. bei Stimmungsschwankungen, Kopfschmerzen)	400–800 mg/d (z. B. als Citrat)	p. o.

Tab. 3.2 Indikationen und Dosierungsempfehlungen für Magnesium (Fortsetzung)

Indikation	Empfohlene Dosierung	Applikation
Schlafstörungen	400–800 mg/d (z. B. als Citrat, am späten Nachmittag und abends)	p. o.
Schwangerschaft, Stillzeit	300–600 mg/d (z. B. als Citrat)	p. o.
Schwangerschaft: Geburtshilfe (z. B. Frühgeburtsbestrebungen)	1–2 g $MgSO_4$ (= 4–8 mmol Mg = 100–200 mg Mg)/60 min	i. v. (langsam)
Schwangerschaft: Prophylaxe bei schwerer Präeklampsie	Bolus: 4 g $MgSO_4$ (= 16 mmol Mg = 400 mg Mg)/30 min Dann: 1 g $MgSO_4$ (= 4 mmol Mg = 100 mg Mg)/h bis 48 h post partum	i. v. (langsam)
Schwangerschaft: Konvulsionsprophylaxe und Therapie der Eklampsie	Bolus: 4 g $MgSO_4$ (= 16 mmol Mg = 400 mg Mg)/30 min Dann: 2 g $MgSO_4$ (= 8 mmol Mg = 200 mg Mg)/h als Dauertherapie (Infusionspumpe) bis 48 h post partum	i. v. (langsam)
Schädel-Hirn-Trauma	Bolus: 2 g $MgSO_4$ (= 8 mmol Mg)/5 min Dann: 65 mmol über 24 h	i. v.
Stress, Burnout	300–1000 mg/d	p. o.
Tinnitus	1–2 g $MgSO_4$ (=4–8 mmol Mg = 100–200 mg Mg)/15–30 min. (z. B. in 200 ml 0,9 % NaCl)	i. v.
Vitamin-C-Hochdosisinfusionstherapie (> 15 g/Infusion), Prävention vaskulärer Spasmen	2–4 g $MgSO_4$ (= 200–400 mg Mg) in die Vitamin-C-Infusions-Lsg. zu geben!	i. v.
Herz-Kreislauf-Erkrankungen		
Herzinsuffizienz, Kardiomyopathie	300–1000 mg (z. B. 400 mg als Orotat = 6000 mg Magnesiumorotat, + Q_{10}, L-Carnitin und Taurin)	p. o.

Tab. 3.2 Indikationen und Dosierungsempfehlungen für Magnesium (Fortsetzung)

Indikation	Empfohlene Dosierung	Applikation
Hypertonie	300–1000 mg/d (z. B. 400 mg, + Omega-3-FS, Kalium, Vitamin C, Q_{10})	p. o.
Koronare Herzkrankheit (KHK)	300–1000 mg/d (z. B. 300 mg als Orotat, Aspartat oder Taurat)	p. o.
Akuter Myokardinfarkt	Bolus: 2 g $MgSO_4$ (= 8 mmol Mg)/5 min	i. v.
	Dann: 65 mmol über 24 h (LIMIT-2-Studie)	
Schlaganfall, frischer	Bolus: 1–2 g $MgSO_4$ (= 4–8 mmol Mg)/5 min	i. v.
	Dann: 65 mmol über 24 h	
Torsades de pointes, supraventrikuläre Tachykardien, digitalisinduzierte Kammertachykardien	Bolus: 2 g $MgSO_4$ (= 8 mmol Mg)/5 min	i. v.
	Dann: 2–8 mmol/h (abhängig vom Mg-Spiegel!)	
Weitere Anwendungsgebiete (p. o.): Borreliose, Chronisches Müdigkeitssyndrom (+ L-Carnitin), COPD, Depressionen, Dyslipoproteinämie, Dysmenorrhö (+ Pycnogenol), Fibromyalgie (+ L-Carnitin, SAM), Hashimoto, HIV, Hypokaliämie, Infertilität, Tourette-Syndrom.		

Hinweis

Mg-sulfat-7 H_2O kann mit Vitamin C gemischt werden. **Beispiel:** Infusionslösung: 7,5 g Vitamin C in 200 ml 0,9 % NaCl + 4,095 g Mg-sulfat-7 H_2O = 403,8 mg Mg = 16,6 mmol; Infusionsgeschwindigkeit etwa 300–500 mg Vitamin C bzw. 15–20 mg Magnesium pro Minute (Infusionsdauer: etwa 20–30 min).

Kontraindikationen: oral: schwere Niereninsuffizienz, Ca-Mg-Ammonium-Phosphat-Steine; **parenteral:** AV-Block, Myasthenia gravis, Niereninsuffizienz.

Anwendungsbeschränkung: Niereninsuffizienz, Hypophosphatämie (Magnesiumcarbonat).

Nebenwirkungen und Toxizität: oral: Diarrhö, weiche Stühle, Müdigkeit; **parenteral:** Flush, Wärmegefühl, Verlangsamung der Herz- und Atemtätigkeit. Pharmakologische und toxische Effekte erhöhter Mg-Plasmaspiegel: > **1,5 mmol/l:** Blutdruckabfall, Erbrechen, Übelkeit; > **2,5 mmol/l:** ZNS-Depression; **3,5 mmol/l:** EKG-Veränderungen, Hyporeflexie, Verlust des Partellasehnenreflexes; **5 mmol/l:** beginnende Atemdepression; > **7,0 mmol/l:** Herzstillstand, Atemlähmung (→ Wichtig: Immer langsam i. v. applizieren!).

Upper Safe Limits: UL: 350 mg, NOAEL: 250 mg.

Spezielle Interaktionen
Diuretika (Thiazide, Schleifendiuretika): Bei Langzeittherapie mit Thiaziden und Schleifendiuretika sind Magnesium- und Kaliummängel von großer klinischer Bedeutung, da eine Hypomagnesiämie und/oder -kaliämie das Auftreten kardiovaskulärer Komplikationen (z. B. Arrhythmien) sowie diuretikaassoziierte Störungen der Glucosetoleranz und des Lipidstoffwechsels begünstigt. Deshalb sollte der Ausgleich eines bestehenden Magnesium- und Kaliummangels die Grundlage jeder Hypertoniebehandlung sein. **Herzglykoside (z. B. Digoxin):** Da Magnesium als Cofaktor der Na^+/K^+-ATPase die intrazelluläre Kaliumverwertung reguliert kann eine adäquate Versorgung mit Magnesium die Herzglykosid-Toleranz verbessern und Nebenwirkungen reduzieren (z. B. Arrhythmien). **Methylphenidat:** Magnesium und andere gehirnaktive Mikronährstoffe wie DHA/EPA und Zink unterstützen aufgrund ihres Einflusses auf den neuronalen Energiestoffwechsel und den Neurotransmitterhaushalt (z. B. Dopamin, Serotonin) die Wirksamkeit von Psychostimulanzien (z. B. Methylphenidat, Atomoxetin) und können den Bedarf an diesen Arzneistoffen verringern. **Zink:** In hoher Dosierung (z. B. 140 mg/d) verringert Zink die Magnesiumresorption. **Präparateauswahl:** Magnerot® Classic (32,8 mg

Mg/Tbl., Mg-orotat), Magnesium Support (150 mg Mg/Kps. Mg-citrat), hypo-A-Magnesium (150 mg Mg/Kps.), Magnesium-Diasporal® 100/300 (98,6/295,7 mg Mg/LTA/Btl., Mg-citrat), Magnesorot® 240 (240 mg/Mg/Btl., Mg-orotat), Magnesium Verla® (121,5 mg Mg/Brausetbl., Mg-L-hydrogen-aspartat), Magnesiocard® 7,5 mmol (182,3 mg = 7,5 mmol Mg/Btl., Mg-aspartat-hydrochlorid), Cormagnesin® 200/400 Inj. (201,9 mg = 8,3 mmol/ 403,8 mg = 16,6 mmol Mg/10 ml, $MgSO_4$), magnerot® 1000 Injekt (58,6 mg = 2,4 mmol Mg/10 ml, Mg-gluconat).

Kalium

Das Alkalimetall Kalium (K) ist mir einer Konzentration von 150–160 mmol/l das bedeutendste Kation des Intrazellulärraumes und an der metabolischen Aktivität jeder Zelle beteiligt. Der Körperbestand an Kalium beträgt etwa 2 g/kg Körpergewicht, 99% davon sind intrazellulär lokalisiert.

Funktionen

- Erregung von Nerven- und Muskelzellen (Bioelektrizität der Zellmembranen): Neuromuskuläre Reizbarkeit, Muskelkontraktion, Übertragung von Nervensignalen mittels spannungsabhängiger Ionenkanälen (z. B. Ca^{2+}-, K^+-, Na^+-Kanäle).
- Herzmuskel: Reizbildung, Reizweiterleitung und Kontraktion (kardialer Energiestoffwechsel).
- Zellenvolumen: Aufrecherhaltung des intrazellulären osmotischen Drucks und des zellulär Membranruhepotenzials (Natriumantagonist), Regulation des Zellwachstums.
- Energiestoffwechsel: Aufbau von energiereichen Phosphatverbindungen (ATP) und Energiespeichern in der Muskulatur (Muskelglykogen).
- Blutdruckregulation: Aufrechterhaltung eines normalen Blutdrucks, Beeinflussung von protektiven endothelialen Gefäßfunktionen.
- Säure-Basen-Haushalt: Regulation des Säure-Basen-Haushaltes durch Beeinflussung der renalen Netto-Säureausscheidung.
- Aktivierung von Enzymsystemen (z. B. Pyruvatkinase/Glykolyse): Enzyme der Glykolyse (Aufnahme von Glucose in Leber- und Muskelzellen zur Glykogensynthese), des Proteinstoffwechsels sowie die oxidative Phosphorylierung sind kaliumabhängig.

- Insulinstoffwechsel: Beeinflussung der Insulinfreisetzung aus Betazellen, zellulärer Glucosetransport, Kohlenhydratverwertung (Kaliummangel fördert infolge der verminderten Insulinsekretion Störungen der Glucosetoleranz).
- Transepitheliale Transportprozesse in Niere und Darm (z. B. Glucose, Aminosäuren).

Empfohlene Zufuhr (laut D-A-CH): Schätzwerte für eine minimale Kaliumzufuhr bei Jgl. und Erw. sind 2000 mg Kalium/d (2 g = 50 mmol). Das Na^+/K^+-Verhältnis in der Nahrung ist entscheidender als die Konzentration der einzelnen Kationen für sich allein. Eine Natriumreduktion und vermehrte Aufnahme an kaliumreichen Lebensmitteln (Obst, Gemüse) leistet einen wichtigen Beitrag zur Prävention der Hypertonie. Der Food and Nutrition Board der USA (FNB, 2004) hält unter präventiven Aspekten für Erwachsene einen Adequate Intake (AI) von 4700 mg/Tag (120 mmol/Tag) als angemessen. Diese diätetische Kaliummenge ist aufgrund aktueller Erkenntnisse erforderlich, um chronischen Erkrankungen bzw. Stoffwechselstörungen wie Hypertonie, Nierensteine, Kochsalzsensitivität, Verlust an Knochenmasse oder Schlaganfälle vorzubeugen bzw. zu verringern.

Kalium-Status: Normalwerte (Erwachsene): **Serum:** 3,6–4,8 mmol/l (Hypokaliämie < 3,5 mmol/l); **Vollblut:** 43,5–48,7 mmol/l; **Kaliumexkretion im 24 h-Urin (Mangel)**: < 25 mmol/24 h. **Kalium-Verteilungsstörungen:**
a) Vom EZR nach IZR: Akute Alkalosen, Insulin-Überdosierung (→ Hypokaliämie: < 3,5 mmol/l); b) Vom IZR nach EZR: Respiratorische und metabolische Azidose, Rhabdomyolyse, Trauma, Verbrennungen, Vergiftungen mit Herzglykosiden (→ Hyperkaliämie: > 5,5 mmol/l).

Hinweis
Zur Differenzialdiagnostik sollten weitere Elektrolyte wie Natrium, Calcium, Magnesium, der Säure-Basen-Haushalt (Blut-pH) und die renale Chloridexkretion bekannt sein.

Interaktionen mit Arzneimitteln/Nährstoffen: Erhöhung der Kaliumblutspiegel (Risiko für Hyperkaliämie): ACE-Hemmer (z. B. Enalapril),

Amilorid/HCT, AT_1-Antagonisten (z. B. Losartan), Ciclosporin, Cotrimoxazol, Kalium-sparende-Diuretika (z. B. Spironolacton, Triamteren), niedermolekulare Heparine, NSAID (z. B. Diclofenac, Indometacin, Ibuprofen), Tacrolimus, Triamteren/Bemetizid. **Abfall der Kaliumspiegel/erhöhte renale Exkretion (Risiko für Hypokaliämie):** Aminoglykoside, Betablocker, Carbenoxolon, Cisplatin, Glucocorticoide, Nicht-kaliumsparende Diuretika (Thiazide, Schleifendiuretika), Mineralocorticoide (z. B. Fludrocortison), Penicilline, Theophyllin, Coffein. **Beeinträchtigung der intestinalen Kaliumresorption:** Alkohol, Colchicin, Laxanzien, Neomycin.

Erhöhter Bedarf: Sport, starkes Schwitzen. **Ernährung:** kaliumarm (wenig Obst/Gemüse), salzreich, häufige Diäten, hoher Lakritzkonsum. **Erkrankungen/Malabsorption:** Anorexia nervosa, Bulimie, Diabetes mellitus, Durchfall, Erbrechen, chronischer Laxanzienabusus, Magen-Darmerkrankungen. **Renale Kaliumverluste:** Hyperaldosteronismus, Hypercortisolismus, Cushing-Syndrom, Nierenerkrankungen, Ketoazidose (diabetische, alkoholische); **hohe Verluste:** Verbrennungen. **Verteilungsstörungen:** metabolische Azidosen (Verschiebung vom IZR nach EZR) und Alkalosen (Verschiebung vom EZR nach IZR). **Verwertungsstörungen:** Magnesiummangel.

Mögliche Mangelsymptome: Allgemein: Apathie, allgemeine Erschöpfungszustände, Muskelschwäche, Muskelkrämpfe, Müdigkeit, Parästhesien, Reizbarkeit. **GIT-Störungen:** Appetitlosigkeit, Obstipation, Übelkeit, paralytischer Ileus. **Herz-Kreislauf-System:** Herzrhythmusstörungen (ventrikuläre Arrhythmien, Extrasystolen, QT-Verlängerungen), Bluthochdruck, erhöhtes Herzinfarktrisiko, erhöhte Glykosidintoleranz. **Stoffwechsel:** Störungen im Säure-Basen-Haushalt (z. B. latente Azidose), Abnahme der Glucosetoleranz, Verminderung der Insulinsensitivität.

Einnahme: Die Tagesdosis sollte über den Tag in oralen Einzeldosen von nicht mehr als 20 mmol (782 mg Kalium) verteilt und zu den Mahlzeiten in aufrechter Position mit ausreichend Flüssigkeit eingenommen werden. Lösung (BTA) schluckweise über 10 bis 15 Minuten trinken. Die Einnahme zu einer Mahlzeit mit ausreichend Flüssigkeit verbessert Magenverträglichkeit. Magnesium (→ Mg-abhängige Na^+/K^+-ATPase) verbessert die zelluläre Kaliumverwertung. Aufgrund potenzieller Nebenwirkungen soll-

Tab. 3.3 Indikationen und Dosierungsempfehlungen für Kalium

Indikation	Empfohlene Dosierung	Applikation
Allgemeine Prävention, MT	0,2–0,6 g Kalium/d (z. B. als Basenpulver mit Kaliumcitrat + Magnesiumcitrat)	p. o.
Bluthochdruck	2–5 g/d (50–128 mmol, z. B. 2 g als Tricitrat, + Magnesium)	p. o.
Herzrhythmusstörungen	1,5–5 g/d (38,5–128 mmol, z. B. 2 g als Tricitrat, + Magnesium)	p. o.
Hypokaliämie (< 3,2 mmol/l) mit metabol. Azidose (renal tubuläre Azidosen, alkoholische und diabetische Ketoazidose)	2–4 g/d (50–100 mmol) als Citrat	p. o.
Medikation mit Laxanzien, Schleifendiuretika, Thiaziden	0,5–1 g/d + Magnesium (nach labordiagnostischer Kontrolle der Blutelektrolyte)	p. o.
Leistungssport (v. a. Ausdauersportarten wie Triathlon)	Belastungsphase: 150–300 mg/l Sportgetränk Regenerationsphase: 500–2000 mg	p. o.
Nierensteinprophylaxe (Ca-, Harnsäuresteine)	1,5–3 g/d (38,5–77 mmol) als Citrat	p. o.
Osteoporose	0,5–1 g Kalium/d (z. B. in Form eines Basenpulvers mit Kaliumcitrat und Magnesiumcitrat)	p. o.

Weitere Anwendungsgebiete: Hypokaliämie unter Digitalistherapie, Hypokaliämie und metabolische Alkalose, Diabetes mellitus, starker Durchfall und Erbrechen, Langzeitmedikation mit Diuretika (z. B. Thiazide).

ten Kaliumpräparate in der Regel nach Rücksprache mit dem Arzt eingenommen werden.

Kaliumcitrat (-acetat, -bicarbonat, oder -gluconat): Azidosen, Nierensteine.

Kaliumchlorid (Chloridmangel z. B. durch Diuretika): Alkalosen, vorbeugende Anwendung bei Diuretika, die zu vermehrter Kaliumausscheidung führen.

Kontraindikationen: Dehydratation, eingeschränkte exkretorischer Nierenfunktion, M. Addison, Adynamia episodica hereditaria; Sichelzellenanämie (Anwendungsbeschränkung).

Nebenwirkungen und Toxizität: Kaliumsalze können in höheren lokalen Konzentrationen Reizungen und Schädigungen des Gewebes hervorrufen. Bei der medikamentösen Anwendung von kaliumchloridhaltigen Tabletten können gastrointestinale Nebenwirkungen wie Bauchschmerzen, Übelkeit, Erbrechen, Durchfälle und Sodbrennen auftreten. In seltenen Fällen werden Ulzerationen (Geschwüre), Perforation und Striktur/Stenose (Verengung) der Speiseröhre oder des Dünndarms, Magen-Darm-Blutungen sowie Hautausschläge und Gesichtsschwellungen beobachtet. Präparate mit retardierter Freisetzung sind zwar ungefährlicher, es wird aber trotzdem empfohlen, die Tagesdosis, verteilt auf mehrere Gaben zu den Mahlzeiten unzerkaut und in aufrecht sitzender Körperposition mit genügend Flüssigkeit einzunehmen.
Eine Hyperkaliämie (> 5,5 mmol/l) äußert sich zunächst in neuromuskulären Störungen wie allgemeine Muskelschwäche und schwere Beine. Weitere Symptome sind Parästhesien an Händen und Füßen, Atemstörungen durch Muskelschwäche und vor allem Störungen der Herztätigkeit (Verminderung der Kontraktilität infolge Überleitungsstörungen, Arrhythmie). Bei Kaliumspiegel von 5,5–6,5 mmol/l treten typische spitze und hohe T-Wellen über der Brustwand auf, bei Spiegeln von 6,5–7,5 mmol/l kommt es außerdem zur Verlängerung des PQ-Intervalls und zur Verbreiterung der QRS-Komplexe. Schwere Hyperkaliämien (> 7,5 mmol/l) sind lebensbedrohlich (→ Kammerflimmern, diastolischer Herzstillstand).

Spezielle Interaktionen

ACE-Hemmer: Bei gleichzeitiger Therapie mit ACE-Hemmern oder AT_1-Antagonisten, Aldosteronantagonisten oder kaliumsparenden Diuretika sowie NSAID (z. B. Indometacin), ist die Kaliumausscheidung über die Nieren vermindert und das Risiko für eine Hyperkaliämie erhöht. **Anticholinergika:** Anticholinergika hemmen die Darmmotilität und erhöhen daher bei gleichzeitiger Anwendung das Risiko für gastrointestinale Nebenwirkungen. **Calcium:** Kalium hat einen positiven Einfluss auf den Knochenstoffwechsel, da eine höhere Kaliumzufuhr eine erhöhte renale Calciumexkretion verringert, die durch eine hohe Kochsalzzufuhr induziert wird (→ Kalium fördert renale Calciumretention in der Niere). **Diuretika (Thiazide, Schleifendiuretika):** Die bei Langzeittherapie mit Thiaziden und Schleifendiuretika auftretenden Magnesium- und Kaliummängel begünstigen das Auftreten kardiovaskulärer Komplikationen (z. B. Arrhythmien) sowie diuretikaassoziierte Störungen der Glucosetoleranz und des Lipidstoffwechsels. **Herglykoside (z. B. Digoxin):** Eine Erhöhung der extrazellulären Kaliumkonzentration vermindert die Wirkung von Herzglykosiden, während eine Erniedrigung die arrhytmogene Wirkung von Herzglykosiden verstärkt. **Magnesium:** Magnesium spielt eine Schlüsselrolle bei der intrazellulären Kaliumregulation. Eine Hypomagnesiämie führt zu renalen Kaliumverlusten (Magnesiummangel erhöht die Durchlässigkeit von K^+ durch die K^+-Kanäle). **Natrium:** Eine exzessive Natriumzufuhr kann zur Kaliumverarmung führen. Umgekehrt hat Kalium einen natriuretischen Effekt. **Präparateauswahl:** Zellamare Base (260 mg Magnesium, 600 mg Kalium/Messlöffel), Base Balance (300 mg Magnesium, 600 mg Kalium/Messlöffel, als Citrat), Kalinor®-Brausetbl. (1 560 mg = 40 mmol Kalium/Brausetbl. als Citrat/-hydrogencarbonat), Kalium Verla®-Granulat (780 mg = 20 mmol Kalium/Btl., als Citrat), Kalitrans®-Brausetbl. (975 mg = 25 mmol Kalium/Brausetbl., als Hydrogencarbonat), Rekawan®-Granulat (522,6 mg = 13,4 mmol Kalium/Br., als Chlorid), Kalinor®-retard P (315 mg = 8 mmol Kalium/Retardkps., als Chlorid), hypo-A Kalium spe.

Natrium

Natrium (Na) ist das mengenmäßig wichtigste Kation des Extrazellulärraumes. Das Alkalimetall spielt eine wichtige Rolle bei der Aufrechterhaltung des Membranpotenzials und bei der Osmoregulation der Zellen.

Funktionen

- Osmotische Aktivität: Aufrechterhaltung des osmotischen Drucks im extrazellulären Raum (zusammen mit Chlorid), Wasserbilanz, Regulation des zellulären Volumens.
- Nerven-/Muskelzellen: Erregungsleitung in Nerven- und Muskelzellen (Na^+/K^+-ATPase), Muskelkontraktion.
- Membranpotenzial: Regulation des Membranpotenzials der Zellwände.
- Blutdruckregulation: → RAAS: Renin ↑ → Angiotensin I ↑ → ACE: Angiotensin II ↑ → Aldosteron ↑: renale Na^+-Reabsorption ↑→ Wasserausscheidung ↓;
  Atriales Natriuretisches Peptid, ANP (wird als Prohormon vor allem im rechten Herzvorhof gebildet): ANP ↑ → Aldosteron ↓ → renale Na^+-Reabsorption ↓ → Wasserausscheidung ↑.
- Säure-Basen-Haushalt: Regulation des Säure-Basen-Haushaltes, Bildung der Magensalzsäure.
- Nährstoff-/Wasserresorption: Resorption von Glucose, Galactose, Aminosäuren, wasserlöslichen Vitaminen (z. B. Vitamin C) und Wasser (→ gebunden an osmotischen Gradienten).
- Verdauung: Bestandteil von Verdauungssäften.
- Enzyme: Enzymaktivitäten (u. a. α-Amylase: Stärkeabbau).

Empfohlene Zufuhr (laut D-A-CH): Zufuhr von 6 g NaCl pro Tag ist ausreichend (maximal 0,1 g/kg KG NaCl pro Tag); NaCl (g) = Na (g) x 2,54 (1 g NaCl = 0,4 g Na).

Hinweis
Durch den hohen Verzehr von natriumchloridhaltigen Nahrungsmitteln nehmen wir zu viel Natrium mit der üblichen Ernährung auf. Eine Natriumreduktion und vermehrte Aufnahme an kaliumreichen Lebensmitteln (Obst, Gemüse) könnte einen wichtigen Beitrag leisten zur Prävention von kardiovaskulären Erkrankungen (z. B. Hypertonie, Linksherzhypertrophie, Herzinsuffizienz), Nierenerkrankungen (z. B. Nierensteine), gastrointestinalen Karzinomen und Osteoporose.

Natrium-Status: Normalwerte: **Serum/Plasma:** 135–145 mmol/l; **Vollblut:** 80–90 mmol/l; **Mangel** (Hyponatriämie): $<$ 135 mmol/l.

Interaktionen mit Arzneimitteln/Nährstoffen: Erhöhte renale Exkretion: Diuretika (z. B. Thiazide, Chlortalidon, Etacrynsäure, Furosemid). **Abfall des Natriumspiegels (Hyponatriämie, z. B. mit Hypoosmolarität durch SIADH):** Butyrophenone (z. B. Haloperidol), Captopril, Carbamazepin, Desmopressin, Ecstasy, Interferon-α, Metformin, NSAID (z. B. Indometacin, Diclofenac, Piroxicam), SSRI (z. B. Citalopram, Paroxetin, Fluoxetin), Oxcarbazepin, Phenothiazine, Tacrolimus, Valproinsäure, Zytostatika (v. a. Cisplatin, Cyclophosphamid, Vinblastin, Vincristin). **Beeinträchtigung der Resorption:** Colchicin, Laxanzien, Neomycin. **Anstieg der Natriumspiegel (z. B. durch osmotische Diurese):** Kochsalz, hypertones Na-Bicarbonat.

Erhöhter Bedarf: Ernährung: Natriumarm, Malnutrition, übermäßige Wasseraufnahme; **extrarenaler Verlust:** Erbrechen, Durchfall, Ausdauersport (Natriumverlust: bis zu 1 g/l Schweiß), schwere Muskeltraumen, Blutverluste, Pankreatitis, Schwitzen (z. B. Sauna), Verbrennungen. **Renale Verluste:** Diuretikaabusus, Mineralocorticoidmangel, osmotische Diurese, renal tubuläre Azidose. **Erkrankungen:** Mukoviszidose, Diabetes insipidus, nässende Hauterkrankungen, NNR-Insuffizienz (M. Addison), ketoazidotisches Koma, Magen-Darm-Fisteln, Syndrome of inappropiate ADH secretion (SIADH: Hyponatriämie mit Hypoosmolarität, z. B. bei malignen Tumoren).

Mögliche Mangelsymptome: Allgemein: Durst, Kopfschmerzen, Konzentrationsstörungen, Schwindel, Apathie, Müdigkeit, Nausea, Kollapsneigung, Verwirrtheit. **Muskulatur:** Muskelkrämpfe, -schwäche (Fatigue-Syndrom), -schmerzen (Hochleistungssport: Marathon, Radrennen!). **Dehydratation, hypoton/isoton** (Apathie, Blutdruckabfall, Bewusstseinstrübungen, Koma, Tachykardie); **Azidose** (z. B. osmotische Diurese bei ketoazidotischem Koma); **Alkalose** (z. B. starkes Erbrechen, Diuretika). **SIADH:** Schwäche, Kopfschmerz, epileptische Krämpfe, Hirnödem, metabolische Enzephalopathie.

Einnahme: Kombinierte Gabe von Na-Ionen mit Glucose steigert Na-Resorption.

Tab. 3.4 Indikationen und Dosierungsempfehlungen für Natrium

Indikation	Empfohlene Dosierung	Applikation
Elektrolyt- und Flüssigkeitszufuhr bei Durchfallerkrankungen	WHO-Lösung: 20 g Glucose, 3,5 g NaCl, 3 g Na-Citrat und 1,5 g KCl in 1 Liter Wasser.	p. o.
	Sgl., Kleinkdr.: 120–150 ml/kg KG über 24 h	
	Schulkdr., Erw. 20–40 ml/kg KG über 24 h	
Leistungssport (z. B. Marathon, Triathlon)	1–1,5 g NaCl pro Liter natriumarmes Mineralwasser oder Sportgeränk	p. o.
Mukoviszidose	Auf ausreichende Kochsalzzufuhr achten! (z. B. Speisen nachsalzen)	p. o.

Hinweis

Bei schweren Wasser- und Elektrolytverlusten ist parenterale Applikation indiziert; bei Alkoholismus, Hypokaliämie und Malnutrition besteht erhöhtes Risiko für sog. osmotisches Demyelinisierungssyndrom (zentrale pontine Myelinolyse) → langsamer Ausgleich einer Hyponatriämie.

Kontraindikationen: Akute und chronische Niereninsuffizienz, Herzinsuffizienz, Bluthochdruck. Eine speisesalzarme, aber kaliumreiche Kost wirkt bei vielen Hochdruck-Patienten blutdrucksenkend.

Spezielle Interaktionen

Calcium: Mit zunehmender NaCl-Zufuhr steigt die renale Calciumexkretion. **Lithium:** Bei Patienten, die im Rahmen einer antidepressiven Therapie mit Lithium behandelt werden, ist zu berücksichtigen, dass unter NaCl-Restriktion infolge einer verstärkten tubulären Reabsorption von Lithium das Risiko einer Lithium-Intoxikation erhöht ist (→ Auf gleichmäßige Kochsalzaufnahme achten!). **Präparateauswahl:** Elotrans® Pulver, Btl., Oralpädon® 240 Btl. (3,56/0,47/0,53/0,3 g Glucose/NaCl/Na-citrat/KCL pro 100 ml).

Phosphor

Phosphat ist zusammen mit Calcium der Hauptbestandteil des anorganischen Anteils des Skeletts. Organische Phosphorverbindungen sind wichtige Bausteine von Nukleinsäuren (z. B. DNA), die in allen lebenden Zellen vorkommen.

Funktionen

- Energiestoffwechsel: Bildung, Speicherung und Freisetzung von Stoffwechselenergien (Adenosintriphosphat/ATP, Kreatinphosphat/KrP), z. B. mitochondrialen ATP-Bildung bei der oxidativen Phosphorylierung, Muskelkontraktion, Glykogenolyse, Glykolyse, Proteinbiosynthese.
- Enzym-/Hormonhaushalt: Regulation enzymkatalysierter Reaktionen (z. B. Phosphorylierung von Enzymen, Vitaminen: Thiamin → TDP), Bestandteil von Coenzymen (z. B. FAD, NADP, CoA), Aktivierung von Hormonen.
- Zellmembranaufbau: Bestandteil von Nukleinsäuren, Nukleoproteinen und Phospholipiden (z. B. Phosphatidylcholin).
- Signaltransduktion: Zelluläre Signalübermittlung über second messenger (z. B. cAMP, cGMP, IP_3).
- Knochenstoffwechsel: Knochenmineralisation (Bauelement der Calcium-Hydroxyl-Apatitkristalle).
- Säure-Basen-Haushalt (Phosphat-Puffer: Dihydrogenphosphat-Hydrogenphosphat-System); Sauerstofftransport (Oxyhämoglobin).

Empfohlene Zufuhr (laut D-A-CH): Jgl. (15–19 Jahre) 1250 mg/d, Erw. 700 mg/d, Schwangere 800 mg/d, Stillende 900 mg/d.

Phosphat-Status: Normalwerte: **anorganisches Phosphat im Serum:** 0,84–1,45 mmol/l; **Gesamtphosphor im Vollblut:** 11,3–12,6 mmol/l.

Hinweis
Gleichzeitig sollten Calcium, alkalische Phosphatase und Kreatinin bestimmt werden.

Interaktionen mit Arzneimitteln/Nährstoffen: Störung der Resorption/ erhöhte Phosphat-Exkretion im Stuhl: Aluminiumhydroxid-haltige Antazida, Laxanzien, Vitamin-D-Mangel, Parathormon, Eisen, Magnesiumhydroxid, Sevelamer, Calciumcarbonat (Phosphatbinder), Aluminium, Strontium. **Erhöhte renale Phosphat-Exkretion:** Antibiotika (Aminoglykoside, Tetracycline), Diuretika, fructosereiche Diät, Insulin, Vitamin-D-Mangel, Parathormon, calciumreiche Diät, Blei, Cadmium, Quecksilber.

Erhöhter Bedarf: Bodybuilder, Leistungssportler. **Ernährung/Lebensstil:** Phosphatarm, allgemeine Malnutrition, Alkoholismus. **Erkrankungen:** chronischer Durchfall, CED, Hyperparathyreoidismus, diabetische Ketoazidose, metabolische Azidose, Malabsorptionssyndrome, Kurzdarmsyndrom, Nierenfunktionsstörungen, TPN, X-chromosomale familiäre Hypophosphatämie (Rachitis, Zwergwuchs), onkogene Osteomalazie, gramnegative Sepsis, rasch proliferierende Tumoren, Verbrennungen.

Mögliche Mangelsymptome: Initial: Anorexie, Konfusion, Muskelschwäche, Knochenschmerzen, Erbrechen, periphere Neuropathie. **Später:** hämolytische Anämie, Dysfunktion neutrophiler Granulozyten, Ileus, Arrythmien, Kardiomyopathie, Koma, metabolische Enzephalopathie mit Krampfanfällen, Osteomalazie, gestörte Glucosehomöostase.

Kontraindikationen: Gefahr der Phosphatintoxikation bei eingeschränkter Nierenfunktion.

Nebenwirkungen und Toxizität: Als Folgen einer kurzzeitigen exzessiven oralen Phosphoraufnahme können Magen-Darmbeschwerden mit Übersäuerung, Blähungen, Erbrechen und Durchfall auftreten. Phosphatreiche Ernährung stört die Resorption essenzieller Mineralstoffe und Spurenelemente (bei Hyperaktivität sollte auf eine phosphatarme Ernährung und ausreichende Versorgung mit Magnesium, Zink, Omega-3-FS und Vitamin B_6 geachtet werden).

Upper Safe Limits: UL: 3000 mg/d

Spezielle Interaktionen

Aluminium: Aluminium geht mit Phosphat unlösliche, nicht resorbierbare Verbindungen ein, sodass die Phosphatresorption therapeutisch durch Aluminiumhydroxidgel (Antazida) gehemmt werden kann.
Vitamin D_3: Hohe Phosphatspiegel im Blut unterdrücken die Umwandlung von Calcidiol in Calcitriol. In hoher Dosierung kann Calcitriol eine Hyperphosphatämie hervorrufen.

3.2 Spurenelemente

Bor

Bor (B) greift in die Regulation des Hormon-, Knochen- und Mineralstoffwechsels (z. B. Calcium, Magnesium) ein. Studien geben Hinweise darauf, dass Bor in der Prävention und Therapie der Arthrose und Osteoporose von Bedeutung sein könnte. In verschiedenen Studien war zudem eine erhöhte diätetische Boraufnahme mit einer verringerten Inzidenz und Mortalität beim Prostatakarzinom assoziiert.

Funktionen

- Stoffwechsel: Regulation des Calcium-, Magnesium-, Phosphor- und Vitamin D-Haushaltes (→ Bor reduziert Calcium-, Magnesiumverluste über den Urin).
- Biosynthese von Steroidhormonen: 17-β-Estradiol, Testosteron, Vitamin-D-Hormon (→ Bor erhöht Estradiolspiegel und Knochenstabilität).
- Gehirnfunktion: Einfluss auf die kognitiven Fähigkeiten, das Erinnerungsvermögen und die Koordination.
- Antientzündliche Wirkung: Hemmung der Cyclooxygenase und Lipoxygenase, Interaktion mit NF-κB, Verringerung der Leukotrien-Synthese und der ROS-Bildung (Respiratory burst ↓).
- Mitochondrialer Energiestoffwechsel: Serin-Protease: Inhibitor der Serin-Protease – Bor reduziert im Tierversuch die Tumorgröße und die Proliferationsrate des Prostatakarzinoms (PSA = Serin-Protease, Bor = PSA-Inhibitor).

Tab. 3.5 Indikationen und Dosierungsempfehlungen für Bor

Indikation	Empfohlene Dosierung	Applikation
Arthrose, rheumatoide Arthritis	6–9 mg/d (+ Omega-3-FS, Glucosaminsulfat, Chondroitinsulfat, Vitamin D und SAM)	p. o.
Osteoporose	Prävention: 3–6 mg/d	p. o.
	Therapie: 6–15 mg/d (zus. mit anderen knochenwirksamen Mikronährstoffen wie Calcium, Vitamin D und K)	p. o.
Potenzielle Indikationen: Prostatakarzinom, Demenz		

Durchschnittliche Zufuhr: Die durchschnittliche Aufnahme an Bor mit der Ernährung wird auf etwa 2 mg pro Tag geschätzt. Zu den borreichen Lebensmitteln zählen Avocado, Trauben, Nüsse und verschiedene Gemüsearten. Nüsse und Avocado enthalten zwischen 1 bis 4,5 mg Bor/100 g. Fleisch- und Milchprodukte enthalten dagegen nur < 0,6 mg Bor/100 g.

Möglicher erhöhter Bedarf: Erhöhter Bedarf: Alter; **Prävention und Therapie der:** Arthrose, Osteoporose und des Prostatakarzinoms.

Mögliche Mangelsymptome: Gehirn: EEG-Veränderungen, Störungen kognitiver Funktionen (z. B. Gedächtnis, Aufmerksamkeit); **Stoffwechsel:** Erhöhte renale Calcium- und Magnesiumausscheidung (z. B. bei postmenopausalen Frauen), Abfall der Calcium- und Calcitoninspiegel, Störungen im Hormonhaushalt; **potenziell erhöhtes Risiko für:** Prostatakarzinome.

Hinweis
Den insulinähnlichen Wachstumsfaktoren IGF-1 und IGF-2 wird eine wichtige Rolle bei der Entstehung und Progression des Prostatakarzinoms zugeschrieben. Das Prostata-spezifische Antigen (PSA) induziert als Serinprotease eine Proteolyse des IGF-bindenden Proteins 3 (IGFBP 3) mit der Folge eines Anstiegs der IGF-1-Spiegel. Die Konsequenz ist eine verstärkte Aktivierung des IGF-Signalweges, die zur Proliferation von und zur Hemmung der Apoptose in Prostatakrebszellen führt. Im tierexperimentellen Studien reduziert Bor die Expression von IGF-1 in humanen LnCaP Prostatakarzinomzellen sowie die Tumorgröße und Proliferationsrate des Prostatakarzinomgewebes.

Nebenwirkungen und Toxizität: Im Dosierungsbereich von 3 bis 9 mg Bor/d (p. o.) sind keine Neben- und/oder Interaktionen bekannt. Nebenwirkungen wie Appetitlosigkeit, Übelkeit, Erbrechen und Durchfall werden bei extrem hoher Dosierung (> 500 mg/d) beobachtet. Der UL-Wert für Erwachsene liegt bei 20 mg/d.

Chrom (III)

Das Spurenelement Chrom (III) (Cr) übt seine physiologische Funktion überwiegend durch eine Beteiligung an der zellulären Signaltransduktion des Insulins aus:

Funktionen

- Regulierung der Glucosehomöostase und des Insulinstoffwechsels:
  - Potenzierung der zellulären Insulinwirkung: Aktivierung des chromabhängigen Oligopeptids Chromodulin (= LMWCR, siehe Kasten), das nach Bindung an den Insulinrezeptor die Tyrosinkinase-vermittelte Weiterleitung des Insulinsignals ins Zellinnere ermöglicht.
  - Expression von Genen des Glucosestoffwechsels.
  - Glucosetoleranzfaktor (GTF).
  - GTF: Komplex aus Chrom, Nicotinsäure, Glutaminsäure und Glycin; verbessert Glucosetoleranz.
- Lipid- (Cholesterin) und Proteinstoffwechsel.

Hinweis
LMWCR: Low-molecular-weight chromium binding substance; Chromodulin besteht aus Glutamat, Aspartat, Glycin und Cystein. Es soll für die Aktivierung der Tyrosinkinase-Aktvität des Insulin-Rezeptors verantwortlich sein.

Geschätzte angemessene Zufuhr (laut D-A-CH): Jgl. und Erw. 30–100 µg Chrom/d.

Chrom-Status (Normalwerte): Serum: < 10 nmol/l (< 0,5 µg/l) **Vollblut:** 10–75 nmol/l (0,5–3,9 µg/l) c) renale Exkretion: < 13 nmol/l/24 h.

Hinweis
Die für Chrom angegebenen Normalwerte unterscheiden sich erheblich. Weder Serumwert noch renale Exkretion sind zuverlässige Parameter.

Interaktionen mit Arzneimitteln/Nährstoffen: Erhöhung der Chromresorption: ASS, Aminosäuren (Histidin, Glutaminsäure), Indometacin, Nicotinsäure, Vitamin C, Oxalat. **Beeinträchtigung der Chromresorption/-verwertung:** Antazida (Al-/Mg-haltige), Calcium, Eisen, Mangan, Zink, Vanadium, Phytat. **Erhöhte renale Chromexkretion:** Glucose.

Erhöhter Bedarf: Ernährung/Lebensstil: Hoher Konsum einfacher Kohlenhydrate (z. B. Glucose), fettreiche Ernährung, langfristige parenterale Ernährung, Alter, Leistungssport (Verlust über den Schweiß); **Erkrankungen:** Störungen der Glucosetoleranz, Diabetes mellitus, Infektionen, Trauma.

Mögliche Mangelsymptome: Stoffwechsel: Pathologische Glucosetoleranz, schlechte Einstellbarkeit eines Diabetes mellitus Typ-1, reversible Insulinresistenz, insulinresistente Hyperglykämie, Hypoglykämie. **Dyslipoproteinämie:** Erhöhte Spiegel an Gesamt-Cholesterin, Triglyceriden, erniedrigtes HDL-Cholesterin. **Weitere Symptome:** Periphere Neuropathien, Gewichtsverlust (Schilddrüsenfunktionsstörung), Ataxie, Craving.

Tab. 3.6 Indikationen und Dosierungsempfehlungen für Chrom (III)

Indikation	Empfohlene Dosierung	Applikation
Allgemeine Prävention, MT	50–200 µg/d	p. o.
Diabetes mellitus Typ-1, Typ-2	200–1000 µg/d (z. B. 200 µg, + Magnesium, Benfotiamin, Vitamin C und Zink)	p. o.
Gestationsdiabetes	200–500 µg/d (ca. 4 bis 8 µg/kg KG)	p. o.
Gewichtsreduktion (in Verbindung mit Diät und körperlicher Aktivität)	400–600 µg/d (als Polynicotinat) z. B. 3 × 200 µg (≥ 3 Monate!)	p. o.
Hypoglykämie, reaktive bzw. nutritive (auch bei PMS)	200–500 µg/d	p. o.
Leistungssport	100–200 µg/d	p. o.
Weitere Anwendungsgebiete: Arteriosklerose, Depressionen, Dyslipoproteinämie, Osteoporose, parenterale Ernährung.		

Einnahme: Gesamttagesdosis über den Tag verteilt, zwischen den Mahlzeiten.

Kontraindikationen: Sechswertiges Chrom wirkt kanzerogen und DNA-schädigend. Vermutlich wird Cr (VI) unter der Bildung reaktiver Sauerstoffverbindungen intrazellulär über die Oxidationsstufen V und IV zu Cr (III) reduziert. In Humanstudien war unter der Gabe von Chrom als Cr (III)-Picolinat keine oxidative DNA-Schädigung nachweisbar.

Nebenwirkungen und Toxizität: In Dosierungen von 200 bis 1000 µg Chrom/d sind keine Nebenwirkungen bekannt. Chrompicolinat verursachte in In-vitro-Studien DNA-Schäden (SCF 2003).

Upper Safe Limits: NOAEL: 1000 µg, UL: 250 µg.

Spezielle Interaktionen

Antidiabetika: Chrom kann die blutzuckersenkende Wirkung von Insulin und/oder oralen Antidiabetika (z. B. Metformin, Glimepirid) verstärken. **Glucocorticoide:** Chrom kann die Nüchtern-Blutzuckerspiegel und die therapeutisch notwendige Dosis von oralen Antidiabetika bei Patienten mit steroidinduziertem Diabetes (ausgelöst durch Glucocorticoid-Therapie) verringern. **Präparateauswahl:** hypo-A Chrom (100 µg Chrom/Kps.), Chrom MSE 50 µg (50 µg Chrom/Tbl.), Diabeto vital EFA (100 µg Chrom/Kps. + Zn, Magnesium, Vitamin C, E, Omega-3-FS), Diabetiker Vitamine (200 µg Chrom/Tbl. + Zn, Vitamin C, B-Vit.), Diazink.

Cobalt

Cobalt (Co) ist Bestandteil von Vitamin B_{12} (Cobalt-Atom liegt im Zentrum des Cobalamin: prostethische Gruppe).

Funktionen

- Erythropoese: Beteiligung über Vitamin B_{12} an der Erythropoese.
- Enzyme: Cofaktor von Enzymsystemen (Cytochromoxidase, SOD, Urikase).
- Fettsäurestoffwechsel (β-Hydroxybutyrat-Dehydrogenase).
- Aminosäurestoffwechsel (Glycyl-Glycin-Dipeptidase).

Bei gesunden Versuchspersonen ist unter der oralen Gabe von Cobalt (z. B. Cobaltchlorid) eine Steigerung der Erythrozytenproduktion (→ Anstieg der renalen Erythropoetin-Biosynthese) beobachtet worden.

Cobalt-Status: Referenzwerte: **Serum** < 0,5 µg/l, **Vollblut:** 0,5–3,9 µg/l; Urin: < 1,0 µg/l.

Hinweis
Nur als Bestandteil von Vitamin B_{12} essenziell (siehe Vitamin B_{12}).

Eisen

Eisen (Fe) übernimmt eine essenzielle Funktion beim Transport und der Speicherung von Sauerstoff, der Neusynthese von Erythrozyten, dem Transfer von Elektronen sowie zahlreichen Oxidations- und Reduktionsreaktionen im Körper.

Funktionen

- Funktionsformen: Hämproteine: Hämoglobin, Myoglobin, Cytochrome und Nicht-Hämproteine: z. B. Fe-Metalloenzyme (Monooxygenasen, Dioxygenasen) und Fe-S-Proteine.
- Hämoglobin (rote Blutkörperchen): Sauerstofftransport aus der Lunge zum Ort der terminalen Oxidation im Gewebe.
- Myoglobin (Muskelzellen): Sauerstoffreservoir des Muskels, Diffusion von Sauerstoff aus den Erythrozyten in das Zytosol und die Mitochondrien.
- Zelluläre Energiegewinnung: Transfer von Elektronen in der mitochondrialen Elektonentransportkette (Komplex I-III: I: NADH:Ubichinon-Oxidoreduktase, II: Succinat: Ubichinon-Oxidoreduktase, III: Ubiquinol-Cytochrom C-Reduktase).
- DNA-Synthese: Ribonukleotid-Reduktase.
- Neurotransmittersynthese: L-Tyrosin → L-Dopa (Tyrosin-Hydroxylase), Tryptophan → 5-OH-Tryptophan (Tryptophan-5-Monooxygenase).
- Cytochrom-P-450-abhängige Monooxygenasen: Oxidative Biotransformation von Arzneimitteln (z. B. CYP3A4) und Xenobiotika, Biosynthese von Steroidhormonen und Vitamin D_3.
- L-Carnitin: L-Carnitin-Biosynthese zusammen mit Vitamin C, Vitamin B_6, L-Lysin und L-Methionin.
- Endothelfunktion (NO-Synthasen): Einfluss auf NO-Produktion und Gefäßreaktivität (z. B. Vasodilatation).
- Fettsäuresynthese: Bildung ungesättigter Fettsäuren, Eicosanoidstoffwechsel (Fettsäuredesaturasen).
- Immunsystem: Immunologische Stabilität (NO-Synthasen).
- Weitere: Kollagen-Synthese, Regulation des Säure-Basen-Haushalt, Cofaktor antioxidativer Enzyme (CAT, Peroxidase), Signaltransduktion (Guanylat-Cyclase: cGMP als second Messenger).

Empfohlene Zufuhr (laut D-A-CH): Kinder und Jugendliche 12–15 mg/d, Männer 10 mg/d, Frauen 15 mg/d, Schwangere 30 mg/d und Stillende 20 mg/d.

Im Unterschied zu Häm-Eisen in Lebensmitteln tierischer Herkunft (z. B. Rinderleber), dessen Verfügbarkeit 10 bis 25% beträgt, liegt die Resorptionsquote von Nicht-Hämeisen in pflanzlichen Lebensmitteln (z. B. Linsen, Weizenkeime), durch Absorptionshemmende Liganden (z. B. Tannine, Phytate, Oxalsäuren) nur bei etwa 5%. Eisen wird im Duodenum und oberen Jejunum als 2-wertiges Eisen resorbiert. Abgesehen vom Häm-gebundenen Fe^{2+}-Anteil, liegt Eisen in pflanzlichen Nahrungsmitteln überwiegend in der 3-wertigen Form vor. 3-wertiges Eisen ist im schwach alkalischen Milieu des Dünndarm (pH> 3) nicht löslich und muss vor der Resorption durch Reduktionsmittel wie Vitamin C (z. B. Orangensaft) reduziert ($Fe^{3+} \rightarrow Fe^{2+}$) werden.

Eisen-Status: Referenzwerte (Frauen/Männer): **Serum:** 40–150/60–160/µg/dl; **Vollblut:** 420–460/440–500 mg/l; **Serum-Ferritin** (Indikator für Speichereisenmangel), Referenzbereich: 23–110/34–310 µg/l (normal 120 ± 60 µg/l), prälatenter Mangel: < 30 µg/l; **Transferrin-Sättigung (%)** (Indikator für Mangel an Funktionseisen), Referenzbereich: 35 ± 15, prälatenter Mangel: ~30, Mangel: < 16; **löslicher Transferrin-Rezeptor, sTfR** (Abgrenzung des Funktions- vom Speichereisenmangel), Referenzbereich: 5 ± 1 mg/l, funktioneller Mangel > 8 mg/l.
Ein Serum-Ferritin < 30 µg/l zeigt eine Erschöpfung der für die Hämoglobin-Synthese zur Verfügung stehenden Gesamtkörpereisenreserven an. Ferritinwerte > 200 µg/l bei Frauen im gebärfähigen Alter und > 300–400 µg/l bei Männern weisen auf hohe Eisenspeicher hin, die differentialdiagnostisch abgeklärt werden sollten.
Eisenmangel(anämie):

- prälatent: Ferritin 12–20 µg/l, Hb > 12/15 g/dl (w/m), Transferrin: 360–380 mg/dl,
- latent: Ferritin < 12 µg/l; Hb > 12/15 g/dl (w/m), Transferrin: > 380 mg/dl,
- manifest: Ferritin < 12 µg/l; Hb: w < 12 g/dl, m < 15 g/dl; Transferrin: > 380 mg/dl.

Hinweis

Ferritin korreliert mit den Eisenspeicherbeständen des Organismus: 1 µg Ferritin/l entspricht etwa 8 mg Speichereisen. Ein Serum-Ferritin ≤ 40 µg/l ist bei Frauen bereits mit diffusem Haarausfall assoziiert. Erhöhte Ferritinwerte finden sich bei Eisenüberladung (z. B. genetisch Hämochromatosen), sekundäre Eisenüberladungen (z. B. Transfusionen, Atransferrinämie), Infekt- oder Tumoranämien, Leberparenchymschäden, Entzündungen, Lymphomen, Leukosen und soliden Tumoren (z. B. Pankreas-, Bronchialkarzinome, Neuroblastome).

Ein Serum-Ferritin > 200 µg/l ist in Studien mit einem 2,4-fach erhöhten Herzinfarktrisiko assoziiert. Als essenzieller Bestandteil der Ribonukleotid-Reduktase steht Eisen zudem in Verdacht das Krebszellwachstum zu fördern (Promotorfunktion). Eine übermäßige diätetische Eisenaufnahme scheint v. a. mit einem erhöhten Risiko für Dickdarmkrebs verbunden zu sein.

Interaktionen mit Arzneimitteln/Nährstoffen: Verbesserung der Eisenresorption: Vitamin C (wandelt dreiwertiges in besser resorbierbare zweiwertige Form um), Zitronensäure, Aminosäuren (Lysin, Methionin, Cystein). **Beeinträchtigung der Eisenresorption/-verwertung (z. B. Komplexbildung):** Antazida (z. B. Ranitidin), Bisphosphonate (z. B. Clodronat), Clofibrate, Colestyramin, Ethambutol, Laxanzien, Neomycin, Paracetamol, D-Penicillamin, Salicylate/ASS (okkulte GIT-Blutungen), Tetrazykline, Zytostatika, Calcium, Cadmium, Magnesium, Mangan, Zink, Cadmium, Oxal-, Phosphor-, Phytinsäure (Getreide-, Sojaprodukte), Tannine, Polyphenole (Kaffee, Tee, Rotwein), Alkoholismus, Milchprodukte, Mangel an Kupfer, Vitamin A, B_2 oder B_6. **Erhöhte renale Eisenexkretion:** Deferoxamin (Komplexbildung). **Abfall der Eisenserumspiegel:** Deferoxamin, Salicylate, häufiges Blutspenden. **Erhöhte Eisenserumspiegel:** Estrogene, orale Kontrazeptiva, Cisplatin, Transfusionen. **Erhöhter Bedarf:** EPO-Therapie (Steigerung der Erythropoese kann Eisenbedarf erhöhen, z. B. Tumoranämie).

Erhöhter Bedarf: Kindheit, Wachstum, Schwangerschaft, Stillzeit, AusdauersportlerInnen (Mikrohämorrhagien im GIT, Hämolyse unter Ferse, Eisenverlust/l Schweiß: 0,5 mg), Blutspender. **Ernährung:** makrobiotisch, vegetarisch, Rohkost, hoher Kaffee-/Teekonsum, Protein-Energie-Malnutrition. **Eisenverluste:** Bulimie, Menstruation (1 ml Blut = 0,5 mg Eisen bei Hb von 15 g/dl: 60 ml = 30 mg), häufiges Blutspenden, Menorrhagie, okkulte GIT-Blutungen (Ulzera, NSAID, Hämorrhoiden, Kolonkarzinom, Ösophagusvarizen, Hakenwurmbefall). **Erkrankungen/Malabsorption:** Achlorhydrie, Colitis ulcerosa, Gastritis, Hp-Infektion, Kurzdarmsyndrom, Magen- und Dünndarmresektion, Phenylketonurie, renale Anämie, Sprue, Zöliakie. **Umverteilungsstörungen**: Chronische Entzündungen, Tumoren mit hohem Eisenbedarf.

Mögliche Mangelsymptome: Allgemein: Müdigkeit, Abnahme der Leistungsfähigkeit (ATP-Produktion), Konzentrations-, Lernschwäche, Kälteempfindlichkeit. **Haut/Haare/Nägel:** Blässe der Haut, Haarausfall, brüchige, löfflige Nägel. **Herz-Kreislauf-System:** Belastungsdyspnoe, Herzklopfen, Schwindel. **Immunsystem:** Infektanfälligkeit, erhöhte Malariaanfälligkeit. **Kinder:** Wachstumsstörungen (z. B. Gehirn), verringerte Intelligenzentwicklung. **Labor:** hypochrome mikrozytäre Anämie (MCV↓, Hb↓), erhöhte Lactatwerte. **Schleimhäute:** Mundwinkelrhagaden, Glossitis, Atrophie der Mund-/Nasenschleimhaut, Plummer-Vinson-Syndrom (Trias: Mundwinkelrhagaden, Glossitis, Dysphagie). **Schwangerschaft:** erhöhtes Risiko für Fehl- und Frühgeburten; **Schilddrüse:** Störungen der T_4/T_3-Synthese; **Sportler:** erhöhter Puls, erhöhte Lactatwerte, verringerte aerobe Kapazität.

Hinweis

Eisen ist kein Fall für die Selbstmedikation (Supplementierung nur nach hämatologisch und differenzialdiagnostisch nachgewiesenem Eisenmangel durch den Arzt!).

Orale Applikation von Eisen (II)-Salzen: Zur besseren gastrointestinalen Verträglichkeit sollte Eisen in niedrigeren Dosierungen (z. B. 40 mg/d) zu den Mahlzeiten eingenommen werden, dann ist allerdings der Anteil an Absorptionshemmenden Nahrungsbestendteilen (z. B. Phytate, Oxalate, Phosphate) sowie Kaffee, Tee, Milch und Colagetränke wichtig. Pflanzliche Lebensmittel mit einem hohen Phytatgehalt (z. B. Vollkornprodukte) können zur besseren Bioverfügbarkeit von Eisen mit Vitamin-C-reichen Lebensmitteln (z. B. Zitrusfrüchte, Orangensaft) kombiniert werden (vor allem bei Achlorhydrie). Eisen-Verbindungen mit guter Bioverfügbarkeit: Eisen(II)-sulfat, Eisen(II)-fumarat, Eisen(II)-gluconat, Eisen(II)-lactat.

Faustregel

(Hb-Sollwert – Hb-Istwert g/dl) x 250 = Eisen-Gesamtdosis in mg. Bei ausreichender Substitution steigt Hb-Wert um 2 g/dl alle 2–3 Wochen.

Tab. 3.7 Indikationen und Dosierungsempfehlungen für Eisen

Indikation	Empfohlene Dosierung	Applikation
Eisenmangel im Kindesalter, in der Pubertät, bei Menorrhagie, Schwangerschaft, Stillzeit, EPO-Therapie, bei Phenylketonurie und Sportanämie	Kinder <12 J.: 30–50 mg Eisen(II)/d (z. B. als Fe(II)-gluconat, -lactat, -glycinat oder -sulfat, Kombination mit Vitamin C)	p. o.
	Erw. und Jgl.: oral: 50–200 mg Eisen(II)/d (Tagesdosis über den Tag verteilt, + Vitamin C, Zeitraum: i. d. R. 2–4 Monate bis zur Repletion der Eisendepots (Labordiagnostische Kontrolle!)	p. o., i. v.
	Erw. und Jgl.: intravenös: 40–50 mg Fe(III)/Infusion (z. B. 40 mg Fe(III) in 100 ml 0,9 % NaCl, langsam i. v. über 20–30 min, Zeitraum: 1–2x pro Woche, 1–2 Wochen lang)	
	Erw. und Jgl. (bei schwerem Mangel): oral: 100–300 mg Fe(II)/d (Tagesdosis über den Tag verteilt, + Vitamin C)	p. o., i. v.
	Erw. und Jgl. intravenös: 50–100 mg Fe(III)/Infusion (z. B. 100 mg Fe(III) in 250 ml 0,9 % NaCl, langsam i. v. über 30–45 min, Zeitraum: 2–3x pro Woche, 2–3 Wochen lang)	
Hyperaktivität, Aufmerksamkeits-Defizit-Hyperaktivitäts-Syndrom (ADHS)	20–50 mg Eisen(II)/d (+ Omega-3-FS, Magnesium und Zink)	p. o.
Leistungssport (v. a. Ausdauersportarten)	50–200 mg/d (bei Mangel siehe oben)	p. o.
Renale Anämie, EPO-Therapie (Transferrinsättigung <20 %, Anteil hypochromer Erythrozyten im Blutausstrich >10 %)	50–200 mg Fe(III)/Infusion, (z. B. 100 mg Fe(III) in 250 ml 0,9 % NaCl, langsam i. v. über 30–45 min)	i. v.

Tab. 3.7 Indikationen und Dosierungsempfehlungen für Eisen (Fortsetzung)

Indikation	Empfohlene Dosierung	Applikation
Restless-Legs-Syndrom	50–100 mg Eisen(II)/d (je nach Eisenmangel auch initial i.v., + Benfotiamin); Ziel-Ferritinwerte: etwa 80–120 µg/l	p.o.
Schwangerschaft (v.a. in der 2. Schwangerschaftshälfte)	20–50 mg (+ Folsäure, Vitamin C)	p.o.
Weitere Anwendungsgebiete: Burnout, Parkinson		

Intravenöse Applikation von Eisen(III)-Komplexen: Zur Kompensation eines ausgeprägten Eisendefizits ist die orale Applikation von Eisen(II)-Salzen häufig wenig effektiv. Die Bioverfügbarkeit oraler Eisenpräparate ist mit 5 bis 10% limitiert. Zudem treten bei bis zu 50% der Anwender gastrointestinale Störungen (z. B. Obstipation) auf (→ schlechte Compliance). Die intravenöse Applikation von Eisen(III)-Komplexen ist anderen Applikationswegen überlegen und garantiert eine rasche Bereitstellung von Eisen für die Erythropoese im Knochenmark. Sie ist die Methode der Wahl in der Therapie der Eisenmangelanämie, insbesondere bei renaler Anämie (auch als Zusatzmedikation zu rekombinatem humanem Erythropoetin).

Beispiel
100 mg Fe(III) in 250 ml 0,9% NaCl, langsam i. v. über 30–45 min

Die ersten 25 mg Fe(III) sollten jeweils über einen Zeitraum von 15 Minuten infundiert werden. Während dieses Zeitraums sollte der Patient medizinisch streng überwacht werden. Sind während dieses Zeitraums keine Nebenwirkungen aufgetreten, kann die Restmenge infundiert werden.

Hinweis
Hämodialysepatienten unterliegen bei reduzierter antioxidativer Abwehr (z. B. durch Selen- und Vitamin-C-Mangel) und vermehrten prooxidativen Faktoren (z. B. chronische Entzündung, Diabetes, Bioinkompatibilität der Dialysemembranen) einem erhöhten oxidativen Stress, der durch eine parenterale Eisentherapie zusätzlich gesteigert werden kann. Die labordiagnostische Erfassung der Lipidperoxidation und regelmäßige Supplementierung von Antioxidanzien (z. B. Vitamin C, Vitamin E, L-Carnitin, Selen) ist daher empfehlenswert!

Kontraindikationen: Eisenverwertungsstörungen (sideroachrestische Anämie, Bleianämie, Thalassämien, schwere Leber-/Nierenerkrankungen, Infektanämien), Eisenkumulation (Hämochromatosen, hämolytische Anämien). Vorsicht auch bei Asthma bronchiale und rheumatoider Arthritis.

Nebenwirkungen und Toxizität: oral: Übelkeit, Erbrechen, Durchfall, Obstipation, Dunkelfärbung des Stuhls (harmlos). **parenteral:** schwere anaphylaktoide Reaktionen, Urtikaria, Myalgie. **Promotor von oxidativem Stress:** Freie Eisen-Ionen können über die Fenton- und Haber-Weiss-Reaktion zur Entstehung von reaktiven Sauerstoffspezies beitragen. Eine erhöhte oxidative Belastung durch Eisen könnte damit die Entwicklung kardiovaskulärer und maligner Erkrankungen fördern.
Bei Kindern liegt die tödliche Dosis nach akuter Eisenexposition zwischen 1,1–3,7 g Fe^{2+}-Ionen (ca. 130 mg/kg KG).

Upper Safe Limits: UL: 45 mg NOAEL: 65 mg

Spezielle Interaktionen
Allopurinol: Allopurinol kann die Eisenspeicher in der Leber erhöhen und sollte nicht in Kombination mit Eisenpräparaten eingenommen werden. **Antazida (z. B. Ranitindin, Omeprazol):** Antazida (z. B. aluminiumhaltige), H_2-Antagonisten und Protonenpumpenhemmer verändern den pH-Wert im GIT und beeinträchtigen Eisenresorption. **Erythropoetin:** Eine erfolgreiche Therapie mit rekombinantem Erythropoetin oder Darbepoetin alfa (z. B. renale Anämie, Tumoranämie) bedarf eines adäquaten Eisen-Status

(→ Funktionseisen). Die intravenöse Applikation von Eisen(III)-Komplexen verbessert die Ansprechrate auf eine Therapie mit rekombinantem humanem Erythropoetin (EPO) und kann die notwendige EPO-Dosis deutlich reduzieren. **Eisen verringert die Resorption und Wirkung von:** ACE-Hemmern, Bisphosphonaten, Carbidopa, Chinolonen (z. B. Ciprofloxacin), Goldverbindungen, L-Dopa, Methyldopa, Mineralstoffe (z. B. Mg, Ca, Zn, Mn), Paracetamol, Penicillin (Ampicillin), Penicillamin, Tetracyclinen, L-Thyroxin, Tuberkulostatika (z. B. Rifampicin) → Einnahmeabstand von > 2–3 h einhalten! **Methylphenidat:** Kinder mit ADHS haben häufig einen latenten Eisenmangel. Eisen ist limitierender Faktor bei Dopamin-Synthese. **Präparateauswahl:** hypo-A Eisen plus Acerola Vit. C (24 mg Fe^{2+}/Kps., Fe(II)-gluconat), Floradix Kräuterblut® mit Eisen, Ferro sanol® duodenal, Kps. (100 mg Fe^{2+}/Kps., Fe(II)-glycin-sulfat-Komplex), Ferrogamma® Kps. (60 mg Eisen/Kps., Fe(II)-sulfat), Hämatopan® 100/-50, Drg. (100/50 mg Eisen/Drg., Fe(II)-sulfat), Eisen-Sandoz® (25 mg Eisen/Brausetbl., Fe(II)-gluconat), Ferrum Verla®, Brausetbl. (80,5 mg Eisen/Brausetbl., Fe(II)-gluconat), Ferro sanol® gyn, Kps. (80 mg Eisen/Kps. + 1 mg Folsäure); **Eisen per Infusion:** Ferinject®, Ferrlecit®, Cosmofer®.

Fluorid

Die wesentliche physiologische Bedeutung von Fluorid (F) liegt in der Härtung und Stabilität der Knochen und Zähne. Dabei dient Fluorid vor allem als Kristallisationskeim, der die Einlagerung von Calcium in das Hartgewebe fördert (→ karieshemmende Wirkung).

Funktionen

- Fluorapatit: Härtung und Stabilität der Zähne (→ Zahnschmelz) und Knochen (→ Knochendichte).
- Zähne (präeruptiv/posteruptiv): Kariesprävention.
  - Bildung von säureresistentem Fluorapatit: Steigerung der Stabilität des Zahnschmelzes durch Einlagerung in kristalline Strukturen im Austausch gegen OH-Ionen des Hydroxyl-Apatits.
  - Steigerung der chemische Resistenz gegen bakteriell bedingte Säuren (Prävention der Kariogenese).
  - Hemmung glucoseabbauender Enzyme der kariogenen Bakterien.
  - Hemmung des Stoffwechsels und des Wachstums verschiedener Plaquebakterien.
  - Förderung der Remineralisierung von Primärläsionen.

Tab. 3.8 Fluoridsupplementierung in Form von Fluoridspeisesalz oder Tabletten in Abhängigkeit vom Trinkwasserfluorid-Gehalt

Trinkwasserfluorid (mg/l)	**< 0,3**		**0,3–0,7**		**> 0,7**
Alter	Fluorid-speisesalz	Tabletten (mg)	Fluorid-speisesalz	Tabletten (mg)	
0–4 Jahre	–	0,25	+	0	–
4–7 Jahre	+	0,5	+	0,25	–
≥7 Jahre	+	1	+	0,5	–

- Knochenstoffwechsel: Stabilität der Knochenmatrix und der Knochendichte (→ Aktivierung der Osteoblasten).

Empfohlene Zufuhr (laut D-A-CH): Erw. 3,1–3,8 mg/d, Schwangere und Stillende 3,1 mg/d. In Abhängigkeit von der Fluoridkonzentration des Trinkwassers (→ Gesundheitsamt!) wird bei Kindern in den ersten drei Lebensjahren zusätzlich 0,25 mg/Fluorid/d in Form von Tabletten bzw. Kombinationen aus Vit. D (400–500 I. E./d) und Fluorid (0,25 mg/d) empfohlen.

Mögliche Mangelsymptome: Erhöhte Kariesanfälligkeit (hoher Verzehr von kariogenen Kohlenhydraten, mangelnde Versorgung mit Fluorid).

Einnahme: Zur Kariesprophylaxe: Tablette nach dem Zähneputzen langsam lutschen oder bei Säuglingen zerdrückte Tabletten der Nahrung zugeben. Milch und Milchprodukte im Abstand von 2–3 h. Aminfluoride in fluoridhaltigen Zahncremes oder -gelees sind Natriumfluoriden in der Plaquehemmung und Verweildauer auf den Zähnen überlegen. Mit der wöchentlichen Anwendung von Fluoridgelees kann der Kariesbefall im Durchschnitt um 28 % verringert werden!

Kontraindikationen: Bei früh- und mangelgeborenen Säuglingen sollte systemische Fluoridzufuhr erst nach Erreichen eines KG von 3 kg erfolgen. In hoher Dosierung: Kinder und Jgl. im Wachstumsalter, gebärfähige

Tab. 3.9 Indikationen und Dosierungsempfehlungen für Fluorid

Indikation	Empfohlene Dosierung[1]	Applikation
Kariesprophylaxe: TWF-Gehalt: < 0,3 mg/l	In den ersten 12 Lebensjahren möglichst konsequent anwenden!	p. o.
	0–3 Jahre: 0,25 mg/d	
	3–6 Jahre: 0,5 mg/d	
	≥ 6 Jahre bis Erw.-alter: 1 mg/d	
Kariesprophylaxe: TWF-Gehalt: ≥0,3–0,7 mg/l	3–6 Jahre: 0,25 mg/d	
	≥ 6 Jahre bis Erw.-alter: 0,5 mg/d	
Osteoporose	Prävention: 1 mg/d	p. o.
	Therapie: 10–(25) mg/d, kontinuierlich oder intermittierend (+ Vitamin D_3 und Calcium)	p. o.

[1]Vor Therapie Fluoridanamnese!

Frauen, schwere Leber/Nierenfunktionsstörungen, Osteomalazie, Magen-Darm-Ulcera.

Nebenwirkungen und Toxizität: Eine chronische Fluoridzufuhr von mehr als 2 mg/d kann bei Kindern während der Zahnentwicklung (v. a. zwischen dem 2. und 9. Lebensjahr) eine Dentalfluorose (Zahnschmelzverfärbung) verursachen. Die tägliche Gesamtzufuhr an Fluorid sollte daher bis zum Alter von acht Jahren die Dosis von 0,1 mg/kg KG nicht überschreiten. Langfristige Fluoridzufuhr von mehr als 20 mg/d führt bei Erwachsenen zur chronischen Fluoridvergiftung (Gelenkschmerzen, Verkalkung von Muskel- und Sehnenansätzen, eingeschränkte Beweglichkeit). Im Erwachsenenalter liegt die letale Dosis von Fluorid bei 32–64 mg/d.

Upper Safe Limits: UL: 10 mg

Spezielle Interaktionen

Alumium-, calcium- oder magnesiumhaltige Arzneimittel interferieren mit der Fluoridresorption (Einnahmeabstand: ≥ 3 h). **Präparateauswahl: Kariesprophylaxe:** Zymafluor® D 500 c.C. (lactosefrei) (0,25 mg Fluorid/500 I. E. Vit. D/Tab.), Zymafluor® D 500/1000 (0,25 mg Fluorid/500/1000 I. E. Vit. D/Tab.), Zymafluor® 0,25 mg/0,5 mg/1 mg (0,25/0,5/1 mg Fluorid (Na-fluorid)/LTA), Fluoretten® 0,25 mg/0,5 mg/1 mg (0,25/0,5/1 mg Fluorid (Na-fluorid)/LTA), D-Fluoretten® 500/1000, Tbl. (0,25 mg Fluorid/500/1000 I. E. Vit. D/Tbl.). **Osteoporose:** Rp. Ossin® RTA (40 mg Na-fluorid/RTA), Rp. NaFril® RTA (25 mg Na-fluorid = 11,3 mg Fluorid/RTA), Rp. Ospur® F25, Filmtbl. (25 mg Na-fluorid = 11,3 mg Fluorid/Filmtbl.).

Iod

Iod (I) ist als integraler Bestandteil der Schilddrüsenhormone Thyroxin/T_4 und TriIodthyronin/T_3 (→ Selen steuert Aktivierung von T_4 in T_3).

Funktionen

- Körperliche und geistige Entwicklung (z. B. Myelinisierung von Nervenzellen), Hirnentwicklung im Säuglingsalter.
- Protein-, Kohlenhydrat- (z. B. Glykogensynthese) und Fettstoffwechsel (z. B. Lipolyse, Cholesterinsynthese).
- Mitochondrialer Energiestoffwechsel: Verstärkte Synthese von Proteinen der Atmungskette, Entkopplung der ATP-Synthese (→ Synthese der Na+/K+-ATPase ↑ → Erhöhung des Grundumsatzes).
- Grundumsatz: **Hyperthyreose:** erhöhter Grundumsatz; **Hypothyreose:** erniedrigter Grundumsatz.
- Steuerung der Genexpression (z. B. β-adrenerge Rezeptoren), RNA- und Proteinbiosynthese, Induktion der Apoptose.
- Sauerstoffverwertung, Thermoregulation, antioxidative Funktion.
- Cholesterin-Biosynthese: Interaktion mit der HMG-CoA-Reduktase.
- Schilddrüsenwachstumregulatoren: Iodlactone inhibieren die Proteinkinase C und die thyreoidale Zellproliferation. Iodaldehyde inhibieren die thyreoidale Peroxidase und Adenylatcyclase.

Empfohlene Zufuhr (laut D-A-CH): Jgl. und Erw. 200 µg Iod/d, Schwangere 230 µg und Stillende 260 µg/d.

Iod-Status: Renale Iodexkretion: Bei ausreichender Iodzufuhr sollte renale Ausscheidung zwischen 100 und 150 µg/d bzw. > 100 µg/g Kreatinin liegen. **Zusätzlich:** Kontrolle des Selen-Status und des T_4- und TSH-Spiegels!
Ein geeigneter Biomarker für die Ermittlung des Iod-Status ist die Iodausscheidung im Urin (Iodurie). Nach den neuen Kriterien der WHO sollte der Median der Iodurie bei Schulkindern und Erwachsenen bei einer optimalen Iodaufnahme zwischen 100–200 µg/l liegen. **Milder Iodmangel (Grad I)**: Iodurie zwischen 50–99 µg/l, **moderater Iodmangel (Grad II)**: Iodurie 20–49 µg/l und **schwerer Iodmangel (Grad III):** Iodurie < 20 µg/l.

Interaktionen mit Arzneimitteln/Nährstoffen: Lithium akkumuliert in der Schilddrüse entgegen Konzentrationsgradienten und blockiert durch Hemmung der Adenylatcyclase-Aktivität die Synthese und Freisetzung von T_3 und T_4 (→ Struma, Hypothyreose). Lithium vermindert Thyreotropinwirkung an der Schilddrüse. **Iodisationshemmer (z. B. Carbimazol)** hemmen den Einbau von Iod in die Schilddrüsenhormone durch Blockade der Peroxidasen, die Iodid zu Iod oxidieren. **Goitrogene** (z. B. Isothiocyanate im Kohlgemüse, Thiocyanate im Zigarettenrauch), Nitrat und Perchlorat hemmen Iodidaufnahme in Schilddrüse. **Selen** ist für die Schilddrüsenhormonsynthese und -wirkung essenziell (Umwandlung von $T_4 \rightarrow T_3$, Inaktivierung von $T_4 \rightarrow rT_3$). Die permanente Bildung von H_2O_2 in der Schilddrüse erfordert ein effektives thyreoidales antioxidatives Schutzsystem in Form der GSH-Peroxidasen.
Selen-, Vitamin-A-, Zink- oder Eisenmangel verringern die Iodverwertung und die Schilddrüsenantwort auf die Iodzufuhr.

Erhöhter Bedarf: Schwangerschaft, Stillzeit, Wachstum, Sportler (Iodverlust/l Schweiß: 30–40 µg). **Ernährung:** kein Iodsalz, makrobiotisch, vegan, wenig Milch, Seefisch, hoher Kaffee-/Teekonsum, selenarm. Erkrankungen: Jodmangelkrankheiten (z. B. Hypothyreose).

Mögliche Mangelsymptome: Allgemein: Gewichtszunahme, Konzentrationsschwäche, Kälteempfindlichkeit (Neigung zum Frieren), Obstipation. **Schwangerschaft/Stillzeit:** Uterusatonie, Anstieg der Fehl-/Totgeburtenrate, Säuglingsmortalität. **Fetus:** Missbildungen, Kretinismus. **Neugeborene:** Struma connata, Reifungsstörungen, Störungen der Gehirnent-

Tab. 3.10 Indikationen und Dosierungsempfehlungen für Iod

Indikation	Empfohlene Dosierung	Applikation
Iodmangelstruma, Prophylaxe	Sgl., Kdr.: 50–100 µg/d	p. o.
	Jgl., Erw.: 100–200 µg/d	
Euthyreote Strumatherapie	Neugeb., Kdr. und Jgl.: 100–200 µg/d	p. o.
	Erw.: 200–500 µg/d	
Leistungssport (v. a. Ausdauersportarten)	100–200 µg/d	p. o.
Schwangerschaft, Stillzeit	200 µg/d	p. o.
Rezidivprophylaxe nach Operation euthyreoter Strumen	100–200 µg/d	p. o.
Weitere Anwendungsgebiete: fibrozystische Brusterkrankungen		

wicklung (z. B. Hördefekte), erhöhte perinatale Sterblichkeit, Taubheit im unteren Frequenzbereich; **Pubertät:** Juvenile Struma, Lern-/Konzentrationsstörungen. **Erwachsene:** Struma, Hyperlipidämie, Fertilitäts-, Hör-, Schlaf-, Zyklusstörungen, Müdigkeit, Bradykardie, Hyperplasie der Brustdrüse, trockene raue Haut/Haare, erhöhtes Risiko für Autoimmunerkrankungen der Schilddrüse und Brustkrebs. **Struma** (Iodgehalt < 150 µg/g Gewebe): Anstieg der Thyreozyten- und Bindegewebsreplikation (u. a. durch Wachstumsfaktoren wie IGF-1).

Einnahme: Nach der Mahlzeit; Prophylaxe erfolgt über Jahre bzw. lebenslang; Strumatherapie (Dauer): **Kdr., Jgl., Erw.:** 6–12 Monate, z. T. länger **Neugeborene:** ca. 2–4 Wochen.

Kontraindikationen: Manifeste und latente Hyperthyreose (z. B. Morbus Basedow, Hashimoto-Thyreoiditis), fokale und diffuse Autonomien der Schilddrüse sowie autonome Adenome (> 300 µg/d).

Nebenwirkungen und Toxizität: Hyperthyreose (> 1 mg/d), in Einzelfällen bei Dosierungen zwischen 300–1000 µg/d; Struma (Einzelfälle bei Dosierung > 10 mg/d), Hypothyreose (Einzelfälle bei Dosierung > 10 mg/d). In Dosen von 6 mg/d hat Iodid einen etwa 2 Tage andauernden thyreostatischen Effekt.

Hinweis
Wegen der Gefahr funktioneller Autonomien der Schilddrüse, sollte bei älteren Menschen die alimentäre Iodzufuhr 500 µg/d nicht überschreiten! Dermatitis herpetiformis Duhring: Jodhaltige Nahrungsmittel reduzieren bzw. meiden.

Upper Safe Limits: UL: 600 µg, LOAEL: 1700–1800 µg/d, NOAEL: 1000–1200 µg/d.

Spezielle Interaktionen

Amiodaron: Unter Amiodaron können Schilddrüsenfunktionsstörungen (Hypo-, Hyperthyreose) auftreten. Amiodaron hemmt die Umwandlung von T_4 in T_3 und kann zu erhöhten T_4-Werten sowie zu verminderten T_3-Werten bei klinisch unauffälligen (euthyreoten) Patienten führen. **Eisen:** Eine Eisenmangelanämie beeinträchtigt den Iod- und Schilddrüsenhormonstoffwechsel und kann die Effektivität einer Iodprophylaxe verringern. Eine mögliche Ursache stellt dabei die Thyreoidperoxidase (TPO) dar, deren Aktivität bei Eisenmangel abfällt. **Lithium:** Lithium akkumuliert in der Schilddrüse entgegen einem Konzentrationsgradienten und blockiert durch Hemmung der Adenylatcyclase die Freisetzung von T_3 und T_4. Darüber hinaus scheint Lithium auch Autoimmunprozesse in der Schilddrüse zu begünstigen. Die gleichzeitige Therapie mit hohen Ioddosen, welche die Hormoninkretion der Schilddrüse hemmen, und Lithiumsalzen kann die Entstehung von Strumen und Hypothyreosen begünstigen. **Selen:** Ein Selenmangel verstärkt eine bereits durch Iodmangel vorhandene Hypothyreose. Selenocystein ist Bestandteil der Deiodasen, welche die Deiodierung des Prohormons Thyroxin (T_4) zum aktiven Schilddrüsenhormon 3,3' 5-Triiodothyronin (T_3) und die Deiodierung von T_3 und inversem T_3 zu inaktivem 3,3'Diiodothyronin (T_2) (Deiodase Typ 1) katalysieren. Der Selen-Status sollte bei Hashimoto-Thyreoidits und Morbus Basedow kontrolliert werden. **Thyreostatika (z. B. Propylthiouracil, Carbimazol):** Ein Iodmangel erhöht, ein Iodüberschuss reduziert das Ansprechen auf eine thyreostatische Therapie der Hyperthyreose. **Präparateauswahl:** Iodid-ratiopharm® 100 µg/200 µg (100/200 µg Iod/Tbl.), Iodid Verla® 100 µg/200 µg (100/200 µg Iod/Tbl.), Iodetten® 100/200 Henning (100/200 µg Iod/Tbl.), Iodetten® depot Henning (2 mg Kaliumiodid = 1,53 mg Iod).

Kupfer

Kupfer (Cu) ist essenzieller Cofaktor von kupferhaltigen Metalloenzymen (Cuproenzyme), die im Eisenstoffwechsel, in der mitochondrialen Atmungskette, bei der zellulären Sauerstoffverwertung, der Entgiftung freier Radikale, sowie der Bindegewebs-, Katecholamin- und Melaninsynthese eine wichtige Rolle spielen.

Funktionen

- Eisenverwertung, Hämatopoese (Coeruloplasmin/Ferrioxidase I): Oxidation von Fe^{2+} zu Fe^{3+} (→ Voraussetzung für Einbau von Eisen in Transferrin und damit für die Hämoglobinsynthese), Kupfertransport, Verringerung der Me^{2+}-induzierten Lipidperoxidation, Akute-Phase-Protein.
- Antioxidative Schutzfunktion (Superoxid-Dismutase: Cu,Zn/Zytosol): Endogener antioxidativer Zellschutz, Entgiftung von Superoxidanion-Radikalen: $2^{-}O_2^{\bullet} + 2\,H^+ \rightarrow O_2 + H_2O_2$.
- Mitochondriale Atmungskette (Komplex IV: Cytochrom-c-Oxidase): mitochondrialer Elektronentransport und ATP-Synthese (→ Oxidative Phosphorylierung, siehe Abb. 2.8).
- Bindegewebe, Haut, Knochen/Knorpel (Lysyloxidase): Quervernetzung von Kollagen und Elastin.
- Hautpigmentierung (Tyrosinase): Tyrosinhydroxilierung, Melaninsynthese in Melanozyten.
- Nervensystem: Synthese von Myelin.
- Neurotransmitterhaushalt (Dopamin-β-Hydroxylase): Katecholaminbiosynthese (→ Adrenalin, Noradrenalin).
- Aminogruppen (Aminoxidase): Oxidation primärer Amine zu Aldehyden (z. B. Neurotransmitterabbau).

- Transkriptionsfaktoren: Regulation der Genexpression (z. B. Gene der SOD und der Katalase).
- Harnsäure (Uratoxidase): Abbau von Harnsäure.

Geschätzte angemessene Zufuhr (laut D-A-CH): Jgl. und Erw. 1–1,5 mg Kupfer/d.

Kupfer-Status: Kupfer **im Serum:** Normal: 80–125 µg/dl (12,6–20 µmol/l); **Kupfer im Vollblut:** Normal: 100–130 µg/dl; Kupfer **im 24-h-Urin:** 10–60 µg/d; **Coeruloplasmin im Serum:** 0,20–0,60 g/l; **Weitere Parameter**: Aktivität der SOD in Blutzellen, Kupferkonzentration in Thrombozyten.

Hinweis
Bei akuten und chronischen Infektionen, Leukämien, Lymphomen, Hodgkin-Erkrankungen, Karzinomen, Leberschäden, Stress, verschiedenen Formen der Anämie sowie Einnahme oraler Kontrazeptiva ist der Serumkupfer-Spiegel häufig erhöht.

Interaktionen mit Arzneimitteln/Nährstoffen: Verschlechterung der Kupferresorption: Alkohol, Antazida, Laxanzien, Virustatika, Zytostatika, Calcium, Eisen, Zink (≥ 50 mg Zink/d: Metallothioneininduzierte Resorptionsstörung), Vitamin-B_6-Mangel, Phytinsäure. **Komplexbildung und/oder erhöhte renale Kupferexkretion:** DMPS, Ethambutol, Penicillamin (→ Morbus Wilson), Phenytoin, NSAID, Molybdän. **Abfall der Kupferserumspiegel:** Alkohol, Allopurinol, Corticoide, Penicillamin, Zidovudin, Zink (≥ 50 mg/d), Vitamin C (≥ 1,5 g/d: Aktivität Cu-haltiger Ascorbat-Oxidase ↑). **Anstieg der Kupferserumspiegel:** Anabole Steroide, Estrogene, orale Kontrazeptiva (stimulieren Coeruloplasminsynthese).

Erhöhter Bedarf: Schwangerschaft, Stillzeit, Wachstum, Sport (Kupferverlust/l Schweiß: 0,5–0,9 mg), hohe Zinkzufuhr. **Ernährung:** milcharme Diät, parenterale Ernährung. **Erkrankungen/Malabsorption:** CED, Diabetes mellitus, Diarrhö, Menkes-Syndrom (x-chromosomal vererbt Kupferresoptionsstörung), Mukoviszidose, Kwashiorkor, Vitiligo, Zöliakie. **Erhöhte Verluste:** nephrotisches Syndrom, Nierenfunktionsstörungen (renale Coeruloplasminverluste), Verbrennungen.

Tab. 3.11 Indikationen und Dosierungsempfehlungen für Kupfer

Indikation	Empfohlene Dosierung	Applikation
Allgemeine Prävention	0,5–1 mg/d	p. o.
Anämien, kupfermangelbedingte	1–3 mg/d (+ Eisen nach Kontrolle des Eisen-Status: Ferritin)	p. o.
Mitochondriale Dysfunktion	1–3 mg/d (+ Zink)	
Osteoporose	1–3 mg/d (+ Zink, Calcium und Vitamin D_3)	p. o.
Vitiligo	1–4 mg/d (+ L-Phenylalanin, Folsäure, Vitamin B_6, B_{12} und Zink)	p. o.
Weitere Anwendungsgebiete (p. o.): Arthrose, Colitis ulcerosa, Morbus Alzheimer, Mukoviszidose, Rheuma, Zöliakie		

Mögliche Mangelsymptome: Allgemein: Schwäche, Müdigkeit; neurologische Störungen, Schlaflosigkeit. **Blut:** Hypochrome, mikrozytäre, eisenrefraktäre Anämie (mit Neutropenie), verminderte Hämoglobinsynthese, Dyslipoproteinämie (Erhöhung der HMG-CoA-Reduktase: Anstieg des GC, LDL), verminderte SOD-Aktivität, Abfall der Coeruloplasminspiegel. **Fertilität:** Störungen, Abnahme der Spermienmotilität. **Gefäße:** Gefäßrupturen, Aneurysmen, Makroangiopathien, Störung der NO-induzierten Vasodilatation. **Gewebe/Knochen:** Bindegewebsdefekte, Knochenfrakturen, Wachstumsstörungen. **Haut/Haare:** gestörte Haut- (z. B. bei Vitiligo) und Haarpigmentierung. **Immunsystem:** Leuko-, Granulozytopenie (Infektanfälligkeit). **Menkes-Kinky-Hair-Disease:** Nervendegeneration, pigmentarmer Spindelhaarwuchs (Kräuselung der Haare), Aneurysmen, Osteopathien.

Einnahme: Ca. 30 min – 1 h vor den Mahlzeiten.

Kontraindikationen: Anurie, Morbus Wilson, schwere Nierenschäden.

Nebenwirkungen und Toxizität: Kupfer wird i. d. R. gut vertragen, Dosen bis zu 5 mg/d sind unbedenklich. Langfristige hohe Dosierung kann Übelkeit, Erbrechen, Diarrhö, Krämpfe und Leberschäden verursachen. Hoher Kupfergehalt des Trinkwassers (> 10 mg/l) ist mit frühkindlichen Leberzirrhosen assoziiert.

Upper Safe Limits: UL: 10 mg.

Spezielle Interaktionen

Antazida: Antazida können die Kupferresorption beeinträchtigen. **Eisen:** Ein adäquater Kupfer-Status ist für die physiologische Metabolisierung von Eisen essenziell (Coeruloplasmin: Eisen-Transport und -Verwertung). **Kontrazeptiva, orale:** Orale Kontrazeptiva können den Blutspiegel von Kupfer anheben. **Penicillamin:** Der Chelatbildner Penicillamin bindet Kupfer und fördert die renale Elimination (→ Morbus Wilson: Kupferspeicherkrankheit). **Vitamin C:** Bei hoher oraler Dosierung von Vitamin C (z. B. 1500 mg Vitamin C/d, p. o.) ist vereinzelt in Studien ein Abfall der Coeruloplasmin-Oxidase-Aktivität beobachtet worden. **Zink:** Zink ist ein kompetitiver Hemmstoff der Kupferresorption. In hoher Dosierung (z. B. 50 mg Zink/d, p. o.) kann Zink eine Metallothionein induzierte Störung der Kupferresorption auslösen (→ Morbus Wilson). **Präparateauswahl:** Kuperorotat® Tabletten (310 µg Cu^{2+}/Tbl., Cu-(II)-orotat).

Mangan

Mangan (Mn) ist essenzieller Cofaktor von mehr als 60 Enzymen und an folgenden Prozessen beteiligt: Blutgerinnung, Entgiftung freier Radikale, Kohlenydrat-, Fettstoffwechsel, Osteosynthese, Spermatogenese, ZNS-Enzwicklung.

Funktionen

- Blutgerinnung: Produktion von Prothrombin.
- Antioxidativer Zellschutz: Superoxid-Dismutase, SOD (Mn/Mitochondrien).
- Gluconeogenese: Glucosebildung aus organischen Nicht-Kohlenhydratvorstufen wie Pyruvat (Pyruvat-Carboxylase, Cori-Zyklus).

- Proteoglykansynthese (Glykosyltransferasen): Knochen-, Knorpelaufbau (Chondroitinsulfat, Glucosaminsulfat), Wundheilung, Festigung der Glykokalix und Reduktion der Plaquebildung in der Gefäßwand.
- Pyruvat-Decarboxylase (Citratzyklus); Mn-abhängige Pyruvat-Carboxylase und Mevalonat-Kinase verbessern Lipidstoffwechsel.
- Aminosäureabbau (Pankreasenzyme: Amino-, Carboxypeptidase).
- Harnstoffzyklus (Arginase): Entgiftung von Ammoniak.
- Insulinsynthese- und -sekretion.

Mangan kann mit ATP Mn-ATP-Komplexe bilden und anstelle von Magnesium als Cofaktor fungieren (z. B. Pyruvat-Carboxylase).

Geschätzte angemessene Zufuhr (laut D-A-CH): Jgl. und Erw. 2–5 mg Mangan/d.

Mangan-Status: Referenzbereich: **Mangan im Serum:** 5–20 nmol/l (0,3–1,1 µg/l); **im Vollblut:** 127–191 nmol/l (7,0–10,5 µg/l)
Bei Arteriosklerose ist Mn-Konzentration im Serum erhöht, im Myokard, Gefäßwand und Leber erniedrigt. Erhöhte Mn-Konzentrationen finden sich auch bei Dialyse, Lebererkrankungen (z. B. Cholestase, Zirrhose), im Schwangerschaftsverlauf und bei schwerer ischämischer Herzkrankheit.

Interaktionen mit Arzneimitteln/Nährstoffen: Störung der Resorption: Antazida, Laxanzien, Eisen, Calcium, Magnesium, Zink und Phosphat; Penicillamin und Reserpin können Manganspiegel im Körper senken. Mangan scheint die zerebrale Toxizität von Haloperidol und Phenothiazinen zu steigern (Cave).

Ernährung: Hoher Konsum einfacher Kohlenhydrate (Alkohol, Weißmehlprodukte), langfristige parenterale Ernährung. **Stoffwechsel:** Oxidativer Stress.

Mögliche Mangelsymptome: Allgemein: Appetitlosigkeit, Wachstumsstörungen. **Blut:** Gerinnungsstörungen (Prothrombinbildung↓). **Fertilität**; Störungen der Spermatogenese. **Haut:** Dermatitiden; **Knochen:** Knochen-/Knorpeldeformationen. **Stoffwechsel:** Störungen im Lipid- (Hypercholes-

Tab. 3.12 Indikationen und Dosierungsempfehlungen für Mangan

Indikation	Empfohlene Dosierung	Applikation
Osteoporose, Diabetes mellitus, PMS	5–30 mg + andere Nährstoffe	p. o.
Manganmangel bei Arthrose, Epilepsie, Tinnitus	5–30 mg + andere Nährstoffe	p. o.

terolämie), Kohlenhydratstoffwechsel (Glucoseintoleranz), alkalische Phosphatase↑ oxidativer Stress↑.

Einnahme: Zu den Mahlzeiten, über den Tag verteilt.

Nebenwirkungen und Toxizität: Manganhaltige Supplemente verursachen selten Nebenwirkungen und scheinen für Erwachsene im Dosierungsbereich von 2 bis 50 mg sicher zu sein. Personen mit Lebererkrankungen sind möglicherweise anfälliger für unerwünschte Wirkungen des Spurenelementes.
Berufsbedingte Mangan-Vergiftungen (Bergbau: Manganstaub) können schwere ZNS-Schäden und Pychosen bis hin zu Parkinsonähnlichen Symptomen (z. B. langsame Sprechweise, maskenhafter Gesichtsausdruck, Tremor) verursachen (→ zerebrale Dopamindepletion).

Upper Safe Limits: UL: 11 mg.

Spezielle Interaktionen

Alkohol: Alkohol kann die Resorption und die Toxizität von Mangan steigern. **Eisen:** Aufgrund von Interaktionen um die selben Transportsysteme hat Mangan einen stark hemmenden Effekt auf die Eisenresorption. Ein Verhältnis von 5:1 (15 mg Mangan: 3 mg Eisen) verringert die Eisenresorption um 34–40%. **Präparateauswahl:** hypo-A Mangan (4,5 mg Mangan/Kps.; Mn-gluconat).

Molybdän

Molybdän (Mo) fungiert im Stoffwechsel als Cofaktor einer Reihe von Metalloenzymen.

Funktionen

- Xanthinoxidase/Dehydrogenase: Abbau von Nukleotiden (Präkurosr der DNA und RNA) zu Harnsäure (Purinstoffwechsel: Hypoxanthin → Xanthin → Harnsäure), Antioxidans.
- Sulfit-Oxidase: Entgiftung von Sulfitradikalen, Abbau/Metabolismus schwefelhaltiger Aminosäuren (z. B. Taurin).
- Aldehyd-Oxidase: Alkoholabbau in der Leber.
- Zähne (kariostatische Wirkung).
- Eisenstoffwechsel: Transport und Speicherung von Eisen.

Geschätzte angemessene Zufuhr (laut D-A-CH): Jgl. und Erw. 50–100 µg Molybdän/d.

Molybdän-Status: Referenzbereich: Molybdän im **Vollblut:** 9,6–96 µg/dl; b) im **Serum:** < 20 nmol/l. Erhöhte renale Taurinexkretion kann Molybdänmangel anzeigen.

Interaktionen mit Arzneimitteln/Nährstoffen: Kupfer, Sulfat und Wolfram hemmen Molybdänresorption.

Erhöhter Bedarf: Ernährung: Raffinierte KH, Anorexie, parenterale Ernährung. **Malabsorption:** Darmresektion, CED, hepatobiliäre Erkrankungen; Störung der Xanthinoxidase; **Sulfitoxidase-Mangel**: Wenige h nach Geburt: Krämpfe, Linsendislokation, progressive Hirnatrophie, Tod; erworbene Molybdän-Cofaktor-Insuffizienz

Mögliche Mangelsymptome: Erbrechen, Kopfschmerzen, Nachtblindheit, Gesichtsfeldausfälle, Tachykardie, Übelkeit, (nach langfristiger TPN); **Störungen im AS-Stoffwechsel:** erhöhte Taurinexkretion, verringerter Abbau toxischer schwefelhaltiger AS, erhöhte Sulfitempfindlichkeit; **Störungen im Purin-/Nukleotidstoffwechsel:** Xanthinurie (erhöhtes Risiko für Xanthinsteine); **ZNS-Störungen:** mentale Retardierung, epileptische Anfälle, Hirnatrophie); **Krebs:** möglicherweise erhöhtes Risiko für Nasopharyngeome.

Tab. 3.13 Indikationen und Dosierungsempfehlungen für Molybdän

Indikation	Empfohlene Dosierung	Applikation
Prävention, adjuvante Therapie	50–250 µg/d zus. m. anderen Nährstoffen	p. o.

Nebenwirkungen und Toxizität: Extrem hohe Zufuhr (10–15 mg/d): gichtähnliche Symptome (Aktivität der Xanthinoxidase ↑: Harnsäurebildung).

Spezielle Interaktionen

Kupfer: In hoher Dosierung steigert Molybdän die renale Kupferausscheidung (Tierversuch). **Paracetamol:** Im Tierexperiment inhibierte Molybdän in hoher Dosierung die Metabolisierung von Paracetamol.

Selen

Das Spurenelement Selen (Se) besitzt multiple antioxidative und immunmodulierende Eigenschaften. Ein adäquater Selen-Status ist Voraussetzung für die optimale Funktion selenocysteinhaltiger Proteine, die den Redoxhaushalt und die antioxidative Kapazität der Zellen und Gewebe regulieren. Redoxprozesse sind integraler Bestandteil von zellulären Regenerationszyklen und Signaltransduktionskaskaden. Störungen der endogenen Radikalhomöostase sind auf vielfältige Weise mit vorzeitigen Alterungsprozessen, funktionellen Beeinträchtigungen von Geweben und Organen sowie Schäden des humanen Genpools assoziiert.

Funktionen

- Auswahl selenocysteinhaltiger Proteine:
  - GSH-Peroxidasen (GSH-Px): Entgiftung von H_2O_2 (z. B. in der Schilddrüse) und komplexen Lipidhydroperoxiden.
  - Thioredoxin-Reduktasen (TrxR): Reduktion von Disulfiden zu SH-Gruppen (z. B. GSSG zu 2 GSH), Regulation redoxsensitiver Transkriptionsfaktoren (z. B. NFκB), Proteinfaltung, DNA-Biosynthese, Regeneration verschiedener Antioxidanzien wie Vitamin C und Ubiquinol.

  - Deiodasen (Schilddrüse): Umwandlung von L-Thyroxin (T_4) zu Triiodthyronin (T_3).
  - Selenoprotein P: Selenspeicher/-transport, Endothelschutz (Abbau von Peroxynitrit), Schwermetallbindung.
- Antioxidative Schutzfunktion (GSH-Px, Selenoprotein P, TrxR): Schutz von Erythrozyten vor peroxidbedingter Hämolyse, Phospholipidmembranen, PUFA und Zellorganellen.
- Immunkompetenz (zellulär, humoral): Lymphozytenproliferation, Zytokin-Produktion, Interferon-γ-Synthese, Aktivität der zytotoxischen T-Zellen und NK-Zellen, Antikörperproduktion, Regulation der Th 1 / Th 2-Balance.
- Antikanzerogene Effekte: Antiproliferativ und proapoptische Wirkung auf Tumorzellen (z. B. Methylselenige Säure, Selenodiglutathion), Inaktivierung onkogener Gensegmente, antivirale, antioxidative, antimutagene Aktivität, Hemmung der Angiogenese, Stärkung der humoralen und zellulären Immunität.
- Schilddrüsenhormonstoffwechsel: Aktivierung von Thyroxin (T_4) zu Triodthyronin (T_3) (Deiodasen), antioxidativer Gewebeschutz.
- Entzündungsstoffwechsel: Inhibierung redoxsensitiver Transkriptionsfaktoren (z. B. NF-κB) und proinflammatorischer Prostaglandine/Leukotriene.
- Zellteilung: Zellproliferation und -differenzierung (TrxR: Interaktion mit redoxsensitiven Transkriptionsfaktoren).
- Vitamin E: Synergismus mit Vitamin E.
- Entgiftung: Detoxifikation von Mutagenen und Schwermetallen (z. B. Cadmium-, Quecksilber-Toxizität).

Geschätzte angemessene Zufuhr (laut D-A-CH): Jgl. und Erw. 30–70 µg Selen/d. Unter präventiven Aspekten (z. B. verringertes Krebsrisiko) dürfte die optimale Zufuhr zwischen 1,5 µg bis 2 µg Selen pro Tag und kg Körpergewicht liegen. Selenreiche Lebensmittel: 100 g Paranüsse enthalten laut Lebensmitteldatenbank des USDA 1.917 µg Selen. Mit einer Paranuss nimmt man demzufolge 70 bis 90 µg Selen auf.

Selen-Status: Selenwerte in Serum und Vollblut µg/l (µmol/l) siehe > Tab. 3.14.

Tab. 3.14 Selenwerte in Serum und Vollblut µg/l (µmol/l)

Status	Serum	Vollblut
Mangel	<80 (1,0)	<100 (1,25)
Optimal	101–139 (1,26–1,77)	121–168(1,51–2,1)
Erhöht, unbedenklich	140–190 (1,78–2,41)	169–230 (2,2–2,91)
Kontrolle erforderlich	>190 (2,41)	>230 (2,91)

Hinweis
Die Bestimmung im Vollblut erfasst zellulär die Selenkonzentration und korreliert mit Selengehalt der Leber. Ideale präventive Blutspiegel dürften im Vollblut (VB) zwischen 140 bis 160 µg/l bzw. im Serum zwischen 120 und 140 µg/l liegen (Bleys, 2008). Die maximale Aktivität der GSH-P x wird bei Selenspiegeln im Serum zwischen 95 und 100 µg/l erreicht. Für die normale Aktivität des Selenoprotein P und der Thioredoxin-Reduktase sind allerdings höhere Selenserumspiegel notwendig. Selenverteilung im Plasma: etwa 68% gebunden an Selenoprotein P, 25% an GSH-P x und 7% an Albumin

Interaktionen mit Arzneimitteln/Nährstoffen: Verschlechterung der Selenresorption: Alkohol, Antazida, Laxanzien, Zytostatika, Zink, Vitamin C (→ Reduktion von Na-selenit). **Abfall der Selenserumspiegel:** Alkohol, Clozapin, Corticoide, Diuretika, Valproinsäure, Zytostatika (z. B. Cisplatin, Anthrazykline). **Störung des Selen-Status:** CSE-Hemmer/Statine (?), Chemo-/Strahlentherapie, Vitamin-B_6-Mangel.

Erhöhter Bedarf: Schwangere, Stillende, Ernährung: vegetarisch. **Erkrankungen (z. B. Malabsorption):** AIDS/HIV, ARDS, Autoimmunthyreoiditis, CED, Entzündungen, Hepatitis, Krebs, Lymphödem, Myokardinfarkt, Mukoviszidose, akute Pankreatitis, Phenylketonurie, Polytraumen, Rheuma, Sepsis/SIRS, Verbrennungen, Niereninsuffizienz (Dialyse). **Ernährung/Lebensstil:** Vegane Ernährung, totale parenterale Ernährung (TPN); **erhöhte oxidative Belastung:** Rauchen, Leistungssport, Schadstoff-/Schwermetallbelastung (Dioxin, NO_x/Hg, Pb, Cd).

Tab. 3.15 Indikationen und Dosierungsempfehlungen für Selen

Indikation	Empfohlene Dosierung	Applikation
Allgemeine Prävention, MT	70–200 µg Selen/d (etwa 1,5 bis 2 µg Se/kg KG (z. B. 50 µg als Selenomethionin und 150 µg Na-Selenat) nach VB-Spiegel	p. o.
Asthma bronchiale	100–300 µg/d (z. B. als Na-Selenit)	p. o.
Atopische Dermatitis (Zytokindiagnostik zur Abklärung des Th 1 / Th 2-Shift)	70–300 µg/d als Na-Selenit (Laborkontrolle)	p. o.
	Kinder: initial bis zu 10 µg Se/kg KG/d) + Omega-3-FS, GLA und Vitamin D_3	
Autoimmunthyreoiditis (AIT): AIT mit Euthyreose (Selen), AIT mit Hypothyreose (Hashimoto: Selen + T_4), AIT mit Hyperthyreose (M. Basedow: Selen + Thyreostatika)	200–400 µg/d (z. B. 50 µg als Selenomethionin und 150 µg Na-Selenat) nach VB-Spiegel Zusätzlich: Vitamin B_{12}	p. o.
CED (z. B. Colitis Ulcerosa): Remission	100–300 µg/d als Na-Selenit	p. o.
Schub, Exazerbation	Initial: 1000–2000 µg über 3–5 d (z. B. 1000 µg Na-selenit in 100 ml 0,9 % NaCl)	i. v.
	Dann: 200–300 µg/d über 2–3 Wo.	p. o.
Dialyse	300–500 µg/d als Na-Selenit nach jeder Dialyse	p. o.
Herz-Kreislauf-Erkrankungen (z. B. Kardiomyopathie)	100–300 µg/d (z. B. 50 µg als Selenomethionin und 150 µg Na-Selenat) nach VB-Spiegel	p. o.
Immunschwäche (z. B. AIDS, HIV-Infektion)	100–300 µg/d (z. B. 50 µg als Selenomethionin und 150 µg Na-Selenat, + Vitamin B_{12})	p. o., (i. v.)

Tab. 3.15 Indikationen und Dosierungsempfehlungen für Selen (Fortsetzung)

Indikation	Empfohlene Dosierung	Applikation
Lymphödem, chronisches (Erysipel-Prophylaxe)	Kombinierte physikalische Entstauungstherapie (KPE) plus: 1. Woche: 500–1000 µg/d als Na-Selenit	p. o.
	2.–3. Woche: 300 µg/d als Na-Selenit; danach (Erhaltungsdosis):	p. o.
	100 bzw. 200 µg/d (< bzw. >70 kg KG)	p. o.
Pankreatitis, akute	1. Tag (initial): 2000 µg als Na-Selenit	i. v.
	2.–5. Tag: 1000 µg als Na-Selenit	i. v.
	danach (Erhaltungsdosis): 200–500 µg/d nach VB-Spiegel	p. o., (i. v.)
Rheumatoide Arthritis	100–300 µg/d	p. o.
Sepsis	Bolus: 2000 µg, dann 1000 µg als Na-Selenit	i. v.
Krebserkrankungen		
Prophylaxe	70–200 µg/d,	p. o.
Therapie		
Ab Diagnose	200–500 µg/d (z. B. 50 µg als Selenomethionin und 150 µg Na-Selenat) nach VB-Spiegel	p. o.
Operation	2 Tage vor OP: 1000 µg/d	p. o.
	1 h vor OP: 1000 µg (z. B. 1000 µg Na-selenit in 100 ml 0,9 % NaCl)	i. v.
	Postoperativ: 200–500 µg/d (Dauer variabel, nach VB-Spiegel)	p. o.

Tab. 3.15 Indikationen und Dosierungsempfehlungen für Selen (Fortsetzung)

Indikation	Empfohlene Dosierung	Applikation
Chemo-, Strahlentherapie	1 h vor der CT (RT): 1000 µg	i. v., p. o.
	Zwischen der CT/RT: 300 µg/d (Dauer: variabel)	p. o.
Prävention der anthrazyklininduzierten Kardiotoxizität, cisplatininduzierten Nephrotoxizität, Vinorelbin-induzierten Phlebitis	1000–2000 µg Na-Selenit in 100–200 ml 0,9 % NaCl, als Kurzinfusion, etwa 45 min vor der CT (auch separat L-Carnitin)	i. v.
Nach Ende der Krebstherapie (Sekundärprophylaxe)	100–300 µg/d (z. B. 50 µg als Selenomethionin und 150 µg Na-Selenat, Zielwert: Selenspiegel im VB 120–140 µg/l)	p. o.
Weitere Anwendungsgebiete (p. o., i. v.): Depression, Diabetes mellitus, Mukoviszidose, Multiple Sklerose, Myokardinfarkt, Phenylketonurie, Schwermetallbelastung, TPN, SIRS, Alzheimer, Epilepsie, Morbus Parkinson.		

Mögliche Mangelsymptome: Allgemein: Infektanfälligkeit, Müdigkeit, Depressionen. **Blut:** Hämolyse, Makrozytose, Anstieg der Methämoglobin-Synthese, Abfall der GSH-Px-Aktivität. **Fertilität:** Subfertilität. **Haut/Nägel:** erythematöse Veränderungen, gestreifte Fingernägel; **Hormone:** Schilddrüsenhormone (gestörte Umwandlung von T_4 in T_3); **Immunsystem:** Immundepression, erhöhte Allergieneigung (Th 1 / Th 2-Shift). **Krebs:** erhöhte Inzidenz und Mortalität (v. a. Prostata, Kolon). **Herz:** Myokardnekrose/Reperfusionsschäden, Kardiomyopathie (Keshan-Krankheit); **Gelenke/Knochen:** degenerative Osteoarthritis (Kashin-Beck-Krankheit); **Muskulatur:** Myopathien, Fatigue, Schwäche.

Hinweis

Eine langfristige hochdosierte Anwendung (≥ 300 µg Selen/d) sollte nur unter ärztlicher und labordiagnostischer Kontrolle (z. B. Selenspiegel im VB) erfolgen!

Einnahme: Natriumselenit, Natriumselenat präprandial (1–2 h Abstand zu einer Mahlzeit). Selenhefe (enthält Selen in Form des Selenomethionins = Depotform) zu den Mahlzeiten.

Selenverbindungen: Natriumselenit und **Natriumselenat** sind im Gegensatz zu Selenomethionin akut bioverfügbar. **Selenomethionin** folgt den Stoffwechselwegen der Aminosäure L-Methionin. Es wird im Dünndarm über ein Na-abhängiges Aminosäuren-Transportsystem aufgenommen und wird unspezifisch anstelle der proteinogenen Aminosäure L-Methionin in Proteine, insbesondere in die Skelettmuskulatur eingebaut. Es kann dadurch zur Selenakkumulation kommen. Zudem ist Selen aus Selenomethionin nicht direkt bioverfügbar, sondern kann erst durch kompletten Abbau der Proteine oder des Selenomethionins zur Biosynthese selenocysteinhaltiger Proteine verwendet werden.
In der Therapie sollte aufgrund der besseren pharmokinetischen Steuerbarkeit anorganisches Selen in Form von Natriumselenit oder Natriumselenat verwendet werden. Selenomethionin sollte wegen der Gefahr der Akkumulation langfristig nicht ohne labordiagnostische Überwachung der Selenspiegel in einer Dosierung von > 100 µg pro Tag eingenommen werden.

Kontraindikationen: Selenintoxikationen.

Nebenwirkungen und Toxizität: Überdosierung: **chronisch:** Haarausfall, brüchige Fingernägel, Neuropathien; **akut:** knoblauch- bzw. rettichartiger Atemgeruch, Durchfall, Übelkeit, abdominelle Schmerzen. Eine Hypothyreose kann sich bei alleiniger Selensubstitution verschlechtern.

Upper Safe Limits: ≤ 400 µg Selen/d (UL), ≤ 850 µg Selen/d (NOAEL).

Spezielle Interaktionen

Clozapin: Die Beeinträchtigung des Selenstatus könnte bei der Entwicklung immunologischer, metabolischer und kardiovaskulärer Störungen unter einer Therapie mit Clozapin von Bedeutung sein. **Iod:** Die Schilddrüse ist mit 600–1240 ng/g das Gewebe mit dem größten Selengehalt im Körper. Ein Selenmangel verstärkt eine bereits durch Iodmangel vorhandene Hypothyreose. Bei einem marginalen Selenmangel kann durch die

Supplementierung von Selen die entzündliche Aktivität bei Patienten mit chronischer Autoimmunthyreoiditis (AIT, Hashimoto) verringert werden. **Vitamin B_6:** Vitamin B_6 ist an der Umwandlung von Selenomethionin in Selenocystein beteiligt. Ein Mangel beeinträchtigt die Selenocysteinbildung und in der Folge die Bildung von Serin und Selenid als Ausgangsstoff für die Selenoproteinsynthese. **Vitamin B_{12}:** Bei Ratten beeinträchtigt ein Vitamin-B_{12}-Mangel die Methylierung und Ausscheidung von Selen. Da Vitamin B_{12} ein Cofaktor der Methionin-Synthetase ist, steht bei einem B_{12}-Mangel nicht genügend Methionin für die Bildung von S-Adenosyl-Methionin zur Verfügung, welches für die Selenmethylierung und damit für die Selenausscheidung notwendig ist. **Vitamin C:** Natriumselenit sollte nicht zusammen mit Reduktionsmitteln wie Vitamin C (→ Einnahmestand: 1–2 h) eingenommen werden. Hohe Vitamin-C-Dosen (z. B. 1000 mg Vitamin C) hemmen die Selen-Resorption (→ Reduktion und Ausfällung von elementarem Selen). **Vitamin E:** Selen und Vitamin E wirken beim Schutz vor Lipidperoxidation synergistisch. **Schwermetalle:** Schwermetalle (z. B. As, Hg, Pb, Cd, Tl) und hohe Zufuhr anderer Spurenelemente (v. a. Chrom, Zink) stören die Resorption von Selen (Natriumselenit). Schwermetalle bilden mit Selen nicht reagierende Selenide oder Proteinkomplexe und/oder inhibieren die jeweiligen Selen-abhängigen Enzymsysteme. Dadurch kann der Selenbedarf steigen. **Zytostatika:** Die Prämedikation mit Natriumselenit (z. B. Kurzinfusion 1000 µg in 100 ml 0,9% NaCl) kann die Nephrotoxizität von Cisplatin, die Kardiotoxizität der Anthrazykline (z. B. Epirubicin) und die Neurotoxizität der Vinca-Alkaloide (z. B. Vinorelbin) verringern. **Präparateauswahl:** Selenium-Support (50 µg Selen als Selenomethionin + 150 µg Selen als Na-Selenat/Tbl.), Na-Selenit: selen-loges® 100 NE/200 NE/300 µg/100/200/300 µg Selen pro Tablette), Selenase®AP/RP (45,7/79µgSe/Tbl.), Rp. Selenase® 100/T peroral (100 µg/500 µg Se/2 ml/10 ml), Cefasel® 50/100 Selen-Stix, Selen-Tabs. (50/100 µg Se/Tbl.), Rp. Selenase® 100/T pro injectione (100 µg/500 µg Se/2 ml/10 ml, Na-selenit) Selenhefe: Selenminerase®/forte (50/100 µg Se/Tbl.), hypo-A Selen plus Acerola Vit. C (100 µg Se/Kps.).

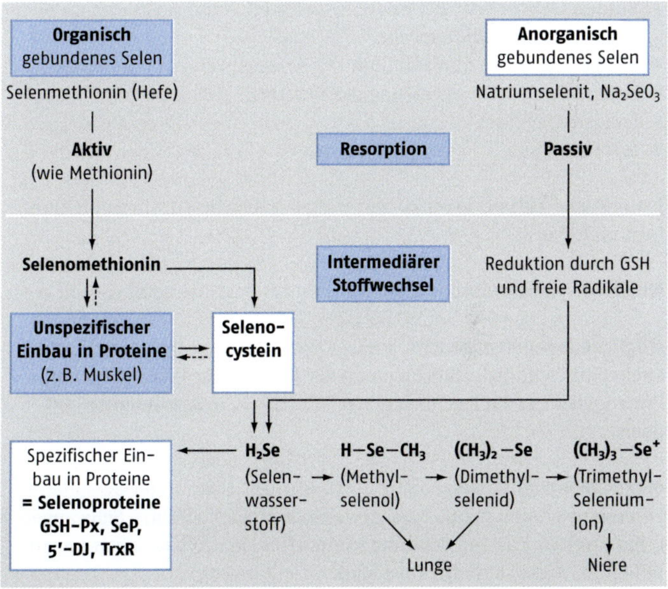

Abb. 3.1 Selenstoffwechsel: Selenmethionin und Natriumselenit/-at

Silicium

Die Essentialität von Silicium (Si) gilt mittlerweile bei verschiedenen Tierspezies als gesichert. Es ist davon auszugehen, dass das Spurenelement auch für den Menschen essenziell ist und wichtige ernährungsphysiologische Funktionen erfüllt, wie z. B. die Knorpel- und Knochenbildung. Silicium kommt hauptsächlich als Siliciumdioxid (SiO_2) und Silikat vor.

Funktionen

- Quervernetzung von Proteinen und Mucopolysacchariden.
- Knochen: Biosynthese/Reifung der Knochen- und Knorpelmatrix (Prolin-Hydroxylase), Bildung von Hydroxylamin.

- Bindegewebsmatrix: Bestandteil von Protein-Mucopolysacchariden in Epithelien und Bindegewebe.
- Blutgefäße: Elastizität/Stabilität der Arterienwände.
- Haare/Nägel: Quervernetzung des Keratins.
- Lipidstoffwechsel.
- Immunsystem.

Empfohlene Zufuhr: Etwa 20 bis 50 mg/d (offizielle Zufuhrempfehlung liegt nicht vor).

Möglicher Mangel/erhöhter Bedarf: Resorptionsstörungen.

Mögliche Mangelsymptome: Bindegewebsschwäche, brüchige Nägel; Skelettentwicklung ↓; Störungen in der Biosynthese von Kollagen und Proteoglykanen; Kollagengehalt der Knochen ↓; Arteriosklerose-Inzidenz ↑.

Mögliche Anwendungsgebiete: Störungen der Haar- und Nagelbildung, Osteoporose, Altershaut, Bindegewebsschwäche, Cellulitis, Schwangerschaftstreifen, GIT (Anwendung in Antazida, M. Crohn, Colitis ulcerosa, kolloidale Kieselsäure bei Durchfallerkrankungen).

Kontraindikationen: Keine bekannt.

Nebenwirkungen und Toxizität: Silicium hat eine sehr geringe Toxizität. Die orale Anwendung als Kieselerde und Siliciumsalzen ist daher als unproblematisch einzuschätzen.

Präparateauswahl: Sklerosol®N Liquidum (625 mg SiO_2/100 ml), Kieselerde- und Calcium-Kapseln Twardy (245 mg Kieselerde + 45 mg Ca-gluconat/Kps.).

Vanadium

Vanadium (Vn) ist für die Regulation des Kohlenhydrat-, Hormon- (z. B. Insulin, Schilddrüsenhormone) und Lipidstoffwechsels (GC und LDL-C↓) zuständig.

Funktionen

- Vanadium besitzt wie Selenat insulinomimetische Effekte (→Muskel, Adipozyten, Leber), stimuliert Insulinsekretion im endokrinen Pankreas, erhöht Expression von Glucosetransportern in Leber und Fettgewebe, hemmt Gluconeogenese (Leber), stimuliert Glykolyse.
- Mineralisation von Knochen und Zähnen (Vanadiummangel führt bei Tieren zu Skelettanomalien).
- Inhibierung der Na^+/K^+-ATPase.
- Regulation des Cysteinstoffwechsels, Genregulation.

Empfohlene Zufuhr: Bedarf kann nur geschätzt werden. Die Angaben zur täglichen Aufnahme schwanken zwischen 50 µg und 1 mg.

Mögliche Ursachen/Folgen: Störungen im Kohlenhydrat- und Lipidstoffwechsel, Wachstumsstörungen.

Mögliche Anwendungsgebiete: In Studien an Typ-II-Diabetikern führte Vanadium (100–150 **mg** Vanadium-Sulfat/d) zu einer Verbesserung der Insulinsensitivität, der Glucosetoleranz, des HbA_{1C}-Wertes sowie des Gesamt- und LDL-Cholesterins.

Nebenwirkungen und Toxizität: Während eine tägliche Zufuhr von 50 bis 100 **µg** Vanadium als sicher gilt, kann aufgrund möglicher toxischer Nebenwirkungen (z. B. GIT-Störungen, Nieren-und Leberschäden) bisher **keine** Zufuhrempfehlung im **mg**-Bereich ausgesprochen werden!!

Zink

Zink (Zn) reguliert als struktureller, katalytischer oder regulatorischer Cofaktor von über 300 Enzymen die Synthese und Degradation von Kohlenhydraten, Lipiden, Proteinen und Nukleinsäuren.

Funktionen

- Auswahl zinkabhängiger Enzyme:
  - Alkalische Phosphatase: Knochenstoffwechsel, Digestion,
  - Alkoholdehydrogenase (ADH): Alkoholabbau, Umwandlung von Retinol in Retinal (→ Sehvorgang),
  - ∂-Aminolävulinsäure-Dehydratase: Hämbiosynthese,
  - Carboanhydrase: Freisetzung und Abatmung von CO_2, Biosynthese von Bicarbonat aus H_2O und CO_2 (→ Säure-Basen-Haushalt),
  - DNA-/RNA-Polymerase: DNA/RNA-Synthese, Genexpression,
  - Ornithin-Carbamoyl-Transferase: Abbau von Ammoniak (→ Harnstoffsynthese),
  - Carboxypeptidase: Intraluminale Proteindigestion,
  - Thymidinkinase: Einbau von Thymidin in DNA.
- Entwicklungs-, Wachstums- und Regenerationsprozesse (z. B. Kollagensynthese, Wundheilung).
- Zellproliferation/-differenzierung (z. B. Schleimhäute), Integrität und Stabilisierung von Biomembranen und des Zytosklетts.
- Immunkompetenz (zellulär, humoral): Aktivität der T-Helfer-, TK-, NK-Zellen und Lymphokine; Produktion von Thymushormonen.
- T-Zelldifferenzierung (Thymulin = Zinkabhängiges Peptid): Transformation der Thymozyten in aktive T-Zellen, Zinkmangel führt zur Thymusatrophie, Abfall der T-Lymphozyten.
- Antioxidative Funktion: Superoxiddismutase (SOD), Katalase (Retinales Pigmentepithel), Metallothionein (Hydroxyl-Radikalfänger), Stabilisierung von SH-Gruppen, Antagonisierung von Eisen und Kupfer.
- Sinnesfunktionen: Hören, Sehen (Nachtsehen), Riechen, Schmecken.
- Neurotransmitter- (z. B. Dopamin), Prostaglandin-, Hormonstoffwechsel (Insulin, Glucagon, Schild-, Sexual-, Wachstumshormone), Insulinspeicherung im Pankreas.
- Entwicklung/Reifung männlicher Geschlechtsorgane, Spermatogenese, Testosteronsynthese.
- Gesundheit der Haut, Haare und Nägel, Dehydrierung von Linol- zu Linolensäure (→ regelt Verhornung der Haut).
- Detoxifikation (verringerte Resorption von Cd, Pb und Cu).
- Vitamin-A-Stoffwechsel (ADH, Retinol bindendes Protein).

Empfohlene Zufuhr (laut D-A-CH): Jgl. und Erw. 7–10 mg/d, Schwangere bzw. Stillende 10 bzw. 11 mg/d.

Zink-Status: Zink im Vollblut: Referenzbereich: 4,0–7,5 mg/l (61,2–114,8 µmol/l). **Zink im Serum:** normal: 0,75–1,25 mg/l (11,5–19 µmol/l), idealerweise Mitbestimmung von Metallothionein; Mangel: < 0,75 mg/l (11,5 µmol/l). **Weitere Parameter:** Metallothionein, Erythrozyten-/Leukozyten-Zink, Enzymaktivitäten (z. B. Aktivität der alkalischen Phosphatase), Thymulin-Konzentration, Zinkausscheidung im Urin.

Hinweis

Serum hat nur begrenzte Aussagekraft, da die dort befindliche Menge lediglich 1–2% des gesamten Zinkpools ausmacht. Größter Anteil im Blut von 84% entfällt auf Erythrozyten durch ihren Gehalt an Carboanhydrase. Der Erythrozytengehalt erlaubt aufgrund der Durchschnittslebenszeit von 120 Tagen einen Langzeitstatus. Orale Kontrazeptiva führen zu einer Umverteilung ins Gewebe. Infektionen und/oder Stress können einen Shift vom Plasma in die Leber auslösen, der zu einem Abfall der Zinkplasmaspiegel führt.

Interaktionen mit Arzneimitteln/Nährstoffen: Verschlechterung der Zinkresorption: Alkohol, Antazida, Antibiotika (z. B. Tetrazykline), Laxanzien, MTX, Orlistat, Zytostatika (z. B. Cisplatin, Mercaptopurin, 5-FU), Calcium, Eisen, Kupfer, Ballaststofffraktionen (Cellulose, Hemicellulose, Lignin), Phosphat, Phytinsäure. **Komplexbildung:** Bezafibrat, Captopril, Enalapril, Ethambutol, Methyldopa, Penicillamin, Phenytoin, Tetrazykline, Valproinsäure, EDTA, DMPS. **Erhöhte renale Zinkexkretion:** ACTH, Alkohol, Aminoglykoside, Amphotericin B, Capotpril, Ciclosporin, Cisplatin, Corticoide, Diuretika (Thiazide, Schleifendiuretika), Enalapril, orale Kontrazeptiva. **Abfall der Zinkserumspiegel:** Corticoide, orale Kontrazeptiva, Phenytoin, Valproinsäure.

Erhöhter Bedarf: Alkoholiker, Schwangere/Stillende (Entzug durch Feten/Säugling), Säuglinge, Kinder, Jugendliche, Senioren, Sportler (Verlust: ≤ 1 mg Zn/l Schweiß), Frischoperierte. **Ernährung:** Vegetarisch, ballastoff(phytat)reich, einseitige Diäten, Fastfood, Proteinmalnutrition, TPN. **Erkr.:**

AIDS/HIV, Akne, Allergien, Alopecia areata, Anorexia nervosa, Bulimie, Diabetes mellitus, Impotenz, akute/chronische Infektionen (z. B. Herpes), Leber-/Nierenerkrankungen (z. B. Leberzirrhose/Dialyse), Krebs, Neurodermitis, Psoriasis, Pyrrolurie, Rheuma, Sichelzellanämie, Ulcus cruris, U. pepticum. **Malabsorption:** Akrodermatitis enteropathica, Colitis ulcerosa, Darmresektion, Diarrhö, M. Crohn, Pankreasinsuffizienz, M. Whipple, Sichelzellanämie, Sprue, Zöliakie. **Polytrauma:** Operationen, Verbrennungen, Blutverluste. **Schwermetallbelastung** (z. B. Cd, Pb), Amalgamsanierung.

Mögliche Mangelsymptome: Allgemein: Adynamie, Appetitlosigkeit, chronische Müdigkeit. **Blut:** Anämie, Gerinnungsstörungen; **Haare:** dünn, Haarausfall. **Haut:** erythematös, pustulös, gestörte Wundheilung, Anfälligkeit für Pilzinfektionen; **HIV-infizierte Kinder:** erhöhte Morbidität (z. B. Durchfall) und Mortalität. **Nägel:** brüchig, weißfleckig. **Sinnesfunktionen:** Sehstörungen, Nachtblindheit, AMD, Optikusneuropathie, Geruchs-, Geschmacksstörungen, Innenohrschwerhörigkeit, Hyperakusis. **Immunsystem:** Immundepression, Infektanfälligkeit. **Schleimhäute:** Atrophie, Diarrhö, leaky gut Syndrom, aphthöse Stomatitis; **ZNS:** Apathie, Ataxie, Depressionen, Hyperaktivität, Konzentrationsstörungen, Lernschwäche, Psychose, geistige Retardierung. **Stoffwechsel:** Gewichtsverlust, Kachexie, Insulinresistenz, IGF-1 ↓, Osteopenie, Wachstumsstörungen. **Fertilität:** Hypogonadismus, Subfertilität, Ovulationsstörungen. **Umweltgifte:** Verringerte Resistenz gegen Umweltgifte (z. B. Cd, Pb).

Einnahme: Nüchtern, 2 h Abstand zu den Mahlzeiten oder abends vor dem Schlafengehen.

Hinweis
Organische Zinksalze (z. B. -orotat, -gluconat, -histidin) sind in der Regel besser verträglich und bioverfügbar als anorganische Zinksalze (z. B. -oxid). Zinkoxid ist schlechter bioverfügbar als Zinksulfat, insbesondere bei gestörter Magensäuresekretion.

Kontraindikationen: Akutes Nierenversagen, schwere Nierenschäden.

Tab. 3.16 Indikationen und Dosierungsempfehlungen für Zink

Indikation	Empfohlene Dosierung	Applikation
Allgemeine Prävention, MT	5–10 mg Zink/d (z. B. als Zinkorotat)	p. o.
AIDS, HIV-Infektion (bei opportun. Infektionen z. B. Candida, Pneumocystis Carinii)	15–20 mg/d (z. B. 25–50 mg über 4 Wo., dann 15–20 mg)	p. o.
Akrodermatitis enteropathica	100–200 mg/d	p. o.
Allergien (z. B. Rhinitis allergica, Asthma)	20–50 mg/d (z. B. als Histidin, + Omega-3-FS, Calcium und Vitamin D_3)	p. o.
Anorexia nervosa	50 mg/d über 4 Wo., dann 25 mg/d	p. o.
Aphthen (aphthöse Stomatitis)	50 mg/d über 4 Wo., dann 10–20 mg/d (+ Vitamin A)	p. o.
Aufmerksamkeits-Defizit, Hyperaktivitäts-Syndrom	10–25 mg/d (+ DHA, EPA, GLA, Magnesium und Vitamin B_6)	p. o.
Chronisch-entzündliche Darmerkrankungen (Colitis ulcerosa, M. Crohn)	20–50 mg/d (z. B. als Zinkorotat, + + Omega-3-FS, Selen und Vitamin D_3)	p. o.
Diabetes mellitus-Typ-1, -Typ-2	15–30 mg/d (z. B. als Zinkorotat, + Chrom, L-Lysin, Magnesium, Benfotiamin)	p. o.
Diabetes: Infusion (z. B. Wundheilungsstörungen, diabetische Neuropathie)	10 mg Zink, 7,5 g Vitamin C, 100 mg B_1, 50 mg B_2, 1 mg B_{12} + 400 mg Mg in 250 ml 0,9 % NaCl, langsam i. v., 1–2x/Wo. (separat Folsäure i. m., α-Liponsäure, i. v.)	i. v.
Erkältungskrankheiten (z. B. Halsentzündung, Sinusitis)	Prophylaxe: 10–25 mg/d (z. B. 15 mg als Zinkgluconat mit Vitamin C)	p. o.
Erkältungskrankheiten: Therapie	5–6 × 10 mg als Lutsch- oder Brausetablette (Gurgeln!), Dauer: 5–7 Tage lang! Beginn: innerhalb der ersten 24 h nach Auftreten.	p. o.

Tab. 3.16 Indikationen und Dosierungsempfehlungen für Zink (Fortsetzung)

Indikation	Empfohlene Dosierung	Applikation
Erkältungskrankheiten: Infusion	20 mg Zink + 15 g Vitamin C in 250 ml 0,9 % NaCl, langsam i. v., 1–2x/Wo.	i. v.
Haarausfall (Alopecia areata)	15–30 mg/d (z. B. als Zinkorotat, Dauer: ≥ 6 Monate, + Biotin und Ferritin-Kontrolle)	p. o.
Hauterkrankungen: Akne, Psoriasis	20–90 mg/d	p. o.
Hauterkrankungen: Neurodermitis	15–50 mg/d (z. B. als Zinkgluconat, -orotat)	p. o.
Herpes simplex, Prophylaxe	15–20 mg/d, + L-Lysin und Vitamin C	p. o.
Herpes simplex, Therapie	30–50 mg/d, + Vitamin C und L-Lysin, auch lokal als Zinksulfat-gel, 4–5x auf befallene Stellen auftragen	p. o.
Infusion	20 mg Zink + 15 g Vitamin C in 250 ml 0,9 % NaCl, langsam i. v., 2–3x/Wo.	i. v.
Hypoglykämie	15–30 mg/d (z. B. als Zinkorotat, + Chrom, L-Lysin und 5-HTP)	p. o.
Krebs (v. a. bei Tumor-kachexie, Fatigue)	10–30 mg/d	p. o.
Kurzdarmsyndrom	15–30 mg/d (z. B. als -orotat)	p. o.
Lebererkrankungen (z. B. Leberzirrhose)	15–50 mg/d	p. o.
Leistungssport	15–30 mg/d (z. B. 15 mg als Zink-gluconat mit Vitamin C)	p. o.
Makuladegeneration, altersbedingte	25–50 mg/d über 4 Wo., dann 10–30 mg	p. o.
Morbus Wilson	150 mg/d (z. B. 3 × 50 mg)	p. o.

Tab. 3.16 Indikationen und Dosierungsempfehlungen für Zink (Fortsetzung)

Indikation	Empfohlene Dosierung	Applikation
Osteoporose	10–30 mg/d (+ Vitamin D_3, Calcium und Magnesium)	p. o.
Schwangerschaft, Lactation	15–25 mg/d	p. o.
Schwermetallausleitung	25–50 mg/d über 4 Wo., dann 15–25 mg/d	p. o.
Therapie mit Chelatbildnern	15–30 mg/d (z. B. als -gluconat)	p. o.
Tinnitus	25–50 mg/d (Dauer: ≥ 2 Mo.)	p. o.
Tuberkulose	15–30 mg/d (+ Vitamin A und Vitamin D_3)	p. o.
Wundheilungsstörungen	25–50 mg/d über 4 Wo., dann 15–25 mg	p. o.
	20 mg Zink + 15 g Vitamin C in 250 ml 0,9 % NaCl, langsam i. v., 1–2x/Wo.	i. v.
Weitere Anwendungsgebiete: Bulimie, Down-Syndrom, Fertilitätsstörungen, Geriatrie, MS, Niereninsuffizienz, PMS, Prostatahyperplasie, Pyrrolurie, peptischer Ulkus, Rheuma, Schädel-Hirn-Traumata, Sepsis, Sichelzellanämie, Traumata, Verbrennungen.		

Nebenwirkungen und Toxizität: Bei Überdosierung: Metallgeschmack, Kopfschmerzen, Müdigkeit, Übelkeit, Immunsuppression!
Eine hochdosierte Zinkzufuhr (≥ 50 mg/d, p. o.) kann über Wochen durch Verringerung der Kupferresorption zu Störungen des Kupfer- und Eisenhaushaltes (z. B. Coeruloplasmin ↓, SOD-Aktivität ↓, Hämatokrit ↓, Ferritin ↓) führen. Zinkdosierungen ab 100 mg/d können langfristig hämatologische Nebenwirkungen (z. B. sideroblastiche Anämie), Immunsuppression (z. B. Neutropenie) und Lipidstoffwechselstörungen (z. B. LDL-Anstieg, HDL-Abfall) verursachen. Als oberer Wert einer langfristig sicheren Zufuhr (tolerable upper intake level, UL) gilt eine Aufnahme von 25 mg Zink/d (NOAEL: 30 mg).

Spezielle Interaktionen

Antibiotika: Die Resorption von Ciprofloxacin, Enoxacin, Norfloxacin und Tetracyclinen wird durch Zink vermindert (Einnahmeabstand: 3–4 h). **Chelatbildner** wie z. B. D-Penicillamin, Dimercaptopropansulfonsäure (DMPS) oder Edetinsäure (EDTA) können die Resorption von Zink vermindern bzw. dessen Ausscheidung erhöhen. Eine Zinksubstitution sollte daher zeitlich getrennt von einer Chelattherapie erfolgen. **Diuretika (z. B. Thiazide):** Diuretika fördern die Zinkausscheidung mit dem Urin. **Methylphenidat:** Zink reguliert zusammen mit Omega-3-FS und Magnesium die neuronale Glucoseutilisation und verbessert die Dopaminverfügbarkeit. Als natürlicher Inhibitor des Dopamin-Transporters, der auch von Methylphenidat blockiert wird, kann Zink die Wirksamkeit von Methylphenidat verbessern. **Mineralstoffe:** Bei gleichzeitiger Gabe von Eisen-, Kupfer- oder Calciumsalzen wird Zinkresorption verringert (Einnahmeabstand!). **Valproinsäure:** Die Einnahme von Valproinsäure kann die Entwicklung eines Zinkmangels begünstigen. **Selen:** Selen und Zink können sich gegenseitig bei der Resorption hemmen (Einnahmeabstand!). **Präparateauswahl:** Zinkorot® 25 (25 mg Zink/Tbl., Zn-Orotat), Zink Support (15 mg Zink/Kps. Zinkgluconat + Vitamin C), hypo-A Zink (25 mg Zink/Kps., Zink-D-gluconat), Cefazink® 10/20 mg (10/20 mg Zink/FTA, Zink-D-gluconat), Zink 10 +C (10 mg Zink + 120 mg Vit. C/LTA und BTA), Zinkotase® (25 mg Zink/Filmtbl., Zn-Aspartat), Zinkamin-Falk® (15 mg Zn/Kps., Zn-Histidin), Unizink® 50 (10 mg Zink/FTA, Zn-Aspartat), Zinkit®10 (10 mg Zink/BTA, Zn-sulfat), Zink-Injekt® N (10 mg Zink/2 ml Injlsg., Zink-D-gluconat).

4 Antioxidanzien

Oxidativer Stress und **nitrosativer Stress** sind maßgeblich an Alterungsprozessen sowie an der Pathogenese und Progression zahlreicher chronischer Erkrankungen, wie z. B. Atherosklerose, Morbus Alzheimer, Diabetes mellitus Typ-2, altersbedingte Makuladegeneration (AMD), Insulinresistenzsyndrom, Morbus Parkinson, rheumatoide Arthritis oder Krebserkrankungen beteiligt.

Oxidativer Stress: Reaktive Sauerstoffverbindungen (ROS) und freie Radikale spielen bei zahlreichen physiologischen und pathophysiologischen Stoffwechselprozessen eine wichtige Rolle. Ein Disbalance zwischen prooxidativen und antioxidativen Systemen infolge einer vermehrten Bildung von reaktiven Sauerstoffmetaboliten (z. B. H_2O_2, Superoxidradikal) und/oder einem Mangel an endogenen (z. B. SOD) und exogenen Antioxidanzien (z. B. Selen) wird als oxidativer Stress bezeichnet. Zu den reaktiven Sauerstoffverbindungen zählen freie Sauerstoffradikale wie das Hydroxylradikal ($OH^•$) und das Superoxid-Anionradikal ($^-O_2^•$), aber auch Verbindungen nicht radikalischer Natur, wie das Wasserstoffperoxid (H_2O_2) und der Singulettsauerstoff ($^1O_2$).

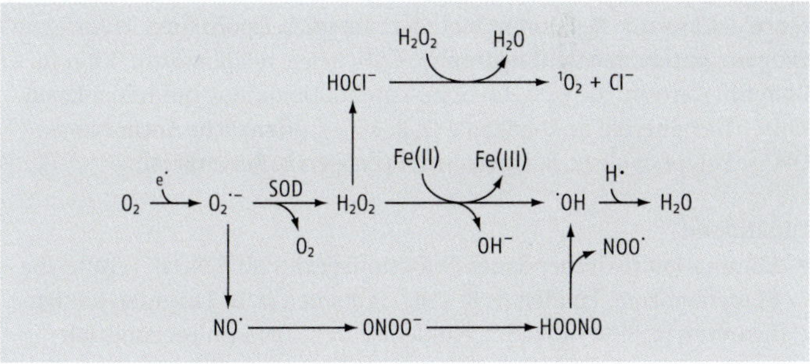

Abb. 4.1 Stoffwechselbeziehungen zwischen reaktiven Sauerstoffspezies (ROS) und Stickstoffspezies (NOS)

Nitrosativer Stress: In Analogie zum oxidativen Stress spricht man bei der überschießenden Bildung von Stickstoffradikalen (NO•) und deren Folgeprodukten wie Peroxynitrit ($ONOO^-$), 3-Nitrotyrosin und Nitrophenylessigsäure von nitrosativem Stress (>Abb .4.1). Eine hohe Belastung mit reaktiven Stickstoffspezies (NOS) kann Enzyme der mitochondrialen Atmungskette hemmen (→ mitochondriale Dysfunktion). Der hiermit assoziierte ATP-Verlust steigert infolge des zellulären Energiedefizits die Vulnerabilität des NMDA-Rezeptors für den exzitatorischen Neurotransmitter Glutamat. Magnesium ist der physiologische Inhibitor des NMDA-Rezeptors. Aufgrund des herabgesetzten Energieniveaus ist der ATP-abhängige Magnesiumblock des NMDA-Rezeptors beeinträchtigt, sodass vermehrt Calcium-Ionen in die Nervenzellen einströmen können. Der übermäßige Calciuminflux kann zum Funktionsverlust und Absterben von Nervenzellen beitragen. Weitere Folgen von nitrosativem Stress: DNA-Schäden, Proteinoxidation und -modifikation, Induktion der Lipidperoxidation, Aktivierung des redoxsensitiven Transkriptionsfaktors NF-κB.

Antioxidanzien: Endogene und exogene Antioxidanzien bilden ein chemisches Netzwerk gegen die Zell-, Gewebe- und Organtoxischen Wirkungen reaktiver Sauer-/Stickstoffspezies (>Abb.4.2). **Endogene Antioxdanzien: enzymatisch:** GSH-Peroxidase (Se), Superoxiddismutase (Zytosol: Cu/Zn, Mitochondrien: Mn), Katalase (Fe), Thioredoxin-Reduktase (Se); **nichtenzymatisch**: Ubiquinol/-quinon, Bilirubin, Glutathion (GSH), Harnsäure, L-Carnitin, Melatonin, Metallothionein, α-Liponsäure, Transferrin. **Exogene Antioxidanzien: hydrophil:** GSH, Selen, α-Liponsäure, Vitamin C; **lipophil:** Carotinoide (z. B. Lycopin, Lutein), Ubiquinol/-quinon, α-Liponsäure, Tocopherole und -trienole (z. B. α-, γ-); **pflanzlich:** Anthocyane, OPC's, Polyphenole (z. B. Quercetin, Pycnogenol, Resveratrol).

Funktionen

- Elimination toxischer Sauer-/Stickstoffspezies (ROS/NOS): Schutz von Mitochondrien, Lipiden (z. B. LDL), Proteinen (z. B. Enzyme), Kohlenhydraten (z. B. Glykokalix), Nukleinsäuren, DNA (mitochondriale, nukleäre) sowie Endothel-, Nerven- und Immunzellen vor oxidativen Schäden und Veränderungen.
- Aktivierung antioxidativer Enzyme (z. B. SOD, GSH-Px).

Tab. 4.1 Wichtige reaktive Sauerstoffspezies (ROS) und Stickstoffspezies (NOS)

ROS	Quelle
Superoxid-Anionradikal ($^{\bullet}O_2^-$)	Mitochondriale Atmungskette („Superoxid-Leak")
	Respiratory burst (bakterielle Abwehr)
Wasserstoffperoxid (H_2O_2)	Neurotransmitterstoffwechsel (z. B. Dopamin über MAO)
	Xanthinoxidase: Purinabbau (Hypoxanthin → Harnsäure)
	Arzneimittel-Entgiftung (Cytochrom-P450-System)
Hydroxylradikal ($OH^{\bullet}$)	Fenton-Reaktion ($Fe^{2+/3+}$-katalysierte Peroxidreduktion): $H_2O_2 + Fe^{2+} \rightarrow OH + OH^{\bullet} + Fe^{3+}$
	Haber-Weiss-Reaktion ($H_2O_2 \rightarrow OH^{\bullet}$): $^{\bullet}O_2^- + H_2O_2 \rightarrow O_2 + OH^- + OH^{\bullet}$
	Eicosanoidstoffwechsel
Singulett-Sauerstoff ($^1O_2$)	UV-Licht (→ Haut, Auge)
Peroxyl-Radikale	Lipidperoxidation
Hypochlorige Säure (HOCl)	Myeloperoxidase (MPO): $H_2O_2 + Cl + H^+ \rightarrow HOCl + H_2O$
NOS	**Quelle**
Peroxynitrit ($ONOO^-$)	Entzündungsreaktionen (z. B. TNF-α, IL-1), Schwermetalle, Nicotin, Arzneimittel (z. B. Langzeitnitrate): $NO^{\bullet} + {}^-O_2^{\bullet} \rightarrow ONOO^-$

- Schutz mehrfach ungesättigter Fettsäuren (PUFA) vor Oxidation (→ Lipidperoxidation); Inhibierung radikalischer Kettenreaktionen;
- Quenching von Singulettsauerstoff (→ Carotinoide).
- Regulation redoxsensitiver Transkriptionsfaktoren (z. B. NF-κB, AP-1).
- Abfangen von Katalysatoren radikalischer Reaktionen (z. B. Schwermetalle).

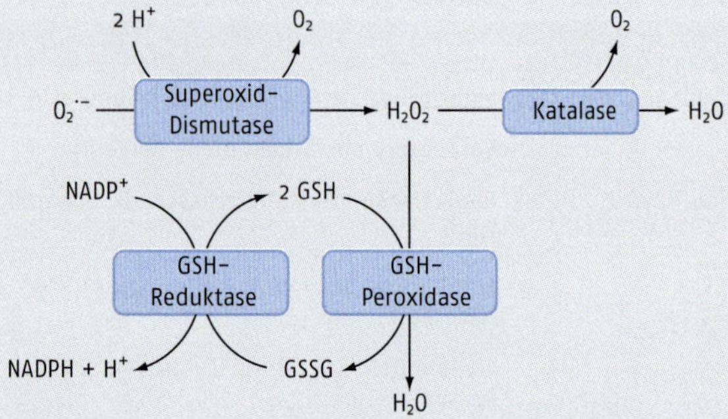

Superoxid-Dismutase: a) mitochondriale: Manganabhängig
b) cytosolische: Kupfer-/Zinkabhängig
GSH-Peroxidase: Selenabhängig
GSH-Reduktase: Riboflavinabhängig
Katalase: Eisenabhängig

Abb. 4.2 Endogene antioxidativ wirksame Enzyme

Tab. 4.2 Antioxidanzien-Spiegel zur Primärprävention von Krebs- und Herz-Kreislauf-Erkrankungen

Antioxidans	Blutspiegel (Plasma/Serum)
Vitamin C	≥ 70 µmol/l
α-Tocopherol	> 30 µmol/l
Coenzym Q_{10}	$\geq 1{,}2$ µg/ml
Selen	100–130 µg/l
Betacarotin	$> 0{,}4$ µmol/l

Antioxidanzien-Spiegel: Blutspiegel (Plasma/Serum) von Antioxidanzien bei gesunden Erwachsenen zur Primärprävention von Krebs- und Herz-Kreislauf-Erkrankungen siehe > Tab. 4.2.

Ursachen für oxidativen und nitrosativen Stress: Arzneimittel: ACE-Hemmer, Anthrazykline, Bleomycin, Busulfan, Carmustin, Cisplatin, Chloramphenicol, Ciclosporin, Cyclophosphamid, Etoposid, Ifosfamid, G-CSF, GM-CSF, L-Dopa, Mitomycin, Nitrate, Nitrazepam, Nitrofurantoin, Paracetamol, Potenzmittel, Sartane, Statine. **Ernährung/Lebensstil:** Obst-, gemüsearm, fettreich, Sport, Stress, Alkohol, Rauchen. **Stoffwechsel:** AGE-Bildung, Entzündung, Immunabwehr, mitochondriale Atmungskette, Enzyme (z. B. NADPH-Oxidase). **Strahlung:** UV-A, -B, Röntgen. **Umweltgifte:** Herbizide, Pestizide, Schwermetalle, Ozon, Stickoxide, Zigarettenrauch.

Radikal-assoziierte Prozesse und Krankheiten (Free Radical Diseases): Allergien, Alterungsprozesse, Arteriosklerose, CED, Photoalterung der Haut, Herzinfarkt („Ischämie-Reperfusionssyndrom"), chronische Entzündungen und Infektionen, Diabetes mellitus, Down-Syndrom, Katarakt, Makuladegeneration, Krebs, oxidative Muskelschäden, neuro-degenerative Erkrankungen (ALS, Alzheimer, Epilepsie, Parkinson, MS), Leber-, Nieren- und Lungenerkrankungen (COPD), rheumatoide Arthritis, Präeklampsie, Trauma, Operationen, SIRS, Sepsis.

Hinweis

Die optimale Funktionsfähigkeit des antioxidativen Schutzsystems ist immer auf das synergistische Zusammenspiel multipler endogener und exogener Antioxidanzien angewiesen. Zur Prophylaxe und Therapie von Free Radical Diseases sollte daher immer ein breites Spektrum an Bioreduktoren, die sich in ihrer antioxidativen Wirksamkeit ergänzen substitutiert werden.

Präparateauswahl: Antiox Support®, Ortheoexpert® nutri-basic, Kyberg Antiox, Q10 classic MSE®, Oxytex®, Sanomit®Q10, Pasgensin® plus, Trophosan-O_2-Balance®.

Schnelltests zur Bestimmung von oxidativem Stress (→ Primär-Screening): FORM oxII (Freie-Radikale-Profil: Oxidativer Stress + Antioxidative Kapazität), FORM plus (Freie-Radikale-Profil: Oxidativer Stress + Antioxidative Kapazität + Harnsäure + Hämoglobin + Hämatokrit), FORM CR 3000

Tab. 4.3 Beispiel für eine Antioxidanzien-Kombination

Antioxidans	Empfohlene Tageszufuhr
Vitamin C	200–500 mg
Natürliche Tocopherole, -trienole (alpha, gamma, beta, delta)	100–200 I. E. D-α-Tocopherol, 40–100 mg gamma-Tocopherol, 5–15 mg Tocotrienole
Carotinoide (z. B. Lutein, Zeaxanthin, Lycopin)	5–20 mg
α-Liponsäure	100–300 mg
Coenzym Q_{10}	30–90 mg
Riboflavin, Niacinamid	5–10 mg, 20–100 mg
Folsäure	0,2–0,4 mg
Kupfer, Zink, Mangan	0,5–1, 5–10, 1–2 mg
Selen	50–200 µg
Taurin	100–500 mg
Bioflavonoide, OPC	50–500 mg

Mini Lab (Freie Radikale-Profil: Oxidativer Stress + Antioxidative Kapazität + TC + HDL + Tri + LDL + Lactat + Hämatokrit + Hämoglobin + Harnsäure + Glu + Erythrozyten) von **micromedical** und **incomat** (FORT: Free Oxygen Radicals Test → Photometrische Erfassung von Hydroperoxiden aus Kapillarblut/FORD: Free Oxygen Radical Defense: Antioxidative Kapazität). *Weitere:* FRAS 3/4 von euromedix.

Hinweis
Zum primären Screening einer erhöhten oxidativen Belastung können die oben aufgeführten semiquantitativen Tests durchgeführt werden. Zur komplexen Erfassung des individuellen Risikopotenzials radikalassoziierter Erkrankungen müssen weitere Labor-Marker (z. B. 8-epi-PG-$F_{2\alpha}$, oxLDL, 8-oxo-dG, GST) herangezogen werden.

4.1 Labormarker für oxidativen Stress

Lipidperoxidation

8-epi-Prostaglandin (PG) $F_{2\alpha}$: Bedeutung: Das Prostaglandinderivat 8-epi-PG-$F_{2\alpha}$ hat die größte diagnostische Bedeutung als spezifischer und sensitiver Marker der Lipidperoxidation. Es wirkt stark vasokonstriktorisch und mitogen. Die Entstehung des Isoprostans aus Arachidonsäure wird durch freie Radikale katalysiert. Erhöhte Konzentrationen von 8-iso-PG$F_{2\alpha}$ sind mit einer gestörten Radikal-Homöostase und oxidativen Störung der Prostaglandinsynthese assoziiert. Die renale Ausscheidungsrate korreliert mit der Anzahl gerauchter Zigaretten, der Chemikalienbelastung, der Konzentration der Plasmalipide (Cholesterin), der Aktivität chronisch-entzündlicher Prozesse wie Arteriosklerose, Morbus Alzheimer und Diabetes mellitus sowie mit der oxidativen Belastung bei Niereninsuffizienz. Der Erfolg einer oralen und/oder patenteralen antioxidativen Intervention ist nach einigen Wochen der Supplementierung von Antioxidanzien wie Vitamin C zuverlässig messbar. **Material/Analytik:** 1 ml Urin; ELISA. **Normbereich:** 0,5–3,0 ng/ml.

Malondialdehyd (MDA): Bedeutung: MDA ist ein reaktives Abbauprodukt, das bei der Peroxidation von Lipiden gebildet wird. Es ist maßgeblich an der Oxidation des LDL-Cholesterins beteiligt. MDA wird überwiegend renal ausgeschieden. MDA ist in der Sensitivität 8-epi-PG-$F_{2\alpha}$ deutlich unterlegen. **Material/Analytik:** 1 ml EDTA, Urin; HPLC. **Normbereich:** Serum: 0,36–1,4 µmol/l; Urin: 0,2–1,45 µmol/mmol Kreatinin.

4-Hydroxynonenal (4-HNE): Bedeutung: 4-HNE entsteht bei der Peroxidation mehrfach ungesättigter Fettsäuren (z. B. Linol- oder Arachidonsäure). Aufgrund seiner zwei funktionellen Gruppen (Aldehyd- und Hydroxylgruppe) sowie der C=C-Doppelbindung zählt 4-HNE zu den reaktivsten Autoxidationsprodukten. 4-HNE wird überwiegend renal ausgeschieden. **Material/Analytik:** 3 ml EDTA; HPLC. **Normbereich:** < 50 nmol/l.

Oxidativ modifiziertes LDL-Cholesterin: Bedeutung: Oxidativ modifiziertes LDL (ox-LDL) besitzt ein hohes atherogenes Potenzial. Die Messung erfolgt direkt oder über die Bestimmung von Antikörpern gegen oxLDL. **Material/Analytik:** Serum; ELISA. **Normwert:** oxLDL direkt $< 6{,}0$ U/ml; oxLDL-AK negativ.

Antioxidative Kapazität

Totale Antioxidative Kapazität (TAK): Bedeutung: Allgemeiner Screeningparameter zur Erfassung des Antioxidanzienstatus. Die TAK gibt die Fähigkeit des Probenmaterials an freie Radikale zu entgiften. **Material/Analytik:** 0,5 ml natives Serum; die Oxidation von ABTS mit H_2O_2 und der Peroxidase Metmyoglobin führt zur Bildung des blaugrünen Radikals $ABTS^+$. Die zugegebene Probe verhindert entsprechend ihrem Antioxidanziengehalt die Farbreaktion. Photometrische Bestimmung bei 600 nm. **Normbereich:** 1,3–1,7 mmol/l.

DNA-Oxidation

8-Hydroxy-2'-Deoxyguanosin: Bedeutung: Nach Bruce Ames ist mit ca. 10000 oxidativen DNA-Schäden pro Tag zu rechnen. Die Oxidation mitochondrialer DNA ist dabei um bis zu 100-fach höher als die der nukleären DNA. Die oxidative DNA-Schädigung führt zum Auftreten von Bruchstücken wie 8-Hydroxy-2'-Deoxyguanosin (8-oxo-dG) im Urin, die über Autoantikörper gegen oxidierte DNA-Basen nachgewiesen werden können. **Material/Analytik:** 2 ml Morgenurin; Fluoreszenz oder ELISA. **Normwert:** 0,4–1,4/0,5–1,7 nmol/mmol Kreatinin (m/w).

Endogene Antioxidanzien (Auswahl)

Superoxiddismutase (SOD): Die SOD reduziert das Superoxid-Anionradikal zu Wasserstoffperoxid (Mitochondrien: Mn-abhängig, Zytosol: Cu-/Zn-abhängig). Normbereich (Gesamtaktivität im Vollblut): 130–505 U/ml.

Glutathionperoxidase (GSH-Px): Die selenabhängige GSH-P x reduziert das Hydroperoxide und Lipidhydroperoxide. **Normbereich** (Gesamtaktivität im Vollblut): 4170–10880 U/ml.

Weitere Parameter: L-Glutathion, Homocystein (Plasma), hs-CRP, Selen (VB), SOD, Vitamin E. Das Verhältnis von Ubiquinol zu Ubiquinon ist ein sensitiver Marker für oxidativen Stress.

4.2 Labormarker für nitrosativen Stress

Citrullin: Bedeutung: Die Bildung von NO• erfolgt durch das Enzym NO-Synthase (NOS) aus L-Arginin. Als Nebenprodukt entsteht dabei Citrullin. Der Nachweis von Citrullin im Urin ist ein Marker für die NO•-Bildung. **Normwert:** Citrullin im Urin < 100 µmol/g Kreatinin.

Lactat/Pyruvat-Quotient: Bedeutung: Eine hohe Belastung mit NO• hemmt das Enzym Aconitase, das Citrat in Isocitrat umwandelt. Störungen im Citratzyklus äußern sich durch einen Anstieg von Lactat. Pyruvat wird im Rahmen der Glykolyse aus Glucose gebildet und mithilfe der Thiamin- und α-Liponsäure-abhängigen Pyruvat-Dehydrogenase (PDH) zu Acetyl-CoA umgewandelt. Die Aktivität der PDH wird durch nitrosativen Stress verringert, sodass Pyruvat vermehrt zu Lactat reduziert wird. **Normwert**: Lactat/Pyruvat im Blut < 10 : 1.

Vitamin B_{12}, Methylmalonsäure: Bedeutung: Vitamin B_{12} ist ein bedeutender NO-Fänger. Im Citratzyklus fungiert Vitamin B_{12} als Coenzym der Methylmalonyl-CoA-Mutase, die Methylmalonyl-CoA zu Succinyl-CoA katalysiert. Bei einem Mangel an Vitamin B_{12} ist dieser Stoffwechselweg blockiert und es kommt zu einer erhöhten Ausscheidung an Methylmalonsäure (funktioneller Marker des Vitamin B_{12}-Mangels). Nitrosativer Stress steigert den Vitamin-B_{12}-Verbrauch. **Normwerte:** siehe Vitamin B_{12}.

3-Nitrotyrosin, Nitrophenylessigsäure (Proteinoxidation): Bedeutung: Peroxynitrit besitzt eine hohe Affinität zu aromatischen Aminosäuren wie L-Tyrosin und L-Tryptophan (Störungen des Neurotransmitter- und Hormonhaushaltes). Durch Nitrosylierung des Phenolringes von L-Tyrosin entsteht 3-Nitrotyrosin, das zu Nitrophenylessigsäure abgebaut werden kann. 3-Nitrotyrosin und sein Abbauprodukt Nitrophenylessigsäure korrelieren mit der Peroxynitritbelastung und dem nitrosativen Stress. **Material/Analytik:** Morgenurin; HPLC oder Immunoassay. **Referenzbereich:** 3-Nitrotyrosin < 1 µmol/l; Nitrophenylesigsäure < 3 µg/g Kreatinin.

5 Essenzielle Fettsäuren

Die mehrfach ungesättigten Fettsäuren (PUFA's = polyunsaturated fatty acids) haben, wie der Name schon sagt, mehr als nur eine Doppelbindung und werden entsprechend der Lage der ersten Doppelbindung, ausgehend vom Kettenende des Fettsäuremoleküls, in Omega-3- (Ω-3) und Omega-6- (Ω-6)- Fettsäuren eingeteilt (> Abb. 5.1). Im Gegensatz zu gesättigten (SAFA) und einfach ungesättigten Fettsäuren (MUFA) können Omega-3- und Omega-6-Fettsäuren vom menschlichen Organismus nicht in ausreichender Menge gebildet werden.

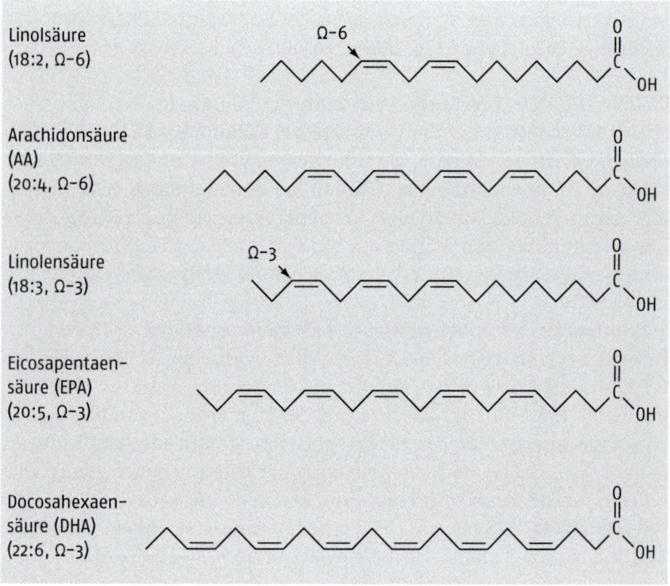

Abb. 5.1 Struktur der mehrfach ungesättigten Fettsäuren

5.1 Omega-3-Fettsäuren

Die essenziellen langkettigen mehrfach ungesättigten Ω-3-Fettsäuren Eicosapentaensäure (EPA) und Docosahexaensäure (DHA) besitzen in der Prävention und Therapie zahlreicher chronisch-degenerativer (z. B. Arteriosklerose), entzündlicher sowie neuropsychiatrischer und neurokognitiver Erkrankungen (z. B. ADHS, Alzheimer, Depressionen) ein hohes präventivmedizinisches und therapeutisches Potenzial.
Das Verhältnis der mit der Nahrung aufgenommen Ω-3- und Ω-6-Fettsäuren ist von besonderer ernährungsphysiologischer Bedeutung. Beide Fettsäuretypen verdrängen sich gegenseitig aus den Zellmembranen und konkurrieren im Stoffwechsel um die gleichen Enzymsysteme (→ kompetitiver Antagonismus). Je nach zugeführter Menge der jeweiligen Fettsäureart entstehen dabei aus Ω-3- und Ω-6-Fettsäuren unterschiedliche Eicosanoide mit entgegengesetzter physiologischer und biochemischer Wirkung (> Tab. 5.1). Eicosanoide fungieren als lokale Mediatoren und besitzen eine hormonähnliche Wirkung.
Ω-3- und Ω-6-Fettsäuren sind wesentliche Bausteine biologischer Zellmembranen und damit für das Wachstum und die Regeneration der

Tab. 5.1 Biologische Wirkungen von Eicosanoiden aus Arachidon- und Eicosapentaensäure

Arachidonsäure (20:4, Omega-6)	Eicosapentaensäure (20:5, Omega-3)
Leukotrien B4	**Leukotrien B5**
Stark entzündungsfördernd	Schwach inflammatorisch
Stark chemotaktisch	Wenig chemotaktisch
Thromboxan A2	**Thromboxan A3**
Stark proaggregatorisch	Nicht proaggregatorisch
Stark vasokonstriktorisch	Nicht vasokonstriktorisch
Prostacyclin I2	**Prostacyclin I3**
Antiaggregatorisch	Antiaggregatorisch
Vasodilatatorisch	Vasodilatatorisch

Zellen essenziell. Gleichzeitig sind sie Ausgangssubstanzen für die körpereigene Synthese der sogenannten Eicosanoide (Prostaglandine, Prostacycline, Thromboxane und Leukotriene). Diese Gewebshormone sind an einer Vielzahl von Zellfunktionen und Regulationsprozessen im Organismus beteiligt, wie der Entwicklung des Gehirns und Nervensystems, der Regulation des Immunsystems und des Neurotransmitterstoffwechsels (v. a. Dopamin, Serotonin) sowie bei Entzündungen und der Blutgerinnung.

Funktionen

- Zellmembranen (EPA, DHA): Bestandteil biologischer Membranen, Synthese von Phospholipiden, Regulation der Fluidität und Permeabilität der Zellmembranen (z. B. Erythrozyten), Aufbau essenzieller Zellmembranlipide (z. B. mitochondriale Membran: Cardiolipin).
- Eicosanoidstoffwechsel (EPA: kompetitive Verdrängung der Arachidonsäure): Synthese antiinflammatorischer, antithrombogener, antichemotaktischer und vasodilatatorischer Prostanoide und Leukotriene, Hemmung des nukleären Transkriptionsfaktors NFκB, Produktion von Resolvinen, Antiangiogenese.
- Gefäßendothel: Steigerung der NO-vermittelten Gefäßrelaxation (→ endotheliale NO-Synthase), Reduktion der Expression von Adhäsionsmolekülen (z. B. VCAM-1) und Entzündungsmarkern (z. B. E-Selectin), Verringerung der Adhäsion von Monozyten und Granulozyten an das Endothel, Reduktion der Synthese proinflammatorischer Zytokine (z. B. TNF-α, IL-1), Verringerung der Freisetzung von plättchenaktivierendem Faktor und der Proliferation glatter Gefäßmuskelzellen, Stabilisierung arteriosklerotischer Plaques, Senkung von hs-CRP.
- Herz-Kreislauf-System: Antiarrhythmische Wirkung (→ Regulation von Ionenkanälen), antiatherogene, antithrombotische, endothel- und kardioprotektive Wirkung.
- Lipidstoffwechsel (Lipidmodulation): Senkung der Triglyceride (TG), Verringerung der hepatischen Synthese von TG und VLDL, Reduktion der Aktivität lipogener Enzyme, moderate Erhöhung des HDL, moderate Senkung des GC und LDL, Interaktion mit der HMG-CoA-Reduktase.
- Blutrheologie/Blutdruck: Normalisierung erhöhter Fibrinogenspiegel, Reduktion der Thrombozytenaggregation (TXA_2), Steigerung der NO-

Synthese, Blutdrucksenkung (diastolisch/systolisch), Steigerung der renalen Durchblutung, Verbesserung der Mikrozirkulation, Verringerung der Blutviskosität, Interaktion mit ACE.

- Hirnstoffwechsel/Neurotransmitterhaushalt (DHA/EPA): Entwicklung der Gehirn- und Nervenzellen, Intelligenz, Synthese und Verfügbarkeit von Neurotransmittern (z. B. Dopamin, Serotonin), neuronaler Glucoseaufnahme und -verwertung, Integrität der Blut-Hirn-Schranke, Synthese von Dopamin- und Serotonin-Rezeptoren, zerebrale Mikroperfusion, Phosphatidylserin-Synthese, Augenfunktion (DHA: Entwicklung der Retina).
- Frühkindliche/Kindliche Entwicklung (DHA): Gesundes fetales Wachstum, Sehfunktion (Entwicklung der Retina), Gehirnfunktion, Intelligenzentwicklung.
- Telomere: Stabilisierung der Telomerlänge (→ Anti-Aging).

Empfohlene Zufuhr: 0,5 bis 1,0 g EPA/DHA pro Tag. Fischöl enthält etwa 30 bis 35% (3 g Fischöl = 1 g Omega-3-FS), Hochkonzentrate bis zu 85% EPA/DHA.
Die mehrfach ungesättigten Omega-3-Fettsäuren können auch zu einem gewissen Umfang mit Pflanzenölen wie Leinöl (enthält bis zu 54,2 g α-Linolensäure/100 g) oder Rapsöl aufgenommen werden, während ihre Gegenspieler, die Omega-6-Fettsäuren in Ölen wie Distelöl, Sonnenblumenöl oder Weizenkeimöl enthalten sind. Die Aufnahme von Omega-6- und Omega-3-Fettsäuren über die Nahrung sollte nach den aktuellen Empfehlungen 5:1 betragen.
Herz-Kreislauf-Erkrankungen: Die American Heart Association (AHA) empfiehlt zur kardiovaskulären Prävention eine Einnahme von 1 g EPA plus DHA in Form von fettem Fisch beziehungsweise von Fischöl.
Schwangerschaft: Langkettige mehrfach ungesättigte Omega-3-Fettsäuren, vor allem DHA sind unerlässlich für die gesunde Entwicklung des Gehirns und des Nervensystems beim Feten. In der ALSPAC-Studie wurde der Einfluss des Fischkonsums während der Schwangerschaft auf die Intelligenz und die feinmotorischen Funktionen der Kinder untersucht. Ein hoher Fischkonsum während der Schwangerschaft resultierte in einer signifikant höheren verbalen und emotionalen Intelligenz.

Omega-3-FS-Status: Im Rahmen der Erhebung des Fettsäure-Status werden gesättigte, einfach ungesättigte und mehrfach ungesättigte Omega-3- und Omega-6-Fettsäuren bestimmt. Gleichzeitig werden die wichtigen Verhältnisse der einzelnen Fettsäuregruppen zueinander erhoben, wobei vor allem das Verhältnis von Omega-6- zu Omega-3-Fettsäuren wichtig ist sowie der Omega-3-Index als Risikoindikator für kardiovaskuläre Erkrankungen und das Verhältnis Arachidonsäure/Eicosapentaensäure (AA/EPA-Quotient) als Biomarker der Entzündungsbereitschaft.
Normbereich (Serum): α-Linolensäure: 15–30 mg/l, EPA: 20–55 mg/l, DHA: 50–110 mg/l, AA/EPA-Quotient: ≤ 4; Material/Methode: Nüchternserum/Gaschromatographie, Massenspektrometrie.

Hinweis
Die FS-Verteilung im Serum unterliegt erheblichen ernährungsbedingten Schwankungen (besser: Membranlipide der Erythrozyten). Omega-6/Omega-3-Quotient (Norm): 5–10.

Omega-3-Index: Der Omega-3-Index wird als Risikofaktor für den plötzlichen Herztod und kardiovaskuläre Ereignisse betrachtet. Die Wahrscheinlichkeit, den plötzlichen Herztod zu erleiden, ist abhängig vom Gehalt der Erythrozyten an EPA und DHA. Der prozentuale Anteil dieser beiden Omega-3-Fettsäuren wird als Omega-3-Index bezeichnet. Das Risiko einen plötzlichen Herztod zu erleiden, ist bei einem Omega-3-Index von < 4% zehnmal so hoch wie bei einem Omega-3-Index von > 8%.

Möglicher Mangel/erhöhter Bedarf: Erhöhter Bedarf: Schwangerschaft/Stillzeit, Wachstum, Alter. **Ernährung/Lebensstil:** wenig Seefisch (< 2x/Woche), hohe Ω-6-FS-Zufuhr (v. a. Arachindonsäure), TPN. **Erkrankungen mit erhöhtem Bedarf:** Entzündliche und chronisch degenerative Erkrankungen (z. B. Allergien, Morbus Alzheimer, Multiple Sklerose, Psoriasis, rheumatoide Arthritis), Depressionen, Makuladegeneration, trockenes Auge, Hypertriglyceridämie, tumorassoziierte Kachexie; **Malabsorption:** CED (z. B. Morbus Crohn), Gallen-, Lebererkrankungen, chronische Pankreatitis, exokrine Pankreasinsuffizienz.

Mögliche Mangelsymptome/Folgen: Allgemein: Erhöhte Atopieneigung, Kachexie, Lipidanomalien, Verhaltensstörungen (z. B. Hyperaktivität); **Auge:** Entzündungen, Sehstörungen, Trockenheit, verringerter Einbau von DHA in Photorezeptoren; **Endothel/Gefäße:** Durchblutungsstörungen, endotheliale Dysfunktion; **Haut:** Trockene, schuppige Haut, Neigung zu Ekzemen sowie zu atopischen und entzündlichen Hauterkrankungen; **Herz-Kreislauf-System:** Erhöhte kardiovaskuläre Morbidität und Mortalität (z. B. plötzlicher Herztod); **Immunsystem:** Entzündungsreaktionen, Infektanfälligkeit, erhöhte Atopieneigung, Telomerlänge der Leukozyten↓. **Kinder/Heranwachsende:** Entwicklungs-, Konzentrations-, Lern-, Verhaltens-, Wachstumsstörungen. **Neurologische Störungen**: Alterssenilität, Neigung zu Depressionen (erhöhte Produktion proinflammatorischer Zytokine wie TNF-α, IL-1β, Abfall der Dopaminspiegel im ZNS), Muskelschwäche, Neuropathien, Beeinträchtigung der ZNS-Entwicklung (z. B. verringerter Einbau von DHA in Synapsen mit Störungen der Signaltransmission und kognitiven Leistungsfähigkeit); **Erhöhtes Risiko für:** Kardiovaskuläre (z. B. Arteriosklerose), neuropsychiatrische (z. B. ADHS, Depressionen) und neurodegenerative Erkrankungen (z. B. Alzheimer)

Einnahme: Omega-3-Fettsäuren (EPA, DHA) sollten zu den Mahlzeiten eingenommen werden. **Nur eine langfristige und regelmäßige Einnahme ist sinnvoll!** Der präventivmedizinische Dosierungsbereich liegt zwischen 10 bis 20 mg EPA/DHA pro kg Körpergewicht und Tag. Der therapeutische Dosierungsbereich liegt bei etwa 25 bis 40 mg EPA/DHA pro kg KG/d und kann initial bis zu 90 mg pro kg KG/d betragen. Generell wird die Kombination mit Antioxidanzien (z. B. Vitamin E, Vitamin C) empfohlen, da die Sukzeptibilität der mehrfach ungesättigten Fettsäuren für Lipidperoxidation ein limitierender Faktor für die biologische Wirksamkeit der Omega-3-Fettsäuren (z. B. EPA, DHA) ist.
Neben der generellen Verbesserung der diätetischen Versorgung mit Omega-3-Fettsäuren (z. B. Verzehr von fettem Seefisch 1–2× pro Woche) wird eine Einschränkung von arachidonsäurereichen Nahrungsmitteln (z. B. Innereien, Leber, Rindfleisch, Schweineschmalz) empfohlen.

Kontraindikationen: Akute und subakute Pankreatitis, akute Pankreasnekrose, akute bis chronische Leberintoxikationen, Leberzirrhose, akute bis chronische Gallenblasenentzündung, akute Gerinnungsstörungen.

Tab. 5.2 Indikationen und Dosierungsempfehlungen für Omega-3-Fettsäuren

Indikation	Empfohlene Dosierung	Applikation
Allgemeine Prävention, MT	1–1,5 g EPA/DHA/d	p. o.
Allergien (Asthma bronchiale, allergische Rhinitis)	1,5–4 g/d (+ lactovegetabile, basenreiche und arachidonsäurearme Kost + Antioxidanzien)	p. o.
Aufmerksamkeitsmangel, Hyperaktivitäts-Syndrom (ADHS)	1–5 g/d (v. a. DHA. + Zink, Magnesium und Vitamin B_6)	p. o.
Augenerkrankungen: Makuladegeneration, Glaukom, trockenes Auge	1–3 g/d (z. B. 1000 mg DHA + Lutein, Zeaxanthin, Zink und Taurin)	p. o.
Augenerkrankungen: Retinitis pigmentosa	500–2000 mg DHA/d, + Vitamin A, Zink, α-Liponsäure und Taurin)	p. o.
Bronchitis, COPD	1,5–4 g/d (+ Vitamin D_3)	p. o.
CED (C. ulcerosa, M. Crohn)	2,5–6 g/d (+ Selen und Vitamin D)	p. o.
Demenz, Morbus Alzheimer	1,5–4 g/d (+ α-Liponsäure, Taurin und Vitamin B_{12})	p. o.
Depressionen (z. B. bipolare Depressionen)	1,5–5 g/d (+ Folsäure, 5-HTP und Vitamin B_{12})	p. o.
Diabetes mellitus Typ-1 und Typ-2, metabolisches Syndrom	1,5–4 g/d (+ Vitamin B_1, Magnesium, Vitamin C und Vitamin E)	p. o.
Fettleber	1,5–6 g/d	p. o.
Fettstoffwechselstörungen (z. B. Hypertriglyceridämie, Kombination mit Statinen)	1,5–6 g/d (auch in Kombination mit Statinen) + Vitamin D	p. o.
Hauterkrankungen, entzündliche (z. B. Psoriasis, Neurodermitis)	2,5–6 g/d (+ lactovegetabile, basenreiche und arachidonsäurearme Kost + Antioxidanzien)	p. o.

Tab. 5.2 Indikationen und Dosierungsempfehlungen für Omega-3-Fettsäuren (Fortsetzung)

Indikation	Empfohlene Dosierung	Applikation
Herz-Kreislauf-Erkrankungen (z. B. Sekundärprophylaxe nach Herzinfarkt, Arrhythmien, Hypertonie, KHK)	1,5–6 g/d	p. o.
IgA-Nephropathie	3–7 g/d	p. o.
Krebs (v. a. bei Tumorkachexie, tumorassoziierte Fatigue, Prostatakarzinom)	1,5–6 g/d	p. o.
Multiple Sklerose	2–6 g/d (+ Vitamin D_3, α-Liponsäure, Vitamin B_{12} sowie lactovegetabile, basenreiche und arachidonsäurearme Kost)	p. o.
Prämenstruelles Syndrom	1–3 g/d + Vitamin B_6	p. o.
Psychopathologische Syndrome (z. B. schizophrene Psychosen)	1,5–5 g/d	p. o.
Rheumatoide Arthritis	2,5–6 g/d (etwa ≥ 35 mg EPA/DHA/kg KG, + lactovegetabile, basenreiche und arachidonsäurearme Kost + Antioxidanzien)	p. o.
Schwangerschaft, Stillzeit	1–3 g/d (z. B. mit L-Carnitin)	p. o.
Transplantationsmedizin (z. B. Nierentransplantation)	2,5–6 g/d	p. o.
Weitere Anwendungsgebiete (p. o.): Hämodialyse, Immunonutrition, Nierenerkrankungen, Präeklampsie, Osteoporose, tardive Dyskinesie, Parkinson, Sjögren-Syndrom.		

Nebenwirkungen und Toxizität: Fischgeschmack (Aufstoßen), Dyspepsie, Übelkeit. Die Blutungszeit kann verlängert werden. Bei Dosierungen ≥ 2 g/d ist eine regelmäßige Kontrolle der Blutgerinnung, des LDL-Cholesterins und der Glucosetoleranz in Erwägung zu ziehen.

Spezielle Interaktionen

Antikoagulanzien (z. B. Vitamin-K-Antagonisten, ASS): Omega-3-Fettsäuren können in hoher Dosierung (z. B. 2 g/d, p. o.) unter einer Therapie mit Vitamin K-Antagonisten oder Acetylsalicylsäure die Blutungszeit verlängern und die Thromboyztenaggregation vermindern. Die Prothrombinzeit sollte daher regelmäßig kontrolliert werden und gegebenenfalls die Dosierung der Antikoagulanzien angepasst werden (eventuell ist unter ärztliche Kontrolle eine Reduktion blutgerinnungshemmender Arzneimittel möglich). **Ciclosporin:** EPA/DHA können ciclosporininduzierten Nebenwirkungen wie Nephrotoxizität, Hypertonie und Hypertriglyceridämie verringern und den therapeutischen Index des Immunsuppressivums verbessern. **Corticoide/NSAID:** EPA/DHA können den therapeutischen Bedarf und die Nebenwirkungen von Antirheumatika und NSAID verringern. **Methylphenidat:** EPA/DHA und andere gehirnaktive Mikronährstoffe wie Zink und Magnesium unterstützen aufgrund ihres Einflusses auf den neuronalen Energiestoffwechsel und den Neurotransmitterhaushalt (z. B. Dopamin, Serotonin) die Wirksamkeit von Psychostimulanzien (z. B. Methylphenidat, Atomoxetin) und können den Bedarf an diesen Arzneistoffen verringern. **Statine (z. B. Atorvastatin):** EPA/DHA können aufgrund ihrer ausgeprägten kardioprotektiven und lipidmodulierenden Wirkung (z. B. Senkung der Triglyceride, Stabilisierung arteriosklerotischer Plaques) das therapeutische Wirkprofil der Cholesterinsenker vom Statin-Typ erweitern. **Präparateauswahl:** Omega 3-loges® (252 mg EPA + 168 mg DHA/Kps.), EnzOmega (400 mg EPA + 200 mg DHA/Kps.) Pur3, Addy Plus, Fokus IQ Dr. Keller, Eicosamax®liquid, Rp. Omacor® (460 mg EPA + 380 mg DHA/Kps.), Rp. Zodin®, Ameu® (500 mg Lachsöl-Konz., 18 % EPA, 12 % DHA), Eicosapen®, Kps. (750 mg Fischöl, 105 mg EPA, 75 mg DHA), Epamax® (300 mg EPA/Kps.). Omegaven® Fresenius (10 %ige Fettemulsion aus Fischöl zur parenteralen Ernährung/100 ml Infl.).

5.2 γ-Linolensäure

γ-Linolensäure (GLA) zählt zu den Omega-6-(Ω-6)-Fettsäuren, die vor allem im Nachtkerzen- (7–14%) und Borretschöl (15–20%) vorkommt. Das Enzym δ-6-Desaturase katalysiert die Umwandlung von Linolsäure in γ-Linolensäure (GLA), die via Dihomo-γ-Linolensäure (DHGLA) in entzündungshemmende Prostaglandine der Serie 1 (PGE_1) umgewandelt wird (Cofaktoren: Zink, Vitamin B_6, Vitamin C, Magnesium). Bei einigen metabolischen Störungen, die mit einer verminderten Aktivität der δ-6-Desaturase einhergehen, kann GLA zu einer bedingt essenziell mehrfach ungesättigten Fettsäuren werden. Die Aktivität der δ-6-Desaturase wird durch Faktoren wie Alkohol, Rauchen, Alterungsprozesse, Mangel an Cofaktoren und durch Trans-Fettsäuren beeinträchtigt (siehe Abb. 5.2).

Funktionen

- Eicosanoid-Stoffwechsel (via Konversion zu PGE_1): Antiinflammatorische, antiproliferative, antithrombotische, immunregulierende und lipidmodulierende Effekte, Hemmung der Histaminfreisetzung.
- Nervensystem: Nervenzellfunktion, Neuroprotektion.
- Gefäße: Vasodilatation.
- Bildung wichtiger Strukturlipide in Zellmembranen (z. B. mitochondriale Membran) und Geweben.

Omega-6-FS-Status: Normbereich (Serum) Linolsäure: 810–1320 mg/l, GLA: 10–30 mg/l, Homo-GLA: 32–75 mg/l, Arachidonsäure: 185–335 mg/l.

Möglicher Mangel/erhöhter Bedarf: Erhöhter Bedarf: Schwangerschaft, Stillzeit, Wachstum. **Störung der Delta-6-Desaturase:** Alkoholabusus, Alter, Cofaktormangel (Zn, Vitamin B_6, C), hoher Konsum gehärteter Fette und Transfettsäuren, Rauchen. **Erkrankungen:** ADHS, Allergien, Diabetes mellitus (v. a. diabetische Neuropathien), Gastritis, Multiple Sklerose, Neurodermitis, prämenstruelles Syndrom, MS, Rheuma.

Mangelsymptome: Allgemein: Neigung zu Atopien, Anämie, Infektanfälligkeit, Wachstumsstörungen, erhöhte Linolsäurespiegel, verringerte GLA-Spiegel. **Haut:** Störungen der Hautfunktion, Hautekzeme, Wundheilungsstörungen. **Leber:** Fettleber.

Tab. 5.3 Indikationen und Dosierungsempfehlungen für γ-Linolensäure

Indikation	Empfohlene Dosierung	Applikation
Aufmerksamkeitsmangel, Hyperaktivitäts-Syndrom (ADHS)	100–500 mg/d (+ DHA, EPA, Zink, Vitamin B_6 und Magnesium)	p. o.
Neurodermitis (atopisches Ekzem)	Kinder (1–12 J.): 150–1000 mg/d	p. o.
	Erwachsene: 1000–2500 mg/d	p. o.
Neuropathien (z. B. diabetische Polyneuropathie)	500–1500 mg/d (+ Benfotiamin)	p. o.
Prämenstruelles Syndrom (Symptome wie Brustschmerzen, Reizbarkeit, depressive Verstimmungen)	500–2500 mg/d (+ Vitamin B_6 und L-Tryptophan)	p. o.
Rhinokonjunktivitis, allergische	Kinder (1–12 J.): 150–1000 mg/d	p. o.
	Erwachsene: 1000–2500 mg	p. o.
Weitere Anwendungsgebiete: Krebs (→ Brustkrebs), trockenes Auge (Keratokonjunktivitis sicca), MS, Sjögren Syndrom.		

Einnahme: Zu den Mahlzeiten. Normaler Dosierungsbereich bei etwa 10–20 mg GLA/kg KG/d. In Studien zu rheumatoiden Arthritis und Krebs wurden Dosierungen von 20 bis 45 mg GLA/kg KG/d eingesetzt. Bei Kindern mit Neurodermitis lag die wirksame Dosis bei 45 mg GLA/kg KG/d.

Kontraindikationen: Kinder unter 1 Jahr. Epileptiker sollten wegen möglicher Exazerbationen keine größeren Mengen an GLA zuführen. Dies gilt auch für Patienten, die Arzneimittel einnehmen, die eine Epilepsie auslösen können (z. B. Phenothiazine).

Nebenwirkungen und Toxizität: Gelegentlich Übelkeit, GIT-Störungen, selten Überempfindlichkeitsreaktionen. In Langzeitstudien wurde GLA in einer Dosierung bis zu 2,8 g täglich gut vertragen. Dosierungen von über

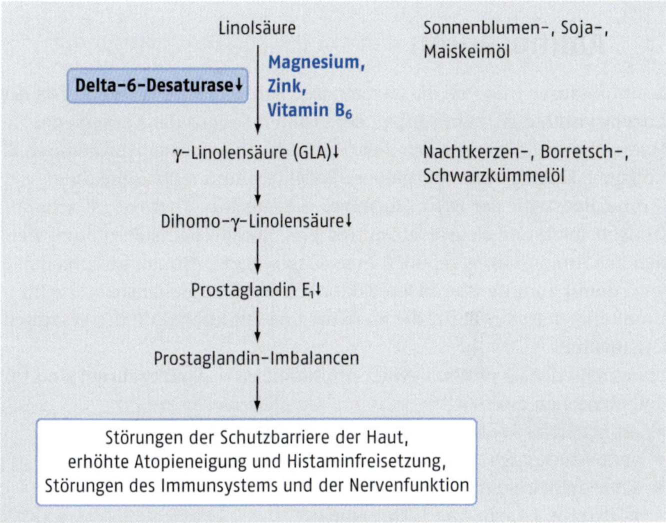

Abb. 5.2 GLA und Prostaglandinstoffwechsel

3000 mg GLA pro Tag sollten nicht überschritten werden aufgrund einer potenziell erhöhten Steigerung der Arachidonsäureproduktion.

Spezielle Interaktionen

Corticoide, NSAID: GLA kann den therapeutischen Bedarf und die Nebenwirkungen von Antirheumatika und NSAID verringern. **Phenothiazine (z. B. Chlorpromazin):** Die Einnahme von GLA kann unter der Therapie mit Phenothiazinen das Risiko für epileptische Anfälle steigern **Tamoxifen:** GLA (2,8 g GLA/d, p. o.) kann die Responderrate und tumordestruktive Effektivität von Tamoxifen (→ Brustkrebstherapie) steigern (ähnliche Ergebnisse mit **Paclitaxel**). **Präparateauswahl:** Epogam®/1000 (466–536/932–1073 mg Nachtkerzensamenöl = 40/80 mg GLA/Kps.).

6 Aminosäuren

α-Aminosäuren (AS) sind die elementaren Bausteine der Proteine. Von der Enzymsynthese bis zum Aufbau des größten Organs des Körpers, der Haut, sind Aminosäuren beteiligt. Struktur- und Transportproteine (z. B. Kollagen, Hämoglobin, Myoglobin), Enzyme, Immunglobuline, Interferone, Bausteine der DNA, Hormone (z. B. Insulin, Thyroxin, Wachstumshormon) und Neurotransmitter (z. B. Noradrenalin, Serotonin) werden aus Aminosäuren gebildet. Eine ausgewogene Aminosäurenbilanz wird damit zum limitierenden Faktor für den Energiehaushalt, die Immunkompetenz sowie für die Struktur und Funktionalität des gesamten Organismus.

Etwa neun der 20 proteinogenen Aminosäuren (L-Aminosäuren) sind für den Menschen essenziell:

- aromatische AS: L-Phenylalanin und L-Tryptophan,
- verzweigtkettige AS (VKAS): L-Leucin, L-Isoleucin und L-Valin,
- schwefelhaltige AS: L-Methionin,
- L-Histidin, L-Lysin und L-Threonin.

Für den Erhalt der Stickstoffbilanz müssen diese exogen, d. h. mit der Nahrung zugeführt werden. Aminosäuren, die der Körper unter normalen Stoffwechselbedingungen in ausreichender Menge synthetisieren kann, können bei erhöhter Stoffwechselbelastung (z. B. Leistungssport), einigen Krankheitsbildern (z. B. Krebs), nach schwerem Trauma, operativen Eingriffen oder intensivmedizinischen Interventionen essenziell werden. Sie werden deshalb auch als konditionell oder bedingt essenzielle Aminosäuren bezeichnet. Zu den konditionell essenziellen Aminosäuren zählen: L-Arginin, L-Glycin, L-Cystein, L-Glutamin, L-Tyrosin, L-Serin und Taurin. Beispiele:

- L-Cystein und L-Tyrosin: Frühgeborene, Patienten mit Leberzirrhose,
- L-Arginin und L-Glutamin: Schwere Verletzungen, Sepsis,
- Taurin: Parenterale Ernährung von Frühgeborenen.

Limitierende Aminosäuren: Eine limitierende Aminosäure ist die essenzielle Aminosäure eines Proteins, die in der geringsten Menge vorkommt. Die limitierende Aminosäure bestimmt die biologische Wertigkeit eines

Tab. 6.1 Biologische Wertigkeit von Proteinen

Protein	Biologische Wertigkeit	Limitierende Aminosäure
Vollei	100	L-Threonin
Kartoffel	98	L-Methionin
Rindfleisch	92	L-Phenylalanin
Reis	81	L-Lysin
Weizenmehl	60	L-Lysin
Mais	72	L-Tryptophan
36 % Vollei + 64 % Kartoffel	136	–

Proteins, da ein Aufbau von Körpereiweiß nur dann erfolgen kann, wenn diese Aminosäure in ausreichender Menge zur Verfügung steht. L-Lysin ist im Reis, Roggen und Weizen, L-Tryptophan im Mais und in der Gelatine und L-Methionin in Hülsenfrüchten und Kartoffeln die limitierende Aminosäure. Im Vollei ist die limitierende Aminosäure L-Threonin, in der Kartoffel ist es L-Methionin. Durch die Kombination beider Nahrungsmittel und damit durch den Mengenausgleich der limitierenden Aminosäuren lässt sich eine wesentlich höhere biologische Wertigkeit des Proteins für den Körper erzielen.

Biologische Wertigkeit: Der Begriff „Biologische Wertigkeit" wird häufig im Zusammenhang mit Eiweißkonzentraten oder Aminosäuremischungen genannt und ist vor allem für Sportler ein wichtiger Aspekt bei der Wahl eines Proteinpräparates. Die biologische Wertigkeit eines Proteins gibt an, wie viel Gramm körpereigenes Eiweiß aus 100 Gramm Nahrungseiweiß gebildet werden kann. Je höher der Gehalt an essenziellen (lebensnotwendigen) Aminosäuren in einem Protein ist, desto mehr Nahrungseiweiß kann in Körpereiweiß umgebaut werden. Als Referenzwert dient das Vollei, das mit 0,5 g pro Kg Körpergewicht den Tagesbedarf eines Erwachsenen an Aminosäuren deckt. Seine biologische Wertigkeit beträgt 100.

Das biologisch hochwertigste Eiweiß, aus nur einer Proteinquelle mit einer Wertigkeit von 104 ist Molkeprotein oder Lactalbumin (englische Bezeichnung: Wheyprotein). Durch die intelligente Kombination von pflanzlichen und tierischen Eiweißquellen können sich die Nahrungsproteine in ihrem Aminosäurenmuster zu einem noch hochwertigeren Protein ergänzen. Die höchste biologische Wertigkeit von 136 hat ein Gemisch (Mischungsverhältnis 36:64) aus Vollei und Kartoffelprotein. Molkeprotein weist neben seiner hohen biologischen Wertigkeit (BW: 104) einen besonders hohen Gehalt an Valin, Leucin und Isoleucin auf. Etwa ein Drittel des gesamten Muskelproteins besteht aus diesen drei verzweigtkettigen Aminosäuren (VKAS). Beim Sportler ist der Bedarf an Valin, Leucin und Isoleucin gerade in der Phase der Regeneration erhöht, da er diese Aminosäuren vor allem für den Aufbau und die Reparatur der im Training oder Wettkampf zerstörten Muskelproteine nutzt.
Wie bei den Kohlenhydraten gibt es auch unter den Proteinen Unterschiede bei der Resorption. Molkeprotein wird aufgrund seiner guten Löslichkeit und Magen-Darm-Verträglichkeit viel schneller vom Darm aufgenommen als Milchprotein. Die sehr gute Resorption führt zu einem raschen und hohen Anfluten von Aminosäuren im Blut, die damit direkt für die Synthese von neuem Muskelprotein verwertet werden können. Molkeprotein hat dadurch eine hohe Muskelaufbauende, d. h. anabole Wirkung, die vom Sportler (v. a. Kraftsport) insbesondere vor und unmittelbar nach einem anstrengenden Training sowie morgens nach dem Aufstehen genutzt werden sollte.

Peptide: Ketten einzelner, miteinander verknüpfter Aminosäuren werden als **Peptide** bezeichnet. Verbindungen von **zwei** Aminosäuren werden **Di**peptide (z. B. Alanyl-Glutamin) und von **drei** Aminosäuren **Tri**peptide (z. B. L-Glutathion: γ-Glutamyl-Cysteinyl-Glycin) genannt. Noch längere Ketten bezeichnet man als **Oligo**- oder **Polypeptide**.

Glucogene und ketogene Aminosäuren: Aminosäuren wie Alanin, Glutamin, Valin oder Isoleucin, die zu Glucose abgebaut werden können werden auch als **glucogen** bezeichnet. Im Gegensatz dazu bezeichnet man Aminosäuren wie Lysin und Leucin, die im Körper zu Ketonkörper (z. B. Acetat) abgebaut werden als **ketogen**.

Eiweißbedarf: Der Eiweißbedarf eines Erwachsenen ist abhängig von der Stoffwechsellage. Bei katabolen (abbauenden, kräftezehrenden) Stoffwechselprozessen (z. B. Verletzungen) steigt der Proteinbedarf ähnlich wie bei erhöhter physischer und psychischer Belastung im Sport oder bei Stress:

- normaler Stoffwechsel: 0,9–1,0 g/kg KG pro Tag,
- leichte Katabolie (z. B. mittelschwere Operationen): 1,0–1,3 g/kg KG pro Tag,
- schwere Katabolie (z. B. Polytrauma, Sepsis): 1,3–1,5 g/kg KG pro Tag,
- schwerster Katabolie mit Proteinverlusten (z. B. schwere Verbrennungen): bis zu 2,0 g/kg KG/Tag.

Säuglinge im Alter von einem Monat haben wachstumsbedingt mit 2,7 g/kg KG den höchsten Proteinbedarf.
Ein erhöhter Bedarf besteht auch in der Schwangerschaft, in der der mütterliche Organismus etwa 12 kg Körpersubstanz – verteilt auf Fötus und Gewebe – neu aufbauen muss. In der Stillzeit hängt der Proteinbedarf von der Stillleistung ab. Die Bildung von 900 ml Muttermilch führt zu einem Verlust von etwa 10 g Körperprotein.

Eiweißbedarf im Sport: Der zentrale Stellenwert der Proteine und Aminosäuren im Sport beruht auf der Muskelbildung (Muskelhypertrophie) und der muskulären Regeneration nach hohen Belastungen. Beide Prozesse sind von der Menge und Qualität des täglich aufgenommenen Proteins abhängig. Bei extremen Langzeitbelastungen mit einem Kohlenhydratloch werden bis zu 10 % der körpereigenen Proteine energetisch verwertet, sodass es zu einem Abbau von Funktions- und Strukturproteinen kommt. Eine Proteinaufnahme unter 1,0 g pro kg Körpergewicht ist bei sportlich Aktiven (v. a. Ausdauersportarten) mit einer negativen Stickstoffbilanz verbunden. Im Sport gilt für den Muskelaufbau eine durchschnittliche Zufuhr von etwa 1,4 bis 2,0 g Eiweiß pro Kilogramm Körpergewicht (Leistungssportler, Bodybuilder: 1,5–2,5 g) als ausreichend (International Society of Sports Nutrition). Je mehr essenzielle Aminosäuren dabei zugeführt werden, desto mehr wird die Proteinsynthese in den Muskeln hochgefahren. Im Sport ist der Eiweißbedarf erhöht, insbesondere in Kraft- und Ausdauersportarten (siehe > Tab. 6.2).

Tab. 6.2 Erhöhter Eiweißbedarf bei Kraft- und Ausdauersportarten

Sportart	Eiweißbedarf g/kg Körpergewicht pro Tag
Eiweißbedarf im Sport	1,0–3,0 (je nach Sportart)
Fitnesssport	1,0–1,2
Ambitionierte Breitensportler	1,2–1,5
Ambitionierte Kraftsportler	1,4–2,0
Leistungssportler:	1,4–3,0
Leistungssportler: Ausdauersport	1,4–2,0
Leistungssportler: Kraftsport	1,5–3,0

Möglicher Mangel/erhöhter Bedarf: Arzneimittel: Antibiotika, Corticoide, Paracetamol (→ Glutathion), Schilddrüsenhormone, Strahlentherapie, Zytostatika. **Erhöhter Bedarf:** Frühgeborene, Kraft- und Ausdauersportler (→ Leistungssport), Schwangere, Senioren, Stillzeit, Wachstum, Regenerationsprozesse nach Operationen, Personen mit Konzentrations- und Gedächtnisstörungen, Verbrennungen. **Ernährung/Lebensstil:** Alkoholabusus, einseitige, vegetarische Ernährung (Protein in Reis und Getreide enthält wenig Lysin = limitierende Aminosäure), Lebensmittelverarbeitung, Reduktionsdiäten, Malnutrition, Sport (z. B. Kraftsportarten), Stress (hohe geistige und körperliche Belastung). **Erkrankungen:** AIDS/HIV, Darmerkrankungen (z. B. Morbus Crohn), Diarrhö, Fieber, gastrointestinale Fisteln, Knochenmarkstransplantationen, Krebs (Tumoranämie, -kachexie), Kurzdarmsyndrom, Lebererkrankungen (z. B. Leberzirrhose → VKAS), Lungenentzündung, Mukoviszidose, Nebennierenrindeninsuffizienz (Morbus Addison), Nierenerkrankungen (z. B. Urämie → Histidin), Operationen, Osteoporose, Phenylketonurie, Sepsis, SIRS, Polytrauma (→ Katabolie), Thyreotoxikose. **Mangel an Mikronährstoffen:** Vitamin B_6, Folsäure, Vitamin C, Eisen, Zink. **Schadstoffexposition:** Schwermetalle (z. B. Cadmium), Nicotin, Tetrachlorkohlenstoff.

Mögliche Mangelsymptome: Allgemein: Gewichtsverlust, Muskel-, Leistungsschwäche, depressive Verstimmung, erhöhte Morbidität und Mortalität, Organversagen, Störungen des Hormonstoffwechsels, Wachstumsstillstand. **Blut:** Hypoalbuminämie. **Haut:** Wundheilungsstörungen. **Immunsystem:** Immunschwäche, Infektanfälligkeit, Störungen des humoralen und zellulären Immunsystems. **Katabolie:** Proteinabbaurate übersteigt Proteinsyntheserate (→ negative Stickstoffbilanz). **Magen-Darm-Trakt:** Atrophie der Darmmukosa, erhöhtes Risiko für bakterielle Translokation (→ Sepsis), Malassimilation, -utilisation. **Malnutrition:** Körperliche Auszehrung, Tumorkachexie (v. a. bei Magen-, Bronchial-, Pankreas- und Prostatakarzinomen), Wasting-Syndrom (bei HIV-Infektion).

Präparateauswahl: amino loges, aminoplus basic (→ Basisversorgung), Elemental 028, aminoplus immun (→ Immunschwäche), Fortimel extra, Powerplay High Protein 90 (750 g), Isolate Whey Pure (907 g).

L-Arginin

L-Arginin ist eine basische, semiessenzielle Aminosäure (essenziell: Säuglinge, Kleinkinder, chronische Niereninsuffizienz, Sepsis), die neben ihrer Funktion als Proteinbaustein an zahlreichen Stoffwechselwegen beteiligt ist (>Abb. 6.1).

Funktionen

- Vorstufe des gasförmigen Neurotransmitters Stickstoffmonoxid (NO-Biosynthese aus L-Arginin über NO-Synthasen): Endothelfunktion, Regulation des Gefäßtonus, Vasodilatation, Verringerung der Thrombozytenaggregation, Adhäsion von Monozyten an Endothelzellen und Proliferation von glatten Gefäßmuskelzellen.
- Ammoniak-Entgiftung (Harnstoff-Zyklus) zusammen mit Ornithin, Citrullin und Asparaginsäure.
- Immunkompetenz: Steigerung der lymphozytären Mitogenese, zytolytischen Kapazität von Makrophagen und NK-Zellen (Mediatormolekül: NO).
- Neurotransmission im ZNS (Mediatormolekül: NO).
- Endokrin-sekretagoge Wirkung: Hormonfreisetzung (Insulin, Katecholaminen, Glucagon, Prolaktin, Wachstumshormon), Verbesserung der hepatischen und peripheren Insulinsensitivität.
- Kollagensynthese, Wundheilung.

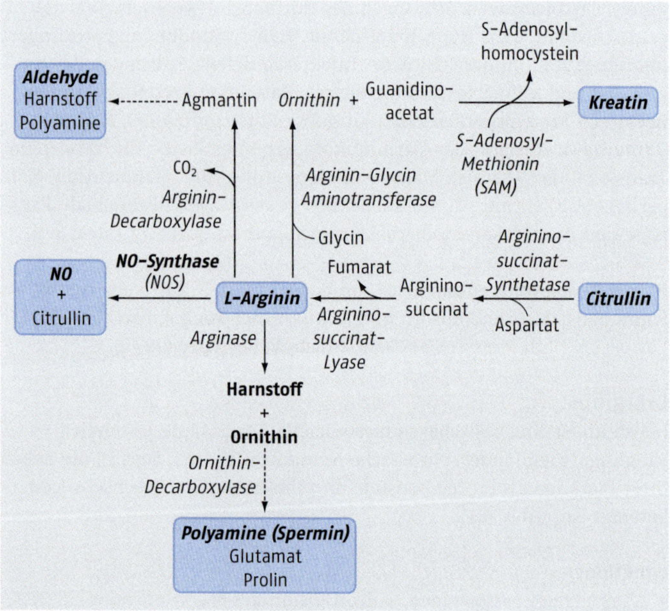

Abb. 6.1 L-Arginin-Stoffwechsel (vereinfacht)

- Polyaminsynthese (Spermin: in der Prostata gebildetes Polyamin mit stabilisierender Wirkung auf Spermien-DNA) über Ornithin.
- Biosynthese von Kreatin (aus Glycin) und Ornithin.
- Proteinbiosynthese in der Leber.

L-Arginin-Gehalt in Lebensmitteln (g/100 g): Gelatine (6,4 g/100 g), Pinienkerne (4,5 g/100 g), Kürbiskerne (3,5 g/100 g), Erdnüsse (3,2 g/100 g), Rehfleisch (2 g/100 g), Rindfleisch (1,9 g/100 g).
Bei ausgewogener mitteleuropäischen Diät wird mit der Nahrung durchschnittlich eine Menge von 4 bis 6 g L-Arginin pro Tag aufgenommen.

Möglicher Mangel/erhöhter Bedarf: Erhöhter Bedarf: Säuglinge, Kleinkinder. **Ernährung:** Mangel-/Fehlernährung. **Erkrankungen:** arteriosklerotischbedingte Gefäßerkrankungen (→ erhöhte ADMA-Spiegel), Diabetes mellitus, chronische Niereninsuffizienz, Krebserkrankungen (z. B. Brust-, Darm-, Pankreaskarzinome), genetisch bedingte Defekte (Argininosuccinase-Mangel), Sepsis, Operationen, Polytrauma, schwere Verletzungen.

ADMA-Spiegel: Asymmetrisches Dimethylarginin (ADMA) ist ein endogener, kompetitiver Inhibitor der endothelialen NO-Synthase (eNOS). ADMA wird i. d. R. durch Dimethyl-Arginin-Dimethylaminohydrolasen abgebaut. Oxidativer Stress und Hcy hemmen dieses Enzym, wodurch die ADMA-Spiegel steigen. Erhöhte ADMA-Plasmaspiegel finden sich bei: Hypercholesterolämie, Hyperhomocysteinämie, Diabetes mellitus, PAVK, Präeklampsie, erektile Dysfunktion und Niereninsuffizienz. ADMA gilt heute als unabhängiger Risikofaktor für kardiovaskuläre Erkrankungen. Das Gleichgewicht zwischen ADMA und L-Arginin kann durch Erhöhung der L-Arginin-Spiegel wieder hergestellt werden.

Mögliche Mangelsymptome: Blut: Arginin-Plasmaspiegel < 100 µmol/l, erhöhte ADMA-Spiegel (normal: 0,3–0,7 µmol/l), erhöhte ADMA:Arginin-Ratio (normal: 50:1 bis 100:1), Hyperammonämie. **Haut:** Wundheilungsstörungen. **Herz-Kreislauf-System:** endotheliale Dysfunktion, erhöhtes kardiovaskuläres Risiko. **Immunsystem:** Infektanfälligkeit, unterdrückte Immunantwort.

Einnahme: Zwischen den Mahlzeiten. Die Tagesdosis sollte über den Tag verteilt werden. Bei Erkrankungen (z. B. Hypertonie, Diabetes mellitus), die mit einer erhöhten Belastung an Superoxidanion-Radikalen einhergehen sollte auf eine adäquate Versorgung mit Antioxidanzien wie Vitamin C oder Pycnogenol geachtet werden, da L-Arginin als Vorläufer von NO mit Superoxidradikalen reagieren und die Produktion von Peroxynitrit (→ nitrosativer Stress) anregen kann. Folsäure und Vitamin B_{12} unterstützen die Wirksamkeit von L-Arginin.

Tab. 6.3 Indikationen und Dosierungsempfehlungen für L-Arginin

Indikation	Empfohlene Dosierung	Applikation
Allgemeine Prävention	0,5–1,5 g L-Arginin/d	p. o.
Augenerkrankungen (z. B. Glaukom)	2–3 × 1,2–6 g/d (+ Pycnogenol oder Vitamin C)	p. o., i. v.
Kardiovaskuläre Erkrankungen (z. B. Herzinsuffizienz, Hypertonie, KHK, Diabetes mellitus, paV)	2–3 × 1,2–6 g/d (+ Vitamin C, Folsäure, Vitamin B_{12}	p. o., i. v.
Erektile Dysfunktion	3 × 2–3 g/d (+ 100–200 mg Pycnogenol, z. B. 5 g nüchtern, 1–2 h vor sexueller Aktivität)	p. o.
Infertilität	3 × 1–3 g (+ Folsäure, Vitamin B_{12} und Zink)	p. o.
Immunonutrition: Therapie hyperkatabolischer sowie hypermetabolischer Zustände (AIDS, CED, Krebs, Polytrauma, Sepsis, Kachexie, Verbrennungen, Wundheilungsstörungen, Wasting)	15–30 g L-Arginin/d; Zusatz zu AS-Lösungen im Rahmen enteraler (oder parenteraler) Ernährungsregimes, v. a. in Kombination mit L-Glutamin (15–40 g) und Ω-3-Fettsäuren (1–5 g). Beginn: ≤ 24 h nach Trauma oder Operation.	p. o., i. v.
Sport (v. a. Kraftsportarten wie Gewichtheben)	10–20 g L-Arginin/d (auch in Form eines Molkeproteinisolates, direkt vor und nach der Belastung)	p. o.
Weitere Anwendungsgebiete (p. o., i. v.): Niereninsuffizienz, Säuglinge/Kleinkinder mit noch nicht voll ausgereiftem Stoffwechsel, Leistungssport, Osteoporose, Provokationstest der hypophysären Somatropin-Sekretion, pulmonale Hypertonie, Präeklampsie, interstitielle Zystitis (Harnblasenentzündung).		

Hinweis
Humanstudien haben gezeigt, dass Arginin-Plasmaspiegel von 100–300 µmol/l zu einer signifikanten Verbesserung der NO-vermittelten Vasodilatation führen, während direkt vasodilatierende Effekte erst bei Konzentrationen von 1000 µmol/l auftreten.

Nebenwirkungen: In hoher Dosierung (> 6 g/d) können gastrointestinale Störungen (z. B. Durchfall), Schlafstörungen, erhöhte Reizbarkeit und gesteigerte Libido auftreten. Bei rekurrierenden Herpes-Infektionen sollte Arginin nicht ergänzt werden (→ Aktivierung latenter Herpesinfektion möglich) – Kombination mit L-Lysin kann virusfördernden Eigenschaften antagonisieren!

Nitrosativer Stress: Stickstoffmonoxid (NO) spielt bei der Regulierung der Immunität und von Entzündungsprozessen eine zentrale Rolle. NO wird aus L-Arginin über Stickstoffmonoxid-Synthetasen (NOS) gebildet, die in einer konstitutiven (cNOS) und einer induzierbaren Form (iNOS) vorliegen. Bei kritisch kranken Patienten mit Hyperinflammation (z. B. schweres SIRS, Sepsis) können in Abhängigkeit der verfügbaren Argininmenge durch die Induktion der iNOS toxische Mengen an NO (Nitrosativer Stress) gebildet werden, die zusätzlich das Immunsystem supprimieren.

Spezielle Interaktionen

Antioxidanzien: Die Kombination mit Antioxidanzien wie Vitamin C verbessert die Bioverfügbarkeit von NO und kann einer vermehrten Bildung von Peroxynitrit (→ nitrosativer Stress) entgegen wirken. **L-Lysin:** Langfristige Einnahme hoher Dosen von L-Arginin können Aminosäureimbalancen verursachen und zu erhöhten renalen Verlusten an L-Lysin führen, da L-Arginin und L-Lysin bei der Reabsorption in den Nierentubuli den gleichen Carrier benutzen. Beobachtungen von Tankersley deuten darauf hin, dass Herpes Viren einen hohen Argininbedarf haben und L-Lysin die Argininaufnahme in die virusproduzierenden Zellen hemmt, da beide Aminosäuren über dasselbe Transportsystem aufgenommen werden. Eine argininarme Diät und Supplementierung von L-Lysin wird in der Komplementärmedizin daher häufig zur Prophylaxe von rekurrierenden Herpes-simplex-Infektionen und auch bei aphtösen Geschwüren eingesetzt. **Blutdrucksenkende Arzneimittel:** Die Wirkung blutdrucksenkender Arzneimittel und NO-Donatoren wie Nitrate, Sildenafil und Vardenafil wird durch L-Arginin verstärkt. **Glutamin:** Eine mit Glutamin angereicherte enterale Ernährung kann die renale Argininproduktion stimulieren (Glutamin = Vorläufer der Argininproduktion in der Niere). **Präparateauswahl:** Arginin plus Folsäure, Pascovasan®, Telcor® Arginin plus®, Euviril.

L-Cystein, N-Acetylcystein, L-Glutathion

L-Cystein (entsteht in der Leber aus L-Methionin) ist eine nicht essenzielle, hydrophobe, schwefelhaltige Aminosäure mit endständiger Sulfhydryl (-SH)-Gruppe (konditionell essenziell: Frühgeborene, akutes Leberversagen). Das Tripeptid L-Glutathion (L-γ-Glutamyl-Cystein-Glycin, GSH) ist quantitativ das bedeutendste intrazelluläre Thiol. L-Glutathion und die GSH-abhängigen Enzymsysteme (GSH-Peroxidase, -Tranferase, GSSG-Reduktase) sind essenziell für die Aufrechterhaltung des intrazellulären Redoxgleichgewichtes (>Abb. 6.2). GSH schützt Zellen, Lipide, Proteine und Nukleinsäuren vor der oxidativen Schädigung durch reaktive Sauerstoffverbindungen. Beim Abbau freier Sauerstoffradikale geht die reduzierte Thiolform (GSH) in die oxidierte Form, das Glutathiondisulfid (GSSG) über. Eine gesunde Zellen enthält etwa 500 mal mehr reduziertes GSH als GSSG. Die endogene GSH-Biosynthese hängt maßgeblich von der Verfügbarkeit der nicht essenziellen Aminosäure L-Cystein ab. Eine mangelnde Verfügbarkeit an L-Cystein ist daher immer mit einer Glutathion-Insuffizienz assoziiert.

Funktionen

- L-Cystein: Geschwindigkeitsbestimmendes Substrat für die L-Glutathion-Biosynthese.
- L-Glutathion (gamma-Glutamyl-Cysteinyl-Glycin: wichtigstes intrazelluläres Antioxidans): Antioxidative, detoxifizierende, zellschützende Wirkung, Prostaglandin-, Leukotrienstoffwechsel, Regulierung von Zellzyklus und Thermotoleranz.
- Immunkompetenz: Aktivität der CD 4-T-Helferzellen und NK-Zellen, T-Zellproliferation, Regulation des Lymphozytenstoffwechsels, Glutathionmangel beeinträchtigt die zytotoxische T-Zellaktivität.

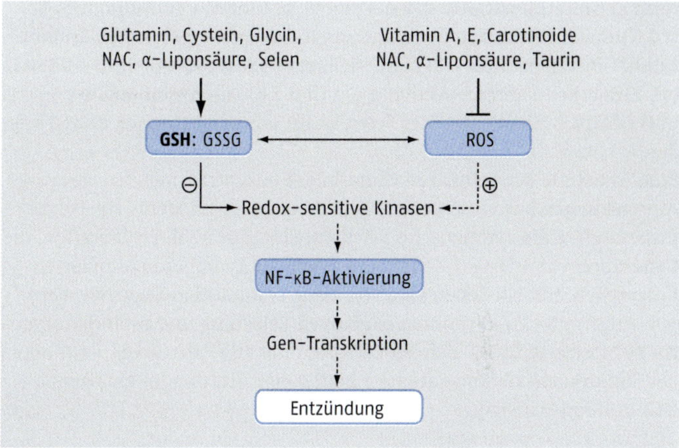

Abb. 6.2 L-Glutathion, oxidativer Stess und Entzündung

- Körperzellmasse: Antikatabole Wirkung, Regulierung der Muskelproteinbilanz (→ Erhöhung des Glutamin-/GSH-Status).
- Endothelschutz: Erhöhung der NO-Bioverfügbarkeit.
- Detoxifikation von Xenobiotika (Biotransformationsreaktionen, Phase II), Leberzellschutz: Detoxifikation freier Radikale, Arzneimittel (z. B. Paracetamol), Aflatoxine, Schwermetalle (z. B. Quecksilber), Glutathion-S-Transferasen (Konjugationsreaktionen).
- Proteinbiosynthese: Bildung und Aufrecherhaltung von Tertiärstrukturen in Proteinen (Cystin: Dimer des Cysteins).
- Enzymfunktionen: SH-Gruppe des Cysteins im aktiven katalytischen Zentrum, Elektronenübertragungsreaktionen (Eisen-Schwefel-Zentren in Proteinen).
- Fettstoffwechsel: Fettsäure-Synthese, Taurin-Biosynthese (Methionin → Cystein → Taurin).
- Wachstum von Haut und Haaren (Cystin).

GSH-Status (Normwerte): Der zelluläre Glutathiongehalt kann mittels Durchflusszytometrie bestimmt werden. Als Normbereiche gelten: **Se-**

rum: a) Glutathion (GSH): 2,4–4,4 µmol/l; b) Glutathiondisulfid (GSSG): < 0,5 µmol/l; **Erythrozyten:** Glutathion (GSH): 785–1095 µmol/l; **Lymphozyten**: Glutathion: 350–650 MI; **GSH-Peroxidase (Vollblut)**: 4170–10880 U/ml. Zusätzlich kann die Aktivität der GSH-S-Transferasen und der GSH:GSSG-Quotient sowie der Selen-Status labordiagnostisch erfasst werden.
Eine Abnahme der zellulären Glutathion-Konzentrationen hat negative Auswirkungen auf verschiedene Zellen des Immunsystems zur Folge. Insbesondere die zytotoxische T-Zellaktivität, die T-Zell-Proliferation, die Generation von CD-8 +-T-Zellblasten sowie die Lymphokin aktivierten Killerzellen und NK-Zellen sind von einer L-Glutathion-Depletion betroffen. Aufgrund einer erhöhten oxidativen Belastung und proinflammatorischer Prozesse findet sich bei Patienten mit HIV oder Krebs – vor allem bei Tumorkachexie und Fatigue – häufig eine Störung im endogenen L-Glutathion-Haushalt.

Möglicher Mangel/erhöhter Bedarf: Arzneimittel: Paracetamol, Strahlentherapie, Zytostatika (z. B. Busulfan, Carmustin, Cisplatin, Cyclophosphamid, Ifosfamid). **Erhöhter Bedarf:** Alter, Frühgeborene, hohe körperliche Belastung, Stress. **Ernährung:** Proteinmangel- (geringe Zufuhr an Methionin), Reduktionsdiäten. **Erkrankungen:** AIDS/HIV, Chronic Fatigue-Syndrom, Colitis ulcerosa, Krebs (v. a. Tumorkachexie), akutes Leberversagen, Morbus Crohn, Sepsis, Trauma.

Mögliche Mangelsymptome: CG-Mangelsyndrom: Erniedrigte Cystein-/Glutamin-Plasmaspiegel, erhöhte Glutamat-Plasmaspiegel und/oder Harnstoffproduktion (Glutamat hemmt kompetitiv die Cysteinaufnahme von Makrophagen und NK-Zellen). **Immunsystem:** GSH-Depletion, immunologische Dysfunktion, Infektanfälligkeit, Beeinträchtigung der zytotoxischen T-Zell-, NK-Zell-Aktivität, T-Zell-Proliferation und Synthese von Cysteinyl-Leukotrienen (neutrophile Granulozyten). **Körperzusammensetzung:** Abnahme der Körperzellmasse (z. B. immunkompetente Muskelmasse), Zunahme der Extrazellulärmasse (z. B. Flüssigkeitseinlagerung), Kachexie (Stickstoffverlust → katabole Stoffwechsellage).

Einnahme: orale Applikation von NAC: Einsatz als Mukolytikum: Zur expektorierenden Wirkung auf ausreichende Flüssigkeitszufuhr (ca. 2 l/d)

Tab. 6.4 L-Cystein, N-Acetylcystein, L-Glutathion

Indikation	Empfohlene Dosierung	Applikation
Allgemeine Prävention, MT	100–200 mg N-Acetylcystein/d (auch in Kombination mit Selen)	p. o.
AIDS, HIV-Infektion	600–4000 mg NAC/d (unter labordiagnostischer Kontrolle der Glutamin-Plasmaspiegel) siehe S. 316	p. o.
	600–1200 mg GSH (z. B. Infusion mit 1200 mg GSH + 30 g Vitamin C in 500 ml 0,9 % NaCl, langsam i. v., 1–2x/Monat)	i. v.
Asthma bronchiale	200–600 mg NAC/d (+ Selen, Omega-3-Fettsäuren und Vitamin D_3, NAC-Dosierung über den Tag verteilen)	p. o.
Bronchitis, chronische (COPD)	600 mg NAC/d (November–April), viel Flüssigkeit!	p. o.
Bronchitis, erkältungsbedingt	Erw. und Jgl. >14 J.: 3 × 200 mg (bzw. 1 × 600 mg) NAC/d	p. o.
	Kdr. 6–14 J.: 2 × 200 mg NAC/d	p. o
	Kdr. 2–6 J.: 2–3 × 100 mg NAC/d	p. o.
Krebs (z. B. Tumorkachexie)	600–1200 mg Glutathion (z. B. Infusion mit 1200 mg GSH + 60 g Vitamin C in 1000 ml 0,9 % NaCl, langsam i. v., 1–2x /Monat)	i. v.
Krebs: Prophylaxe der cisplatin- oder oxaliplatininduzierten Neuropathie	1500–3000 mg GSH/m², langsam i. v. über 15–30 min direkt vor der CT mit Cisplatin oder Oxaliplatin	i. v.
Krebs: cisplatininduzierte Nierenschäden	3000–5000 mg GSH/m², langsam i. v.	i. v.
Krebs: Supplementierung von NAC	200–3600 mg NAC/d (z. B. 200 mg, p. o., bei hoher Dosierung auch labordiagnostische Kontrolle der Glutamin-Plasmaspiegel)	p. o.

Tab. 6.4 L-Cystein, N-Acetylcystein, L-Glutathion (Fortsetzung)

Indikation	Empfohlene Dosierung	Applikation
Mukoviszidose	KG > 30 kg (Kdr > 6 J., Erw. und Jgl.): 600–1200 mg/d verteilt auf 3 × 200–400 mg NAC	p. o.
	Kdr. 2–6 Jahre: 4 × 100 mg NAC	p. o.
Paracetamol-Vergiftung	Antidot-Therapie mit Fluimucil-Antidot-Lsg 20 % (siehe unten)	i. v.
	Bolus: 140 mg/kg KG, dann 70 mg/kg KG NAC (p. o.) alle 4 h (20 % NAC-Lsg. verdünnt auf 5 % z. B. in Fruchtsaft)	p. o.
Morbus Parkinson	600–1200 mg Glutathion (z. B. Infusion mit 600 mg GSH + 15 g Vitamin C in 200 ml 0,9 % NaCl, langsam i. v., 2–4x /Monat)	i. v.
Sport		
Breitensport	100–200 mg NAC/d (bei Infektanfälligkeit: 200–600 mg NAC in Kombination mit Vitamin C)	p. o.
Leistungssport	200–600 mg NAC/d (bei intensiven Belastungen: 500–1000 mg NAC)	p. o.
Bei hoher Infektanfälligkeit	Infusion mit 600 mg GSH + 15 g Vitamin C + 20 mg Zink in 200 ml 0,9 % NaCl, langsam i. v., 2–3x/Woche (+ Kontrolle des Eisen-Status → Ferritin)	i. v.
Weitere Anwendungsgebiete (p. o.): Prävention Kontrastmittelinduzierter Nierenschäden (2 × 600 mg + Hydrierung), Schocklunge, HNO-Krankheiten (Otitis media mit Erguss, Sinusitis), Herz-Kreislauf-Erkrankungen (endotheliale Dysfunktion), Entgiftung, Influenza, Sjögren Syndrom.		

achten. Einnahme nach den Mahlzeiten. NAC-Dosierung (p. o.) in Abhängigkeit der Glutamin-Plasmaspiegel (µmol/l): 3600 mg/d (< 450 µmol/l), 2400 mg (450–500 µmol/l), 1200 mg/d (500–600 µmol/l), 600 mg/d > 600 µmol/l). **parenterale Applikation** von NAC:

Tab. 6.5 Dosierungsschema: Antidot-Therapie mit Fluimucil-Antidot 20 %

Dosis	Applikationsweg	Infusionsdauer
1. 150 mg/kg KG	Direkt i.v. verdünnt in 200 ml 5%ige Glucose-Lsg. mit Elektrolytzusatz	15 min
2. 50 mg/kg KG	Infusion in 500 ml 5%ige Glucose-Lsg. mit Elektrolytzusatz	4 h
3. 100 mg/kg KG	Infusion in 1000 ml 5%ige Glucose-Lsg. mit Elektrolytzusatz	16 h
= 300 mg/kg KG Gesamtdosis		= 20 h 15 min Gesamttherapiezeit

Antidot-Therapie mit Fluimucil-Antidot 20 %: Antidot bei Intoxikationen mit Paracetamol, Acrylnitril, Methacrylnitril oder Methylbromid. Die Antidot-Therapie erstreckt sich über einen Zeitraum von 20 h, innerhalb der eine Gesamtdosis von 300 mg NAC/kg KG intravenös appliziert wird. Die Hälfte der Gesamtdosis (150 mg NAC/kg KG) wird als Initialdosis innerhalb der ersten 15 min der Behandlung gegeben (siehe > Tab. 6.5)

Kontraindikationen: Säuglinge und Kleinkinder.

Nebenwirkungen und Toxizität: Sehr vereinzelt Übelkeit, Durchfall, Sodbrennen. Einzelberichte über allergische Reaktionen (Juckreiz, Exanthem, Bronchospasmen bei hyperreaktivem Bronchialsystem z. B. bei Asthma bronchiale). Die Blutplättchenaggregation kann vermindert werden.

Spezielle Interaktionen

Antibiotika (Penicilline, Cefalosporine, Tetracycline): Bei gleichzeitiger oraler Gabe ist in In-vitro-Versuchen eine Inaktivierung von Antibiotika wie Penicilline, Cefalosporine, Tetracycline (außer Doxycyclin) beobachtet worden. Aus Sicherheitsgründen sollte ein Einnahmeabstand von mindestens 2 h eingehalten werden. **Glyceroltrinitrat:** Wirksamkeitssteigerung von Glyceroltrinitrat (GTN) durch NAC (Erhöhte vasodilatatorische und thromboyztenaggregationshemmende Wirkung). **Antitussiva:** Cave: Bei kombinierter Anwendung von NAC mit Antitussiva kann aufgrund des eingeschränkten Hustenreflexes ein gefährlicher Sekretstau entstehen, sodass die Indikation zu dieser Kombinationsbehandlung besonders sorgfältig gestellt werden sollte. **Strahlentherapie und Zytostatika:** Glutathion-Infusionen (1,5–3 g/m^2, z. B. 30 Minuten vor der CT) können die Ansprechrate und Verträglichkeit einer Strahlentherapie und von Zytostatika wie Cyclophosphamid und Cisplatin (Reduktion der Nephro- und Neurotoxizität) verbessern. **Vitamin K:** Da Thiolverbindungen mit Naphthochinonen Additionsverbindungen eingehen können besteht theoretisch die Möglichkeit zur Interaktion mit Vitamin K. Es ist daher empfehlenswert die Applikation von Vitamin K zur Behandlung einer Hypoprothrombinämie bei Leberversagen erst einige Stunden nach der Beendigung der Acetylcysteingabe zu beginnen. **Präparateauswahl:** NAC 200/600 (200/600 mg NAC pro BTA oder Kps.), Fluimucil Antidot 20% Injektionslösung.

L-Glutamin

L-Glutamin, eine konditionell essenzielle Aminosäure (essenziell: Kachexie, Katabolie, Sepsis), hat im Körper den größten Anteil am Pool der freien proteinogenen Aminosäuren. Seine regulatorischen Funktionen übt es vor allem als Energiesubstrat und Aminogruppendonor aus. Glutaminmangel beeinträchtigt erheblich die Integrität des Dünndarms und die Funktionalität des Immunsystems. L-Glutamin ist neben den VKAS ein limitierender Baustein für den Aufbau und den Erhalt der Muskelmasse. Der Blutzuckerspiegel wird durch Glutamin stabilisiert. Das Lang- und Kurzzeitgedächtnis sowie die Konzentrationsfähigkeit verbessert. Glutamin ist zudem ein wichtiger Vorläufer des bedeutendsten körpereigenen Antioxidans L-Glutathion.

Funktionen

- Hauptenergiesubstrat der Zellen des Immunsystems und Gastrointestinaltraktes (Enterozyten, Kolonozyten, GALT-Immunzellen → Integrität der Darmmukosa, IgA-Produktion).
- Immunsystem: Lymphozytenproliferation, Differenzierung von B-Zellen zu Antikörperproduzierenden Zellen, Interleukin-1-Sekretion der Makrophagen, Interleukin-2-Sekretion aktivierter Lymphozyten.
- Regulator der Muskelproteinbilanz (→ Proteinbiosynthese) und Aminosäuren-Homöostase.

- Glutathion-Biosynthese: Glutamin ist ein Glutathion-Präkursor.
- Regulation des Säure-Basen-Haushaltes: Hauptsubstrat der renalen Ammoniakgenese, Fixierung von Protonen im Urin (Protonenakzeptor: NH_3).
- Aminogruppendonor: Biosynthese von Purinen, Pyrimidinen, Nukleotiden, Aminozuckern, Asparagin.
- ZNS: NH_3-Fixierung und -Entgiftung (Glutamat → Glutamin).
- Hitzeschockproteinsynthese (HSP werden bei zellulärem Stress gebildet, verhindern oxidative Schäden).
- Verbesserung des zellulärer Hydratationszustandes (→ anaboles, Proteinaufbauendes Signal), Genexpression (z. B. Erhöhung der Transkriptionsrate des Akutphase-Proteins 2 M).
- DNA- und RNA-Synthese.
- Wachstumshormon: Somatropin (→ Bildung und Sekretion).

Glutamin-Status (Normwerte): Glutamin ist mit einem Mengenanteil von 20% die quantitativ bedeutendste freie Aminosäure im Blutplasma. Im Skelettmuskel bestehen über 60% des freien Aminosäurepools aus Glutamin. Normbereich: Glutamin (Plasma): 600–900 µmol/l (Mangel < 600 µmol/l).
Ursachen der Glutamin-Depletion bei kritisch Kranken: verstärkter Muskelabbau/beschleunigter Proteinabbau: Brennstoff für hoch energieaufwändige Stoffwechselprozesse; erhöhter Bedarf von: Darmschleimhaut, Leber, immunkompetenten Zellen.

Möglicher Mangel/erhöhter Bedarf: Arzneimittel: NSAID (z. B. ASS, Indometacin), Strahlentherapie, Zytostatika (z. B. 5-FU, MTX). **Ernährung:** Malnutrition, Cystein-Mangel. **Erhöhter Bedarf:** Frühgeborene, extreme körperliche Belastung (z. B. Sport), Operationen, Schädel-Hirn-Trauma (SHT). **Erkrankungen (hyperkatabole/-metabole Zustände, Bedarf kann auf 20–40 g/d ansteigen):** AIDS/HIV, Bestrahlung, CED, akute Infektionen, Leber-, Nierenerkrankungen, krebsbedingte Kachexie, Knochenmarkstransplantationen, nekrotisierende Enterokolitis, Polytrauma, Kurzdarmsyndrom, Pankreatitis, Sepsis, SIRS, schwere Verbrennungen, Verletzungen.

Mögliche Mangelsymptome: Allgemein: körperliche Leistungsfähigkeit ↓, verlängerte Rekonvaleszenz (z. B. Krankenhausverweildauer). **Blut:** Glutamin-Plasmaspiegel < 600 µmol/l (normal 600–900 µmol/l). **GIT:** Zottenatrophie, Mukositis, Ulzerationen, bakterielle Translokation (leaky gut syndrom). **Haut:** Wundheilungsstörungen. **Immunsystem:** Immunsuppression, Infektanfälligkeit (Bakteriämie, multiples Organversagen, Pneumonie, Sepsis). **Muskulatur:** muskuläre Glutamin-Depletion, GSH-Depletion (CG-Mangel-Syndrom), Muskelzellverlust, Wasting.

Hinweis
Glutamin ist in freier Form sehr instabil und eingeschränkt wasserlöslich. Dipeptide wie Alanyl-Glutamin oder Glycyl-Glutamin sind gut wasserlöslich und ausreichend stabil, insbesondere bei Hitzesterilisation und Lagerung. Glutamin (Säureamid der Glutaminsäure) kann **nicht** durch Glutamat ersetzt werden!

Einnahme: Zwischen den Mahlzeiten. Heiße Getränke können Glutamin zerstören.

Nebenwirkungen und Toxizität: Glutamin wird i. d. R. sehr gut vertragen. In seltenen Fällen kann Glutamin bei sensiblen Menschen eine manische Stimmungslage und Schlafstörungen verursachen.

Spezielle Interaktionen

NSAID (z. B. Indometacin): Die gastrointestinalen Nebenwirkungen (z. B. Schleimhautschäden) können durch begleitende Einnahme von Glutamin (z. B. 2 x 5 g/d) verringert werden. **5-Fluorouracil:** Bei Patienten mit Kolonkarzinom verringerte Glutamin (z. B. 18 g/d, p. o., Beginn 5 d vor CT) die 5-Fluorouracil-induzierte Mukositis und Stomatitis. **Methotrexat:** Glutamin (vor der CT) reduzierte in tierexperimentellen Studien die MTX-induzierten Mukosaschäden und erhöhte die tumordestruktive Wirkung des Zytostatikums. **Paclitaxel:** Die Neurotoxizität von Paclitaxel kann durch Glutamin verringert werden. Bei Patienten die 24 Stunden nach Beendigung der Taxangabe Glutamin erhielten (3 × 10 g Glutamin/d, p. o., Zeitraum: 4 Tage lang) wurde die Häufigkeit des Auftretens einer peripheren Neuropathie signifikant reduziert (auch paclitaxelinduzierte Myalgien). **Vincaalkaloide:** Für die Vincaalkaloide Vincristin und Vinblastin konnte im Tierexperiment eine neuroprotektive Wirkung von Glutamin gezeigt werden.

Tab. 6.6 Indikationen und Dosierungsempfehlungen für L-Glutamin

Indikation	Empfohlene Dosierung	Applikation
Allgemeine Prävention	0,5–2 g/d	p. o.
AIDS, HIV-Infektion	Allgemein: 5–10 g/d	p. o., enteral
AIDS, HIV-Infektion: Enteropathie (z. B. Durchfall)	15–20 g/d	p. o., enteral
AIDS, HIV-Infektion: Wasting	15–40 g/d (z. T. in Kombi mit L-Arginin, NAC, β-Hydroxy-β-Methyl-Butyrat (HMB) u. Antioxidanzien)	p. o., enteral
Darmsanierung (auch nach Antibiose)	5–10 g/d + FOS (z. B. Inulin), Bioflavonoiden, Pre- und Probiotika	p. o.
Immunonutrition: Knochenmarkstransplantationen, Therapie hyperkatabolischer sowie hypermetabolischer Zustände (z. B. AIDS, Trauma, Tumorkachexie, Enteritis durch Chemotherapie, Sepsis, Verbrennungen).	15–40 g Glutamin/d, als Alanyl- bzw. Glycyl-Glutamin (ca. 0,2–0,5 g Glutamin/kg KG); Zusatz zu AS-Lösungen im Rahmen enteraler (oder parenteraler) Ernährungsregimes, v. a. in Kombination mit Glycin, Butyrat (Tributyrin), Antioxidanzien und Ω-3-Fettsäuren.	p. o., i. v.
Sport: Breitensport	5–10 g/d	p. o.
Sport: Leistungssport	10–20 g/d (in intensiven Trainingsphasen, z. B. 10 g direkt morgens nach dem Aufstehen sowie 10 g direkt vor dem Training, auch in Form Alanyl-Glutamin- haltiger Sportgetränke (0,15–0,2 g/kg KG).	p. o.
Magen-Darm-Erkrankungen (z. B. Durchfall, Ulzera, Morbus Crohn)	2–10 g/d	p. o.
Weitere Anwendungsgebiete (p. o.): Akute und chronische Infekte, Knochenmarkstransplantation, infektiöse Enteritis, Wundheilung.		

Präparateauswahl: Glutamin Support, Adamin G (5 g Glutamin/Sachet), aminoplus® immun, Dipeptamin® (N(2)-L-Alanyl-L-Glutamin 20 g = 8,2 g L-Alanin und 13,48 g L-Glutamin/100 ml Infl.).

L-Glutaminsäure

L-Glutaminsäure (Glutamat) ist eine nicht essenzielle Aminosäure, die im Aminosäurestoffwechsel bei der Übertragung von Aminogruppen und als exzitatorischer Neurotransmitter im ZNS (NMDA-Rezeptor) eine zentrale Rolle spielt:

Funktionen

- Neurotransmitter: Dominierender exzitatorischer Neurotransmitter des ZNS (→ Agonist des NMDA-Rezeptors), Vorstufe von GABA.
- Aminosäurestoffwechsel: Übertragung von Aminogruppen.
- ZNS: NH_3-Entgiftung (unter Glutaminbildung).
- Alanin- und Aspartat-Biosynthese (reversible Transaminierung von Pyruvat bzw. Oxalacetat).
- Glutathion-Biosynthese.
- Blutgerinnung (γ-Carboxyglutamat, Vitamin-K-Stoffwechsel).
- Harnstoffsynthese (Acetylglutamat).

Möglicher Mangel/erhöhter Bedarf: Glutamat wird ubiquitär im Körper gebildet wird. Mangelzustände sind für Glutamat nicht beschrieben.

Einnahme: Die Gesamttagesdosis sollte in zwei Einzelgaben (morgens und mittags) eingenommen werden. Vor der Applikation sollte eine sorgfältige Nutzen-Risiko-Abwägung erfolgen.

Kontraindikationen: Chinarestaurant-Syndrom, schwere krankhafte Trieb- und Affektsteigerungen, neurodegenerative und neuropsychiatrische Erkrankungen (z. B. ADHS, Epilepsie, Alzheimer).

Tab. 6.7 Indiaktionen für L-Glutaminsäure

Indikation	Empfohlene Dosierung	Applikation
Konzentrations-, Merk- und geistige Leistungsschwäche	Erw.: 600–2400 mg/d	p. o.
	Kdr.: 600–2000 mg/d	p. o.

Nebenwirkungen und Toxizität: Bei hoher Dosierung können motorische Unruhe und Schlafstörungen auftreten. Glutamat ist möglicherweise als exzitatorischer Neurotransmitter des ZNS an der Pathogenese von Epilepsien, neurodegenerativen Erkrankungen und Schlaganfall beteiligt. Patienten mit HIV-Infektion und fortgeschrittenen Tumoren weisen häufig erhöhte Glutamat-Plasmaspiegel auf, die mit einer verminderten Aktivität des Immunsystems assoziiert sind. Die Cystein-Aufnahme von Lymphozyten und Makrophagen wird durch Glutamat kompetitiv gehemmt!
Tierexperimentelle Studien deuten darauf hin, dass Glutamat bei zerebralen Ischämien eine entscheidende Rolle in der Ischämie-Kaskade spielt. Möglicherweise stimuliert es als Neurotransmitter den exzessiven Calcium-Einstrom in die Zellen, der dort letztendlich den Nervenzelltod auslöst.

Präparateauswahl: Glutamin Verla®, Drg. (1 Drg. = 330 mg L-Glutaminsäure), Glutamin Verla®, Gra. (1 Teelöffel = 1,95 g L-Glutaminsäure).

Kreatin

Kreatin (Kr, Methylguanidinessigsäure) ist eine nicht-proteinogene Aminosäure, die im Organismus aus den Aminosäuren L-Arginin, L-Glycin und L-Methionin (bzw. SAM) gebildet wird. Kreatin (Kreatinphosphat) ist eine überwiegend in der Skelettmuskulatur vorkommende, als Energiespeicher dienende Verbindung. Es spielt eine zentrale Rolle im Energiestoffwechsel (ATP-Produktion/-Verfügbarkeit) von Zellen mit hohem und fluktuierenden Energiebedarf (z. B. Skelett-, Herzmuskulatur, ZNS, Spermien).
Schlüsselenzym der zellulären Kreatin-Bioenergetik ist die Kreatin-Kinase. Sie steuert das Kreatin-Phosphat-ATP-System und ist in ihrer Funktion Magnesium-abhängig. Die Erregung von Nerven- und Muskelzellen sowie die damit verbundene Regulierung des aktiven Ionentransportes (Mg^{2+}, Ca^{2+}, Na^+, K^+) sind obligat an die Verfügbarkeit von ATP geknüpft. Der ATP-Gehalt der Muskulatur ist allerdings begrenzt und reicht daher nur für wenige Kontraktionen aus: bei einem 100 m-Sprint etwa 2 bis 3 Sekunden. Als schnell verfügbare anaerobe Energiereserve speichert der Muskel Kreatin-Phosphat (KrP) zur ATP-Resynthese. Das Enzym Kreatin-Kinase katalysiert dabei die Übertragung der energiereichen Phosphat-

Gruppe von Kreatin-Phosphat auf Adenosindiphosphat (ADP) unter Bildung von ATP. Da diese Form der muskulären Energiebereitstellung keinen Sauerstoff benötigt und ohne die Bildung von Milchsäure (Lactat) abläuft wird das Kreatin-Phosphat-ATP-System auch als anaerobes-alaktazides System bezeichnet.
Unter den ergogenen bzw. Leistungssteigernden Wirkstoffen zählt Kreatin in der Sportmedizin zu den am besten dokumentierten Wirkstoffen. In einer Reihe von Interventionsstudien konnte eine Leistungssteigerung vor allem bei kurzen, sich wiederholenden Belastungen mit hoher Intensität (z. B. Sprint, Bankdrücken) festgestellt werden.

Funktionen

Kreatin-Phosphat (KrP) stellt Phosphat-Gruppen für die kurzfristige ATP-Regeneration zur Verfügung.

- Kreatin-Phosphat-ATP-System (anaerob-alaktazides System): ATP-Produktion und ATP-Resynthese in Muskel- und Nervenzellen.
- Ionentransport: Regulierung des aktiven Ionentransportes (Mg^{2+}, Ca^{2+}, Na^{+}, K^{+}).
- Nerven-/Muskelzellen: Erregung von Nerven- und Muskelzellen.
- Potenziell ergogene Effekte: Steigerung der anaerob-alaktaziden Leistungsfähigkeit bei kurzen repetitiven Belastungen mit maximaler Intensität (z. B. Sprints).

Empfohlene Zufuhr: Erwachsene (70 kg KG) etwa 1 bis 2 g Kreatin pro Tag (Eigensynthese und Nahrungszufuhr je 1 g).

Möglicher Mangel/erhöhter Bedarf: Ernährung/Lebensstil: Fleisch-/fischarme Ernährung, Vegetarier, schwere körperliche Arbeit, Kraftsport, Stress. **Genetische Störungen:** Guanidinoacetat-Methyltransferase-(GAMT)-Mangel. **Neuromuskuläre Erkrankungen:** Duchenne'sche Muskeldystrophie, amyotrophe Lateralsklerose (ALS), mitochondriale Zytopathien.

Mögliche Folgen/mögliche Mangelsymptome: Allgemein: Stressanfälligkeit, verminderte Regenerationsfähigkeit, eingeschränkte körperliche Leistungsfähigkeit (Müdigkeit, Muskelschwäche und -atrophie). **Energiestoffwechsel:** Störungen des mitochondrialen und kardialen Energiestoffwechsels. **Bei GAMT-Mangel:** Kreatin-Depletion des Organismus und des ZNS mit schweren extrapyrimidal-motorischen Störungen

Tab. 6.8 Indikationen und Dosierungsempfehlungen für Kreatin

Indikation	Empfohlene Dosierung	Applikation
Amyotrophe Lateralsklerose	5–10 g Kreatinmonohydrat/d (+ Coenzym Q_{10}, Vitamin E und Selen)	p. o.
Mitochondriopathien	1000–5000 mg/d	p. o.
Muskeldystrophien (z. B. vom Duchenne-Typ).	5–10 g Kreatinmonohydrat/d (ca. 0,1 g/kg KG) + Coenzym Q 10, Vitamin E und Selen	p. o.
Bodybuilding (Kreatin-Loading)		
Ladephase (5–6 d)	30 g/d in 3–4 Einzelgaben (auch Shake mit Kohlenhydraten und Molkeprotein)	p. o.
Dosisreduktion (5 d)	20 g/d in 2–3 Einzelgaben (etwa 2/3 der Ladephase):	p. o.
Training	10 g/d in 2 Einzelgaben (etwa 1/3 der Ladephase), 45 min vor und direkt nach dem Training (auch als Post-workout-Shake), Wichtig: regelmäßig Einnahmepausen (ca. alle 4 Wochen)!	p. o.
Leistungssport (z. B. Sprint, Leichtathletik, Schwimmsport)		
Ladephase (5 Tage)	20 g/d in 2–3 Einzelgaben (auch Shake mit Kohlenhydraten und Eiweiß)	p. o.
Training	2–10 g/d Kreatin-Monohydrat (ca. 0,1 g/kg KG) Wichtig: regelmäßig Einnahmepausen (ca. alle 4 Wochen)!	p. o.

Weitere Anwendungsgebiete (p. o.): GAMT-Mangel, Herzinsuffizienz, Huntington, McArdle-Krankheit, Hyperornithinämie

Einnahme: Bei einer Kreatin-Kur sollte wegen der vermehrten Wassereinlagerung in die Muskelzelle dem Körper ausreichend Flüssigkeit zugeführt werden (2–3 l Wasser/d). Es wird empfohlen die Tagesdosis in 2 Einzelgaben aufzuteilen, wobei die erste ca. 30–45 Minuten vor dem Training und die zweite unmittelbar danach eingenommen wird. Kohlenhydrate mit hohem glykämischen Index sollen die Kreatinaufnahme in die Muskelzelle steigern (→ fruchtzuckerinduzierter Insulin-Peak). Durch den Zusatz von Magnesium können mögliche muskuläre Störungen reduziert werden. Kreatin sollte nicht zusammen mit coffeinhaltigen Getränken eingenommen werden, da Coffein den ergogenen Effekt des Kreatin-Phosphat verringern kann. Obwohl auch bei langfristiger Anwendung keine schwerwiegenden Nebenwirkungen beobachtet wurden, kann eine dauerhafte Einnahme ohne Einnahmepausen wegen der ungünstigen Wirkung auf die endogene Kreatinsynthese nicht empfohlen werden.
Für Sportler wird abgesehen von einem hochdosierten Kreatin-Loading im Bodybuilding (30 g/d über 5–6 Tage) eine Supplementierung von 2–5 g pro Tag empfohlen. In Abhängigkeit von der Trainingsintensität und Wettvorbereitung sollten regelmäßig Einnahmepausen eingehalten werden!

Kontraindikation: Schwere Nierenfunktionsstörungen (Kreatin wird in Form von Kreatinin über die Niere ausgeschieden!)

Nebenwirkungen und Toxizität: Bei kurzzeitiger Anwendung und Einhaltung von Einnahmepausen werden keine Nebenwirkungen beobachtet. Mögliche Nebenwirkungen einer dauerhaften Kreatin-Applikation sind eine sinkende endogene Kreatinsynthese, steigendes Körpergewicht (Wassereinlagerung), reduzierte intrazelluläre Verfügbarkeit von Magnesium und muskuläre Hypertonisierungen (erhöhte Krampfanfälligkeit). Bei hoher Dosierung (z. B. 20 g/d) über längeren Zeitraum (> 28 Tage) kann aufgrund der gesteigerten Ausscheidung von Kreatinin eine erhöhte Nierenbelastung nicht ausgeschlossen werden. Mögliche Belastungen der Leber könnten von den bei der Herstellung aus den Ausgangsstoffen Sarcosin und Cyanamid entstehenden Verunreinigungen (z. B. Dicyandiamid, Dihydrotriazin) ausgehen.

Spezielle Interaktionen

Magnesium: Magnesium kann die Neigung zu Muskelkrämpfen reduzieren. **Coffeinhaltige Getränke:** Coffein kann die ergogenen Effekte von Kreatin verringern. **Präparateauswahl:** Kreatin Muskel Energator, Pulver (125 g 100% reines Kreatin Monohydrat/Dose), Kreatin Energie Plus (1 g Kreatinmonohydrat/Tbl.), Kreatin Optifit (125 g Kreatin Monohydrat/Dose).

L-Lysin

L-Lysin ist eine basische, hydrophile und essenzielle Aminosäure. Im Vergleich zu anderen Aminosäuren wird Lysin im Körper sehr stark konserviert.

Funktionen

- Proteinaufbau: Kollagen- und Elastin-Biosynthese (Hydroxy-Lysin).
- Enzyme: Lysin kann an aktive Zentren von Enzymen binden (z. B. Isocitrat-Dehydrogenase).
- Knochenstoffwechsel: Förderung der Calciumresorption und der Mineralisation.
- Stickstoffbilanz, Carnitin-Biosynthese.
- Hormonstoffwechsel (STH, Insulin): Lysin kann die Insulinrezeptor-Tyrosinkinase stimulieren.
- Immunsystem: Stabilisierung der Immunkompetenz.
- Muskelprotein: Elastizität des Muskelproteins Titin.
- Metallchelator: Verbesserung der Bioverfügbarkeit von Calcium und Eisen.
- Lipidstoffwechsel: Andocken und Aufnahme von LDL über Leberrezeptoren (Lysinreiche LDL-Regionen).
- Kadaverin: Bei der Eiweißfäulnis entsteht aus Lysin Kadaverin (Pentamethylendiamin).

Empfohlene Zufuhr: Kleinkinder 96 mg/kg KG, Erwachsene 10,5 mg/kg KG. Lysin ist in pflanzlichen Proteinen häufig die limitierende Aminosäure (→ Getreide- und Kartoffelprotein sind lysinarm) und kann durch den Verzehr tierischer Proteinquellen (z. B. Milchprodukte) ergänzt werden.

Tab. 6.9 Indikationen und Dosierungsempfehlungen für L-Lysin

Indikation	Empfohlene Dosierung	Applikation
Herpes-simplex-Prophylaxe	0,5–1,5 g Lysin/d (+ Zink und Vitamin C)	p. o.
Herpes-simplex-Therapie	3,0 g Lysin/d (z. B. 3 × 1 g + 1–3 g Vitamin C + Bioflavonoide). (initial auch Infusionen mit Vitamin C und Zink); generell auf argininarme Diät achten!	p. o.
Diabetes mellitus Typ 2, Insulinsresistenz	1,0–3,0 g Lysin/d (+ Chrom, Magnesium, Vitamin D und Zink)	p. o.
Weitere Anwendungsgebiete: Osteoporose, Herz-Kreislauf-Erkrankungen.		

Möglicher Mangel/erhöhter Bedarf: Erhöhter Bedarf: Neugeborene, Kleinkinder, Wundheilung. **Erkrankungen:** Herpes-simplex-Infektion, Lysinurie, Osteoporose. **Ernährung:** Reduktionsdiäten, Malnutrition, streng vegetarische Ernährung.

Mögliche Symptome: Immunsystem: Infektanfälligkeit, Herpes-Rezidive. **Stoffwechsel:** Störungen im Aminosäure-, Carnitin-, Fett- und Knochenstoffwechsel.

Einnahme: Tagesdosis aufteilen in mehrere Einzelgaben zwischen den Mahlzeiten.
In verschiedenen Anwendungsbeobachtungen an Typ-2-Diabetikern erhöhte die Aminosäure L-Lysin (1000 mg/d, p. o.) die Aktivität der Insulinrezeptor-Tyrosinkinase und verringerte die Blutzuckerspiegel. Die Verringerung der postprandialen Glucose- und Insulinspiegel wird auf eine erhöhte Aktivität der Tyrosinkinase des Insulinrezeptors durch L-Lysin zurückgeführt.

Kontraindikationen: (?) Hyperlysinämie (Defekt der Lysin-Ketoglutarat-Reduktase): Schwere körperliche und geistige Schädigung bei Neugeborenen.

Nebenwirkungen: In oralen Dosierungen zwischen 0,5 und 5 g sind keine Nebenwirkungen bekannt.

Spezielle Interaktionen

Arginin: Lysin kann möglicherweise die Wirkung von Arginin verstärken, indem es den Transport dieser Aminosäure vom Blut in die Zellen verzögert und dadurch den Arginin-Spiegel erhöht. Untersuchungen geben Hinweise darauf, dass Herpes-simplex-Viren einen hohen Argininbedarf haben. Lysin soll bei Herpes die Argininaufnahme in die Viren-produzierenden Zellen hemmen, da beide Aminosäuren, dasselbe Transportsystem benutzen (kompetitive Hemmung). **Calcium:** Lysin hat einen positiven Einfluss auf die intestinale Calciumresorption und renale Calcium-Konservierung. **Präparateauswahl:** L-Lysin 500 mg Kps.

L-Methionin

L-Methionin ist eine hydrophobe, schwefelhaltige und essenzielle Aminosäure. Unter ATP-Verbrauch wird Methionin zu S-Adenosyl-Methionin (SAM) umgewandelt, dem wichtigsten Methylgruppendonator im Zellstoffwechsel.

Funktionen

- Proteinbiosynthese, anaboler Stoffwechsel.
- Methylgruppendonator (SAM): Biosynthese von Carnitin, Phospholipiden (Cholin), Kreatin, Nukleinsäuren (Thymin), Neurotransmittern, Melatonin.
- Homocysteinstoffwechsel: Methionin → Homocystein-Synthese (Homocystein-Entgiftung: Folsäure/Vitamin B_{12} → Remethylierung zu Methionin; Vitamin B_6 → Transsulfurierung zu Cystein und Glutathion).
- ZNS: Regulierung bioelektrischer Vorgänge, Aufrechterhaltung der Membranflüssigkeit.
- Leber: Detoxifikation von Xenobiotika (z. B. Paracetamol, Blei), Vermeidung übermäßiger Fetteinlagerung und Förderung der Regeneration von Lebergewebe (lipotrophe Eigenschaften).
- Schwefelhaltiges Antioxidans: Präkursor von L-Cystein und L-Glutathion.
- Immunkompetenz.

Tab. 6.10 Indikationen und Dosierungsempfehlungen für L-Methionin

Indikation	Empfohlene Dosierung	Applikation
Urologie (Harnansäuerung): Bakterienwachtsum ↓, Optimierung der Antibiotikawirkung im sauren Urin (z. B. Ampicilline), Infekt- und Phosphatsteine	3 × 500–1000 mg/d, mit etwas Flüssigkeit vor den Mahlzeiten.	p. o.
Chronische Niereninsuffizienz (Hemmung der Guanidinbernsteinsäurebildung, Kompensation des Aminosäuremangels)	2–3 × 500 mg/d	p. o.
Methionin-Belastungstest (Diagnose einer Hyperhomocysteinämie)	100 mg/kg KG/d	p. o.
Weitere Anwendungsgebiete: Paracetamol-Vergiftung, Detoxifikation (z. B. Schwermetalle), Allergien (Methylierung von Histamin).		

- Säure-Basen-Haushalt (Protonendonator).
- Selenstoffwechsel (Resorption, Metabolisierung).

Empfohlene Zufuhr: Kleinkinder 39 mg/kg/Kg und Erwachsene etwa 13 mg/kg/KG.

Mangel/erhöhter Bedarf: Arzneimittel: Paracetamol, Strahlentherapie, Zytostatika. **Erhöhter Bedarf:** Neugeborene, Kleinkinder, hohe körperliche Belastung (z. B. Leistungssport), Stress, Verbrennungen. **Erkrankungen:** AIDS/HIV, Harnwegsinfekte, Krebs, Leber-, Nierenerkrankungen. **Ernährung:** Proteinmalnutrition, ausschließliche Verwendung von Gelatine bzw. Kollagen bei Abmagerungsdiäten.

Mögliche Mangelsymptome: Haut: Wundheilungsstörungen. **Immunsystem:** gestörte Immunfunktion, Infektanfälligkeit. **Muskulatur:** Kachexie, Muskelzellverlust. **Stoffwechsel:** Aminosäureimbalancen, negative Stickstoffbilanz.

Einnahme: Zwischen den Mahlzeiten. Wichtig: Bei Langzeitanwendung sollte wegen des Risikos einer Hyperhomocysteinämie (Hcy ≥ 10 µmol/l) auf eine ausreichende Versorgung mit Folsäure, Vitamin B_2, B_6 und B_{12} geachtet werden. Beim Abbau des Methionins in der Leber entsteht Homocystein, das sich bei einem Mangel an diesen Vitaminen im Blut anreichert und komplexe Endothel- und Nervenschäden verursachen kann.

Kontraindikationen: Azidose, Hyperurikämie, Harnsäure-, Oxalat- und Cysteinsteine, Homocysteinurie, hepatogene Enzephalopathie, schwere Leberfunktionsstörungen.

Nebenwirkungen und Toxizität: Bei hoher Zufuhr Verschiebung des Blut-pH-Wertes (Protonendonator → Azidose) und erhöhte Calciumexkretion möglich; selten Übelkeit, Durchfall, Hyperhomocysteinämie. Parenterale Überdosierung kann insbesondere bei akutem und chronischem Nierenversagen zu Appetitlosigkeit, Übelkeit und Gewichtsverlust führen. Ursache: Azidose durch erhöhte Metabolisierung der schwefelhaltigen Aminosäuren Methionin und Cystein.

Spezielle Interaktionen
Antibiotika: Bei Wirkstoffen (z. B. Ampicillinen, Carbenicillinen, Sulfonamiden, Nitrofurantoin, Nalidixinsäure), die durch die Ansäuerung des Harns in der Niere verstärkt rückresorbiert werden, kann es über eine Verlängerung der Plasma-Halbwertszeit zu einer Wirkungsverstärkung kommen. **L-Dopa:** Die gleichzeitige Verabreichung von Levodopa und Methionin kann zu einer Verschlechterung der Wirksamkeit von Levodopa bei Patienten mit Morbus Parkinson führen. Eine erhöhte Dosierung von Methionin sollte bei diesen Patienten vermieden werden. **Präparateauswahl:** Acimethin®, Methionin Hexal®, Methionin-ratiopharm®, Methionin Sandoz®, Methiotrans® (500 mg L-Methionin/FTA).

L-Ornithin

L-Ornithin ist eine nicht proteinogene Aminosäure, die im Harnstoffzyklus bei der Abspaltung von Harnstoff aus Arginin entsteht. Im Harnstoffzyklus dient L-Ornithin als Trägermolekül für Kohlendioxid- und Ammonium-Moleküle.

Tab. 6.11 Indikationen und Dosierungsempfehlungen für L-Ornithin

Indikation	Empfohlene Dosierung	Applikation
Unterstützung des hepatischen Stoffwechsels, Entgiftung, chronische hepatische Enzephalopathie	9–18 g Ornithinaspartat/d (z. B. 3 × 3–6 g)	p. o. (i. v.)
Hepatische Enzephalopathie (latent, manifest mit Hyperammonämie (auch Koma und Präkoma)	Infusionstherapie mit 20–40 g Ornithinaspartat	i. v.

Funktionen

- Ammoniak-Entgiftung (Harnstoff-Zyklus) zusammen mit Arginin, Citrullin und Asparaginsäure: Ornithin fungiert als Substrat und Stimulanz der Carbamoylphosphat-Synthase des Harnstoffzyklus.
- Endokrin-sekretagoge Wirkung: Hormonfreisetzung (Glucagon, Insulin, Prolaktin, Wachstumshormon).
- Immunkompetenz.
- Synthese von Polyamiden (Spermin, Spermidin: stabilisierende Wirkung auf Struktur der Spermien-DNA) (siehe auch Abb. 6.1).

Möglicher Mangel/erhöhter Bedarf: Erkrankungen: Hyperammonämie, Leberfunktionsstörungen (z. B. hepatische Enzephalopathie, Leberzirrhose), Trauma.

Hinweis
Das Derivat Ornithin-α-Ketoglutarat (OKG) wird aufgrund seiner anabolen und immunstimulierenden Eigenschaften in Dosierungen von 10–30 g/d bei schweren Erkrankungen und Traumen (z. B. Verbrennungen) eingesetzt.

Kontraindikationen: Schwere Nierenfunktionsstörungen.

Nebenwirkungen: In hoher Dosierung vereinzelt Durchfall und Kopfschmerzen.

Präparateauswahl: Hepa-Merz® Granulat 3000/6000 (3000 mg/6000 mg L-Ornithin-L-Aspartat/Btl.), Infusionslsg.-Konz.

L-Phenylalanin und L-Tyrosin

L-Phenylalanin ist eine essenzielle, aromatische Aminosäure. Neben der Proteinbiosynthese basiert die metabolische Wirkung des Phenylalanins überwiegend auf seiner Funktion als Präkursor von L-Tyrosin (konditionell essenziell). Im Rahmen von Infektionen, Trauma und Lebererkrankungen ist die hepatische Umwandlung von Phenylalanin in Tyrosin beeinträchtigt und Tyrosin kann eine essenzielle Aminosäure werden.

Funktionen

- Vorstufe der Aminosäure L-Tyrosin.
- Neurotransmitter-Synthese: Dopamin, Noradrenalin und Adrenalin.
- Schilddrüsenhormone-Synthese: Thyroxin, Triiodthyronin.
- Melanin-Synthese (Hautpigmentierung).

Empfohlene Zufuhr: Kleinkinder 68 mg/kg/Kg und Erwachsene etwa 13,7 mg/kg/KG.

Möglicher Mangel/erhöhter Bedarf: Erhöhter Bedarf: Neugeborene, Kleinkinder. **Erkrankungen:** Vitiligo.

Mögliche Mangelsymptome: Allgemein: Appetitverlust, Depressionen, Reizbarkeit, verminderte Stressresistenz, Schwäche. **Haut:** Pigmentierungsstörungen (z. B. bei Vitiligo). **Stoffwechsel:** Aminosäure-Imbalancen, negative Stickstoffbilanz. **ZNS:** reduzierte Dopamin-Synthese, verringerte kognitive Leistungsfähigkeit.

Einnahme: Tyrosin sollte etwa 30 min vor den Mahlzeiten eingenommen werden. Vitamin B_6, Folsäure, Eisen, Vitamin C und Kupfer sind am Stoffwechsel der Aminosäure L-Tyrosin beteiligt. Die Tyrosinzufuhr in Form von Supplementen sollte eine Menge von 150 mg/kg KG/d nicht überschreiten.
In der Schwangerschaft, Stillzeit und bei schweren Lebererkrankungen sollten Phenylalanin-Supplemente wenn überhaupt **nur** nach ärztlicher Rücksprache genommen werden.

Tab. 6.12 Indikationen und Dosierungsempfehlungen für L-Phenylalanin und L-Tyrosin

Indikation	Empfohlene Dosierung	Applikation
Burnout-Syndrom, Stress	500–3000 mg Tyrosin/d (z. B. 3 × 1 g vor den Mahlzeiten)	p. o.
Morbus Parkinson	50–100 mg Tyrosin/kg KG/d	p. o.
Vitiligo	50–100 mg Phenylalanin/kg KG/d (30–45 min vor UVA-Bestrahlung) + Kupfer, Folsäure, Vitamin B_6 und B_{12}	p. o.
Weitere Anwendungsgebiete: Appetitzügelung, depressive Verstimmungen, Multiple Sklerose.		

Kontraindikationen: Phenylketonurie, häufigste angeborene Störung des Aminosäurestoffwechsels (etwa 1:7000 Neugeborenen). Die Phenylketonurie führt infolge Phenylalanin-Hydroxylase-Mangel zur gestörten Umwandlung von Phenylalanin in Tyrosin. Tyrosin wird zur essenziellen Aminosäure. Da sich nicht-physiologische Abbauprodukte des Phenylalanins im Körper anreichern, die zu schweren irreversiblen neurologischen Schäden führen muss frühzeitig auf eine lebenslange phenylalaninarme Diät geachtet werden. Durch die restriktive Proteinzufuhr weisen die Betroffenen vor allem einen Mangel an Eisen, L-Carnitin und Selen auf, die individuell supplementiert werden sollten!

Nebenwirkungen und Toxizität: In hoher Dosierung vereinzelt Schlafstörungen.

Spezielle Interaktionen

MAO-Hemmer: Unter einer Therapie mit MAO-Hemmern (z. B. Tranylcypromin) sollte wegen der Gefahr gefährlicher Blutdruckkrisen eine erhöhte Zufuhr von Phenylalanin vermieden werden. **Levodopa:** Tyrosin sollte nicht gleichzeitig mit L-Dopa eingenommen werden, da es mit der Resorption interferieren kann. **Schilddrüsenhormone:** Tyrosin kann möglicherweise als Schilddrüsenhormon-Präkursor die Wirkung der Schilddrüsenhormone steigern. **Präparateauswahl:** L-Tyrosin 500 mg Kps.

S-Adenosyl-Methionin

Der Methioninmetabolit S-Adenosyl-Methionin (SAM) ist der wichtigste Methylgruppendonator im Zellstoffwechsel (> Abb. 6.3) und spielt eine zentrale Rolle bei anabolen Stoffwechselprozessen.

Funktionen

- Physiologisch aktive Form von L-Methionin.
- Synthese von Phospholipiden: Phosphatidylcholin (= Lecithin): Essenzieller Bestandteil aller biologischen Membranen (z. B. Zellmembran, Mitochondrienmembran), Aufrechterhaltung der Mikroviskosität und -fluidität der Zellmembran (Voraussetzung für physiologische Aktivität membrangebundener Enzyme, Transport-Systeme und Rezeptoren).
- Synthese und Abbau von Neurotransmittern und Hormonen: Umwandlung von Noradrenalin in Adrenalin, Steigerung der Synthese von Serotonin und Noradrenalin (Hippokampus, Cortex), Umwandlung von Serotonin in Melatonin, Inaktivierung von Histamin zu Methyl-Histamin, Abbau von Adrenalin zu Vanillinmandelsäure, Synthese von Acetylcholin.
- DNA-Methylierung: Methylierung von Cytosinresten der Desoxyribonukleinsäure (DNA), Kontrolle der Genexpression.
- Methylgruppendonator (Transmethylierungen): Biosynthese von L-Carnitin und Kreatin.
- Gehirnzellmembran: Regulierung bioelektrischer Vorgänge, Aufrechterhaltung der Membranflüssigkeit.
- Zerebraler Polyamin-Stoffwechsel: Steigerung der Polyamin-Verfügbarkeit.
- Biotransformation (Phase-II-Reaktion): SAM-abhängige Methylierung und Entgiftung von Xenobiotika (Methylierte Pharmaka, z. B. Paracetamol, Methadon), Schwermetallen (z. B. Blei), Toxinen und Histamin.
- Biosynthese der Polyamine Spermidin und Spermin (→ Kontrolle des Zellwachstums u. -differenzierung).

SAM-/Methylgruppen-Status (Normwerte): Homocysteinspiegel im Plasma: Surrogatparameter (Normwert < 10 µmol/l); **Neurostress-Profil, erweitertes Neurostress-Profil (Speichel, 2. Morgenurin)**: Bestimmung von Dopamin, Noradrenalin, Adrenalin und Serotonin.

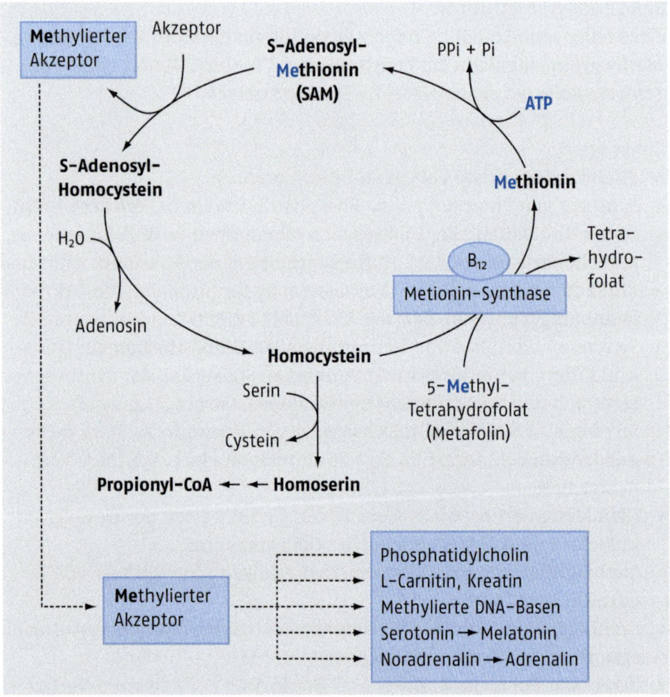

Abb. 6.3 Stoffwechsel der Aminosäure L-Methionin bzw. S-Adenosyl-Methionin

Burnout-Syndrom: Typische Befunde beim Burnout-Syndrom sind eine Erniedrigung der sympathoadrenergen Aktivität (Monoamin-Defizit, oft niedriges Adrenalin bei normalem/erhöhtem Noradrenalin), eine reduzierte zentrale und periphere Verfügbarkeit an Serotonin, eine gestörte Cortisol-Tagesrhythmik mit niedrigen Cortisolwerten am Morgen und Variabilität im Tagesverlauf sowie eine geringe nächtliche Melatoninproduktion.

Möglicher Mangel/erhöhter Bedarf: Arzneimittel: Therapie mit L-Dopa oder Antidepressiva. **Erkrankungen:** Burnout Syndrom, Depressionen, Fibromyalgie, Gelenkerkrankungen (z. B. Arthrose), Lebererkrankungen (z. B. Leberzirrhose). **Stoffwechsel:** Störungen im Methylgruppen- bzw. Homocystein-Stoffwechsel (→ Vitamin-B_{12}, Folsäure).

Einnahme: 1–3x täglich 200–400 mg SAM, jeweils $^1/_2$ Stunde vor der Mahlzeit mit ausreichend Wasser. Die übliche Dosierung bei Depressionen wird mit 2-mal täglich 200 bis 800 mg angegeben. Obwohl Methionin im menschlichen Organismus in SAM umgewandelt wird, kann SAM bei einer Supplementierung nicht durch Methionin ersetzt werden.Wenn SAM seine Methylgruppe abgibt, entsteht Homocystein. Damit Homocystein wieder zu SAM remethyliert werden kann, ist auf eine ausreichende Versorgung mit Folsäure und Vitamin B_{12} zu achten. Bei Empfindlichkeit des Magens ist auch eine Einnahme zu den Mahlzeiten möglich. Besonders zu Beginn der Behandlung sollte bis zum Eintritt der Wirkung die Dosis individuell auf bis zu 3x täglich 200–400 mg SAM erhöht werden. SAM sollte aufgrund möglicher Schlafstörungen nicht am Abend oder vor dem Schlafengehen eingenommen werden.

Nebenwirkungen und Toxizität: Bei den folgenden unerwünschten Arzneimittelwirkungen muss berücksichtigt werden, dass sie überwiegend dosisabhängig und interindividuell unterschiedlich sind. Übelkeit, Blähungen, Durchfall, Aufstoßen, Kopfschmerzen, Mundtrockenheit und Übersäuerung des Magens sowie Schlafstörungen und allergische Exantheme können in Einzelfällen auftreten.

Spezielle Interaktionen

Antidepressiva (z. B. Imipramin, Clomipramin): Patienten mit mäßigen bis schweren Depressionen, die während der ersten zwei Wochen einer Imipramin-Therapie (150 mg/d) zusätzlich 200 mg SAM/d i. m. erhielten, zeigten früher einen Rückgang der depressiven Symptome als diejenigen, die zusätzlich zu Imipramin mit Placebo behandelt wurden. **Levodopa:** Die Metabolisierung von L-Dopa zu 3-O-Methyl-Dopa über das Enzym Catechol-O-Methyltransferase bedarf SAM als Methylgruppen-Donator (→ SAM-Depletion möglich). In hoher Dosierung kann SAM die Wirksamkeit von L-Dopa beeinträchtigen, daher sollte es bei Parkinson-Patienten nur

Tab. 6.13 Indikationen und Dosierungsempfehlungen für S-Adenosyl-Methionin (SAM)

Indikation	Empfohlene Dosierung	Applikation
Alkoholbedingte Leberschäden	Initial: 400 mg i. m. (z. B. 2–4x/ Woche) + Vitamin B_{12} und Folsäure	i. v., i. m.
	Oral: 800–1200 mg/d (z. B. 2 × 400 mg)	p. o.
Burnout-Syndrom	Initial: 400 mg z. B. 2–4x pro Woche 400 mg in 100 ml 0,9 % NaCl + Vitamin B_{12} und Folsäure	i. v.
	Oral: 600–1600 mg/d (Anfangsdosis: 2–3 × 200 mg)	p. o.
Depressionen (z. B. Major-Depression, bipolare Depressionen, alkoholinduzierte Depressionen, Depressionen bei Parkinson)	Initial: 400 mg , z. B. 2–4x pro Woche 400 mg in 100 ml 0,9 % NaCl, für 3–7 Tage + Vitamin B_{12} und Folsäure	I. v., i. m.
	Oral: 600–1600 mg/d (Anfangsdosis: 2–3 × 200 mg)	p. o.
Entzündliche aktivierte Arthrose (z. B. Knie, Hüfte, Wirbelsäule), degenerative Gelenkerkrankungen (Arthrosen)	Initial: 400 mg, z. B. 2–3x pro Woche 400 mg in 100 ml 0,9 % NaCl	i. v.
	Oral: 400–1200 mg/d (z. B. 3 × 200 mg, p. o.) + auch Glucosaminsulfat und Vitamin D_3	p. o.
Fibromyalgie	Initial: 200–400 mg, z. B. 2–3x pro Woche 400 mg SAM in 100 ml 0,9 % NaCl	i. v.
	Oral: 400–1200 mg/d (z. B. 3 × 200 mg SAM, p. o.) + auch L-Carnitin und Eisen	i. v.
Intrahepatische Cholestase	1200–1600 mg SAM/d	p. o.
Weitere Anwendungsgebiete (p. o., i. v.): Allergien, Histamin-Intoleranz, Lebererkrankungen (Zirrhose, Gilbert Syndrom), Morbus Alzheimer, Migräne.		

unter engmaschiger Kontrolle eingesetzt werden. **Präparateauswahl:** Rp. Gumbaral®, Tbl. (200 mg Ademetionin/Tbl.), Rp. Gumbaral®, Inj.lsg. (200 mg Ademetionin/Amp.), SAM-e 200 mg.

Taurin

Taurin (2-Aminoethan-Sulfonsäure) ist eine schwefelhaltige Aminosäure, die in der Leber aus Methionin und Cystein unter Beteiligung von Vitamin B_6 gebildet wird. Im Gegensatz zu anderen Aminosäuren wird Taurin nicht für den Aufbau von Körpereiweiß verwendet, d. h. es ist nicht proteinogen (essenziell: Frühgeborene, Kleinkinder). Nach Glutamin ist Taurin die am höchsten konzentrierte Aminosäure im Pool freier Aminosäuren und in der Zellflüssigkeit. ZNS, Retina, Lymphozyten und Thrombozyten sind besonders taurinreich.

Funktionen

- Antioxidans: Entgiftung von Hypochlorit (unter Bildung von Taurinchloramin) und Peroxiden (Respiratory burst, Myeloperoxidase-Reaktion).
- Fettresorption: Bildung von Gallensäurekonjugaten.
- Immunkompetenz: Hemmung der Apoptose von Immunzellen, antiinflammatorische Wirkung (Reduktion der TNF-α–Produktion durch Makrophagen).
- Detoxifikation (Xenobiotika).
- Wachstumsmodulator, Entwicklung des ZNS, der Retina und Herzfunktion.
- Gehirn: Neurotransmitter (Modulation der neuronalen Erregungsleitung und Signalübertragung).
- Zellen: Zellmembranstabilsierung, Aufrechterhaltung der zellulären Calciumhomöostase, Osmoregulation.
- Myokard: Positiv inotrop, antiarrhythmische Wirkung, Schutz der Kardiozyten vor Calcium-Überladung, oxidativ und reperfusionsbedingten Schäden (→ Respiratory burst).
- Retina (→ Photorezeptoren): Regulierung des osmotischen Drucks, Stabilisierung der Zellmembran, Schutz vor oxidativen Schäden (z. B. Lipidperoxidation).
- Kohlenhydratstoffwechsel: Glykolyse, Gluconeogenese.
- Magnesium-Haushalt: Zelluläre Magnesium-ATP-Fixierung.

Möglicher Mangel/erhöhter Bedarf: Arzneimittel: Strahlentherapie, Zytostatika. **Erhöhter Bedarf:** Frühgeborene, Kleinkinder, Schwangerschaft. **Erkrankungen:** Augenerkrankungen (z. B. AMD, Retinitis pigmentosa), Operation der Galle, Herz-Kreislauf-Erkrankungen (z. B. Kardiomyopathie), Krebs, Mukoviszidose, Lebererkrankungen, Lungenentzündung, Niereninsuffizienz (Urämie), Infektionen, Katabolie, Krebs, Sepsis, schwere Trauma. **Ernährung:** langfristige vegane Ernährung, Mangel an Cofaktoren (Vitamin B_6, Cystein, Methionin), totale parenterale Ernährung. **Umweltgifte:** Belastung mit Tetrachlorkohlenstoff.

Mögliche Mangelsymptome: Augen: retinale Degeneration. **Entwicklung:** Wachstumsretardierung (z. B. Neugeborene). **Galle/Leber:** Störungen der Gallensäurekonjugation und des Leberstoffwechsels. **Herz-Kreislauf-System:** Kardiomyopathien, erhöhtes Risiko für Reperfusionsschäden nach Ischämie. **Immunsystem:** Immunschwäche. **Lunge:** interstitielle Fibrose, Lungenentzündung, Lungenödem. **Muskulatur:** Abfall der intramuskulären Taurinkonzentrationen. **Nervensystem:** neurologische und zerebrale Dysfunktion.

Einnahme: Tagesdosierung über den Tag verteilt, zwischen den Mahlzeiten.

Nebenwirkungen und Toxizität: In seltenen Fällen können gastrointestinale Störungen (z. B. Durchfall) und Schläfrigkeit auftreten. Unter der Einnahme von 1500 mg Taurin täglich wurden bei Patienten mit Epilepsie Kopfschmerzen, Gehstörungen und Übelkeit beobachtet.

Tab. 6.14 Indikationen und Dosierungsempfehlungen für Taurin

Indikation	Empfohlene Dosierung	Applikation
Allgemeine Prävention, MT	200–500 mg/d (auch als Magnesiumtaurat)	p. o.
Unterstützung der Aufrechterhaltung der Abstinenz bei Alkoholabhängigen	3000 mg/d (z. B. 3 × 1000 mg – nur in Verbindung mit psycho- und soziotherapeutischen Maßnahmen)	p. o.
Augenerkrankungen (z. B. Makuladegeneration, Retinitis pigmentosa)	500–4000 mg/d (+ Zink und anderen Antioxidanzien wie Lutein)	p. o.
Diabetes mellitus	500–4000 mg/d (z. B. als Magnesiumtaurat)	p. o.
Herz-Kreislauf-Erkrankungen (z. B. Herzinsuffizienz, Hypertonie, KHK)	500–4000 mg/d, z. B. 3 × 1000 mg (bei Bypass-OP: präoperative Infusionen mit Taurin)	p. o., i. v.
Mitochondriopathien	1000–4000 mg/d	p. o.
Mukoviszidose	30 mg/kg KG/d	p. o.
Niereninsuffizienz (Urämie)	1000–4000 mg/d	p. o., i. v.
Parenterale Ernährung kataboler Patienten	1000–4000 mg/d	i. v.
Sport: Breitensport, ambitionierter	1000–3000 mg/d, 500–1000 mg nach dem Training (Ausdauersportarten: Unter Belastung 500 mg alle 2 h)	p. o.
Sport: Leistungssport (z. B. Triathlon)	1000–5000 mg/d, 1000–2000 mg nach dem Training (Ausdauersportarten: Unter Belastung 500–1000 mg alle 2 h)	p. o.
Weitere Anwendungsgebiete (p. o., i. v.): Morbus Alzheimer, Gallensteine, (z. B. postoperative Cholestase), Immunonutrition (Krebs, AIDS), Lebererkrankungen, Lungenentzündung, Migräne, Nierenversagen, Pädiatrie, TPN.		

L-Tryptophan und 5-Hydroxytryptophan

L-Tryptophan: L-Tryptophan (LT) ist eine essenzielle, aromatische, langkettige Aminosäure. Neben der Proteinsynthese spielt LT als Präkursor des Neurotransmitters Serotonin und des Epiphysenhormons Melatonin eine wichtige Rolle im Zentralnervensystem vor allem bei der Regulation der Stimmungslage, des Schlaf-Wach-Rhythmus, der Appetitkontrolle, Stresstoleranz und Schmerzwahrnehmung.

Funktionen

- Vorstufe von Serotonin (5-Hydroxytryptamin): LT → 5-Hydroxytryptophan (5-HTP) → Serotonin (Zentralnervöse Serotonin-Synthese ist abhängig von der Verfügbarkeit des Präkursors LT bzw. 5-HTP).
- Serotonin: **ZNS:** Stimmungslage, Steuerung von Affektivität, Schlaf-Wach-Rhythmus, Nahrungsaufnahme (z. B. Zunahme des Sättigungsgefühls) und Schmerzwahrnehmung **Epiphyse:** Umwandlung von Serotonin in Melatonin **Magen-Darm-Trakt:** Neurotransmitter des enteritischen Nervensystems (ENS), parakrines Signalmolekül in der Magen-Darm-Mukosa (→ Motilität, Schmerzempfinden).
- Proteinbiosynthese: Synthesebaustein von Proteinen.
- Bildung von Niacin (60 mg LT = 1 mg Niacin) und Tryptamin.
- Biosynthese der Coenzyme NAD^+/NADH, $NADP^+$/NADPH (Redoxreaktionen, Atmungskette).
- Neugeborene: Hirnreifung, Ausbildung der Rhythmik von Wachen und Schlafen.

Hinweis

Das Enzym Tryptophan-Hydroxylase katalysiert den Geschwindigkeitsbestimmenden Schritt der Umwandlung von LT in 5-HTP. Die Aktivität der Tryptophan-Hydroxylase wird durch Insulinresistenz, Stress, Magnesium und Vitamin-B_6-Mangel beeinträchtigt (> Abb .6.4).

Serotonin-Status: Serotonin-Serumspiegel (Referenzbereich, HPLC): 100–400 ng/ml im Serum (Patienten mit Depressionen weisen häufig Serotoninspiegel von etwa 75 ng/ml und weniger auf). Weitere: Serotonin (Urin/24 h) 5-HIES (Urin/24 h), Kynureninsäure, Xanthurensäure, Chinolinsäure (NMDA-Agonist), Kynureninsäure/Tryptophan-Ratio.

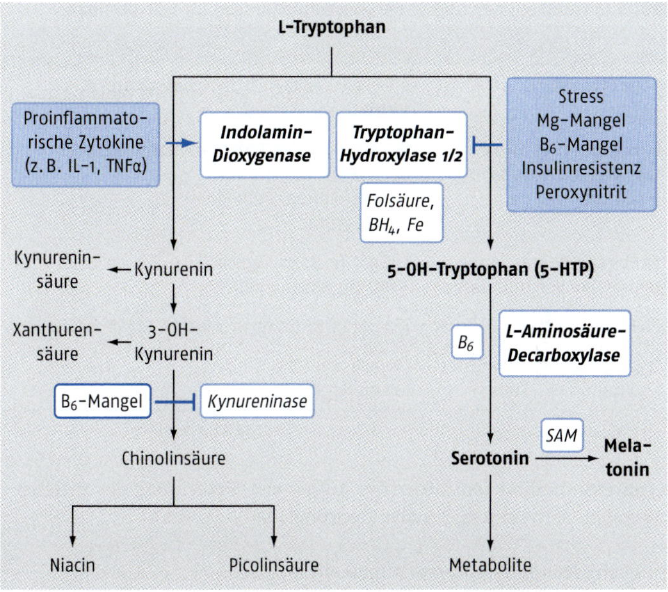

Abb. 6.4 Stoffwechsel von L-Tryptophan und 5-Hydroxytryptophan

Empfohlene Zufuhr: Gesunde Erwachsene etwa 3 mg/kg KG, Kleinkinder 19 mg/kg KG pro Tag.

Möglicher Mangel/erhöhter Bedarf: Erhöhter Bedarf: Kleinkinder, Wachstum, Stress (→ hohe Cortisol-Spiegel steigern Katabolismus zu Kynurenin), orale Kontrazeptiva. **Erkrankungen:** ADHS, Bulimia nervosa, entzündliche Prozesse, Fructoseintoleranz, akutes Nierenversagen (verminderte Albuminbindung, erhöhter LT-Umsatz und -Abbau), PMS, Schlafkrankheit. **Ernährung:** Mangel-/Fehlernährung, proteinreiche Mahlzeiten (→ Beeinträchtigung der zerebralen Verfügbarkeit durch Tyrosin, Phenylalanin und VKAS), Vitamin-B_6-Mangel. **Stoffwechsel:** Induktion des Leberenzyms Tryptophan-Pyrrolase (gesteigerte Synthese von

Tab. 6.15 Indikationen und Dosierungsempfehlungen für L-Tryptophan

Indikation	Empfohlene Dosierung	Applikation
Appetitzügelung	0,5–1 g/d, 2x täglich zwischen den Mahlzeiten	p. o.
Einschlaf- und Schlafstörungen, chronische Insomnie	1–4 g/d + Magnesium und Vitamin B_6. (30–45 min vor dem Schlafengehen, individuell auftitrieren)	p. o.
Endogene Depressionen, depressive Verstimmungen	1–5 g/d (z. B. 3x täglich 0,5 g + 100 mg Niacinamid)	p. o.
PMS	1–3 g/d (z. B. 3x täglich 0,5 g)	p. o.
Tryptophan-Belastungstest (→ Vitamin-B_6-Status)	Erwachsene: 5 g, Kinder: 100 mg/kg KG	p. o.

Kynurenin hemmt zentralnervöse Aufnahme), Verarmung der Speichervesikel an Serotonin (z. B. nach Reserpingabe).

Mögliche Mangelsymptome: Allgemein: Kopfschmerzen, Konzentrationsstörungen, geringe Stresstoleranz. **Erkrankungen:** Pellagra (Vitamin-B_3-Mangelkrankheit: Dermatitis, Diarrhö und Demenz). **Essverhalten:** Vermindertes Sättigungsgefühl, Vorlieben für Süßigkeiten (Serotonin wirkt appetitsuppressiv), Kohlenhydratheißhunger. **Magen-Darm-Trakt:** Obstipation. **Psyche:** psychische Störungen (z. B. Ängste, Aggressivität, endogene Depressionen, depressive Verstimmung). **Schlaf-/Wachrhythmus:** Ein-, Durchschlafstörungen, mangelnde Erholung. **Serotonin-Defizit-Syndrom (funktioneller Serotoninmangel):** Störungen der Essregulation, Muskulatur (z. B. Fibromyalgien), Psyche, Schlafarchitektur, Blutgerinnung, Gefäßreagilibität, GIT. **Stoffwechsel:** Mangel an Melatonin, Proteinkatabolismus. **Labor:** Serotonin ↓, Kynurenin ↑, Xanthurensäure ↑.

Einnahme: Zwischen den Mahlzeiten, bei Schlafstörungen 30–45 min vor dem Schlafengehen. Einhaltung regelmäßiger Einnahmepausen (z. B. alle 3–5 Wochen) bei langfristiger Anwendung.

Die Aminosäuren Isoleucin, Leucin, Valin, Methionin Phenylalanin, Tyrosin und Histidin konkurrieren mit L-Tryptophan (LT) um den Transport durch die Blut-Hirn-Schranke. Insulin steigert die Aufnahme dieser Aminosäuren in die quergestreifte Muskulatur. Eine kohlenhydratreiche Diät steigert über die konsekutive Insulinsekretion die Konzentration von LT im Gehirn, während eine proteinreiche Diät die zentralnervöse Verfügbarkeit reduziert.

Kontraindikationen: Schwere Leberinsuffizienz, hepatische Enzephalopathie (erhöhte Synthese potenziell neurotoxischer Substanzen wie Tyramin), Niereninsuffizienz, Karzinoidsyndrom (Schwangerschaft/Stillzeit: strenge Indikationsstellung), Störungen des Aminosäurestoffwechsels.

Nebenwirkungen und Toxizität: Schwindel, Kopfschmerzen, Lichtempfindlichkeit und Sedation können auftreten. Bei Hypertonikern sind blutdrucksenkende Wirkungen beobachtet worden. Hinweis für Verkehrsteilnehmer: Diese Aminosäure kann auch bei bestimmungsgemäßem Gebrauch das Reaktionsvermögen so weit verändern, dass die Fähigkeit zur aktiven Teilnahme am Straßenverkehr oder zum Bedienen von Maschinen beeinträchtigt wird. Dies gilt in verstärktem Maße im Zusammenwirken mit Alkohol.

Spezielle Interaktionen

Antiepileptika: Die Wirkung von L-Tryptophan kann durch Carbamazepin verstärkt und durch Phenytoin abgeschwächt werden. **Digitoxin:** Die Wirkungen von Arzneimitteln mit höherer Bindung an Plasmaproteine (z. B. Digitoxin) können verstärkt werden. **Kontrazeptiva, orale:** Bei Frauen finden sich unter der Therapie mit oralen Kontrazeptiva erhöhte Xanthurensäurespiegel. Eine mögliche Ursache könnte die Induktion der Tryptophan-2,3-Dioxygenase durch Estrogene sein. Zusätzlich ist unter oralen Kontrazeptiva auch die aromatische L-Aminosäure-Decarboxylase unzureichend mit ihrem Coenzym Vitamin B_6 gesättigt, was generell die Serotoninsynthese beeinträchtigt. **Lithium, trizyklische Antidepressiva:** Die Wirkung trizyklischer Antidepressiva und Lithium-Salze wird durch LT verstärkt. **Neuroleptika (Phenothiazinen):** Bei gleichzeitiger oder vorausgegangener Behandlung mit Neuroleptika (Phenothiazinen) oder Benzodiazepinen können gelegentlich reversible Dyskinesien, Parkinson-

Tab. 6.16 Indikationen und Dosierungsempfehlungen für 5-Hydroxytryptophan

Anwendungsgebiete	Empfohlene Dosierung	Applikation
Aufmerksamkeits-Defizit-Hyperaktivitäs-Syndrom (ADHS)	50–300 mg/d (z. B. 2 × 50 mg 5-HTP, + Zink, Omega-3-Fettsäuren und Magnesium)	p. o.
Appetitzügelung	50–100 mg 5-HTP/d, 2x täglich zwischen den Mahlzeiten	p. o.
Burnout-Syndrom	100–400 mg/d (z. B. 3 × 50 mg 5-HTP) auch SAM	p. o.
Einschlaf- und Schlafstörungen, chronische Insomnie	100–400 mg 5-HTP/d (30–60 min vor dem Schlafengehen)	p. o.
Depressionen, depressive Verstimmungen	3 × 50–200 mg 5-HTP/d (z. B. 3 × 100 mg) zwischen den Mahlzeiten	p. o.
Fibromyalgie, Fatigue-Syndrom	100–400 mg/d (z. B. 3 × 50 mg 5-HTP)	p. o.

ähnliche Symptome und gesteigerte Libido auftreten. **Opioide:** LT verringert die Toleranzentwicklung bei Opioiden. **Psychopharmaka:** Bei gleichzeitiger Anwendung von Monoaminooxidase-Hemmern und Serotonin-Wiederaufnahmehemmern (z. B. Fluoxetin, Fluvoxamin, Paroxetin auch Dexfenfluramin), kann ein Serotonin-Syndrom mit Symptomen wie Verwirrtheit, Hypomanie, Hyperthermie, Myoklonie, Hyperreflexie, Tremor, Diarrhö und Blutdruckanstieg, in schweren Fällen mit Blutdruckabfall, Koma und Schock auftreten. Diese Interaktionen können auch für andere Hemmstoffe der Monoaminooxidase wie Selegilin, Procarbazin oder Furazolidon nicht ausgeschlossen werden. **Präparateauswahl:** Ardeydorm®, Rp. Ardeytropin®, Tbl. (500 mg L-Tryptophan/Tbl.), Kalma®, L-Tryptophan-ratiopharm® (500 mg L-Tryptophan/FTA).

5-Hydroxytryptophan (5-HTP): 5-Hydroxytryptophan wird als direkte Vorstufe von Serotonin im Stoffwechsel nahezu vollständig in Serotonin überführt, während nur ca. 3 % des aufgenommenen L-Tryptophans in Serotonin umgewandelt werden (>Abb. 8.4). Daher beträgt die therapeutische Dosierung von 5-HTP etwa 1/10 des LT (z. B. 100 mg 5-HTP versus 1000 mg LT oral). Die initiale Dosis liegt bei etwa 3 × 50 mg 5-HTP/d und kann in 100 mg Schritten gesteigert werden. Selten werden Dosierungen von mehr als 400–600 mg 5-HTP/d benötigt. Kontraindikationen, Nebenwirkungen, Interaktionen und Toxizität entsprechen denen von L-Tryptophan.

Verzweigtkettige Aminosäuren

Die Muskulatur ist mit Abstand der wichtigste Ort für die Speicherung und Metabolisierung der verzweigtkettigen Aminosäuren (VKAS) Isoleucin, Leucin und Valin (engl. branched chain amino acids). Insulin fördert die Aufnahme der verzweigtkettigen Aminosäuren in die quergestreifte Muskulatur und damit die Muskelproteinsynthese (anaboler Effekt). Verzweigtkettige Aminosäuren spielen aufgrund ihrer antikatabolen und anabolen Eigenschaften eine zentrale Rolle im Muskel- und Proteinstoffwechsel. Im arbeitenden Muskel dienen diese Aminosäuren der Energiegewinnung.

Funktionen

- Muskulatur: Energiegewinnung (vor allem Leucin, Valin), Proteinbiosynthese (vor allem Isoleucin), Reduktion des Aminosäure-Katabolismus.
- Verbesserung der Stickstoffbilanz.
- Ammoniak-Entgiftung (z. B. bei Leberdysfunktion) im Gehirn (vor allem Leucin und Valin).
- Leberfunktion und -protektion.
- Stimulierung der Gluconeogenese (Neubildung von Glucose bei Kohlenhydratmangel) und Insulinsekretion (Insulin fördert muskuläre Aminosäureaufnahme).
- Aktivierung des Alanin-Glucose-Zyklus (Abgabe von Alanin aus Muskelzellen ins Blut und Verwertung zur Gluconeogenese in der Leber).
- Inhibierung der Aufnahme aromatischer Aminosäuren (z. B. Tryptophan) über die Blut-Hirn-Schranke und Förderung der Ammoniak-Entgiftung im Gehirn.
- Stabilisierung der dreidimensionalen Struktur wasserlöslicher Proteine über Van-der-Waals-Kräfte (Isoleucin, Leucin).

Tab. 6.17 Indikationen und Dosierungsempfehlungen für verzweigtkettige Aminosäuren

Indikation	Empfohlene Dosierung	Applikation
Hirnfunktionsstörungen bei chronischen Lebererkrankungen (latente/manifeste hepatische Enzephalopathie), Therapie und Prävention	0,3 g VKAS pro kg KG/d (bei 70 kg KG: etwa 21 g), + Ornithinaspartat (3 × 3–6 g).	p. o.
Sport (z. B. Ausdauer- und Kraftsport)	4–10 g/d jeweils vor und nach dem Training, auch in Form eines Molkeproteinisolates	p. o.
Weitere Anwendungsgebiete (p. o., i. v.): Operationen, Traumata, Hepatisches Koma, Sepsis, Lebertransplantationen (parenterale Applikation), Hyperkapnie, Frühgeburten, Phenylketonurie.		

Empfohlene Zufuhr: Isoleucin (gesunde Erw. 10 mg/kg KG, Kleinkinder 111 mg/kg KG); Leucin (gesunde Erw. 13 mg/kg/KG, Kleinkinder 153 mg/kg KG); Valin (gesunde Erw. 14 mg/kg/KG, Kleinkinder 95 mg/kg KG).

Möglicher Mangel/erhöhter Bedarf: Erhöhter Bedarf: Frühgeborene, Hungerzustände, physischer Stress, Leistungssport. **Erkrankungen:** Hyperkapnie, Leberdysfunktion (Leberzirrhose mit hepatischer Enzephalopathie, hepatisches Koma), Phenylketonurie, Polytrauma, Sepsis. **Ernährung:** Reduktionsdiäten, Malnutrition, Mangel an Vitamin B_6.

Mögliche Mangelsymptome: Allgemein: Abgeschlagenheit, Muskelschwäche. **Blut:** beeinträchtigte NH_3-Entgiftung (→ Hyperammonämie). **Muskulatur:** Verlust an Muskelmasse, schlechte Regeneration. **Stoffwechsel:** Aminosäurenimbalancen (→ Abnahme des VKAS/AAS-Quotienten), Kachexie, Proteinkatabolismus, (negative Stickstoffbilanz). **Gehirn:** zerebrale Funktionsstörungen (Störungen der Neurotransmission).

Einnahme: Bei Lebererkrankungen mit Flüssigkeit zu den Mahlzeiten. Generell sollte auf eine hohe Flüssigkeitsaufnahme geachtet werden.

VKAS im Sport: Die verzweigtkettigen Aminosäuren Leucin, Isoleucin und Valin werden bei lang andauernder Belastung in Glucose umgewandelt und stabilisieren auf diesem Weg den Energie- und Zuckerstoffhaushalt des Sportlers. Im Rahmen der Zuckerneubildung (Gluconeogenese) in der Leber liefern Valin, Leucin und Isoleucin das Stickstoffgerüst für die Pyruvatbildung. Neben Alanin und Glutamin tragen die glucogenen VKAS im Zustand des Glykogenmangels wesentlich zur Glucoseproduktion in der Leber bei und helfen für eine bestimmte Zeit den Blutzuckerspiegel zu sichern. Sie leifern in Extremsituationen bei ihrem Abbau bis zu 10% der Energie. Aus 1 g Aminosäure entstehen dabei im Stoffwechsel etwa 0,6 g Glucose. Bevorzugt muskelaufbauend wirken VKAS in einem ausgewogenen Verhältnis (60% Leucin, 20% Valin, 20%Isoleucin). In verschiedenen Studien an Sportlern zeigte die Aufnahme von 4 bis 16 g BCAA beim Marathonlauf und 40 km Zeitfahren einen leistungssteigernden Effekt. Zusätzlich wurde nachgewiesen, dass die Aufnahme von verzweigtkettigen Aminosäuren bereits während der Langzeitbelastung oder des Höhentrainings zu einer Leistungsverbesserung führt.

Kontraindikationen: Eingeschränkte Nierenfunktion, Ahornsirupkrankheit (gestörter VKAS-Abbau).

Spezielle Interaktionen

L-Glutamin: Untersuchungen an Sportlern haben gezeigt, dass z. B. nach einem Kurztriathlon (2 h Belastung) die Glutaminblutspiegel um durchschnittlich 23%, von 592 auf 495 µmol/l abfallen. Durch die Aufnahme von täglich 6 g VKAS über 30 Tage und unmittelbar vor dem Wettkampf konnte der Abfall des Glutamins verhindert werden und die immunologische Stabilität der Athleten deutlich gestärkt werden. **L-Tryptophan:** VKAS verringern die zerebrale L-Tryptophanaufnahme (Konkurrenz um den Transport durch die Blut-Hirn-Schranke). **Präparateauswahl:** Aminologes, Falkamin® Pellets (Leucin/Isoleucin/Valin 3,62/1,45/1,94 g = 7,01 g VKAS/Beutel) 30 Btl.; Falkamin® Pulver (je 1,1 g Leucin/Isoleucin/Valin = 3,3 g VKAS + AS, Fette, Mineralstoffe und Vitamine).

7 Infusionstherapie mit Mikronährstoffen

Die parenterale Applikation von Mikronährstoffen ist eine geeignete Methode mit der man effektiv, schnell und umkompliziert den Mikronährstoffhaushalt eines Patienten mit Vitaminen und Mineralstoffen versorgt.

Vorteile der parenteralen Applikation von Mikronährstoffen

- Höhere Bioverfügbarkeit gegenüber der oralen Supplementierung (z. B. Magnesium, Thiamin, Vitamin C).
- Raschere und unkomplizierte Kompensation von geleerten Mikronährstoffspeichern und zellulären Defiziten (z. B. intramuskuläre Applikation von Vitamin B_{12}, S. 98), Aufbau von Gewebespeichern.
- Neben der normalen physiologischen Wirkung können durch die hohen Blutspiegel bei parenteraler Applikation weitere pharmakologische Wirkungen eines Mikronährstoffs erzielt werden (z. B. Vitamin C-Hochdosisinfusionstherapie, S. 118).
- Infusionen mit Mikronährstoffen (z. B. Magnesium, L-Carnitin) verbessern den mitochondrialen Energiestoffwechsel durch Optimierung der ATP:ADP-Ratio.
- Kontrollierte Applikation und bessere Compliance.
- Patientenbindung.

7.1 Kombinationsinfusionen mit Vitamin C

Die orale Resorptionsquote von Vitamin C sinkt insgesamt mit steigender Einzeldosis, da die Dünndarmzellen in Gegenwart hoher Vitamin C-Konzentrationen die Expression des Vitamin-C-Rezeptors reduzieren. Bei einer oralen Dosis von 180 mg werden etwa 80–90 % des Vitamin C resorbiert, bei einer Dosis von 200 mg bei intaktem GIT etwa 90–100 %, bei einer Dosis von 1000 mg etwa 65–75 % und bei 12 000 mg nur noch 16 %. Der nicht resorbierte Anteil wird von der Dickdarmflora teilweise zu organischen Säuren und CO_2 abgebaut. Die renale Vitamin C-Exkretion steigt, wenn der Gesamtkörperpool 1500 mg bzw. die Vitamin C-Plasmaspiegel die Rückresorptionskapazität der Niere wesentlich überschreitet. Die Nierenschwelle liegt bei >1 mg/dl, d. h. eine renale Ausscheidung

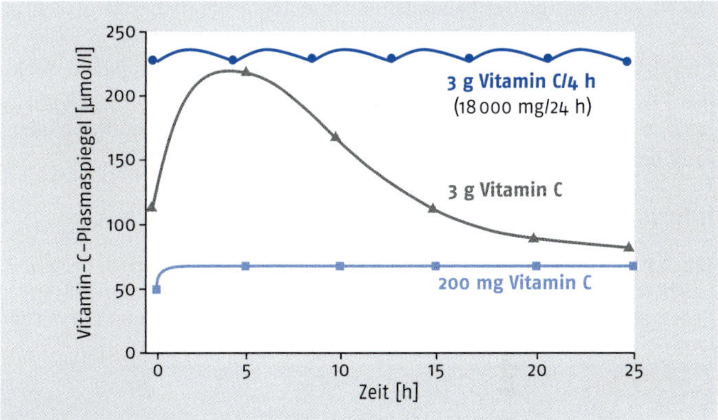

Abb. 7.1 Vitamin-C-Plasmaspiegel bei gesunden Personen nach oraler Applikation von Vitamin C

erfolgt erst bei Plasmakonzentrationen zwischen 1,2 und 1,8 mg/dl (etwa 75 und 100 µmol/l). Unterhalb dieser Konzentration wird Vitamin C aktiv im proximalen Tubulus Na+-abhängig rückresorbiert.

Aufgrund der degressiven Resorption und der metabolischen Kontrolle in der Gewebeverteilung sind die erzielbaren Vitamin C-Spiegel bei oraler Supplementierung folglich limitiert. Pharmakokinetische Untersuchungen zur oralen und parenteralen Vitamin C-Applikation belegen, dass selbst bei der Einnahme extrem hoher oraler Dosierungen (z. B. 18 g Vitamin C/Tag, p. o.) die Vitamin C-Peakplasmaspiegel nur ein Maximum von etwa 220 bis 230 µmol/l erreichen (> Abb. 7.1). Demgegenüber wird bei der intravenösen Applikation von 10 g Vitamin C ein Peakwert im Plasma um 5500 µmol/l und bei der Applikation von 50 g Vitamin C (i. v.) ein Peakwert von etwa 13 500 µmol/l erreicht. Dadurch können additive immunmodulierende und pharmakologische Effekte erreicht werden, die bei oraler Supplementierung nicht auftreten.

Vor einer Vitamin C-Hochdosisinfusionstherapie (siehe S. 114) sollte labordiagnostisch ein Glucose-6-Phosphat-Dehydrogenase-Mangel ausgeschlossen werden (→ Gefahr der Hämolyse unter Vitamin-C-Infusionen).

Die Nierenfunktion der behandelten Patienten sollte nicht beeinträchtigt sein.
Im Folgenden werden einige Beispielinfusionen (z. B. bei grippalem Infekt) mit Vitamin C und typische Indikationen vorgestellt. Vitamin C kann auch mit anderen Mikronährstoffen wie Magnesium, L-Glutathion oder Zink bei der Herstellung von Infusionen gemischt werden.

Infusionsschema 1

Tab. 7.1 Infusionstherapie 1: Stabilisierung des Immunsystems (z. B. bei grippalem Infekt, Asthma bronchiale, Borreliose, Herpes Zoster, Pfeiffer-Drüsenfieber, allergischer Rhinitis). Häufigkeit: 1–3x pro Woche, Zeitraum: 1–2 Wochen lang

Mikronährstoff	Konzentration (7,5 g Vitamin C)	Lösung	Konzentration (15 g Vitamin C)	Lösung
1.Vitamin C	7,5 g	100 ml 0,9 % NaCl	15 g	200 ml 0,9 % NaCl
2. Magnesium	1000 mg $MgSO_4$: 201,9 mg Mg = 8,3 mmol	2. der Lösung 1. hinzufügen	2000 mg $MgSO_4$: 403,8 mg Mg = 16,6 mmol	2. der Lösung 1. zu hinzufügen
Infusionslösung				
Vitamin C, Magnesium	7,5 g Vitamin C, 200 mg Magnesium	in 100 ml 0,9 % NaCl	15 g Vitamin C, 400 mg Magnesium	in 200 ml 0,9 % NaCl
Infusionsgeschwindigkeit		0,3–0,5 g Vitamin C/min	0,3–0,5 g Vitamin C/min	
Infusionsdauer (min)		15–20 min	30–45 min	

Infusionsschema 2

Tab. 7.2 Infusionstherapie 2: Mischinfusion (z. B. bei diabetischer Stoffwechsellage). Häufigkeit: 1–2x pro Monat

Mikronährstoff	Konzentration	Lösung
1. Vitamin C	5–15 g	200 ml 0,9 % NaCl
2. Vitamin B_1 und B_6	100 mg + 50 mg	Zu 1. hinzufügen
3. Vitamin B_{12}	1000 µg	Zu 1. + 2. hinzufügen
4. Magnesium	1000 mg $MgSO_4$: 201,9 mg Mg = 8,3 mmol	Zu 1.–3. hinzufügen
5. Zink	10 mg	Zu 1.–4. hinzufügen
Infusionslösung		
Vitamin C, Magnesium, B_1, B_6, B_{12}, Mg, Zn		In 200 ml 0,9 % NaCl, Infusionsgeschwindigkeit:
Infusionsgeschwindigkeit		0,3–0,5 g Vitamin C/min
Infusionsdauer (min)		Langsam i. v. über 20–30 min

Infusionsschema 3

Infusionsschema 3 ist eine kombinierte parenterale Applikation (i. m., i. v.) von angio- und neuroprotektiven Mikronährstoffen bei diabetischer Neuropathie. Entsprechende Infusionen mit neuroprotektiven Mikronährstoffen eignen sich – in modifizierter Form – auch für die indikationsgerechte adjuvante Therapie bestimmter Krankheitsbilder, so etwa der diabetischen Neuropathie. Auch hier werden initial Folsäure und Vitamin B_{12} intramuskulär gegeben. Dem schließen sich Infusionen mit Vitamin C, der Vitamine B_1, B_6 und B_{12} sowie mit Magnesium und – besonders wichtig für den Diabetiker – Zink an. Unverzichtbar sind hier zusätzliche α-Liponsäure Gaben mit 600 mg, deren multiple positive Effekte sich nicht zuletzt auch auf das diabetische Nervenleiden erstrecken. Zusätzlich ist begleitend eine orale Supplementierung von 300–600 mg Benfotiamin/d sowie 2 × 600 mg α-Liponsäure/d empfehlenswert.

Tab. 7.3 Intramuskuläres Depot mit: Folsäure und Vitamin B_{12}, Häufigkeit: 1x alle 3–6 Monate

Mikronährstoff	Konzentration	Applikation
1. Folsäure	1–15 mg (+ 100 µg Vitamin B_{12})	i. m.
2. Vitamin B_{12}	1000 µg (z. B. Hydroxocobalamin)	i. m.

Tab. 7.4 Mischinfusion, Häufigkeit: 1–2x pro Woche, Zeitraum 2 Wochen lang

Mikronährstoff	Konzentration	Lösung
1. Vitamin C	15 g	200 ml 0,9 % NaCl
2. Vitamin B_1 und B6	100 mg + 50 mg	Zu 1. hinzufügen
3. Vitamin B_{12}	1000 µg	Zu 1. + 2. hinzufügen
4. Magnesium	1000 mg $MgSO_4$: 201,9 mg Mg = 8,3 mmol	Zu 1.–3. hinzufügen
5. Zink	20 mg	Zu 1.–4. hinzufügen
Infusionslösung		
Vitamin C, Magnesium, B_1, B_6, B_{12}, Mg, Zn		In 200 ml 0,9 % NaCl
Infusionsgeschwindigkeit		0,3–0,5 g Vitamin C/min
Infusionsdauer (min)		Langsam i. v. über 30–45 min

Tab. 7.5 Infusion mit α-Liponsäure, Häufigkeit: 2–4x pro Woche, Zeitraum 2–3 Wochen lang

Mikronährstoff	Lösung
α-Liponsäure	600 mg in 100 ml 0,9 % NaCl
Infusionsgeschwindigkeit	Etwa 50 mg α-Liponsäure/min
Infusionsdauer (min)	Langsam i. v. über 30 min

7.2 Infusionen mit L-Carnitin

L-Carnitin ist eine körpereigene quartäre Ammoniumverbindung, die in der Leber und den Nieren aus den essenziellen Aminosäuren L-Lysin und L-Methionin (→ S-Adenosyl-Methionin) gebildet wird. Für die endogene Synthese ist der menschliche Organismus auf eine adäquate Verfügbarkeit der Cofaktoren Eisen, Vitamin C, Pyridoxin (P-5-P) und Niacin angewiesen. Die Skelettmuskulatur dient hauptsächlich als Speicherkompartiment, während die Syntheseleistung im Cytosol und der Mitochondrienmatrix von Leber- und Nierenzellen stattfindet.
Eine **Carnitin-Insuffizienz** wird bei zahlreichen chronischen Erkrankungen beschrieben, vor allem bei Tumorerkrankungen. Studien zufolge weisen bis zu 80% der Patienten mit fortgeschrittenen Krebserkrankungen einen generellen L-Carnitin-Mangel auf, der vom Organismus nicht ausgeglichen werden kann. Wahrscheinlich besteht ein Zusammenhang mit Symptomen wie Fatigue, Malnutrition und Depression. Zu den bisher bekannten Gründe für einen Mangel an L-Carnitin bei Krebskranken zählen: Nutritiver Mangel (z. B. Mangel an L-Methionin, Eisen), Interaktion von Zytostatika (z. B. Anthracyclinen) mit dem Carnitintransporter OCTN2 und Carnitin-abhängigen Enzymen (z. B. Carnitin-Palmitoyl-Transferase I), gesteigerte cisplatininduzierte renale Exkretion, ifosfamidinduzierte Bildung von Carnitin-Estern mit erhöhter renalen Exkretion. L-Carnitin stabilisiert die Membranen der Erythroyzten, Immunzellen und Zellorganellen (z. B. Mitochondrien). Darüber hinaus wurde in einer jüngeren Publikation ein proapoptotischer Effekt auf Tumorzellen beschrieben, der auf einer Steigerung der β-Oxidation in der Tumorzelle zu beruhen scheint. Dadurch entsteht eine für die Tumorzelle relativ hohe Exposition mit Sauerstoffradikalen, die zur Apoptose führen kann. Ähnliche proapoptotische Effekte sind für weitere „Mitochondrials" wie α-Liponsäure beschrieben.
Die orale Bioverfügbarkeit von L-Carnitin liegt etwa zwischen 15 und 20%. Bei hoher oraler Supplementierung (z. B. 2000 mg/d, p. o.) können zudem gastrointestinale Nebenwirkungen (z. B. Durchfall) auftreten. Die intravenöse Applikation von L-Carnitin kann diese Resorptionsprobleme umgehen.

Tab. 7.6 Infusion mit L-Carnitin (z. B. bei Tumoranämie, Fatigue-Syndrom, Prämedikation bei Anthrazyklinen, Trastuzumab, Cisplatin und Ifosfamid)

Mikronährstoff	Konzentration 1 g	Lösung	Konzentration 2 g	Lösung
L-Carnitin	1000 mg	100 ml 0,9 % NaCl	2000 mg	200 ml 0,9 % NaCl
Infusionsgeschwindigkeit		Etwa 100 mg/min		Etwa 100 mg/min
Infusionsdauer (min)		Langsam i.v. über 10–15 min		Langsam i.v. über 20–30 min

7.3 Kombinationsinfusionen mit L-Glutathion

Das Tripeptid L-Glutathion (L-γ-Glutamyl-Cystein-Glycin, GSH) ist quantitativ das bedeutenste intrazelluläre Thiol. Die endogene GSH-Biosynthese hängt maßgeblich von der Verfügbarkeit der nicht essenziellen Aminosäure L-Cystein ab. Eine mangelnde Verfügbarkeit an L-Cystein ist daher immer mit einer Glutathion-Insuffizienz assoziiert. L-Glutathion und die GSH-abhängigen Enzymsysteme (GSH-Peroxidase, -Tranferase, GSSG-Reduktase) sind essenziell für die Aufrechterhaltung des intrazellulären Redoxgleichgewichtes.
GSH schützt Organellen, Zellen, Lipide, Proteine und Nukleinsäuren vor der oxidativen Schädigung durch reaktive Sauerstoffverbindungen. Eine Abnahme der zellulären L-Glutathion-Konzentrationen hat negative Auswirkungen auf verschiedene Zellen des Immunsystems zur Folge. Insbesondere die zytotoxische T-Zellaktivität, die T-Zell-Proliferation, die Generation von CD-8 +-T-Zellblasten sowie die Lymphokin-aktivierten Killerzellen und NK-Zellen sind von einer L-Glutathion-Depletion betroffen. Aufgrund einer erhöhten oxidativen Belastung und proinflammatorischer Prozesse findet sich bei Tumorpatienten–vor allem bei Tumorkachexie und Fatigue–häufig eine Störung im endogenen L-Glutathion-Haushalt.
Da die orale Bioverfügbarkeit des Tripeptids gering ist, wird in der Regel bei der Supplementierung das Prodrug N-Acetylcystein (NAC) eingesetzt.

Tab. 7.7 Infusion mit L-Glutathion (z. B. Krebserkrankungen, Morbus Parkinson und Umweltgiftbelastung)

Mikronährstoff	Konzentration 600 mg	Lösung	Konzentration 1200 mg	Lösung
1. L-Glutathion	600 mg	100 ml 0,9 % NaCl	1200 mg	500 ml 0,9 % NaCl
2. Vitamin C	7,5 g	2. in 1. hinzufügen	30 g	2. der Lösung 1. zu hinzufügen
Infusionslösung				
L-Glutathion, Vitamin C	600 mg, 7,5 g Vitamin C	in 100 ml 0,9 % NaCl	1200 mg, 30 g Vitamin C	in 500 ml 0,9 % NaCl
Infusionsgeschwindigkeit		0,3–0,5 g Vitamin C/min		0,5 g Vitamin C/min
Infusionsdauer (min)		15–20 min		45–60 min

Die parenterale Applikation von GSH wird vor allem bei Krebserkrankungen, zur Entgiftung bei Umweltgiftbelastungen und bei neurodegenerativen Erkrankungen wie Morbus Parkinson eingesetzt.

Teil II

Mikronährstoffe in der Prävention und Therapie

2

8 Krankheitsprävention und Metabolic Tuning

Eine optimale Versorgung mit essenziellen Mikronährstoffen ist ein wichtiger Baustein effizienter präventiver und komplementärmedizinischer Therapiekonzepte. Die alleinige Substitution von Vitaminen und anderen Mikronährstoffen kann jedoch eine gesunde Lebensführung (vollwertige Ernährung, nicht Rauchen, regelmäßige körperliche Aktivität an der frischen Luft) nicht ersetzen!

8.1 Ernährung und präventiver Lebensstil

Allgemein: Ausgewogene und mikronährstoffreiche Vollwerternährung mit reichlich frischem Obst und Gemüse (5–9 Portionen am Tag), Vollkornprodukten, Kartoffeln, Nudeln, Reis, Hülsenfrüchten, Seefisch (≥ 2 x/ Woche) sowie magerer Milch und Milchprodukte, daneben auch im ausgewogenen Umfang Fleisch und Eier.

Lebensmittelauswahl: Frische unter ökologischen Aspekten hergestellte Lebensmittel, wenig Fertigprodukte (→ geringer Mikronährstoffgehalt). Regelmäßig vier bis sechs kleine Mahlzeiten über den Tag verteilt.

Fettaufnahme: Fettanteil an der Gesamtnahrungsenergie (En %) höchstens 25 bis 30 %: gesättigte FS (SAFA) < 10 En %; einfach ungesättigte FS (MUFA) < 10–15 % En %; mehrfach ungesättigte FS (PUFA) 7–10 En %). Pflanzliche Öle (z. B. Rapsöl, Olivenöl) bevorzugen; Transfettsäuren meiden!

Cholesterin: Cholesterinzufuhr mit der Nahrung am Tag unter 300 mg.

Proteine: Proteinanteil an der Gesamtnahrungsenergie (En %) um 15–20 En %. Auf gemischtes Nahrungsprotein sowohl aus tierischen (z. B. Fleisch, Seefisch, Eier) als auch pflanzlichen Proteinquellen (z. B. Gemüse, Vollkornbrot, Kartoffeln) achten. Empfehlenswert: (rotes) Fleisch (≤ 1 x/

Woche), 2–3 x pro Woche Seefisch (→ Omega-3-Fettsäuren, Iod, Vitamin D, Selen)

Kohlenhydrate: Kohlenhydratanteil an der Gesamtnahrungsenergie (En %) 40 bis 50 En %. Komplexe, ballaststoffreiche Kohlenhydrate (Ballaststoffe: > 30 g/d) mit niedrigem glykämischem Index (GI < 50) bevorzugen.

Kochsalzkonsum: Auf unter 6 g NaCl/Tag begrenzen. Iodiertes Speisesalz mit mindestens 0,02 mg Iod/g Salz (→ Iod) verwenden.

Nahrungsmittelintoleranzen (z. B. Nickel, Kuhmilch-, Sojaeiweiß) meiden.

Wasserzufuhr: 1,5–2 l/d, z. B. in Form von calcium- und magnesiumreiche Mineralwässern (calciumreich: ≥ 300 mg Calcium/l, magnesiumreich: ≥ 100 mg Magnesium/l)

Rauchen: Nicht Rauchen!

Alkohol: Alkoholkonsum reduzieren (≤ 1 Getränk/d, z. B. 1 Glas Rotwein)

Körpergewicht (Gewichtsnormalisierung): BMI (kg/m^2): Frauen: 19–24, Männer: 20–24,9; **Taillenumfang:** Frauen < 79 cm, Männer < 93 cm; **Taillen-Hüften-Verhältnis (Waist-Hip-Ratio, WHR):** Frauen: < 0,8, Männer: < 1,0.

Körperliche Aktivität: 3–5 x/Woche: Belastungs- und intensitätsgesteuertes Ausdauertraining (> 2.500 kcal/Woche) an der frischen Luft (Laufen, Schwimmen). Dauer: 45–60 min, Pulsfrequenz: 120–140/min bzw. 180 minus Lebensalter. 1–3 x /Woche: Gesundheitsorientiertes Krafttraining (z. B. Kieser-Training), Muskelaufbautraining. Fahrstühle und Rolltreppen meiden! Öfter mal das Fahrrad anstelle des Autos nehmen!

Metabolic Tuning: Stoffwechsel-Optimierung mit Mikronährstoffen. Alle in unserem Körper ablaufenden Stoffwechselprozesse gehorchen den Gesetzen der Biochemie. Ohne Enzyme, den sogenannten Biokatalysatoren, würden diese Reaktionen aber gar nicht erst in Gang kommen. Enzyme managen fast jede biochemische Reaktion und sind dadurch für die Aufrechterhaltung eines effizienten und geordneten Stoffwechsels verantwortlich. Die meisten Enzyme (Biokatalysatoren) können ihre Stoffwechselarbeit allerdings nur mit Hilfe von Mikronährstoffen (Enzymaktivatoren) erfüllen. Je besser unser Körper mit Vitaminen und Mineralstoffen versorgt ist, umso harmonischer und leistungsfähiger läuft deshalb der Stoffwechsel, oder anders gesagt: Da Mikronährstoffe als Enzymaktivatoren an Tausenden von Stoffwechselprozessen beteiligt sind, kann ein leichter Mikronährstoffmangel bereits die zelluläre Energieproduktion verringern und die Schlagkraft des Immunsystems schwächen. Unser Stoffwechsel läuft dann nur noch auf halber Kraft, denn Mikronährstoffe aktivieren, beschleunigen und regulieren jeden enzymatischen Arbeitsschritt in der gigantischen Chemiefabrik unseres Körpers. Bei einem Leistungssportler können derartige Stoffwechselschwächen über Sieg und Niederlage entscheiden!

Die Aufrechterhaltung und Funktion sämtlicher Stoffwechselprozesse in unserem Körper sowie der Aufbau und der Ersatz körpereigener Substanzen sind an eine gute Versorgung mit Vitaminen, Mineralstoffen und anderen Mikronährstoffen gebunden. Ein guter Mikronährstoff-Status bildet daher die Basis für die Prävention von chronisch-degenerativen Erkrankungen sowie für eine optimale physische und mentale Leistungsfähigkeit. Eine gezielte labordiagnostische validierte Optimierung des Stoffwechsels mit Mikronährstoffen wird als Metabolic Tuning (MT) bezeichnet.

Definition

Metabolic Tuning (MT) ist eine Optimierung des Stoffwechsels durch die gezielte und labordiagnostisch validierte Supplementierung von Mikronährstoffen. Gröber, U., 2007

Dosis-Wirkungs-Beziehungen spielen im Rahmen des Metabolic Tuning eine zentrale Rolle. Jeder einzelne Mikronährstoff übernimmt eine hoch spezialisierte Aufgabe im Stoffwechsel. Um den Mikronährstoffbedarf und die notwendige Dosierung für eine optimale Stoffwechselfunktion abzuschätzen eignen sich u. a. Methoden wie die Messung der Aktvität Mikronährstoff-abhängiger Enzyme (z. B. selenabhängige Glutathion-Peroxidase) oder die Messung von Surrogatparameter (z. B. Homocystein-plasmaspiegel). Das bedeutet allerdings auch, dass die Supplementierung von Mikronährstoffen häufig individuell, d. h. gezielt und nicht immer von der Stange erfolgen kann.

Laborparameter: Homocystein-Plasmaspiegel, Vitamin D_3 (→ Calcidiol), Selen (→ Vollblut), Omega-3-Index, Vitamin B_{12} (→ Holo-Transcobalamin), Säure-Basen-Haushalt.

Präparateauswahl: Metabolic Tuning®, B12 direct, Orthoexpert® Nutribasic, Ameu®, orthomol vital f/m, Supradyn.

Tab. 8.1 Dosierungsempfehlungen von Mikronährstoffen zur Krankheitsprävention und Stoffwechsel-Optimierung

Mikronährstoff	Empfohlene Tagesdosis
Vitamine	
Vitamin A	2000–5000 I. E.
β-Caroten, Carotinoid-Komplex	5–20 mg (z. B. Lutein 2–5 mg)
Vitamin D_3	800–1000 I. E.
Vitamin E (natürl. Tocopherole/-trienole)	100–200 I. E.
Vitamin K	70–300 µg
Vitamin C	200–500 mg
Vitamin B_1, B_2, B_6	5–20 mg
Niacinamid, Vitamin B_5	20–50 mg, 10–100 mg
Vitamin B_{12}	10–100 µg
Folsäure (bei MTHFR-Mangel: 5-Methyl-THF)	400–800 µg
Biotin	50–300 µg
Cholin, Inositol	10–100 mg
Mineralstoffe	
Calcium, Magnesium	500–1000, 200–300 mg
Kalium	200–600 mg

Tab. 8.1 Dosierungsempfehlungen von Mikronährstoffen zur Krankheitsprävention und Stoffwechsel-Optimierung (Fortsetzung)

Mikronährstoff	Empfohlene Tagesdosis
Spurenelemente	
Chrom	50–200 µg
Iod	100–200 µg
Eisen	5–20 mg
Kupfer, Mangan	0,5–1,5, 2–10 mg
Molybdän	50–200 µg
Selen (30–50 µg als Selenomethionin)	70–200 µg (ca. 1,5–2 µg/kg KG)
Zink	5–10 mg
Omega-3-Fettsäuren	
EPA/DHA	1–1,5 g
Vitaminoide	
Coenzym Q_{10}	30–90 mg
L-Carnitin	200–500 mg
α-Liponsäure	60–200 mg
Aminosäuren	
(N-Acetyl)-Cystein	100–200 mg
Taurin	200–500 mg
Phytamine/Polyphenole	
Resveratrol	50–300 mg
Pycnogenol	50–300 mg
Quercetin	100–500 mg

9 Mikronährstoffbedarf

9.1 Schwangerschaft/Stillzeit

Eine gesunde Ernährung und vernünftige Lebensführung, vor und während der Schwangerschaft, ist für einen störungsfreien Schwangerschaftsverlauf, die Geburt und die spätere Entwicklung des Kindes von besonderer Bedeutung. Da der prägravide Ernährungsstatus der Mutter nicht nur Konsequenzen für ihre eigene Gesundheit hat, sondern auch maßgeblich die Fertilität, den Schwangerschaftsverlauf, inkl. Komplikationen (z. B. Frühgestose, (Prä)-Eklampsie), die Geburt und die Stillzeit beeinflusst und darüber hinaus entscheidend die Gesundheit und Entwicklung des heranwachsenden Kindes mitbestimmt, sollte bereits weit vor der Empfängnis und nicht erst bei der Schwangerschaftsplanung bei Frau und Mann auf eine gesunde Ernährung und adäquate Versorgung mit lebenswichtigen Vitaminen und Mineralstoffen geachtet werden. Ein schlechter Mikronährstoff-Status, der bereits vor der Konzeption besteht, wird oft in die Schwangerschaft verschleppt und kann im Verlauf der Schwangerschaft nicht mehr kompensiert werden (z. B. Folsäure)!

Ernährung: Fünf bis sechs kleine Mahlzeiten/d, v. a. komplexe KH wie Müsli, frisches Obst, Gemüse, Hülsenfrüchte (Heißhungerattacken ↓). Ballaststoffreich, viel Flüssigkeit ca. 2 l/d (Obstipation ↓). 2–3 Seefischmahlzeiten/Wo. (Omega-3-FS ↑). Milchprodukte. Salzhaltige Speisen/Getränke reduzieren (Ödeme ↓). Verzehr von Rohmilchprodukten, Schimmelkäse, rohes Fleisch/Würste (z. B. Salami) vermeiden (Listeriose- und Toxoplasmoserisiko). Lebensmittelhygiene beachten. Übergewicht vermeiden. Regelmäßige, moderate körperliche Aktivität (Risiko für Schwangerschaftsdiabetes ↓). Alkohol und Rauchen sind absolut tabu!!

Laborparameter: Eisen (→ Ferritin), Homocystein (→ Homocysteinplasmaspiegel ≥ 10 µmol/l sind mit Schwangerschaftskomplikationen assoziiert), Folsäure (→ MTHFR-Mangel), Vitamin B_{12}, Vitamin D_3 (→ Calcidiol), Selen (→ Vollblut), Iod (→ Iodurie), AA/EPA-Quotient (→ ≤4), Lipidperoxidation (z. B. 8-iso-$PGF_{2\alpha}$).

Tab. 9.1 Täglicher Mehrbedarf an Vitaminen und Mineralstoffen in der Schwangerschaft (Auswahl)

Mikronährstoffgruppe	Empfohlene Mehrzufuhr pro Tag	Steigerung in %	Empfohlene Gesamtzufuhr pro Tag
Vitamine			
Folsäure	0,2 mg	50 %	0,6 mg
Vitamin B_6	0,7 mg	58 %	1,9 mg
Vitamin B_2	0,3 mg	25 %	1,5 mg
Vitamin B_1	0,2 mg	20 %	1,2 mg
Vitamin A	0,3 mg	40 %	1,1 mg
Mengenelemente			
Calcium*	200 mg	20 %	1200 mg
Spurenelemente			
Eisen	15 mg	100 %	30 mg
Zink	3 mg	43 %	10 mg
Iod	30 µg	15 %	230 µg

*Schwangere <19 Jahre

Der Mikronährstoff-Status sollte im Rahmen der Schwangerschaftsplanung bereits vor der Konzeption labordiagnostisch erfasst werden (bei Frau **und** Mann!).

Mikronährstoffe: Neben dem mäßig erhöhtem Bedarf an Energieträgern (Makronährstoffen), besteht ein **signifikant erhöhter Bedarf an** Mikronährstoffen (bis zu 100%, siehe >Tab. 9.1), v. a. Folsäure, Iod, Eisen, Omega-3-Fettsäuren (DHA, EPA), Vitamin D_3, Zink, Calcium, Magnesium, Vitamin B_6, und L-Carnitin.

DHA/EPA: Die langkettigen mehrfach ungesättigten Omega-3-Fettsäuren Eicosapentaensäure (EPA) und Docosahexaensäure (DHA) sind in der

Schwangerschaft für eine gesunde Gehirnentwicklung und Sehfunktion des Kindes essenziell. DHA und EPA werden vor allem im 3. Trimester und in der frühen postnatalen Periode vom Fetus vermehrt in neuronale Gewebe eingebaut. In dieser Zeit nimmt das Gewicht eines fetalen Gehirns, dessen Trockenmasse zu ca. 60% aus Fett besteht von 75 g auf 400 g zu. Die Bedeutung für die führkindliche Entwicklung unterstreichen auch die Ergebnisse der vor kurzem im Lancet publizierten ALSPAC-Studie. Dabei wurden 11875 schwangere Frauen und deren Kinder von der Schwangerschaft an bis zum achten Lebensjahr untersucht. Eine Omega-3-Fettsäure-reiche Ernährung in der Schwangerschaft fördert danach die gesunde geistige Entwicklung des Kindes (z. B. bessere sprachliche Intelligenz, Feinmotorik und soziale Entwicklung).

In einer Fall-Kontroll-Studie wurde die Einnahme von Multivitaminpräparaten bei 958 Müttern von Neugeborenen mit angeborenen Herzfehlern, welche keinem Syndrom und keiner bekannten genetischen oder teratogenen Ursache zugeordnet werden konnten, und bei 3029 Müttern gesunder Neugeborenen bestimmt. Dabei hatte Frauen die 3 Monate vor bis 3 Monate nach der Konzeption regelmäßig ein Folsäurehaltiges Multivitaminpräparat einnahmen ein um 24% geringeres Risiko ein Kind mit einem Herzfehler zu gebären. In zahlreichen Studien konnte die Rate an Neuralrohrdefekten zwischen 60 bis 100% reduziert werden, wenn die Frauen bereits vor der Schwangerschaft bis zur Konzeption und im ersten Schwangerschaftsmonat täglich 0,4 bis 0,8 mg Folsäure eingenommen hatten.

Hinweis

Orale Kontrazeptiva können den Stoffwechsel von Folsäure, Vitamin B_2, Vitamin B_6 und Vitamin B_{12} beeinträchtigen und den Bedarf an diesen B-Vitaminen erhöhen.

Präparateauswahl: Femibion Folsäure plus Metafolin + DHA (enthält u. a. 150 µg Iod, 200 mg DHA, 200 µg Folsäure, 200 µg Metafolin), B12 direct, Omega-3-loges®, Zinkorot® 25, Folbene®, Orthomol® Natal, Magnesium Diasporal®, Natabec F®, Hämatopan® 50.

Tab. 9.2 Dosierungsempfehlungen vor/während der Schwangerschaft und Stillzeit

Mikronährstoff	Empfohlene Tagesdosis
Vitamin A	2000–5000 I.E. v. a. im 2. und 3. Trimenon
β-Carotin, Carotinoide	3–5 mg
Vitamin D_3*	1000–2000 I. E. (25–50 µg)
Vitamin K_1	75–150 µg
Vitamin E, C	15–50/100–200 mg; Präklampsie, Prophylaxe: 200–500 I. E./500–1000 mg
Folsäure* (Folsäure + Methylfolat)	0,4–1 mg, bereits perikonzeptionell (siehe S. 90 ff.)
Vitamin B_1, B_2, B_6	2–5, 2–5, 5–10 mg
Niacinamid	20–50 mg
Pantothensäure	10–30 mg
Vitamin B_{12}	3,5–20 µg
Calcium*, Magnesium*	1000–1500, 300–600 mg
Eisen*	30–100 mg (siehe S. 241 ff.)
Iod*	100–200 µg (siehe S. 252 ff.)
Zink*	15–25 mg
Chrom	60–100 µg
Selen	70–200 µg
Mangan, Kupfer	2–5, 1,5–2,5 mg
Molybdän	75–200 µg
Omega-3-Fettsäuren (EPA, DHA)*	1–3 g (siehe S. 291 ff.)
L-Carnitin*	0,2–1 g; Risikoschwangerschaften: 2–4 g (siehe S. 169 ff.)
Coenzym Q_{10}	30–90 mg

*erhöhter Bedarf

Tab. 9.3 Dosierungsempfehlungen bei Geburtshilfe und Prä-/Eklampsie

Indikation	Empfohlene Tagesdosis	Applikation
Geburtshilfe (z. B. Frühgeburtsbestrebungen)	1–2 g $MgSO_4$ (= 4–8 mmol Mg = 100–200 mg Mg)/60 min	i. v. (langsam)
Prä-/Eklampsie	Bolus: 4 g MgSO4 (= 16 mmol Mg = 400 mg Mg)/30 min	i. v.
	Dann: 1 g MgSO4 (= 4 mmol Mg = 100 mg Mg)/h bis 48 h post partum	

9.2 Säuglingsalter

Ernährung: Stillen (→ immunologische Schutzfaktoren) bis zum Ende des 6. Lebensmonat (bei hohem Allergierisiko so lange wie möglich). Nach 6. Lebensmonat: Milchmahlzeiten (Muttermilch) durch Beikost (Gemüse-Kartoffel-Fleisch-/Getreidebreie) ergänzen bzw. ersetzen. Kuhmilch ist als Trinknahrung ungeeignet (Kuhmilchproteinallergie, Eisenversorgung↓). 0,5 l Flüssigkeit/d inkl. Muttermilch (z. B. stille, natrium-, nitratarme Mineralwässer). Neue Lebensmittel sukzessive einführen. Lebensmittel mit hohem Allergierisiko meiden (z. B. Kuhmilch, Hühnerei, Soja, Nüsse, Fisch, Weizen). Hydrolysatnahrung (Milchersatznahrung bei Kuhmilchallergie).

Mikronährstoffe: Vitamin-K-Prophylaxe: 2 mg Vitamin K_1 p. o. (am 1. Lebenstag, am Ende der 1. Lebenswoche und am Ende des 1. Lebensmonats); **Vitamin D 3:** 500–1000 I. E./d (ab der 2. Lebenswoche bis Ende des 1. Lebensjahres, im 2. Lebensjahr v. a. in Wintermonaten); **Fluorid:** 0,25 mg/d (siehe S. 249 ff.); auf ausreichende Versorgung mit Eisen, Iod, Selen, Zink, Omega-3-FS (ca. 500 mg/d) und Vitamin E achten (für die prä- und postnatale Entwicklung des ZNS und der Retina ist DHA prägend)!
Studien geben Hinweise darauf, dass eine gute Versorgung mit Vitamin D_3 das Risiko für Autoimmunerkrankungen wie Diabetes mellitus Typ-1 und Multiple Sklerose verringert.

Tab. 9.4 Dosierungsempfehlungen für Säuglinge im 1.Lebensjahr

Mikronährstoff	Empfohlene Tagesdosis	Applikation
Vitamine		
Vitamin-K-Prophylaxe für gesunde Neugeborene	2 mg Vitamin K_1 (= 0,2 ml Konakion) am 1. Lebenstag, am Ende der 1. Lebenswoche und am Ende des 1. Lebensmonats (insgesamt: 3 × 2 mg); vollgestillte Kinder + 25 µg Vitamin K bis zum Ende der Stillzeit	p. o.
Neugeborene mit besonderem Risiko (z. B. Frühgeborene, Asphyxie bei der Geburt, cholestatischer Ikterus, Neugeborene von Müttern, die mit Antikoagulanzien oder Antiepileptika behandelt werden)	1 mg Phytomenadion (= 0,1 ml Lsg.) bei Reifgeborenen i. m. bei oder kurz nach der Geburt, (bei Frühgeborenen unter 2,5 kg sollten bei der i. m.- oder in besonderen Fällen i. v. Gabe eine Dosis von 0,4 mg Phytomenadion pro kg KG (= 0,04 ml Lsg pro kg KG) nicht überschritten werden; Dosis und Häufigkeit weiterer Gaben in Abhängigkeit des Gerinnungsstatus).	i. m.
Vitamin-K_1-Therapie	Initial: 1 mg Phytomenadion (= 0,1 ml Lsg.) bei Reifgeborenen bzw. 0,4 mg/kg KG (= 0,04 ml/kg KG) bei Frühgeborenen i. v. (bei Bedarf weitere Gaben in Abhängigkeit des klinischen Bildes und des Gerinnungsstatus).	i. v.
Vitamin D_3, Vitamin A	500–1000 I. E./, 200–500 µg	p. o.
Vitamin C, Vitamin E	40–60 mg, 2–5 mg	p. o.
Vitamin B_6	0,2–0,5 mg	p. o.
Folsäure	60–100 µg	p. o.
Essenzielle Fettsäuren (EPA/DHA)		
Omega-3 Fettsäuren	0,3–0,5 g (+ Vitamin E)	p. o.

Tab. 9.4 Dosierungsempfehlungen für Säuglinge im 1.Lebensjahr (Fortsetzung)

Mikronährstoff	Empfohlene Tagesdosis	Applikation
Mineralstoffe		
Magnesium, Calcium	20–60 mg, 200–300 mg	p. o.
Eisen	5–10 mg	p. o.
Iod	40–80 µg	p. o.
Selen	15–30 µg	p. o.
Zink	2–5 mg	p. o.
Fluorid	0,25 mg (Fluoridgehalt des Trinkwassers ≤ 0,7 mg/l)	p. o.

9.3 Kindheit und Jugend

Eine gesunde Ernährung in der Kindheit und Jugend ist der Schlüssel zur Vorbeugung ernährungsbedingter Krankheiten im Erwachsenenalter. In einer kanadischen Studie wurden die Ernährungsgewohnheiten von mehr als 4500 Fünftklässlern untersucht. Nachdem Einflussfaktoren auf die geistige Entwicklung wie das Einkommen der Eltern, die Vorbildung und die Schulart herausgerechnet waren, blieb eine Größe übrig: die Ernährung. Je ausgewogener und mikronährstoffreicher (→ wenig gesättigte Fette, viel Obst und Gemüse) sich die Schüler ernährten, desto besser konnten sie lesen und schreiben. Die Qualität und Zusammensetzung unserer Nahrung hat somit einen direkten Einfluss auf die kognitiven Fähigkeiten. Nahrungsinhaltstoffe wie Omega-3-Fettsäuren oder B-Vitamine schützen unser Gehirn und wirken einem altersbedingten Gehirnabbau und den damit verbundenen Erkrankungen wie Demenz entgegen.

Ernährung/Lebensstil: Gesunde, abwechslungsreiche Mischkost mit frischem Obst, Gemüse, Kartoffeln und Vollkornprodukten; Proteinquelle v. a. Seefisch (Fleisch, Eier). Reichlich Milch- und Milchprodukte (Calciumquelle!). Übermäßigen Konsum von Nahrungsfett (Fast Food), raffinierten KH (z. B. Süßigkeiten), Phosphat (z. B. Cola) vermeiden. Regelmäßige körperliche Aktivität. Übergewicht vermeiden.

Mikronährstoffe: Auf ausreichende Versorgung mit Iod (Wachstum), Calcium, Vitamin D (Knochenaufbau), Eisen (Intelligenzentwicklung), Zink (Immunsystem), Selen (Schilddrüse) und B-Vitaminen achten.
In der kindlichen Reifungs- und Entwicklungsphase ist eine adäquate Versorgung mit Mikronährstoffen von zentraler Bedeutung. Das betrifft sowohl die körperliche Entwicklung als auch die intellektuellen und sozialen Reifungsprozesse. Mikronährstoffe sind unabdingbare Cofaktoren und Substrate für die Entwicklung und Reifung des ZNS (intellektuelle und soziale Entwicklung), des Immunsystems (Allergien, Infektanfälligkeit) und Hormonsystems (körperliche Entwicklung und Reifung).

Präparateauswahl: Fokus IQ Dr.Keller, Addy plus, Orthomol® immun Junior, Kinder Vitamine, Sanostol® Lutschtabletten, Multibionta® Tropfen, Multibionta® Junior Brausetabletten.

Tab. 9.5 Dosierungsempfehlungen für Kinder im 1.–3.Lebensjahr

Mikronährstoff	Empfohlene Tagesdosis	Applikation
Vitamine		
Vitamin A	300–400 µg	p. o.
β-Carotin, Carotinoide	2–5 mg	p. o.
Vitamin D_3, Vitamin K	200–500 IU, 20–50 µg	p. o.
Vitamin E	10–20 mg	p. o.
Vitamin C	20–50 mg	p. o.
Folsäure	0,1–0,2 mg	p. o.
Vitamin B_1, B_2, B_6	1–2, 1–2, 1–5 mg	p. o.
Niacinamid	10–20 mg	p. o.
Pantothensäure	2–5 mg	p. o.
Vitamin B_{12}	2–5 µg	p. o.
Biotin	10–20 µg	p. o.
Mineralstoffe		
Calcium, Magnesium	500–800, 100–200 mg	p. o.
Eisen	10–20 mg	p. o.
Iod	50–100 µg	p. o.
Zink	5–10 mg	p. o.
Fluorid	0,5–1 mg	p. o.
Mangan, Kupfer	1–2, 0,5–1 mg	p. o.
Chrom, Molybdän, Selen	20–50, 20–50, 20–50 µg	p. o.
Essenzielle Fettsäuren		
Omega-3-Fettsäuren (EPA/DHA)*	0,3–0,7 g	p. o.

*erhöhter Bedarf

Tab. 9.6 Dosierungsempfehlungen für Kinder ab dem 4. Lebensjahr

Mikronährstoff	Empfohlene Tagesdosis	Applikation
Vitamine		
Vitamin A	400–700 µg	p. o.
β-Carotin, Carotinoide	2–5 mg	p. o.
Vitamin D_3, Vitamin K	400–800 IU, 30–150 µg	p. o.
Vitamin E	10–50 mg	p. o.
Vitamin C	50–100 mg	p. o.
Folsäure	0,3–0,4 mg	p. o.
Vitamin B_1, B_2, B_6	2–5, 2–5, 2–10 mg	p. o.
Niacinamid	20–50 mg	p. o.
Pantothendsäure	5–20 mg	p. o.
Vitamin B_{12}	5–20 µg	p. o.
Biotin	20–50 µg	p. o.
Mineralstoffe		
Calcium, Magnesium	600–1200, 200–400 mg	p. o.
Eisen	10–30 mg	p. o.
Iod	100–150 µg	p. o.
Zink	10–15 mg	p. o.
Fluorid	1–3 mg	p. o.
Mangan, Kupfer	2–5, 1–1.5 mg	p. o.
Chrom, Molybdän, Selen	50–100, 50–100, 50–100 µg	p. o.
Essenzielle Fettsäuren		
Omega-3-Fettsäuren (EPA/DHA)*	0.5–1 g	p. o.

*erhöhter Bedarf

9.4 Erwachsenenalter, Jugendliche (≥ 16 Jahre)

Empfehlungen zur Ernährung, körperlichen Aktivität und Mikronährstoffzufuhr siehe allgemeine Empfehlungen zur gesunden Lebensführung, Krankheitsprävention und Metabolic Tuning S. 360 ff.

9.5 Alter

Eine vernünftige Lebensführung und gesunde Ernährung in Verbindung mit einer ausreichenden Zufuhr an Mikronährstoffen bildet die wichtigste Voraussetzung für den Erhalt guter Gesundheit und ein krankheitsfreies Altern.

Ernährung/Lebensstil: Vollwertige Ernährung mit Lebensmitteln hoher Nährstoffdichte. Erhöhter Eiweißbedarf (Erhalt der Muskelzellmasse, Proteinquelle z. B. Seefisch). Flüssigkeit: ≥ 2 l/d. Reichlich komplexe, ballaststoffreiche KH (Darmmotilität ↑) sowie Milch- und Milchprodukte (calciumreiche Spätmahlzeit, z. B. Joghurt). Magnesium ist ein gutes Abführmittel! Moderate körperliche Aktivität an der frischen Luft (mindestens 30 min/d, 3–5 x/Woche)

Laborparameter: Homocystein, Vitamin B_{12} (→ Holo-Transcobalamin), Vitamin D_3, Selen (Vollblut), Omega-3-Index, AA: EPA-Quotient, Eisen, Coenzym Q_{10}, Lipidperoxidation (z. B. 8-iso-$PGF_{2\alpha}$), SOD-Aktivität, TAK, Säure-Basen-Haushalt, HbA_{1c}, Lipidprofil.

Mikronährstoffe: Ältere Personen unterliegen aus unterschiedlichen Gründen einem erhöhten Risiko für Mikronährstoffdefizite. Neben altersbedingten Veränderungen an Organen und chronischen Erkrankungen spielt hierbei auch die regelmäßige Einnahme verschiedener Arzneimittel (z. B. Metformin, Protonenpumpenhemmer) eine Rolle. Zu den kritischen Mikronährstoffen zählen vor allem Vitamin D_3 und Vitamin B_{12}, deren Resorption und Utilisation bei älteren Personen (> 60 Jahre) häufig eingeschränkt ist. Wie aktuelle Ergebnisse einer Studie der Universität Oxford zeigen, könnte eine bessere Versorgung älterer Menschen mit Vitamin B_{12} das Risiko für eine altersbedingte Hirnatrophie signifikant reduzieren. Latente Mängel an Selen, Zink, Vitamin E und Vitamin D_3 schwächen das Immunsystem.

Präparateauswahl: Metabolic Tuning®, Vigodana® uno, Vitamin D-Support, B12direct, Vasologes S®, Biovital®A-Z ab 50, Frubiase®, Vitamineral®, Orthoexpert® nutribasic, taxofit® Augen plus, BILDI® Q10 Pur, hypo-A Vitamin B-Komplex plus, Provisan® Q10 NT, hypo-A Wohlfühlpaket, Sandoz® Synergy, Calcium-D-Sandoz®, frubiase® MINERAL + Zink, Orthomol® immun/vital f/m, NutriPlus®, Frubiase® 50+.

Tab. 9.7 Dosierungsempfehlungen im Alter

Mikronährstoff	Empfohlene Tagesdosis	Applikation
Neurotrope Vitamine (Nerven-, Gehirn- und Energiestoffwechsel)		
Vitamin B_1, B_2, B_5, B_6, Cholin, Inositol	10–100 mg	p. o.
Niacinamid	20–200 mg	p. o.
Vitamin B_{12}	100–1000 µg; (z. B. 1 mg i. m. alle 3–6 Monate)	p. o.
Folsäure	0,4–1,0 mg	p. o.
Biotin	0,1–0,3 mg	p. o.
Antioxidanzien (Zellschutz)		
Vitamin C	200–1000 mg	p. o.
Vitamin E (Tocopherole, Tocotrienole)	200–500 I. E.	p. o.
β-Carotin, Carotinoid Komplex	5–20 mg (mit 2–5 mg Lutein)	p. o.
Coenzym Q_{10}	50–100 mg	p. o.
Selen	70–200 µg (etwa 1,5–2,0 µg/kg KG)	p. o.
Kupfer	1–2 mg	p. o.
Mangan	5–15 mg	p. o.
NAC, α-Liponsäure	100–300 mg	p. o.

Tab. 9.7 Dosierungsempfehlungen im Alter (Fortsetzung)

Mikronährstoff	Empfohlene Tagesdosis	Applikation
Immunmodulatoren		
Zink	15–20 mg (Vit. C, B_6, Selen siehe oben)	p. o.
Vitamin D_3	1000–4000 I. E. (Kontrolle des Vitamin-D-Status)	p. o.
Knochenwirksame Mikronährstoffe		
Calcium, Magnesium	1000–2000, 300–500 mg	p. o.
Vitamin D_3	1000–4000 I. E.	p. o.
Vitamin K	100–400 µg	p. o.
Zink, Kupfer, Mangan	10–15, 1–3, 5–15 mg	p. o.
Bor	3 mg	p. o.
Herzwirksame Nährstoffe		
Omega-3-Fettsäuren (EPA/DHA)	1–1,5 g (+ Vit. C, E, CoQ_{10})	p. o.
Magnesium	300–500 mg	p. o.
L-Carnitin	500–1000 mg	p. o.
Kalium	200–600 mg	p. o.

10 Indikationen von A–Z

Akne

Die Akne vulgaris ist eine der häufigsten Hauterkrankungen. Bis zu 70% der jungen Menschen in der Pubertät und im frühen Erwachsenenalter sind betroffen. Die Pathogenese der Akne ist multifaktoriell. Es handelt sich um eine follikuläre Verhornungsstörung mit genetischer Prädisposition, die mit gesteigerter Talgproduktion (Seborrhö) und bakterieller Besiedlung (Propionibacterium acnes) sowie entzündlichen Hautveränderungen und Hautinfiltraten (z. B. Abszesse, Komodonen, Papeln, Pusteln, oberflächlich mit Eiter gefüllte Zysten,) verbunden ist. Daneben spielen hormonelle Einflüsse (Androgene) eine wichtige pathogenetische Rolle. Männer sind häufiger betroffen als Frauen.
Akne, Neurodermitis und Psoriasis gehören zu den chronischen bzw. chronisch rezidivierenden entzündlichen Hauterkrankungen. Dabei handelt es sich nicht allein um Erkrankungen des Schutz- und Immunorgans Haut, sondern in der Regel um eine generalisierte Stoffwechselstörung, die sich überwiegend in Form entzündlicher Veränderungen der Haut äußert. Durch eine individuelle Umstellung der Ernährungsgewohnheiten, Normalisierung des Prostaglandinstoffwechsels sowie Kompensation der an der Entzündungsreaktion beteiligten oxidativen Prozesse lässt sich das Krankheitsbild dieser Dermatosen günstig beeinflussen.

Ernährung/Lebensstil: Vollwertige, ballaststoffreiche Ernährung (viel frisches Obst/Gemüse, Rohkost). Verzicht auf: Fettreiche Speisen (z. B. Butter, fettes Fleisch, Käse, Schokolade), übermäßigen Konsum einfacher, raffinierter Kohlenhydrate (z. B. Süßigkeiten), scharfe Gewürze und Alkohol. Nahrungsmittelintoleranzen (z. B. Nüsse, Hefeprodukte) meiden (→ Nahrungsmittelallergien abklären).

Laborparameter: Fettsäure-Status, AA: EPA-Quotient, Zink, Selen (Vollblut), Vitamin D_3, Vitamin B_6, mikrobiologische Stuhlanalyse.

Präparateauswahl: Zinkorot® 25, selen-loges®, Zink Support, Epogam® 1000, Evina®, hypo-A Zink, EnzOmega, hypo-A NK-Borretschöl.

Tab. 10.1 Dosierungsempfehlungen bei Akne

Mikronährstoff	Empfohlene Tagesdosis
Zink	20–90 mg (z. B. 2 × 25 mg, als Histidin oder Orotat) (Kontrolle des Kupfer-Status!)
Omega-3-Fettsäuren (EPA/DHA)	2,5–6 g
γ-Linolensäure	1–2,5 g
Vitamin A	25 000–100 000 I. E. (siehe auch S. 120ff.); cave: Frauen im gebärfähigen Alter
Vitamin E, Vitamin D_3	500–1200 I. E., 1000–4000 I. E.
Vitamin C	1000–5000 mg
Pantothensäure	5000–10 000 mg (z. B. 3 × 2000 mg, p. o.)
Selen	100–300 µg
Kupfer	1–3 mg
Chrom	200–500 µg
L-Carnitin (bei Therapie mit Isotretinoin)	1000–3000 mg
Basenpulver mit Magnesium- und Kaliumcitrat	100–200 mg Magnesium und 400–600 mg Kalium in 750 ml Wasser auflösen, über den Tag verteilt trinken
Bei PMS zusätzlich	
Magnesium	300–500 mg (als Aspartat oder Citrat)
Vitamin B_6	50–100 mg

Alzheimer

Bereits 15% aller 65-jährigen leiden in irgendeiner Form unter einer Demenz, im Alter von 85 Jahren sogar jeder Dritte. Dabei ist die 1901 erstmals von dem Neurologen Alois Alzheimer beschriebene Demenz vom Alzheimer-Typ (DAT) mit Abstand die häufigste Demenzform. Allein in Deutschland wird derzeit die Zahl der Betroffenen auf über 1200000 Menschen geschätzt. Unter DAT (Demenz vom Alzheimer-Typ) versteht man eine progrediente neurodegenerative Erkrankung des ZNS, mit unwiederbringlichem Verlust intellektueller und anderen kognitiven Fähigkeiten, die zu einer starken Beeinträchtigung von Alltagsaktivitäten bis hin zur Pflegebedürftigkeit und frühzeitigem Tod führt. Im zerebralen Kortex und in der subkortikalen grauen Substanz ist eine große Anzahl an senilen Plaques (Amyloid-β-Protein) und aus Tau-Protein bestehende Neurofibrillen nachweisbar.

Pathogenetische Faktoren der **Demenz vom Alzheimer-Typ** (DAT, Auswahl):

- Proteinglykosilierungsprodukte (AGEs: Advanced Glycation Endproducts) in senilen Plaques (β-Amyloid-Ablagerungen),
- chronische Entzündungsprozesse durch neuroinflammatorische (Zytokine: IL-1, IL-6, TNF-α) und neuroimmunologische Prozesse (Mikroglia- und Astroglia-Zellen),
- oxidativer und nitrosativer Stress (→ Aktivierung des redoxsensitiven Transkriptionsfaktors NFkappa B und Produktion neuro-inflammatorischer Zytokine wie IL-1, IL-6 und TNF-α),
- Störungen des zerebralen Energie- und Glucosestoffwechsels (Dysfunktion der mitochondrialen Atmungskette),
- Mangel an Acetylcholin (z. B. durch verminderte Cholin-Acetyltransferase-Aktivität),
- Hyperhomocysteinämie, Hypomethylierung,
- Störungen der Calcium-Homöostase, des Glutamatstoffwechsels (→ NMDA-Rezeptor) und der Neuroplastizität.

Ernährung/Lebensstil: Aluminium belastete Lebensmittel/Fertigprodukte (z. B. löslicher Kaffee in der Tüte), einfache Kohlenhydrate (z. B. Weißmehlprodukte) sowie gesättigte Fette und Trans-Fettsäuren (z. B. Backwaren) meiden. Rotes Fleisch (≤ 1 x/Woche), fetter Seefisch (2–3 x/Woche). Oxidativer Stress, Störungen im Glucose- und/oder Energiestoffwechsel des ZNS sowie die Bildung von Proteinglykosilierungsprodukten spielen eine ätiopathogenetische Schlüsselrolle. Eine gesunde, vollwertige und cholesterinarme Ernährung, reich an Antioxidanzien (frisches Obst/Gemüse, „fünf am Tag“ und B-Vitaminen ist daher für die Prävention besonders wichtig (siehe S. 360 ff.).

Mikronährstoffe: Die gegenwärtig in der Alzheimer-Therapie eingesetzten Medikamente (z. B. Cholinesterasehemmer) verfügen nur über einen begrenzten Nutzen und sind zum Teil mit erheblichen Nebenwirkungen assoziiert. Einen neuen Ansatz in der frühen Alzheimer-Therapie liefern Studien mit α-Liponsäure, das auf verschiedenen Ebenen kausal in die Pathomechanismen der Neurodegeneration und des gestörten neuronalen Energiestoffwechsels eingreift. Neben der Störung des neuronalen Energiestoffwechsels spielt die irreversible Glykosilierung von ZNS-Proteinen (= Proteinglykosilierung) und deren Ablagerungen in senilen Plaques bei der Demenz vom Alzheimer-Typ eine ätiologische Schlüsselrolle. Proteinglykosilierungsprodukte, auch Advanced Glycation Endproducts (AGEs) genannt, fördern über die Interaktion mit dem Transkriptionsfaktor NFκB die Bildung proinflammatorischer Zytokine und reaktiver Sauerstoffspezies (ROS). In seiner Eigenschaft als Antioxidans und Proteinglykosilierungshemmer (AGE-Inhibitor) wirkt α-Liponsäure der neuronalen Schädigung durch freie Radikale und AGEs entgegen. Eine Unterversorgung an Vitamin B_1 steigert die Plaque-Ausbreitung und die Aktivität der Beta-Sekretase (BACE-1).

Laborparameter: Homocystein, Vitamin B_{12} (→ Holo-Transcobalamin), Diagnostik von nitrosativem Stress (z. B. Citrullin, Methylmalonsäure, Lactat/Pyruvat-Ratio, 3-Nitrotyrosin), Selen, Omega-3-Index, AA/EPA-Quotient, Coenzym Q_{10}, TAK, Lipidperoxidation (z. B. 8-iso-$PGF_{2\alpha}$), SOD-/GSH-Px-Aktivität, GSH (zellulär).

Präparateauswahl: B12 direct, Thiogamma® 600 (oral/Inj.Lsg.), milgamma® protekt, Quinomit Q10 fluid, Sanomit®Q10, Mowivit® Vitamin E 1000, Pur 3, Neurop® Inj., Metagenol (Pycnogenol), Omega3-loges

Prävention und Therapie

Tab. 10.2 Dosierungsempfehlungen bei Demenz vom Alzheimer-Typ

Mikronährstoff	Empfohlene Tagesdosis
α-Liponsäure	600–1200 mg (+ Benfotiamin und Acetyl-L-Carnitin)
	Initial: 600 mg (z. B. 2–3x/Woche als Kurzinfusion, 2 Wochen lang)
	Oral: 1200 mg (z. B. 2 × 600 mg) + Benfotiamin
Benfotiamin	300–900 mg (z. B. 1–2x/Woche: 3 × 300 mg, dann: 300 mg, p. o.)
Acetyl-L-Carnitin (oder L-Carnitin)	2000–6000 mg
	Initial: 2000 mg (z. B. 2–3x pro Woche als Kurzinfusion, 2 Wochen lang)
	Oral: 3 × 1000 mg, p. o.
Vitamin C	Infusionen: 15–30 g Vitamin C in 200–400 ml 0,9 % NaCl kombiniert mit 600–1200 mg GSH, 1–2x/Woche
	Oral: 1000–5000 mg (z. B. 2 × 1000 mg , p. o.)
Vitamin B_{12}	Parenteral: 1 mg Vitamin B_{12} i. m. für 5–7 Tage
	Oral: 500–1000 µg, p. o.
Folsäure	1–5 mg (auch als 5-Methyl-THF)
Taurin	1000–3000 mg
Omega-3-Fettsäuren (DHA/EPA)	1,5–4 g
Vitamin E (Tocopherole/-trienole)	500–3000 I. E. (v. a. γ-Tocopherol)
Vitamin-B-Komplex	50–100 mg
Niacinamid	200–3000 mg (z. B. 3 × 500 mg + Coenzym Q_{10})
Phosphatidylserin	300 mg, (z. B. 3 × 100 mg)
Coenzym Q_{10}	90–500 mg
Selen	100–300 µg
Kupfer	1–4 mg

Tab. 10.2 Dosierungsempfehlungen bei Demenz vom Alzheimer-Typ (Fortsetzung)

Mikronährstoff	Empfohlene Tagesdosis
Zink	10–15 mg (z. B. Aspartat, Orotat)
S-Adenosyl-Methionin	400–1200 mg (v. a. bei Depressionen, initial auch i. v.)
Zusatzempfehlung	
Ginkgo biloba	240 mg (z. B. 3 × 80 mg, p. o.)
Pycnogenol, Resveratrol	200–400 mg
Curcumin	1000–3000 mg
L-Theanin	200–400 mg
Melatonin	2–5 mg (eine Dosis vor der Schlafengehen)

Arteriosklerose und koronare Herzkrankheit

Allgemeine Bezeichnung für Gefäßkrankheiten, bei denen die arterielle Wand verdickt ist und an Elastizität verliert. Die Arteriosklerose ist durch unregelmäßige subintimale Verdickungen (Atherome) in den mittleren und großen Arterien charakterisiert, die den Gefäßdurchmesser verengen sowie die Elastizität und den Blutfluss verringern. Kennzeichen der Erkrankung ist eine chronisch fortschreitende Degeneration der Arterien mit Ablagerungen von Stoffwechselprodukten, endothelialer Dysfunktion, vaskulären Entzündungsprozessen und Zellwucherungen (→ Gefäßwandumbau). Die koronare Herzkrankheit (KHK) ist eine Koronarinsuffizienz infolge einer stenosierenden Arteriosklerose der Herzkranzgefäße. Häufige Folgen einer Arteriosklerose sind der Schlaganfall, wenn die großen Halsarterien (z. B. Arteria carotis communis) betroffen sind, der Herzinfarkt, wenn sich die Herzkranzgefäße zu setzen sowie die Erweiterung der Hauptschlagader (Aortenaneurysma) und die arterielle Verschlusskrankheit (PAVK).

Kardiovaskuläre Risikofaktoren: Dyslipoproteinämie (erhöhte Lp (a), GC, LDL-C un/oder TG-Werte, erniedrigtes HDL-C), oxidativ modifiziertes LDL, Insulinresistenz bzw. Hyperinsulinämie (→ Diabetes mellitus Typ-2), arterielle Hypertonie, Hyperparathyreoidismus, Hyperurikämie, Übergewicht (Bewegungsmangel), Hyperhomocysteinämie (≥ 10 µmol/l), erhöhte ADMA-Spiegel, Magnesium-/Antioxidanzienmangel (endotheliale Dysfunktion), Rauchen, Alkohol, erhöhtes high-sensitivity C-reaktives Protein (hs-CRP), Hyperfibrinogenämie, Infektion mit Chlamydia pneumoniae.

Ernährung/Lebensstil: Fettaufnahme: Fettanteil an der Gesamtnahrungsenergie (En %) sollte höchstens 25 bis 30 % betragen: gesättigte FS (SAFA) < 7–10 En %; einfach ungesättigte FS (MUFA) < 10–15 % En %; mehrfach ungesättigte FS (PUFA) ≤ 10 En %), pflanzliche Öle (z. B. Rapsöl, Olivenöl) bevorzugen, Trans-Fettsäuren meiden. **Cholesterin:** < 200 mg/d, lösliche Ballaststoffe (z. B. Haferkleie, Pektin, Guar, Psyllum) besitzen cholesterinsenkende Eigenschaften; Seefisch: 2–3 x/Woche (Fleisch: ≤ 1 x/Woche); Komplexe, ballaststoffreiche Kohlenhydrate (Ballaststoffe: > 30 g/d) mit niedrigem glykämischen Index (GI < 50), reichlich frisches Obst/Gemüse (5 bis 9 Portionen am Tag); Nicht Rauchen! Alkoholkonsum reduzieren (≤ 1 Getränk/d, z. B. 1 Glas Rotwein); Gewichtsnormalisierung, regelmäßige körperliche Aktivität (z. B. 3–5 Stunden pro Woche) und gesundheitsorientiertes Krafttraining (z. B. 1–2 x/Woche).

Laborparameter: Omega-3-Index, Vitamin D_3 (Calcidiol), Homocystein, Folsäure, Vitamin B_{12} (Holo-Transcobalamin), Insulinresistenz/Betazellfunktion (→ intaktes Proinsulin, hs-CRP und Adipokenin), LDL, oxLDL, TG, HDL, Lp(a), HbA_{1C}, ADMA-Spiegel, Parathormon, Lipidperoxidation (z. B. 8-iso-$PGF_{2\alpha}$).

Präparateauswahl: Vaso-loges® S, Vitamin D-Support, Quinomit Q10 Kps., B12 direct, Pur 3, Omega-3 Loges, Magnerot®classic, Telcor® Arginin plus, Metabolic Tuning, Orthoexpert® coraktiv, Rp. Omacor, Rp. Zodin, Rp. Niaspan®, Rp. Tredaptive®, Orthomol® Cor plus, Magnesorot®240, Sanomit.

Tab. 10.3 Dosierungsempfehlungen bei Arteriosklerose und koronarer Herzkrankheit

Indikation	Mikronährstoff	Empfohlene Tagesdosis
Arteriosklerose und koronare Herzerkrankung		
Vitamine und Vitaminoide	Vitamin C, Vitamin E (Tocopherole, -trienole)	500–3000 mg, 200–1000 I. E.
	Vitamin B-Komplex	20–100 mg
	Folsäure, Vitamin B_{12}	0,4–1 mg, 100–1000 µg
	Vitamin D_3	1000–5000 I.E
	β-Carotin, Carotinoid-Komplex (Lycopin)	5–30 mg (5–60 mg)
	Coenzym Q_{10} (→ Therapie mit Statinen)	90–500 mg
	L-Carnitin (z. B. Propionyl-L-Carnitin)	1000–6000 mg
Mineralstoffe	Magnesium	300–1000 mg
	Kalium	200–500 mg
	Selen	100–300 µg
	Chrom	50–200 µg
	Zink	10–20 mg
	Kupfer	1–3 mg
Essenzielle Fettsäuren	Omega-3-Fettsäuren (EPA/DHA)	1,5–3 g
Aminosäuren	Taurin	500–4000 mg
	N-Acetyl-Cystein	100–600 mg
	L-Arginin	2000–6000 mg
Polyphenole	Pycnogenol (→ Bluthochdruck)	100–300 mg

Tab. 10.3 Dosierungsempfehlungen bei Arteriosklerose und koronarer Herzkrankheit (Fortsetzung)

Indikation	Mikronährstoff	Empfohlene Tagesdosis
Bei Begleiterkrankungen		
Dyslipoproteinämie: erhöhte Triglycerid-Spiegel	Omega-3-Fettsäuren (EPA/DHA)	1,5–6 g
	L-Carnitin	1–4 g
	Vitamin D_3	1000–5000 I. E.
Dyslipoproteinämie: erhöhte GC-, LDL-C, Lp(a)	Nicotinsäure (Niacin) (z. B. als Tredaptive®, Niaspan)	1000–3000 mg (einschleichend dosieren siehe Nicotinsäure)
Dyslipoproteinämie: Triglycerid-, niedrige HDL-C-Spiegel	Inositolnicotinat	3 × 400–800 mg
Hyperhomocysteinämie: Homocysteinplasmaspiegel (≥10 µmol/l)	Folsäure (z. B. 5-MTHF), Vitamin B_{12}	1–15 mg, 500–1000 µg
	Vitamin B_6, Vitamin B_2	5–250 mg, 5–50 mg
	Betain	0,5–3 g
Optimierung des myokardialen Energiestoffwechsels	Magnesiumorotat	3000–6000 mg (= 200–400 mg Mg)
	Coenzym Q_{10}	200–500 mg
	L-Carnitin (z. B. Propionyl-L-Carnitin)	2000–6000 mg
	Benfotiamin, α-Liponsäure	50–300 mg, 300–600 mg

Arthrose

Die Arthrose (Osteoarthrose, Arthrosis deformans) ist eine progressive degenerative Gelenkerkrankung, bei der der Knorpelüberzug der Gelenke langsam zerstört wird. Arthrosis deformans und Osteoarthrose (engl. osteoarthritis) sind Synonyme, die in der Umgangssprache vereinfachend als Gelenkverschleiß oder Gelenkabnutzung bezeichnet werden. Die Arthrose ist die häufigste chronische Krankheit des älteren Menschen. Nahezu 90% der über 65-Jährigen leiden an einer Arthrose. Meist sind die Finger-, Hüft- und Kniegelenke betroffen.
Arthrosen sind Resultate multipler knorpelstressender biomechanischer und -chemischer Einflüsse. Dabei kommt es infolge der irreversiblen Degradation der Knorpelmatrix zu einer Umbildung des knorpelnahen Knochens mit Zerstörung der Gelenkfläche, zunehmender Verformung der Gelenke und einer Entzündung der Kapselinnenhaut (Synovitis).
Frühe Symptome: ungewohntes Steifigkeits- und Ermüdungsgefühl, besonders bei Bewegungsbeginn, sowie Einlauf- und Belastungsschmerzen. Dauerschmerzen (→ körperliche Aktivitäten ↓ → Adipositasrisiko ↑) und eine zunehmende Gelenksteife sind Zeichen der fortgeschrittenen Erkrankung.
Zu den zentralen **arthrosebegünstigenden Faktoren** zählen: Fortgeschrittenes Alter, weibliches Geschlecht, präarthrotische Derformitäten (z. B. Meniskusverlust, Knorpeldefekt nach Infektarthritis), Übergewicht, starke körperliche Belastung, Gelenk belastende Sportarten (z. B. Fußball), genetische und endokrine Faktoren.

Ernährung/Lebensstil: Unter präventivmedizinischen Aspekten sollte auf regelmäßige körperliche Aktivität, Vermeidung von Übergewicht sowie eine in Bezug auf Energie und alle essenziellen Nährstoffe bedarfsgerechte Ernährung (Vollwertkost) geachtet werden. Nahrungsmittelallergene sind zu meiden und der Verzehr arachidonsäurereicher Lebensmittel (z. B. Fleisch, Leber) ist einzuschränken! Übergewicht sollte in jedem Fall vermieden werden. Eine Gewichtsreduktion um 5 kg verringert das Risiko der Arthroseentstehung in den folgenden zehn Jahren um 50%. Bewegung und Eigengymnastik sind in der Therapie von hohem Stellenwert, da sie bei richtiger Anwendung und Dosierung nicht nur schmerzlindernd, sondern auch kontrakturverhütend und funktionsverbessernd wirken.

Mikronährstoffe: Die Therapie erfolgt meist symptomatisch mit nebenwirkungsreichen Arzneimitteln wie Corticoiden, nichtsterioidalen Antiphlogistika (z. B. Diclofenac), Opioiden und/oder selektiven COX-2-Hemmern. Dabei sollten auch die antianabolen Effekte dieser Medikamente auf die Knorpelmatrix nicht vergessen werden. Der gezielte Einsatz von Antiarthrotika wie Glucosamin- und Chrondroitinsulfat sowie von Mikronährstoffen wie Vitamin E, C, D, Selen, Mangan, Zink und Omega-3-Fettsäuren kann einen wichtigen Beitrag zur krankheitsmodifizierenden Arthrosetherapie leisten und den Bedarf an arthrosespezifischen Arzneimitteln verringern.

Laborparameter: Cartilage Oligomeric Matrix Protein (COMP = Spezifischer Marker für Gelenkknorpeldestruktionen bei entzündlichen und degenerativen Gelenkerkrankungen → Früherkennung, Risikoabschätzung, Verlaufs- und Therapiekontrolle), Fettsäure-Status (z. AA: EPA-Quotient), Vitamin D_3 (Calcidiol), Pyridinolin-Crosslinks (Urin) mittels HPLC, Lipidperoxidation (z. B. 8-iso-$PGF_{2\alpha}$, MDA), TAK, alkalische Knochenphosphatase, Zytokine (IL-1, TNF-α), C-reaktives Protein (CRP), Synovialflüssigkeit (Leukozyten, Lymphozyten), weitere Parameter: Röntgendiagnostik (→ Gelenkspaltverschmälerung infolge Knorpelverlust)

Präparateauswahl: Metagenol®, Arthro Support®, Orthoexpert® Gelenknahrung pro Hyaluron, Arthrosamin®, Orthomol arthro, Dona® 1500 mg Pulver zur Herstellung einer Lösung, Dona® 750 mg Filmtabletten, CH-alpha®, Orthoexpert® arthro, Synomed Osteo.

Tab. 10.4 Dosierungsempfehlungen bei Arthrose

Mikronährstoff	Empfohlene Tagesdosis
Glucosaminsulfat	1500–2000 mg (z. B. 3 × 500 mg oder 2 × 750 mg; ca. 15–20 mg/kg KG, auch Intervalltherapie)
Chrondroitinsulfat	800–1200 mg (z. B. 3 × 400 mg)
Methylsulfonylmethan	200–800 mg (z. B. 500 mg)
S-Adenosyl-Methionin	Initial: 400 mg z. B. 2–3x pro Woche 400 mg SAM in 100 ml 0,9 % NaCl (z. B. 2–4x/Woche) + Vitamin B_{12} und Folsäure
	Oral: 600–1600 mg (Anfangsdosis: 2–4 × 200 mg)
Kollagenhydrolysat	10 g
Pycnogenol	100–300 mg
Niacinamid	500–3000 mg (z. B. 3 × 500 mg)
Omega-3-Fettsäuren (EPA/DHA)	1,5–3 g
Vitamin C, Vitamin E	1000–2.000 mg, 500–1000 I. E.; (initial auch Vitamin C-Infusionen, z. B. 7,5–15 g Vitamin C, 1–2x/Woche)
Vitamin D_3	1000–4000 I. E.
Vitamin K	80–400 µg
Folsäure, Vitamin B_{12}, Vitamin B_6	0,4–1 mg, 50–100 µg, 5–50 mg (als B-Kompex)
Calcium, Magnesium, Kalium	600–1200 mg, 200–400 mg (z. B. Ca-, Mg-und K-Citrat)
Bor	6–9 mg
Kupfer, Mangan, Zink, Selen	1–2 mg, 2–20 mg, 10–20 mg, 100–300 µg
Weitere	
Bromelain	200–400 mg

Asthma bronchiale

Chronisch-entzündliche Lungenerkrankung, die durch reversible Atemwegsobstruktion und Hyperreagibilität des Bronchialsystems gegenüber einer Vielzahl von Reizen (z. B. Pollen, kalte Luft, Stress, Tabakrauch) gekennzeichnet ist. In den vergangenen 15 Jahren ist die Anzahl der Personen, die an Asthma und anderen Allergien leiden dramatisch angestiegen.
Asthma ist die häufigste chronische Erkrankung im Kindesalter. Nach dem „Weißbuch Allergie in Deutschland“ hat der Anteil von Asthma bei Kindern allein im Zeitraum von 1995 bis 2000 um 30% (von 10 auf 13%) und der von Heuschnupfen von 13 auf 16% zugenommen. Über die Hälfte aller Fälle treten vor dem 10. Lebensjahr auf. Bei Kindern, die in Familien von Rauchern aufwachsen ist die Allergie- und Asthmaneigung sowie das Risiko für akute und chronische Entzündungen der Atemwege signifikant erhöht. Viele der betroffenen Kinder leiden auch an anderen Allergien (z. B. atopische Dermatitis). Durch einen Etagenwechsel entwickeln etwa 60% der Kinder mit atopischem Ekzem später ein Asthma bronchiale.

Ernährung/Lebensstil: Lebensmittelallergene (z. B. Nüsse, Milchprotein), Nahrungssulfite und sonstige Intoleranzen meiden. Kochsalzkonsum minimieren. 1–2 Esslöffel kaltgepresstes Leinsamenöl pro Tag, Lifestyle-Optimierung.

Mikronährstoffe: Studien geben Hinweise darauf, dass Personen mit Asthma vor allem erniedrigte Spiegel an Selen, Omega-3-Fettsäuren und Vitamin D_3 haben. Auf eine ausreichende Versorgung mit Vitamin C, Vitamin D_3, Vitamin B_6, Selen, Omega-3-Fettsäuren und Magnesium sollte geachtet werden.

Laborparameter: Th 1 / Th 2-Balance, Fettsäure-Status (AA: EPA-Quotient), Selen (→ Regulation der Th 1 / Th 2-Balance), Vitamin B_{12}, Magnesium, Vitamin D_3, Histamin/Methyl-Histamin, mikrobiologische Stuhlanalyse (→ Darmsanierung).

Präparateauswahl: Pascorbin® 7,5 g, Ester C Complex, Rp. Dekristol 20000 I.E., Pur 3, Omega-3 Loges, Selenium Support, Rp. ACC® 200/-Long, Zink Support, Zinkorot® 25, Zellamare Darm, Soledum.

Tab. 10.5 Dosierungsempfehlungen bei Asthma bronchiale

Mikronährstoff	Empfohlene Tagesdosis
Vitamin C	Oral: 1–5 g (z. B. 3 × 500 mg, p. o.)
	Parenteral: 7,5–15 g Vitamin C + 2–4 g $MgSO_4$ in 100–200 ml 0,9 % NaCl, z. B. 1–2x/Wo. i. v.
Magnesium	300–900 mg (z. B. als Aspartat, Orotat)
	Parenteral: 2–4 g $MgSO_4$ (= 8–16 mmol Mg= 200–400 mg Mg)/20–30 min (auch Kombination mit Vitamin C und Glutathion, bei leichten Asthmaanfällen)
Omega-3-Fettsäuren	1,5–4 g (z. B. 2 g, p. o.)
Vitamin E	200–800 I. E.
Vitamin D_3	2000–5000 I. E. Cholecalciferol oder 60 000–150 000 I. E./Monat (Kontrolle des Vitamin-D-Status, vor allem bei Corticoid-Therapie)
Selen	100–300 µg (z. B. 200 µg, p. o.)
Mangan	10–30 mg
Zink	15–30 mg (z. B. als Histidin, Orotat)
L-Glutathion	Infusion: 600 mg (z. B. 1–2x/Woche, kombiniert mit Vitamin C und Magnesium)
N-Acetylcystein	200–600 mg (z. B. 2 × 200 mg, p. o.)
Vitamin B_6	50–200 mg (z. B. 50 mg p. o., vor allem bei Therapie mit Theophyllin)
Vitamin B_{12}	500–3000 µg (p. o.) oder: 1000 µg i. m./Wo. (z. B. als Methylcobalamin bei Sulfitsensitivität)
Vitamin B-Komplex	25–50 mg
Zusatzempfehlung	
Cineol	400–600 mg

Aufmerksamkeitsdefizit-/Hyperaktivitätssyndrom

In den westlichen Industrienationen zählen Aufmerksamkeitsdefizit- und Hyperaktivitätsstörungen (ADHS) zu den häufigsten neurokognitiven Störungen bei Kindern. Schätzungen gehen davon aus, dass zwischen 5% und 20% der Schulkinder an diesem Syndrom leiden, das bereits 1845 von dem Frankfurter Kinderpsychiater Heinrich Hoffmann im „Struwwelpeter" eindrucksvoll beschrieben wird. Jungen sind drei- bis viermal so häufig von hyperkinetischen Verhaltensstörungen betroffen wie Mädchen.

Aufmerksamkeitsdefizit-/Hyperaktivitätssyndrom (ADHS): Von einer Aufmerksamkeits-Defizit-Störung (ADS) wird gesprochen, wenn ein Kind länger als sechs Monate sowohl im Kindergarten, in der Schule (Gruppensituationen) als auch zu Hause durch ausgeprägt unaufmerksames und impulsives Verhalten aufgefallen ist. Kommen motorische Unruhe und übermäßiger Bewegungsdrang (Hyperaktivität) hinzu, spricht man von einem Aufmerksamkeits-Defizit-Hyperaktivitäts-Syndrom (ADHS).

Leitsymptome: Zu den Leitsymptomen zählen: Aufmerksamkeitsdefizit (→ Konzentrationsprobleme), Impulsivität (→ Störungen der Selbstkontrolle), Hyperaktivität (→ Unruhe). Hyperkinetische Kinder („Zappelphilipp") fallen überwiegend durch Aggressivität, Konzentrationsprobleme, kognitive Impulsivität, motorische Unruhe, gestörtes Sozialverhalten, Lern- und Leistungsprobleme auf. Häufige Begleiterkrankungen sind: Lese- und Rechtschreibschwäche, Tics (Tourette-Syndrom), Depressionen, Angststörungen, Zwangsstörungen, antisoziale Persönlichkeitsstörungen und Drogenmissbrauch.

Ursachen/Faktoren: Die Entstehung des ADHS-Syndroms ist Komplex und bisher noch weitgehend unbekannt. Genetische Einflussfaktoren (z. B. Veränderungen im Dopamintransporter-Gen) sowie Störungen im Neurotransmitterhaushalt (z. B. Dopamin: Verminderte Dopa-Decarboxylase-Aktivität im präfrontalen Kortex) und Energiestoffwechsel des Gehirns (ATP-Produktion) werden als zentrale neurophysiologische Ursachen diskutiert.

- Genetische Disposition: 60 bis 80% werden auf eine genetisch-bedingte Anormalität der neuronalen Signalverarbeitung im Gehirn zurückgeführt, insbesondere genetische Veränderungen im Dopamin-Transporter-Gen (DAT1-Gen), Dopamin-Rezeptor-Gen (DRD 4, 5, 1), Dopamin-Beta-Hydoxylase-Gen, Dopamin-Decarboxylase-Gen, Serotonin-Rezeptor-Gen (5-HAT) und Delta-6-Desaturase.

- Veränderungen im Dopamintransporter-Gen (DAT1-Gen): Bis zu 70% der Betroffenen weisen eine Genmodifikation im DAT1-Gen auf. Träger der Genmodifikation haben ein etwa 2,5-fach erhöhtes Risiko an ADHS zu erkranken. Bei ADHS wird aufgrund zu hoher DAT-Rezeptor-Dichte das Dopamin zu schnell aus dem synaptischen Spalt in die Präsynapse zurücktransportiert, sodass es zu einer abgeschwächten Signaltransmission zwischen präsynaptischem und postsynaptischen Spalt kommt (→ Dopamin kann nicht lange genug wirken).
- Neurophysiologische Ursachen:
  - verminderte Aktivität der Dopa-Decarboxylase im präfrontalen Cortex: Abfall des Dopamins in präfrontalen Synapsen oder Störungen der Impulskontrolle und des Kurzzeitgedächtnisses,
  - erhöhte Vulnerabilität gegenüber exzitatorischen Neurotransmitter (z. B. Glutamat): NMDA-Rezeptorüberstimulation.
- Schwangerschafts- und Geburtskomplikationen (z. B. chronische Hypoxische Zustände, niedriges Geburtsgewicht, chronische Belastung mit Schwermetallen wie Blei, Alkohol- und Tabakkonsum)
- Psychosoziale Faktoren: Familienverhältnisse, belastende Ereignisse (z. B. Scheidung), Vernachlässigung, Misshandlungen, ungeordnete Tagesabläufe, frühkindliche Traumata, etc.

Ernährung: Ausgewogene und mikronährstoffreiche Vollwerternährung mit reichlich frischem Obst und Gemüse, Vollkornprodukten, Kartoffeln, Hülsenfrüchten sowie mageren Milchprodukten, daneben sollten auch viel Seefisch (2–3 × Wo.) und geringere Mengen an Fleisch und Eiern enthalten sein. **Zusatzstoffe:** Die britische Lebensmittelbehörde FSA rät Eltern betroffener ADHS-Kinder Lebensmittel mit Zusatzstoffen, wie Acesulfam K, Aspartam, Natriumbenzoat, Tartrazin (E102), Glutamat, Saccharin, Xylit, Sorbit, Alurarot AC (E129), Gelborange (E110), Cochenillerot A (E124), Karmesin (Azorubin, E122) zu meiden. Auf basenreiche und phosphatarme Ernährung (ein hoher Phosphatspiegel kann einen Magnesiummangel verursachen!) achten; Nahrungsmittel mit hohem Verarbeitungsgrad und hohem Gehalt an gehärteten Fetten und Trans-Fettsäuren (z. B. Pommes frites, Chips, Kekse, Schokoladen-/Haselnusscreme) meiden. Fünf bis sechs regelmäßige kleine Mahlzeiten über den Tag verteilt, mit hohem Anteil an komplexen Kohlenhydraten (z. B. frisches Obst, Gemüse, Vollkornprodukte)! **Nahrungsmittelintoleranzen:** Individuelle Nahrungsmittelunverträglichkeiten (z. B. Fructose, Lactose) meiden. **Kohlenhydrate:** Zufuhr einfacher Kohlenhydrate mit hohem glykämischen Index (Süßigkeiten, Säfte, Cola) meiden.

Mikronährstoffe: Vor dem zu schnellen Einsatz von Psychopharmaka wie Methylphenidat und Atomoxetin empfiehlt es sich immer einen Blick auf den Mikronährstoffhaushalt (z. B. Magnesium) zu werfen, um Defizite gegebenenfalls durch Ernährungsumstellung und gezielte Supplementierung von hirnaktiven Mikronährstoffen zu kompensieren. Unabhängig vom Gehirnstoffwechsel sind diese Nährstoffe grundsätzlich die Basis für eine gesunde Entwicklung und Reifung des menschlichen Organismus. Gehirnaktive Mikronährstoffe wie DHA, Zink und Magnesium können zudem eine notwendige Therapie mit Methylphenidat verbessern (z. B. **Omega-3-FS:** Dopamin-/Serotoninstoffwechsel, zerebrale Entwicklung, **Zink:** Physiologischer DAT-Inhibitor, **Magnesium:** Natürlicher NMDA-Antagonist und GABA-Agonist, **Eisen:** Cofaktor der Tyrosin-Hydroxylase).

Laborparameter: Fettsäure-Status (z. B. DHA, EPA, AA, GLA, AA:EPA-Ratio, n-6:n-3-Ratio), Neurostress-Profil aus 2.MU/Speichel (z. B. Dopamin, Serotonin, Noradrenalin, Glutamat), Magnesium (intraerythrozytär, Vollblut), Eisen (Ferritin), Allergie-/Stuhldiagnostik, Histamin im Urin, Homocystein, Säure-Basen-Haushalt, Lactoseintoleranz.

Präparateauswahl: Addy Plus®, Fokus IQ Dr.Keller®, Magnesium Verla®, Magnesorot® 240, Eicosamax liquid®, Ameu®, orthomol minimum junior.

Tab. 10.6 Dosierungsempfehlungen bei Aufmerksamkeitsdefizit-/Hyperaktivitätssyndrom

Mikronährstoff	Empfohlene Tagesdosis
Magnesium	200–1000 mg (z. B. als Mg-Orotat, Mg-Citrat, etwa 6 mg Mg/kg KG)
Omega-3-Fettsäuren	1–5 g (z. B. 2 × 0,5 g, p. o., vor allem DHA)
γ-Linolensäure	100–500 mg
Zink	10–25 mg (z. B. als Zinkorotat, Zinkgluconat)
Eisen	Bei nachgewiesenem Mangel (→ Ferritin): 20–50 mg
Selen	30–100 µg (ca. 1,5–2,0 µg/kg KG)
Vitamin-B-Komplex	10–50 mg (v. a. Vitamin B_1 und B_6, etwa 0,8–1 mg Vitamin B_6/kg KG)
Phosphatidylserin	300 mg
Vitamin C, Vitamin E	200–500 mg, 100–200 I. E.
Vitamin D	500–1000 I. E.
Calcium	600–1000 mg
Chrom	20–100 µg
L-Carnitin	500–2000 mg

Bluthochdruck

Als Bluthochdruck (arterielle Hypertonie) wird jede die Norm überschreitende, anhaltende Steigerung des arteriellen Blutdrucks bezeichnet. Nach Definition der WHO gilt ein systolischer Blutdruck größer als 139 mmHg oder ein diastolischer Blutdruck größer als 89 mmHg als Hypertonie. Die arterielle Hypertonie ist nach dem Rauchen der zweitwichtigste und gleichzeitig häufigste Risikofaktor für das Auftreten von kardiovaskulären Erkrankungen. Nach Angaben der deutschen Hochdruckliga werden 45% der Todesfälle bei Männern und 50% bei Frauen durch Herz-Kreislauf-Erkrankungen verursacht, die im Zusammenhang mit Bluthochdruck stehen, wie koronare Herzkrankheit (KHK), Herzinsuffizienz, Myokardinfarkt, Niereninsuffizienz, Schlaganfall und arterielle Verschlusskrankheit. Eine Senkung des diastolischen Blutdrucks um 7,5 mmHg Studien zu folge senkt das Schlaganfall-Risiko um 45%, das koronar-ischämische Risiko um 30%.

Ernährung/Lebensstil: Körperliche Aktivität: Regelmäßige körperliche Aktivität (z. B. 2–3x pro Woche, 45 min Schwimmen, Laufen). Durch regelmäßiges Ausdauertraining von 3–4 × 30–45 Minuten in der Woche sinkt der Blutdruck um bis zu 20 mmHg; **Körpergewicht:** Gewichtsnormalisierung (Übergewicht → Insulinresistenz → Hypertonie); Die Reduk-

Tab. 10.7 Blutdruckklassifikation mit systolischen und diastolischen Blutdruckwerten (mmHG)

Kategorie	Systolischer Wert	Diastolischer Wert
Optimal	< 120	< 80
Normal	< 130	< 85
Hoch-normal	130–139	85–89
Hypertonie (Stadium)		
Milde (I)	140–159	90–99
Mittelschwere (II)	160–179	100–109
Schwere (III)	≥ 180	≥ 110
Isolierte systolische Hypertonie	> 140	< 90

tion von 10 kg Körpergewicht kann bei Übergewicht bereits den Blutdruck um 20 mmHg senken. Stressmanagement (z. B. Sport, autogenes Training, Yoga, Nordic-Walking); **Fett:** Fettzufuhr reduzieren, pflanzliche Öle mit hohem Anteil an MUFA und PUFA, z. B. Rapsöl verwenden; Kochsalz: Kochsalzaufnahme reduzieren (< 6 g NaCl/d), zusätzliches Salzen vermeiden und auf Fertignahrungsmittel verzichten; **Obst/Gemüse**: Zufuhr Kalium, Magnesium, Calcium- und Ballaststoffreicher (> 30 g/d) Lebensmittel (viel Obst und Gemüse) erhöhen; **Alkohol:** Alkoholkonsum in jedem Fall verringern (maximal 1 Getränk/Tag, z. B. 1 Glas Rotwein). Bereits zwei Flaschen Bier am Tag treiben den Blutdruck um durchschnittlich 10 mmHg in die Höhe! **Rauchen:** Nicotinverbot!

Mikronährstoffe: Bei Langzeittherapie mit Diuretika (Thiazide, Schleifendiuretika) sind Magnesium- und Kaliummängel von großer klinischer Bedeutung, da eine Hypomagnesiämie und/oder -kaliämie das Auftreten kardiovaskulärer Komplikationen (z. B. Arrhythmien) sowie diuretikaassoziierte Störungen der Glucosetoleranz und des Lipidstoffwechsels begünstigt. Deshalb sollte der Ausgleich eines bestehenden Magnesium- und Kaliummangels die Grundlage jeder Hypertoniebehandlung vor der Gabe von Antihypertonika sein. Die Supplementierung von Magnesium kann den Bedarf an Antihypertonika verringern und die kardiale und vaskuläre Funktion bei Hypertonikern verbessern. In einer Studie, die den Einfluss von Antihypertonika (z. B. Diuretika) auf den Magnesiumhaushalt erfasste, hat gezeigt, dass Bluthochdruckpatienten unter einer antihypertensiven Therapie (z. B. Diuretika, ACE-Hemmer, Betablocker) im Vergleich zu Kontrollen häufig einen defizitären Magnesium-Status aufweisen. Die Kompensation des Magnesiumdefizits durch Magnesiumsupplemente führte hierbei neben einem hoch signifikanten Anstieg des Magnesiumblutspiegels zu einer durchschnittlichen Abnahme des systolischen Blutdrucks um 15–20 mmHg und des diastolischen Blutdrucks um 5–9 mmHg. Auch die Häufigkeit von typischen Beschwerden, wie unregelmäßiger Herzrhythmus, Herzschmerzen, Schlafstörungen oder Nervosität nahm nach Berichten der Patienten in dieser Studie unter der oralen Supplementierung von Magnesium (320 mg/d, p. o.) ab.

Laborparameter: Omega-3-Index, Magnesium, Kalium (Vollblut), Vitamin D_3 (Calcidiol), Homocystein, ADMA-Spiegel, Folsäure, Vitamin B_{12} (Holo-

Tab. 10.8 Dosierungsempfehlungen bei Bluthochdruck

Mikronährstoff	Empfohlene Tagesdosis
Omega-3-Fettsäuren	1,5–6 g
Magnesium, Kalium[1]	300–1000, 2000–5000 mg[1] (auch als Basenpulver in Form von Mg-, K-Citrat)
Vitamin D_3	1000–4000 I. E. (Kontrolle: 25(OH)-D_3: ≥ 80 nmol/l)
Coenzym Q_{10}	90–300 mg (CoQ_{10}-Spiegel: ≥ 2,5 µg/ml)
Vitamin C, Vitamin E	500–3000 mg, 400–1000 I. E.
Pycnogenol	100–300 mg
Lycopin	15–60 mg
L-Arginin	2–3 × 1,2–6 g (+ Vitamin C, Folsäure, Vitamin B_{12})
Taurin	500–4000 mg (z. B. 3 × 500 mg/d)
Folsäure, Vitamin B_{12}	0,4–1 mg; 100–1000 µg
Calcium	1000–1500 mg

1 Cave Interaktion: Digitalis, ACE-Hemmer, kaliumsparende Diuretika

Transcobalamin), Insulinresistenz/Betazellfunktion (→ intaktes Proinsulin, hs-CRP und Adipokenin), Parathormon, HbA_{1C}, Cystatin C, Lipidperoxidation (z. B. 8-iso-$PGF_{2\alpha}$).

Präparateauswahl: Omega3-loges®, EnzOmega®, Quinomit Q10 fluid/Kps., Magnesium Support, Metagenol (Pycnogenol), Tromcardin® complex, Arginin plus Folsäure, Sanomit®Q 10, Evina®, Kalinor®, Magium® K/-K forte, Orthoexpert® cor-aktiv, Orthomol® Cor plus, Zellamare Base.

Bronchitis, chronische

Lungenerkrankung, die durch chronische Bronchitis (chronisch obstruktive Lungenerkrankungen, COPD) oder Emphysem und im Allgemeinen durch exzessive Schleimproduktion, Husten sowie progredienter Atemwegsobstruktion und Verschlechterung der Lungenfunktion ($FEV_1\downarrow$) gekennzeichnet ist. Patienten mit COPD leiden vor allem in den Wintermonaten häufig an einer Verschlimmerung des Krankheitsverlaufs, sogenannten Exazerbationen. Chronisch-entzündliche Prozesse, tragen vor allem zur Aufrechterhaltung des Krankheitsgeschehens bei, die durch unterschiedliche Noxen (z. B. Rauchen, Passivrauchen, Umweltgifte, Atemwegsinfekte) initiiert und erhalten werden. Auf zellulärer Ebene findet sich bei COPD vor allem eine Vermehrung der neutrophilen Granulozyten, Makrophagen und T-Lymphozyten.

Ernährung/Lebensstil: Generell auf gesunde, vollwertige, obst- und gemüsereiche Ernährung sowie ausreichend Flüssigkeitszufuhr achten (siehe S. 360). Seefisch: 2–3 x/Woche (Fleisch: ≤ 1 x/Woche, Nahrungsmittel mit Nitrit oder nitrithaltigen Pökelsalzen wie Wurstwaren) meiden. Regelmäßige körperliche Aktivität (z. B. 2–4 Stunden pro Woche) und gesundheitsorientiertes Krafttraining (z. B. 1 x/Woche).
Malnutrition („pulmonale Kachexie“) infolge erhöhter Atemarbeit liegt bei bis zu 60 % der COPD-Patienten vor und sollte wegen der schlechten Prognose (Verdopplung der Mortalität) kompensiert werden (Energiezufuhr bei unterernährten Patienten: ca. 45 kcal/kg KG). Der Ernährungsstatus sollte regelmäßig kontrolliert werden. Ursachen der Kachexie: Systemische Entzündung führt zu oxidativem Stress und Anstieg zirkulierender Zytokine (z. B. TNF-α = Kachektin), Zytokine verursachen metabolische, hormonelle und immunologische Störungen, zytokininduzierter Abbau von Muskelmasse (Muskelatrophie), Erhöhung des Ruheenergieumsatzes (erhöhte Atemarbeit), Inappetenz: Gastrointestinale Kompression, Stauungsgastritis, Medikation: Glucocorticoide (Steigerung des Proteinkatabolismus), Theophyllin (Erhöhung des Grundumsatzes).
Wichtige Präventivmaßnahmen: Nicht rauchen! Auf adäquaten Vitamin D-Status achten! Jährliche Grippeschutzimpfung beachten!

Mikronährstoffe: Kritische Mikronährstoffe: Antioxidanzien (z. B. Vitamin C, NAC, Zink) und Immunmodulatoren (EPA, DHA, Selen, Vitamin D_3):

COPD ist mit gestörter Radikalhomöostase und GSH-Depletion im epithelialen Flüssigkeitsfilm der Lunge assoziiert. **Vitamin D_3:** In einer Studie der University of Colorado und Harvard Medical School an etwa 19000 Personen (Alter > 12 Jahre) – repräsentativer Querschnitt der US-Bevölkerung – wurde der Zusammenhang zwischen dem Vitamin-D_3-Status (Calcidiol-Serumspiegel) und der Anfälligkeit für Infekte der oberen Atemwege untersucht. Dabei ergab sich folgendes Bild. Studienteilnehmer mit einem schlechten Vitamin-D_3-Status (< 10 ng/ml bzw. 25 nmol/l) hatten im Vergleich zu denjenigen mit einer guten Vitamin-D_3-Versorgung (Calcidiol > 30 ng/ml bzw. > 75 nmol/l) ein 40% höheres Risiko für Infekte der oberen Atemwege. Bei Patienten mit Asthma bronchiale oder chronisch obstruktiven Lungenerkrankungen (COPD) war das Risiko sogar bis zu 5-fach erhöht.

Laborparameter: Vitamin D_3, Fettsäure-Status (z. B. AA:EPA-Quotient), Th 1 / Th 2-Balance, Lipidperoxidation (z. B. 8-iso-$PGF_{2\alpha}$), Selen (Vollblut).

Präparateauswahl: EnzOmega, Omega3-loges, ACC akut, Ester C Complex, Vitamin D Support, selenase, Selenium Support, Pascorbin 7,5 g, Rp. Dekristol®20000, Zellamare Base.

Tab. 10.9 Dosierungsempfehlungen bei chronischer Bronchitis

Mikronährstoff	Empfohlene Tagesdosis
N-Acetyl-Cystein	200–600 mg (November–April)
Omega-3-Fettsäuren	1,5–4 g
Vitamin D_3	2000–5000 I. E. Cholecalciferol oder 60 000–150 000 I. E./Monat (Kontrolle des Vitamin-D-Status, vor allem bei Corticoid-Therapie)
Vitamin C	Oral: 500–5000 mg (z. B. 3 × 1000 mg)
	Parenteral: 7,5–15 g Vitamin C in 100–200 ml 0,9 % NaCl + 600 mg GSH und 200 mg Magnesium (z. B. 1–2x/Monat)
Vitamin E	200–500 I. E.
Coenzym Q_{10}	60–300 mg
Magnesium, Calcium	300–600, 800–1200 mg
Selen	100–300 µg
Zink	10–25 mg
Zusatzempfehlung	
Cineol	400–600 mg

Burnout-Syndrom

Burnout ist eine psychische Erkrankung, die jeden treffen kann, der sich im Alltag häufig Stress und Überbelastungen ausgesetzt fühlt. Immer mehr Menschen sind von dieser seelischen Verausgabung betroffen, insbesondere die Angehörigen akademischer und helfender Berufe wie Ärzte, Pflegeberufe und Lehrer. Erschöpfung, beruflicher Motivations- und Leistungsverlust, Ineffektivität, verringerte Frustrationstoleranz, leichte Kränkbarkeit, Unzufriedenheit mit Ablehnung der eigenen beruflichen Situation, Resignation, Minderwertigkeits- und Versagensgefühle sowie Zynismus gehören zu den zentralen Symptomen des Burnout-Syndroms. Burnout ist ein komplexes Syndrom der allgemeinen physischen und psychischen Erschöpfung in Folge hoher und lang andauernder psychonervaler Überbeanspruchung, verbunden mit der Unfähigkeit, physisch-psychische Reize aus dem Lebensumfeld adäquat verarbeiten zu können.

Die Konsequenzen für den Körper sind erheblich und können seine Funktions- und Leistungsfähigkeit sowie die gesamte Lebensqualität massiv beeinträchtigen. Gravierend sind vor allem psychische Folgen wie Verlust von Lebensfreude und Optimismus, Gefühl der Wertlosigkeit, Konflikte mit Arbeitskollegen, Lebenspartnern und Familienangehörigen, Eintauchen in eine von Ausweglosigkeit, Sinnlosigkeit und Hoffnungslosigkeit gekennzeichnete, immer enger werdende Welt. Wird das Burnout-Syndrom nicht erkannt und behandelt kann es durch Arbeitsplatzverlust, Beziehungskrisen, Depressionen und Suizidalität zur unmittelbaren persönlichen Bedrohung werden.

Ursachen des Ausgebranntseins: Hohe Arbeitsbelastung, Zeit- und Verantwortungsdruck, Streben nach Perfektion und sozialer Anerkennung, wachsende Komplexität und Unüberschaubarkeit von Arbeitsabläufen, unpersönliches, bedrückendes oder intrigenbelastetes Arbeitsklima.

Hormonelle und immunologische Phänömene bei Burnout-Patienten:

- Dysregulation der zentralnervösen CRH-(= Corticotropin-freisetzendem Hormon)-Produktion und gestörte dopaminerge, adrenerge und serotoninerge Aktivität (häufig: hohes Noradrenalin bei niedrigem Adrenalin, Dopamin- und Serotoninmangel durch Synthesestörung u./o. Substratmangel),

- Störung der CRH-ACTH-Cortisol-Achse mit zentraler Blockade der hypophysären ACTH-(Corticotropin)-Freisetung und Suppression der morgendlichen Cortisolproduktion sowie eine gesteigerte hippocampale und cortikale Neurotoxizität,
- hypothalamisch bedingte Dysbalance der gonadalen Steroidhormone (Testosteron, DHEA, Progesteron, Estradiol),
- Störung der zirkadianen endokrinen Rhythmen und eine reduzierte Melatoninproduktion,,
- Beeinträchtigung der immunologischen Stabilität mit Einschränkung von NK-Zell-Funktionen, Abschwächung von B- und Plasmazellfunktionen (eingeschränkte Impfantwort) sowie Zunahme von Entzündungsmechanismen (Anstieg proinflammatorischer Zytokine),
- Zunahme von Vasokontriktion, Insulinresistenz und Entzündungsphänomenen (→ Anstieg von IL-1 und TNFα).

Ernährung/Lebensstil: Eine Lifestyle-Optimierung (z. B. regelmäßiger Tagesablauf mit Pausen, Selbstbelohung, „Nein“ sagen, Entwöhnung von Genussgiften wie Alkohol und Nicotin, Schlafhygiene, gesunde vollwertige Ernährung, Abbau von überschüssigem Bauch- und Körperfett, regelmäßiges intensitätsgesteuertes Ausdauer- und Krafttraining) trägt zu einer erheblichen körperlichen und psychischen Stabilisierung der Betroffenen bei und sollte Grundlage jeder ganzheitlichen Behandlungsstrategie sein.

Mikronährstoffe: Neben dem natürlich stets vorrangigen Selbstmanagement bei Burnout ist eine Supplementierung von gehirnaktiven Mikronährstoffen und Energy Response Modifiers (→ SAM, Magnesium, Coenzym Q_{10}, L-Carnitin, Vitamin-B-Komplex insbesondere Vitamin B_1 und B_2,) sinnvoll. Eine suboptimale Versorgung mit Mikronährstoffen kann sich in vielfältigen psychischen Symptomen äußern, die auch beim Burnout-Syndrom beobachtet werden. Magnesium, B-Vitamine, Coenzym Q_{10}, Vitamin C und verschiedene Aminosäuren (z. B. SAM, 5-HTP) haben eine günstige Wirkung auf Symptome wie Reizbarkeit, Schlafrhythmus, psychische Erschöpfung, Müdigkeit, Energiegewinnung, Stressresistenz, Neurotransmitter-Haushalt sowie auf die Nervenszellen. Eine Optimierung der Mikronährstoffversorgung kann dazu beitragen die individuelle körperliche und psychische Leistungsfähigkeit zu verbessern und den

Teufelskreis von Schwäche und Demotivation bei Burnout zu durchbrechen.

Laborparameter: Homocystein (Methylgruppen-Stoffwechsel: Noradrenalin → Adrenalin), Neurostress-Profil (2. MU, Speichel: Dopamin, Noradrenalin, Dopamin, Serotonin, Cortisol, Melatonin), Vitamin B_{12} (Holo-Transcobalamin), Vitamin D_3, Eisen (Ferritin), Fettsäure-Status, Coenzym Q_{10}, Nitrostress (z. B. Lactat/Pyruvat-Ratio).

Präparateauswahl: Orthoexpert® energy-boost, B_{12} Ankermann, Rp. Gumbaral® i. v., Inj.-Lsg, Rp. Gumbaral msr. Tbl, Pur 3, Coenzym Q_{10} Support, Pascorbin® 7,5 g/50 ml, Cormagnesin 400, Orthomol® vital m/f, Sanomit® Q 10, Ardeydorm®, hypo-A Vitamin B-Komplex plus/Q 10 plus Vitamin C, Zellamare Base, aminoplus® burnout.

Tab. 10.10 Dosierungsempfehlungen bei Burnout-Syndrom

Mikronährstoff	Empfohlene Tagesdosis
S-Adenosyl-Methionin (bei erhöhtem Noradrenalin und erniedrigtem Adrenalin)	Initial (i. v., i. m.): 400 mg SAM z. B. 2–4x pro Woche 400 mg SAM in 100 ml 0,9 % NaCl + Vitamin B_{12} und Folsäure
	Oral: 600–1600 mg SAM (Anfangsdosis: 2–4 × 200 mg SAM)
Vitamin C	Oral: 1000–3000 mg (z. B. 3 × 5000 mg)
	Parenteral: 7,5–30 g Vitamin C in 100–400 ml 0,9 % NaCl + 600 mg GSH und 400 mg Magnesium (z. B. 1–2x/Woche)
5-Hydroxytryptophan, (bei erniedrigtem Serotonin)	100–400 mg (z. B. 2 × 100 mg, Beginn mit 50 mg und langsam auftitrieren nach Serotoninspiegel)
Folsäure, Vitamin B_{12}	0,4–1 mg, 100–1000 µg (Vitamin B_{12} alle 2–3 Mo.: 1–2 mg Hydroxocobalamin i. m.)
L-Carnitin	Intravenös: 1–2 g L-Carnitin als Kurzinfusion in 100–250 ml 0,9 % NaCl, (z. B. 1–2x pro Woche)
	Oral: 1–4 g LC (z. B. 3 × 1 g, p. o.)

Tab. 10.10 Dosierungsempfehlungen bei Burnout-Syndrom (Fortsetzung)

Mikronährstoff	Empfohlene Tagesdosis
Eisen (bei Eisenmangel: Ferritin)	Intravenös: 50–100 mg Fe(III)/Infusion (z. B. 100 mg Fe(III) in 250 ml 0,9 % NaCl, langsam i. v. über 30–45 min, Zeitraum: 1–2x pro Woche, 2–3 Wochen lang)
	Oral: 50–100 mg Eisen(II), p. o. (je nach Eisenmangel auch initial i. v., + Benfotiamin) Ziel-Ferritinwerte: etwa 100 µg/l
Omega-3-Fettsäuren	1–3 g
Phosphatidylserin	300 mg
α-Liponsäure	600–1200 mg
Vitamin B-Komplex	50–100 mg (B_1 als Benfotiamin, Niacinamid: 100–500 mg, Pantothensäure: 500–2000 mg)
Magnesium	300–1000 mg (z. B. 3 × 100 mg als Mg-Orotat, Mg-Taurat)
Coenzym Q_{10}	100–500 mg
Vitamin D_3	2000–5000 I. E. Cholecalciferol oder 60 000–150 000 I. E./Monat (Kontrolle des Vitamin D-Status)
Selen, Zink, Kupfer	100–300 µg, 10–30 mg, 1–3 mg
L-Tyrosin	500–3000 mg (3x vor den Mahlzeiten)
L-Glutamin	1000–5000 mg
L-Arginin	1000–2000 mg
Kreatin	1000–3000 mg
Zusatzempfehlung	
L-Theanin	200–400 mg
Polyphenole (z. B. Resveratrol)	50–200 mg

Chronisches Müdigkeitssyndrom

Das chronische Müdigkeitssyndrom (Chronic Fatigue Syndrome, CFS) beschreibt eine ätiologisch ungeklärte lang anhaltende oder rezidivierende Müdigkeit, die neu oder zu einem bestimmten Zeitpunkt aufgetreten ist, sich durch Ruhe nicht wesentlich bessert und zu einer deutlichen Beeinträchtigung der Arbeits- und Leistungsfähigkeit sowie der sozialen Aktivitäten führt.

Hauptkriterium: Erstmaliges Auftreten anhaltender oder rezidivierender Müdigkeit und Abgeschlagenheit mit Reduktion der Tagesaktivität auf unter 50% der normalen Aktivitäten für mehr als sechs Monate ohne ähnliche Symptome in der Anamnese und ohne Besserung durch adäquate Bettruhe (Ausschluss anderer mit Müdigkeit einhergehender Erkrankungen, insbesondere Depressionen, Hypothyreose, chronische Infektionen, rheumatische Erkrankungen, Schlafapnoesyndrom, Tumoren).

Mögliche Ursachen: Psychische, neuroendokrine oder immunologische Störungen, Virusinfektionen (z. B. Epstein-Barr-Virus, Herpes-Virus-6, Zytomegalie-Virus), allergische Reaktionen, Belastung mit Umweltgiften (z. B. Amalgam, Pyrethroide). Wie bei der Fibromyalgie ist die genaue Ursache der Symptome unklar. Einige Untersuchungen sprechen für eine unterschwellige Aktivierung des Immunsystems durch eine latente virale Infektion.

Symptome: Lang anhaltende allgemeine Erschöpfung und Abgeschlagenheit, mildes Fieber, schmerzhafte Lymphknotenschwellungen, Halsschmerzen, Schlafstörungen, generalisierte Muskelschwäche, Muskel- und Gelenkschmerzen, diffuse Kopfschmerzen und neuropsychologische Beschwerden (z. B. Konzentrationsschwäche, Photophobie, Reizbarkeit, vorübergehende Gesichtsfeldausfälle) zählen zu den häufigsten Symptomen.

Ernährung/Lebensstil: Basenreiche, lactovegetabile Kost bevorzugen (zur Entsäuerung: Basenmischung). Vermeidung von Nahrungsmittelallergenen, Verzicht auf Alkohol, einfache Zucker (z. B. Süßigkeiten), Coffein und Zigaretten. Auf ausreichende Flüssigkeitszufuhr (2–3 l Wasser/d) und regelmäßige körperliche Aktivität (z. B. Kombination von Ausdauer- und Muskelaufbautraining) achten, Stressmanagement.

Mikronährstoffe: Grundlage ist eine breitgefächerte Multivitamin-Mineralstoff-Kombination.

Laborparameter: Homocystein, Neurostress-Profil, Vitamin B_{12} (Holo-Transcobalamin), Vitamin D_3, Eisen (Ferritin), Fettsäure-Status (z. B. AA:EPA-Quotient), Magnesium (VB), Coenzym Q_{10}, Selen, Nitrostress.

Präparateauswahl: Zellamare Base, L-Carn® 1 g Injektionslsg., Rp. Gumbaral® i. v., Inj.-Lsg, Sanomit® Q10, Orthoexpert®energy-boost, B_{12}direkt, Magnesium Support, Orthomol® vital m/f, aminoplus® neurostress.

Tab. 10.11 Dosierungsempfehlungen bei chronischem Müdigkeitssyndrom

Mikronährstoff	Empfohlene Tagesdosis
L-Carnitin	Intravenös: 1–2 g L-Carnitin als Kurzinfusion in 100–250 ml 0,9 % NaCl, (z. B. 1–2x pro Woche)
	Oral: 1–4 g LC (z. B. 3 × 1 g, p. o.)
Vitamin C	Oral: 1000–3000 mg (z. B. 3 × 500 mg)
	Parenteral: 7,5–30 g Vitamin C in 100–400 ml 0,9 % NaCl + 600 mg GSH und 400 mg Magnesium (z. B. 1–2x/Woche)
S-Adenosyl-Methionin (bei erhöhtem Noradrenalin und erniedrigtem Adrenalin)	Initial: 400 mg SAM, z. B. 2–4x pro Woche 400 mg SAM in 100 ml 0,9 % NaCl + Vitamin B_{12} und Folsäure
	Oral: 600–1600 mg SAM (Anfangsdosis: 2–4 × 200 mg SAM)
5-Hydroxytyptophan, (bei erniedrigtem Serotonin)	100–400 mg (z. B. 2 × 100 mg, Beginn mit 50 mg und langsam auftitrieren nach Serotoninspiegel)
Folsäure, Vitamin B_{12}	0,4–1 mg, 1000–5000 µg (Vitamin B_{12} alle 2–3 Mo.: 1–2 mg Hydroxocobalamin i. m.)

Tab.10.11 Dosierungsempfehlungen bei chronischem Müdigkeitssyndrom (Fortsetzung)

Mikronährstoff	Empfohlene Tagesdosis
Eisen (bei Eisenmangel: Ferritin)	Intravenös: 50–100 mg Fe(III)/Infusion (z. B. 100 mg Fe(III) in 250 ml 0,9 % NaCl, langsam i. v. über 30–45 min, Zeitraum: 1–2x pro Woche, 2–3 Wochen lang)
	Oral: 50–100 mg Eisen(II), p. o. (je nach Eisenmangel auch initial i. v., + Benfotiamin) Ziel-Ferritinwerte: etwa 100 µg/l
Omega-3-Fettsäuren	1–3 g
Phosphatidylserin	300 mg
α-Liponsäure	600–1200 mg
Vitamin-B-Komplex	50–100 mg (B_1 als Benfotiamin, Niacinamid: 50–300 mg, Pantothensäure: 500–1000 mg)
Magnesium	300–1000 mg (z. B. 3 × 100 mg als Mg-Orotat, Mg-Taurat)
Calcium	600–1200 mg
Coenzym Q_{10}	100–300 mg
Vitamin D_3	2000–5000 I. E. Cholecalciferol oder 60000–150000 I. E./Monat (Kontrolle des Vitamin-D-Status)
Selen, Zink, Kupfer	100–300 µg, 10–30 mg, 1–3 mg
Zusatzempfehlung	
Johanniskraut-Extrakt	600–900 mg (z. B. 3 × 300 mg, p. o.)
Ginkgo biloba	120–240 mg
Polyphenole, Pycnogenol	50–200 mg

Darmerkrankungen, chronisch-entzündliche

Chronisch rezidivierende Entzündung des GIT unklarer Ätiologie, auf der Grundlage einer fehlgesteuerten Immunreaktion. Zu den chronischen-entzündlichen Darmerkrankungen (CED) zählen M. Crohn und Colitis ulcerosa. **Symptome:** Durchfall, Bauchschmerzen, Gewichtsverlust. **Colitis ulcerosa (CU):** beschränkt auf Darmmukosa, beginnt distal im Rektum, breitet sich oralwärts aus; häufig nur Befall des distalen Kolons, in 10% der Fälle gesamter Kolon (Risiko für Kolonkarzinom ↑). **Symptome:** blutige Durchfälle wechselnder Intensität und Dauer. **M. Crohn (MC):** Granulomatöse Entzündung der gesamten Darmwand. **Folgen**: Fistel- und Abszessbildung. 2/3 aller CED-Patienten weisen Gewichtsverlust und ausgeprägte Mikronährstoffmängel auf!

Ernährung/Lebensstil: Ausgewogene, ballaststoffreiche, an raffinierten KH arme Ernährung (ballaststoffarm bei hoch sitzenden Fisteln, Stenosen). Lebensmittelintoleranzen (Lactose, Weizen, Citrusfrüchte) meiden. Proteinquelle: fetter Seefisch. **Malnutrition/Kachexie:** Verbesserung des Ernährungsstatus. Im akuten Schub, bei Fisteln: enterale (o. parenterale) Ernährung. **Morbus Crohn:** akuter Schub: Energiebedarf: 40–45 kcal/kg KG, Eiweißbedarf: 1,2–1,5 g/kg KG; Remission: Energiebedarf: 30–35 kcal/kg KG, Eiweißbedarf: 1 g/kg KG, leichte Vollkost, MCT-Fette bei Steatorrhö, enterale Trinklsg. zur Energie- und Nährstoffversorgung. **Colitis ulcerosa:** akuter Schub: ballaststoffarm, Energiebedarf (35–40 kcal/kg KG), kleine, häufige Mahlzeiten; Remission: ballaststoffreiche Vollkost, Nahrungsmittelintoleranzen (z. B. Lactose, Kohl) meiden!

Mikronährstoffe: Defizitäre Mikronährstoffe (MC, CU in %): Vitamin D_3 (MC: 75%, CU: 35%), Folsäure (MC: 50%, CU: 40%), Vitamin B_{12} (MC: 50%, CU: 5%), Eisen (MC: 50%, CU: 80%), Vitamin A (MC: 12%), Vitamin E, K, Calcium, Zink (MC: 40%), Magnesium (MC: 30%) und Kalium (MC: 20%) .

Laborparameter: BIA (Erfassung der Körperzusammensetzung → Malnutrition), Th 1 / Th 2-Antwort, Zytokin-Profil, Fettsäure-Status (z. B. AA: EPA-Quotient), Vitamin D_3, mikrobiologische Stuhlanalyse, Nahrungsmittelallergene (z. B. IgE-, IgG-Antikörper), Homocystein, Folsäure, Vitamin B_{12}, Eisen (Ferritin), Selen (Vollblut), Lipidperoxidation (z. B. 8-iso-$PGF_{2\alpha}$), SOD-/GSH-Px-Aktivität, ucOsteocalcin, Calprotectin.

Bei Colitis ulcerosa ist auch topische Behandlung (Klysmen) mit kurzkettigen FS (z. B. Natriumbutyrat) möglich.

Präparateauswahl: Zellamare Darm, Zink Support, selenase, B12 direct, Ester C Complex, Medunamin®, mucoZink, Elemental® 028 (Trinknahrung), Biosorb MCT, Kimun®, Zinkorot 25, Ω 3 Epamax®, hypo-A Zink/3-Symbiose plus.

Tab. 10.12 Dosierungsempfehlungen bei chronischen-entzündlichen Darmerkrankungen

Mikronährstoff	Empfohlene Tagesdosis
Vitamin A	5000–25 000 I. E. (Cave: Schwangerschaft)
β-Carotin, Carotinoid-Komplex	15–30 mg
Vitamin D_3	2000–5000 I. E. Cholecalciferol oder 60 000–150 000 I. E./Monat (Kontrolle des Vitamin-D-Status)
Vitamin E	500–1000 I. E.
Vitamin K	100–1000 µg
Vitamin C	Parenteral: 7,5–30 g Vitamin C in 100–400 ml 0,9 % NaCl + 600 mg GSH und 400 mg Magnesium (z. B. 1–2x/Woche)
	Oral: 500–3000 mg (z. B. 2 × 500 mg als Ester C)
Vitamin B-Komplex	50–100 mg (B_1 als Benfotiamin, Niacinamid: 50–300 mg, Pantothensäure: 500–1000 mg, Biotin: 0,3–1 mg)
Vitamin B_{12}	1000–5000 µg (Vitamin B_{12} alle 2–3 Mo.: 1–2 mg Hydroxocobalamin i. m.)
Folsäure	0,4–1 mg (Folsäure auch alle 6 Monate: 5–15 mg Folsäure 1x i. m.)

Tab. 10.12 Dosierungsempfehlungen bei chronischen-entzündlichen Darmerkrankungen (Fortsetzung)

Mikronährstoff	Empfohlene Tagesdosis
Selen	Remission: 100–300 µg als Na-Selenit
	Schub, Exazerbation: Initial: 1000–2000 µg i. v. über 3–5 d (z. B. 1000 µg Na-selenit in 100 ml 0,9 % NaCl), danach: 200–300 µg, p. o. über 2–3 Wo.
Eisen (bei Eisenmangel: Ferritin)	Intravenös: 50–100 mg Fe(III)/Infusion (z. B. 100 mg Fe(III) in 250 ml 0,9 % NaCl, langsam i. v. über 30–45 min, Zeitraum: 1–2x pro Woche, 2–3 Wochen lang)
Calcium, Magnesium	600–1200 mg, 300–500 mg (z. B. Aspartat, Orotat)
Zink	20–50 mg (z. B. als -Orotat, -Gluconat)
Kupfer	1–3 mg
Omega-3-Fettsäuren	2,5–6 g
Zusatzempfehlung	
Curcumin	1000–3000 mg
Quercetin, Rutosid	400–1200 mg (z. B. 3 × 400 mg 30 min vor dem Essen)
Probiotika	(z. B. Lactobacillus GG, Bifidus, Saccharomyces boulardii)
Bei Malnutrition/Kachexie zusätzlich	
L-Glutamin	15–40 g
Glycin	5–10 g
Tributyrin	0,5–2 g
L-Glutathion	600–1200 mg i. v.
Omega-3-Fettsäuren	3–9 g

Depressionen

Die Depression zählt zu den am häufigsten auftretenden psychischen Erkrankungen. Als medizinischer Begriff wird die „Depression" zu den affektiven Störungen gerechnet. Unter einer Depression versteht man eine den Lebensumständen nicht entsprechende und damit unbegründete psychische Verstimmung mit einer Hemmung der gesamten Affektivität. In der psychiatrischen Terminologie lautet die Krankheitsbezeichnung „depressive Episode". Dabei wird offen gelassen, ob die Krankheit endogen, reaktiv oder neurotisch entstanden ist. Die Diagnose wird nur nach Symptomen und dem Krankheitsverlauf gestellt. Depressionen, die sich hinter körperlichen Beschwerden verbergen, werden als lavierte Depressionen bezeichnet.

Depressionen bzw. depressive Episoden sind charakterisiert durch einen Symptomenkomplex aus: Hoffnungslosigkeit, Hemmung des Antriebs, häufig verbunden mit quälender inneren Unruhe und Schlafstörungen (→ gestörter chronobiologischer 24-h-Rhythmus). Depressionen können sich auch weniger in psychischen als in körperlichen Symptomen wie Abgeschlagenheit, Appetitlosigkeit, Schmerzen (z. B. Druckgefühle in der Brust, Gewichtszunahme oder -abnahme, etc.) äußern. Die Infektanfälligkeit ist während einer depressiven Episode erhöht. Depressionen steigern das Risiko für einen Herzinfarkt auf das 3–4-fache.

Je nach Schwere einer Depression kann sie mit latenter oder akuter Suizidalität einhergehen. Es wird vermutet, dass jährlich ein Großteil der Suizide in Deutschland auf das Konto von Depressionen gehen.

Die Ursachen, die zu einer Depression führen, sind noch nicht vollständig aufgeklärt. Es ist wohl, wie bei vielen Zivilisationserkrankungen, von einer Multikausalität auszugehen:

- Störungen im Neurotransmitter-Haushalt, insbesondere Serotonin, Dopamin und Noradrenalin; Neuroinflammation;
- genetische Disposition (z. B. genetischer Vulnerabilitätsfaktor in der Promotorregionen des Serotonin-Transportergens 5-HTTLPR);
- Dysregulation der Hypothalamus-Hypophysen-Nebennieren-Achse (HHN-Achse): chronischer Stress führt zu einer andauernden Stimulation der HHN-Achse und einer erhöhten Ausschüttung von und Belastung mit Cortisol. Empfindliche Regionen des Gehirns (Hippokampus, limbisches System) können durch andauernden Stress direkt geschädigt werden;

- Weitere Ursachen: Mangel an Tageslicht (Herbst-, Winterdepression), Arzneimittel (z. B. Betablocker, orale Kontrazeptiva, Isotretinoin), psychosoziale Faktoren (z. B. Verlust des Partners, Arbeitsplatzverlust, Armut), Krankheiten (z. B. Krebs, Burnout), Rauchen.

Ernährung/Lebensstil: Ausgewogene und mikronährstoffreiche Vollwerternährung mit reichlich frischem Obst und Gemüse („fünf am Tag"), Vollkornprodukten, Kartoffeln, Nudeln, Reis, Hülsenfrüchten, Seefisch (≥ 2–3 x/Woche) sowie magerer Milch und Milchprodukte, daneben auch im ausgewogenen Umfang Fleisch und Eier; Lebensmittelauswahl: Frische Lebensmittel, wenig Fertigprodukte (→ geringer Mikronährstoffgehalt). Regelmäßig 5 bis 6 kleine Mahlzeiten über den Tag verteilt; **Fettaufnahme:** Fettanteil an der Gesamtnahrungsenergie (En %) höchstens 25 bis 30 %: a) gesättigte FS (SAFA) < 10 En % b) einfach ungesättigte FS (MUFA) < 10–15 % En %, c) mehrfach ungesättigte FS (PUFA) ≤ 10 En %). Pflanzliche Öle (z. B. Rapsöl, Olivenöl) bevorzugen; **Proteine:** Proteinanteil an der Gesamtnahrungsenergie (En %) um 15 En %. Auf gemischtes Nahrungsprotein sowohl aus tierischen (z. B. Fleisch, Seefisch, Eier) als auch pflanzlichen Proteinquellen (z. B. Gemüse, Vollkornbrot, Kartoffeln) achten. Empfehlenswert: (rotes) Fleisch (≤ 1 x/Woche), 2–3 x pro Woche fetter Seefisch (→ Omega-3-Fettsäuren, Iod, Vitamin D, Selen) Kohlenhydrate: Kohlenhydratanteil an der Gesamtnahrungsenergie (En %) um 50 En %. Komplexe, ballaststoffreiche Kohlenhydrate (Ballaststoffe: > 30 g/d) mit niedrigem glykämischem Index (GI < 50) bevorzugen; Nahrungsmittelintoleranzen (z. B. Nickel, Fructose, Kuhmilch-, Sojaeiweiß) meiden; Wasserzufuhr: 1,5–2 l/d (z. B. calcium- und magnesiumreiche Mineralwässer, grüner Tee); nicht Rauchen! **Alkohol:** Alkoholkonsum reduzieren (≤ 1 Getränk/d, z. B. 1 Glas Rotwein); Körpergewicht: Gewichtsnormalisierung: BMI (kg/m2) 18,5–25. **Körperliche Aktivität** 2–3 x/Woche: Belastungs- und intensitätsgesteuertes Ausdauertraining an der frischen Luft (Laufen, Schwimmen), Dauer: 45–60 min; Pulsfrequenz: 120–140/min bzw. 180 minus Lebensalter. 1–3 x /Woche: Gesundheitsorientiertes Krafttraining (z. B. Kieser-Training), Muskelaufbautraining

Mikronährstoffe: Depressive Patienten haben häufig einen unzureichenden Folsäure- und Vitamin-B_{12}-Status. Beide Vitamine besitzen eine zentrale Stellung bei der Regulation und Synthese von Neurotransmit-

tern. Ein Mangel an Folsäure und/oder Vitamin B_{12} stört die S-Adenosyl-Methionin-abhängige Methylierung im Nervensystem und beeinträchtigt als Folge die Verfügbarkeit von Serotonin und Noradrenalin. Homocystein, der neurotoxische Stoffwechselmetabolit des Methyl-Gruppen-Stoffwechsels, steigt an und scheint zusätzlich die Ausprägung und Entwicklung neuropsychiatrischer Phänomene nachteilig zu beeinflussen. Der Erfolg und die Ansprechrate einer antidepressiven Therapie mit selektiven Serotonin-Reuptake-Hemmern (SSRI) wie Fluoxetin (z. B. Prozac) kann durch die adjuvante Gabe von Folsäure, auch in Kombination mit S-Adenosyl-Methionin (SAM) und Vitamin B_{12}, signifikant verbessert werden.
Die Applikation von 4 × 400 mg SAM/d (p. o.) oder 400 mg SAM/d (i. m.) führte in verschiedenen klinischen Studien an Patienten mit Depressionen zu einer deutlichen Verbesserung der depressiven Symptomatik, der Gedächtnisfunktion und des allgemeinen Wohlbefindens. In einigen Studien war die stimmungsaufhellende und antidepressive Wirkung von SAM vergleichbar mit der der trizyklischer Antidepressiva (z. B. Imipramin, Clomipramin), allerdings bei besserer Verträglichkeit von SAM.

Laborparameter: Homocystein (Methylgruppen-Stoffwechsel: Noradrenalin → Adrenalin), Neurostress-Profil (2.MU, Speichel: Dopamin, Noradrenalin, Dopamin, Serotonin, Cortisol, Melatonin), Vitamin B_{12} (Holo-Transcobalamin), Schilddrüsenfunktion, Vitamin D_3, Eisen (Ferritin), Fettsäure-Status, Nitrostress, Kynurenin/Tryptophan-Ratio.

Tab. 10.13 Dosierungsempfehlungen bei Depressionen

Mikronährstoff	Empfohlene Tagesdosis
Omega-3-Fettsäuren	1,5–5 g (z. B. 2 × 1 g, p. o.)
Folsäure (bei Therapie mit SSRI)	1–15 mg, z. B. 1 mg, p. o. (initial: auch 15 mg/Woche i. m. für 1–2 Wochen)
Vitamin B_{12}	500–2000 µg, z. B. 1000 µg Cyano- bzw. Methylcobalamin, p. o. (initial: auch 1.000–2000 µg Hydroxocobalamin i. m. für 1–2 Wochen)

Tab. 10.13 Dosierungsempfehlungen bei Depressionen (Fortsetzung)

Mikronährstoff	Empfohlene Tagesdosis
S-Adenosyl-Methionin (bei erhöhtem Noradrenalin und erniedrigtem Adrenalin)	Initial (i. v., i. m.): 400 mg, z. B. 2–4x pro Woche 400 mg in 100 ml 0,9 % NaCl + Vitamin B_{12} und Folsäure
	Oral: 600–1600 mg (Anfangsdosis: 2–4 × 200 mg SAM)
5-Hydroxytryptophan (bei erniedrigtem Serotonin)	3 × 50–200 mg (z. B. 2 × 100 mg, Beginn mit 50 mg und langsam auftitrieren nach Serotonin-Status), Cave: Therapie mit SSRI, MAO-Hemmern
Vitamin D_3	2000–5000 I. E. Cholecalciferol oder 60 000–150 000 I. E./Monat (Kontrolle des Vitamin-D-Status)
Eisen (bei Eisenmangel: Ferritin)	Intravenös: 50–100 mg Fe(III)/Infusion (z. B. 100 mg Fe(III) in 250 ml 0,9 % NaCl, langsam i. v. über 30–45 min, Zeitraum: 1–2x pro Woche, 2–3 Wochen lang)
	Oral: 50–100 mg Eisen(II), p. o. (je nach Eisenmangel auch initial i. v., + Benfotiamin) Ziel-Ferritinwerte: etwa 100 µg/l
Vitamin B-Komplex	50–100 mg (B_1 als Benfotiamin, Niacinamid: 200–500 mg, Pantothensäure: 500–1000 mg, Biotin: 0,3–1 mg)
Vitamin C	Oral: 1000–3000 mg (z. B. 3 × 5000 mg)
	Parenteral: 7,5–30 g Vitamin C in 100–400 ml 0,9 % NaCl + 600 mg GSH und 400 mg Magnesium (z. B. 1–2x/Woche)
Phosphatidylserin	300 mg (z. B. 3 × 100 mg PS, p. o.)
Magnesium	300–1000 mg (z. B. 3 × 100 mg als Mg-Orotat, Mg-Taurat)
Selen, Zink, Kupfer	100–300 µg, 10–30 mg, 1–3 mg
Zusatzempfehlung	
Johanniskraut	600–900 mg (z. B. 3 × 300 mg, p. o.)

Diabetes mellitus und metabolisches Syndrom

Der Diabetes mellitus ist eine endokrin-metabolische Erkrankung, die durch einen absoluten (Typ-1-Diabetes) oder relativen Insulinmangel und/oder verminderter Insulinwirkung (Typ-2-Diabetes) mit chronischer Hyperglykämie gekennzeichnet ist.
Beim **Typ-1-Diabetes** kommt es auf dem Boden autoimmunologischer Mechanismen zu einer entzündliche Zerstörung der Insulin produzierenden β-Zellen im endokrinen Pankreas. Im Gegensatz zum insulinabhängigen Typ-1-Diabetiker (IDDM) besteht die Pathogenese beim Typ-2-Diabetiker aus einer Kombination von Insulinresistenz und gestörter Insulinsekretion. Während der gerne verharmlosend als **Alterszucker** bezeichnete **Typ-2-Diabetes** bisher am häufigsten bei Menschen zwischen dem 50. und 60. Lebensjahr diagnostiziert wurde, verschiebt sich das Manifestationsalter immer häufiger vor das 40. Lebensjahr, mitunter sogar schon ins Kindes- und Jugendalter.
Die Vorstufe des klinisch manifesten Typ-2-Diabetes bildet das **metabolische Syndrom** (Insulinresistenz-Syndrom), ein komplexes pathologisches Bindungsgefüge eng miteinander verbundener Stoffwechselerkrankungen. Abdominale Adipositas (Taillenumfang: Männer: ≥ 102 cm, ≥ Frauen 88 cm) Insulinresistenz mit begleitender Hyperinsulinämie, Dyslipoproteinämie (Triglyceride ≥ 150 mg/dl, LDL ≥ 100 mg/dl, HDL < 40–50 mg/dl) und arterielle Hypertonie (≥ 130/85 mmHg) sind die Leitkrankheiten des Metabolischen bzw. Insulinresistenz-Syndroms, welches sich bei chronischer Überernährung und Bewegungsmangel auf dem Boden einer genetischen Disposition entwickelt. Adipositas ist gleichzeitig Risiko- und Manifestationsfaktor für jede einzelne der aufgeführten atherogenen Erkrankungen.

Hinweis

Circulus vitiosus: Hyperinsulinämie → Überernährung mit Verstärkung der Adipositas, Down-Regulation von Insulin-Rezeptoren → Verstärkung der Hyperinsulinämie bzw. nach Erschöpfung der β-Zellkapazität manifester Typ-2-Diabetes.

Tab. 10.14 Stoffwechselparameter bei Diabetes mellitus bei guter Einstellung

Parameter	Zielwert
Blutglucose präprandial (nüchtern)	80–100 mg/dl
Blutglucose postprandial	80–160 mg/dl
HbA_{1c}	< 6,5 %
Blutdruck	≤130/80 mmHg
Gesamt-Cholesterol	< 200 mg/dl
LDL-Cholesterol	< 100 mg/dl (< 2,6 mmol/l)
Triglyceride (nüchtern)	< 150 mg/dl (< 1,7 mmol/l)
HDL-Cholesterol	> 45 mg/dl (> 1,2 mmol/l)
Body-Mass-Index	18,5–25 (kg/m^2)

Ernährung/Lebensstil

Hinweis
Körpergewicht (BMI: 18,5 –25 kg/m^2) normalisieren!

Körperliche Aktivität: Die Insulinsensitivität wird durch körperliche Aktivität gesteigert, Blutzucker, Blutfette und Blutdruck werden gesenkt! Für eine erfolgreiche Gewichtsreduktion und langfristige Gewichtsstabilisierung ist regelmäßige körperliche Aktivität unerlässlich. Empfohlen wird eine Kombination von Krafttraining moderater Intensität (40–50 % der maximalen Belastung) und Ausdauersport (z. B. Schwimmen, Radfahren, Walken oder Ergometer-Training). **Häufigkeit:** 2–4 x pro Woche, idealerweise täglich; **Dauer:** 40–45 Minuten; **Pulsfrequenz:** 120–140 bzw. 180 minus Lebensalter. Bei stark übergewichtigen Diabetikern bietet Krafttraining zum konventionellen Ausdauertraining eine sinnvolle Alternative!
Die Ernährung des Diabetikers sollte einer vollwertigen Ernährung mit bedarfsgerechter Energie- und Nährstoffzufuhr entsprechen. Zur Vorbeugung kardiovaskulärer Krankheiten sollten 60 bis 70 % der Gesamt-

nahrungsenergie (En %) aus Kohlenhydraten und einfach ungesättigten Fettsäuren (KH: 40–50 En %, MUFA: 15–30 En %) bestehen. Kohlenhydrate sollten als komplexe Kohlenhydrate in Form von Vollkornprodukten, frischem Obst und Gemüse mit niedrigem glykämischen Index aufgenommen werden. Die tägliche Ballaststoffzufuhr sollte über 20 g, idealerweise zwischen 30 und 50 g liegen. Diese Art der Ernährung ist unerlässliche Grundlage jeglicher Therapie:

- Nahrungsaufteilung: Anzahl der Mahlzeiten an die Blutzuckerspiegel und Art der Therapie anpassen (Vermeidung von Hyperglykämien).
- Kohlenhydrate: Etwa 55 En % (Energieprozent), unter Vermeidung von rasch resorbierbaren Mono- und Disacchariden (z. B. Glucose), reich an komplexen Kohlenhydraten und Ballaststoffen (40 bis 50 g/d), Alkohol (Männer: < 30 g/d, Frauen: < 15 g/d).
- Fette: Reduktion der Zufuhr gesättigter Fettsäuren (SAFA < 10 En % bzw. < 8 En % bei hohem LDL-Cholesterin), zugunsten der Kohlenhydrat- und MUFA-Zufuhr (z. B. Rapsöl, Olivenöl): Kohlenhydrate (KH) 40 bis 50 En % und einfach ungesättigte Fettsäuren (MUFA) 15 bis 30 En % (= 60 bis 70 En % aus KH und MUFA); Mehrfach ungesättigte Omega-3-Fettsäuren (PUFA) 7–10 En %; Cholesterin: < 300 mg/d (< 200 mg/d bei erhöhtem LDL-Cholesterin).
- Proteine: 10–20 En %, bei beginnender Nephropathie eiweißarm < 0,8 g/kg Körpergewicht/d, Proteinquelle: 2–3 x fetter Seefisch/Wo.
- Salzkonsum: < 6 g/d.

Mikronährstoffe: Vitamin B_1: Studien zeigen, dass bis zu 75% der Diabetiker eine Unterversorgung an Vitamin B_1 (Thiamin) aufweisen und die renale Exkretion des neurotropen B-Vitamins bei Typ-1 und Typ-2-Diabetikern deutlich erhöht ist. **Magnesium:** Ein erniedrigter intrazellulärer Magensiumspiegel ist eine wesentliche pathophysiologische Ursache für die Insulinresistenz. Magnesium verbessert die glykämische Kontrolle durch seinen Einfluss auf die Tyrosinkinase-Aktivität des Insulinrezeptors und die Signaltransduktion auf der Postrezeptorebene. Zahlreiche Studien zeigen ein deutlich häufigeres Auftreten von Hypomagnesiämien bei Diabetikern (→ erhöhte renale Verluste) sowie eine erhöhte Insulinresistenz bei Personen mit niedrigem Magnesium-Status. Magnesiummangel steigert bei Diabetikern das Risiko für Angiopathien, Depressionen, Neuropathien und Nephropathien. **Vitamin C:** Im Vergleich zu gesunden

Personen weisen Diabetiker zudem signifikant reduzierte Vitamin C-Spiegel im Plasma (um über 30%) und intrazelluläre Vitamin C-Konzentrationen auf. **Vitamin D:** Studien geben Hinweise darauf, dass ein Vitamin-D_3-Mangel zu den pathogenetischen Faktoren für Typ-1-Diabetes und das metabolische Syndrom gezählt werden muss, da er die Insulinresistenz erhöht und die Insulinsekretion der Betazellen im Pankreas verringert. Eine Normalisierung des Vitamin-D_3-Status könnte bei Diagnose eines Typ-1-Diabetes dazu beitragen, die noch vorhandenen Betazellen vor der weiteren Zerstörung zu schützen. Bei Typ-2-Diabetikern zeigen einige Studien, dass die Supplementierung von Vitamin D_3 die Glucosetoleranz verbessert und die Insulinresistenz verringert. **Medikationsbedingter erhöhter Mikronährstoffbedarf:** Metformin (Vitamin B_{12}), Protonenpumpenhemmer (Vitamin B_{12}, Vitamin D_3), Statine (Coenzym Q_{10}, Selen), Thiazide, Schleifendiuretika (Magnesium, Kalium, Folsäure, Vitamin B_1, Zink).
Die frühzeitige und regelmäßige Substitution antioxidativ wirksamer und den Kohlenhydratstoffwechsel regulierender Mikronährstoffe ist bei Diabetes mellitus im Hinblick auf die hohe Begleit- und Folgemorbidität von besonderem präventiv- und komplementärmedizinischem Stellenwert.

Laborparameter: Insulinresistenz/Betazellfunktion (→ intaktes Proinsulin, hs-CRP und Adipokenin), Omega-3-Index, Vitamin D_3 (Calcidiol), Magnesium (Vollblut, ionisiertes Magnesiums), Homocystein, Folsäure, Vitamin B_{12} (Holo-Transcobalamin), Lipidperoxidation (z. B. 8-iso-$PGF_{2\alpha}$), hsCRP, Fibrinogen, Cystatin C, ADMA-Spiegel, LDL, oxLDL, TG, HDL, Lp(a), HbA_{1C},

Präparateauswahl: Orthoexpert® diabet, Milgamma® protekt, Ester C Complex, vaso-loges® S, Omega 3-loges, B12 direct, magnerot® classic, thiogamma® 600 oral, Neurop® Injekt, Sanomit®Q 10, Quinomit Q10, EnzOmega, hypo-A Lipon plus, B12 Ankermann, Diabeto Vital EFA®, Diabetiker Vitamine, Zinkorot 25, Difrarel®100, hypo-A Vitamin B-Komplex plus, Rp. Tredaptive, Rp. Niaspan, Vitamin C 500/1000, Zellamare Base/Darm, aminoplus® diabet.

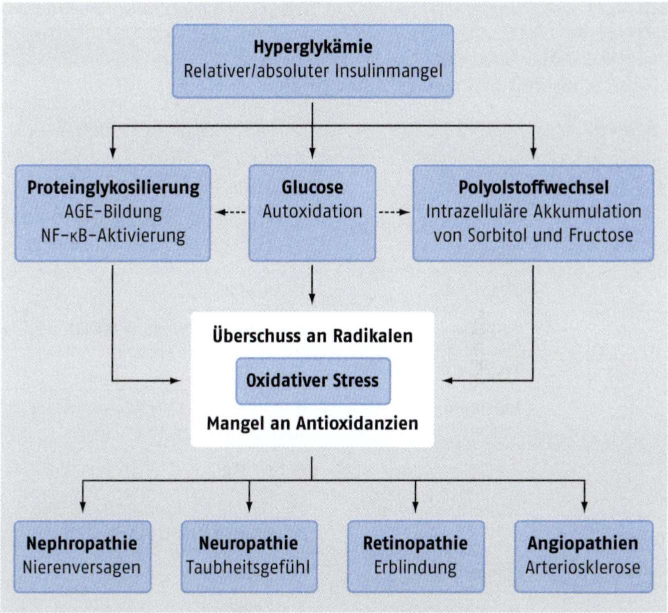

Abb. 10.1 Oxidativer Stress und diabetische Spätfolgen

Tab. 10.15 Dosierungsempfehlungen bei Diabetes und metabolischem Syndrom

Indikation	Mikronährstoffe	Empfohlene Tagesdosis
Diabetes mellitus und metabolisches Syndrom		
Vitamine	Vitamin C	500–3000 mg (z. B. 2 × 500 mg/, p. o.)
	Vitamin E	200–1500 I. E.
	β-Carotin, Carotinoid-Komplex	5–20 mg (Lycopin: 2–15 mg)
	Vitamin D_3	1000–4000 I. E.
	Folsäure	0,4–5 mg (auch als 5-MTHF)
	Vitamin B_{12}	100–1000 µg
	Niacinamid	50–500 mg (Typ-I-Neumanifestation: 3000 mg)
	Biotin	0,3–15 mg
	Vitamin-B-Komplex	20–100 mg (→ Vitamin B_1 als Benfotiamin, z. B. 50 mg)
Vitaminoide	Coenzym Q_{10}	100–500 mg
	α-Liponsäure	200–600 mg
	L-Carnitin	500–1000 mg
Mineralstoffe	Magnesium	300–1000 mg (z. B. Orotat, Citrat, Aspartat)
	Zink	15–30 mg (Wundheilungsstörungen: 25–50 mg Zink)
	Chrom	200–1000 µg
	Kupfer	1–3 mg
	Mangan	5–30 mg
	Selen	100–300 µg
Essenzielle Fettsäuren	Omega-3-Fettsäuren (EPA, DHA)	1–3 g

Tab. 10.15 Dosierungsempfehlungen bei Diabetes und metabolischem Syndrom (Fortsetzung)

Indikation	Mikronährstoffe	Empfohlene Tagesdosis
Aminosäuren	Taurin	500–4000 mg
	L-Lysin	1000–2000 mg
	L-Arginin	2000–6000 mg
Polyphenole	Bioflavonoide, OPC	100–500 mg, 50–300 mg
Insulin-resistenz	Magnesium	3 × 100–200 mg
	L-Lysin	3 × 1000 mg
	Chrom, Zink	3 × 200 µg, 3 × 10 mg
	Vitamin D_3	2000 I. E.
Bei Zusatzdiagnose		
Poly-/Neuro-pathien	Benfotiamin	300–600 mg (z. B. 2 × 300 mg, p. o.)
	α-Liponsäure	Intiale Therapie: 600 mg in 100 ml 0,9% NaCl für 7–10 d lang (i. v.)
		Begleitend: 2 × 600 mg (p. o.)
	Vitami B_{12}	1000–5000 µg (auch i. v., i. m.)
	Pycnogenol	100–300 mg
	Vitamin C, Magnesium	7,5–15 g Vitamin C in 100–200 ml 0,9% NaCl + 200–400 mg Magnesium (1–3x pro Woche für 2 Wochen)
	L-Carnitin	Parenteral: 2000 mg LC in 250 ml 0,9% NaCl (2–3x pro Woche für 2 Wochen)
		Oral: 1000–6000 mg (z. B. 3 × 1000 mg LC, p. o.)
	Biotin	9–15 mg (p. o.)
	γ-Linolensäure	500–1500 mg (+ Vitamin E)

Tab. 10.15 Dosierungsempfehlungen bei Diabetes und metabolischem Syndrom (Fortsetzung)

Indikation	Mikronährstoffe	Empfohlene Tagesdosis
Diabetische Retinopathie	Benfotiamin	300–900 mg (z. B. 3 × 300 mg, p. o.)
	Pycnogenol	100–300 mg
	α-Liponsäure	2 × 600 mg
	Anthocyane	100–500 mg (z. B. 2 × 150 mg)
	Ginkgo biloba	120–240 mg
Dyslipoproteinämie: Triglyceridämie (TG ↑)	Omega-3-Fettsäuren (EPA, DHA)	1,5–4 g (z. B. 2 × 1 g)
	Vitamin D_3	2000–5000 I. E.
Dyslipoproteinämie: TG ↑, LDL-C ↑, HDL-C ↓	Nicotinsäure (verzögerte Freisetzung)	1–3 g (z. B. Tredaptive®, Niaspan; regelmäßige Kontrolle der Glucosetoleranz!)
	Inositolhexanicotinat	2,4 g
	Pantethin	900 mg (3 × 300 mg)
	L-Carnitin	1000–4000 mg (z. B. 3 × 1000 mg, p. o.)
Diabetische Nephropathie, beginnende	Benfotiamin	300–600 mg
	α-Liponsäure	1–2 × 600 mg
	Taurin	1000–4000 mg
	L-Arginin	2000–6000 mg
	Omega-3-Fettsäuren (EPA, DHA)	2–4 g

Schwermetall-Entgiftung

Schwermetalle wie Cadmium, Blei und Quecksilber verdrängen aufgrund ihrer hohen Affinität zu Sulfhydryl-(SH)-Gruppen essenzielle Spurenelemente (z. B. Selen) aus dem Aktivitätszentrum von Enzymen und Proteinen. Dadurch wird die physiologische Aktivität des betroffenen Enzyms (z. B. GSH-Peroxidase) gehemmt und/oder modifiziert mit der Folge einer enzymatischen Dysfunktion und multipler Stoffwechselstörungen.
Quecksilber ist z. B. in der Lage selenhaltige Deiodasen zu hemmen, welche die Bildung des biologisch aktiven Schilddrüsenhormons Triiodthyronin aus Thyroxin katalysieren. Zink verhindert im Tierversuch die durch Quecksilber induzierten Leberschäden.
Mögliche Schwermetallquellen (Auswahl):

- Arzneimittel: aluminiumhaltige Antazida,
- Autoabgase (z. B. Blei), Bleiwasserleitungen,
- Klärschlämme (z. B. Cadmium), Pestizide (z. B. Methyl-Quecksilber),
- Aufbewahren saurer Nahrungsmittel (z. B. geschälte Zitrusfrüchte) in Aluminiumfolie, Instantkaffee aus der Tüte, Konservendosen,
- Nahrungsmittel: Innereien (z. B. Blei in Rindernieren), Fisch (z. B. Quecksilber), Muscheln, Schalentiere, Spinat (z. B. Cadmium), Wildpilze (z. B. Blei),
- Zigaretten (z. B. Cadmium),
- Zahnfüllungen aus Amalgam (z. B. Quecksilber).

Hauptablagerungsorte für Schwermetalle: Knochen (z. B. Aluminium, Blei), Nieren (z. B. Cadmium, Quecksilber), Leber (z. B. Arsen, Cadmium) und Zentralnervensystem (z. B. Aluminium, Quecksilber).

Symptome: In Abhängigkeit der Belastungshöhe und -dauer können neben unspezifischen Symptomen (z. B. Appetitlosigkeit, Kopfschmerzen, Konzentrationsstörungen) auch endokrine (z. B. Infertilität), immunologische (z. B. Immunschwäche), neurologische (z. B. Enzephalopathie, Neuropathien) und psychische Störungen (z. B. Psychosen) bis hin zu Organschäden (z. B. Niereninsuffizienz durch Cadmium) auftreten.

Endokrine Störungen durch Umweltgifte: endokrin wirksame Umweltgifte (z. B. DDT), die sogenannten endocrine-disrupting chemicals, können die Entgiftungskapazität des Organismus belasten und komplexe endokrine Störungen (z. B. Infertilität, Störungen des Immunsystems) verursachen. Auch die als Weichmacher vor allem in PVC eingesetzten Phthalate greifen vermutlich in den Hormonhaushalt ein, stören die Entwicklung der Geschlechtsorgane und stehen unter Verdacht Krebs erregend zu sein.

Ernährung/Lebensstil: Ausgewogene, ballaststoffreiche Mischkost unter Berücksichtigung von Nahrungsmittelintoleranzen! **Belastete Lebensmittel:** Zufuhr von potenziell belasteten Lebensmitteln, wie z. B. Innereien, Fertiggerichte und Konserven sowie dem Straßenverkehr ausgesetztes Obst und Gemüse vermeiden! Biologisch angebautes Obst und Gemüse bevorzugen! **Genussmittel:** Verzicht auf Alkohol und Nicotin! **Flüssigkeit:** Auf ausreichende Flüssigkeitszufuhr achten (z. B. zwei Liter stilles Mineralwasser pro Tag); **Schadstoffquellen:** Vermeiden/Entfernen potenzieller Schadstoffquellen (z. B. Autoabgase, Amalgamfüllungen)! **Körperliche Aktivität:** Regelmäßige körperliche Aktivität stärkt die Entgiftungskapazität des Organismus; Sauna: Schwitzen fördert die Ausscheidung von Umweltgiften über die Haut.

Hinweis
Zur Diagnostik und Therapie von Umwelterkrankungen sollte generell ein erfahrener Umweltmediziner konsultiert werden!

Mikronährstoffe: Zur Detoxifikation von Schwermetallen werden vor allem Selen und Zink sowie die schwefelhaltigen Verbindungen L-Glutathion, α-Liponsäure, N-Acetylcystein, S-Adenosyl-Methionin eingesetzt. Chelatbildner: Die im Rahmen einer Schwermetallausleitung eingesetzten Chelatbildner wie 2,3-Dimercaptosuccinat (DMSA) und Dimercaptopropansulfat (DMPS) sollten nicht gleichzeitig mit essenziellen Spurenelementen oder Mineralstoffen geben werden (Einnahmeabstand!). Eine DMPS-Mineralstoff-Komplexbildung im Darm kann bereits zu einem Wirkungsverlust von DMPS führen. Schadstoffbelastungen sind häufig mit funktionellen Störungen der Darmflora assoziiert. Begleitend zur Schadstoffelimination ist die regelmäßige Einnahme eines Probiotikums (z. B. Lactobazillen, Bifidobakterien) sinnvoll. Auch Störungen des Säure-

Basen-Haushaltes bei Belastung mit Umweltschadstoffen sind häufig. Die Einnahme einer Säuren-Basen-Mischung ist daher empfehlenswert.

Laborparameter: Th 1-/Th 2-Balance, Selen (Vollblut), Zink, GSH (intrazellulär), nitrosativer Stress (Mitochondropathie: Citrullin im Urin, 3-Nitrotyrosin, Mehylmalonsäure, Lactat-Pyruvat-Quotient, Homocystein), Amalgam: DMPS-Mobilisationstest, Kaugummi-Test; EDTA-Mobilisationstest (z. B. Bleibelastung), Entgiftungskapazität: Glutathion-S-Transferasen (M1, T1, P1), CYP-Isoenzyme (CYP 1A1, 1A2), NAT2; TAK, 8-OHdG, Lipidperoxidation (z. B. 8-iso-$PGF_{2\alpha}$), mikrobiologische Stuhlanalyse, Säure-Basen-Haushalt, Haarmineralanalyse.

Präparateauswahl: Zellamare Base/Darm, Selenium Support, Ester C Complex, Zink Support, Selenase®, Zinkorot® 25, Orthoexpert® basic immun, Selen MSE Spirulina pl. MSE, hypo-A Zink/Lipon plus/Darmsanierung 1 + 2, Aminoplus® immun.

Tab. 10.16 Dosierungsempfehlungen bei Schwermetallbelastung

Mikronährstoff	Empfohlene Tagesdosis
Selen	Morgens: initial (4 Wochen): 200–500 µg (als Na-selenit, Na-selenat); Dauertherapie: 100–300 µg
Zink	Abends: Initial (4 Wochen): 25–50 mg (z. B. Zink-orotat); Dauertherapie: 15–30 mg
α-Liponsäure	Parenteral: 600–1200 mg in 100–200 ml 0,9 % NaCl 1–2x/Woche (i. v.)
	Oral: 1–2 × 600 mg (p. o.)
Vitamin C	Parenteral: 7,5–30 g Vitamin C, z. B. 15 g Vitamin C in 200 ml 0,9 % NaCl (1–3x/Woche für 6 Wochen)
	Oral: 500–3000 mg (z. B. 2 × 500 mg, p. o.)
S-Adenosyl-Methionin	200–400 mg z. B. 2–3x pro Woche 400 mg in 100 ml 0,9 % NaCl (z. B. 2–4x/Woche)
L-Glutathion	600 mg/Infusion, 2–3x/Woche für 6 Wochen
N-Acetylcystein	200–600 mg (z. B. 2 × 100 mg, p. o.)
Vitamin E, Coenzym Q_{10}	200–500 I. E., 60–200 mg
Vitamin B_{12}	100–2000 µg (z. B. als Methylcobalamin) initial auch 1000 µg 2–3x/Woche i. m.
Folsäure	0,4–5 mg
Vitamin-B-Komplex	20–50 mg
Magnesium, Calcium	300–600 mg, 600–1200 mg
Taurin	500–2000 mg
Zusatzempfehlung	
Probiotika	Lactobacillus GG, Bifidus, Saccharomyces boulardii
Algen	Spirulina

Epilepsie

Der Begriff Epilepsie charakterisiert eine anfallsartig, chronisch rezidivierende Störung der Hirnfunktion, die auf einer gesteigerten Erregbarkeit zerebraler Neurone sowie erniedrigter Krampfschwelle beruht und sich in kurz andauernden abnormen motorischen Reaktionen (z. B. tonische Krämpfe, Zuckungen) und/oder modifizierter Bewusstseinslage äußert.

Ernährung/Lebensstil: Generell sollte wenn möglich auf eine vollwertige, mikronährstoffreiche Ernährung, mit reichlich Obst und Gemüse geachtet werden. Sinnvolle diätetische Interventionen beinhalten zudem Maßnahmen zur Stabilisierung des Blutzuckerspiegels (Hypoglykämie und Hyperinsulinämie können zu epileptischen Anfällen beitragen), Erfassung und Vermeidung von allergenen Nahrungsmitteln und entsprechenden Zusätzen (z. B. Aspartam, Alkohol, Coffein, Glutamat), insbesondere bei Kindern. Mit Hilfe einer Eliminationsdiät lassen sich Nahrungsmittelintoleranzen ermitteln. Fallberichte lassen vermuten, dass eine ketogene Diät mit einem hohen Fett und niedrigem Protein- und Kohlenhydratanteil möglicherweise die Anfallshäufigkeit im Kindesalter verringern kann (Cave: Ungesunde Diät → Versorgung mit essenziellen Mikronährstoffen!). Eine weniger restriktive Diät ist die Atkins-Diät, die jedoch im Hinblick auf die Versorgung mit essenziellen Nährstoffen für Kinder eher ungeeignet ist.

Mikronährstoffe: Kritische Mikronährstoffe: Vitamin D_3, Calcium, Vitamin K, Vitamin B_1, Vitamin B_6, Magnesium, Calcium, Mangan. Cave: Folsäure und Pyridoxin können in pharmakologischen Dosen den Wirkspiegel von Phenytoin und Phenobarbital senken. Vitamin B_1 kann mentale Funktion bei Patienten mit Epilepisie verbessern die Phenytoin einnehmen. Antioxidanzien wie Vitamin E können die medikamentöse Therapie günstig beeinflussen. **Medikationsbedingter erhöhter Mikronährstoffbedarf:** Carbamazepin, Phenytoin, Phenobarbital, Valproinsäure (→ Vitamin D_3, Calcium), Valproinsäure, Carbamazepin (→ L-Carnitin, Selen).

Laborparameter: Vitamin D_3, Folsäure, Vitamin B_{12}, nitrosativer Stress (Mitochondropathie: Citrullin im Urin, 3-Nitrotyrosin, Mehylmalonsäure,

Lactat-Pyruvat-Quotient, Homocystein), Lipidperoxidation (z. B. 8-iso-$PGF_{2α}$), SOD-Aktivität, Magnesium, Mangan.

Präparateauswahl: Vitamin D Support, Fokus IQ Dr.Keller, Zellamare Base, Quinomit Q10, hypo A Vitamin B-Komplex plus, Osteo aktiv® plus Vitamin K, Orthomol® Osteo, Sanomit Q 10, Calcium Sandoz® fortissimum.

Tab. 10.17 Dosierungsempfehlungen bei Epilepsie

Mikronährstoff	Empfohlene Tagesdosis
Vitamin D_3	1000–2000 (–4000) I. E. (→ Kontrolle des Vitamin-D-Status)
Magnesium, Calcium	600–1800 mg, 800–1500 mg (z. B. als Citrat)
Vitamin K	100–300 µg
Omega-3-Fettsäuren	1–3 g (v. a. DHA)
Taurin	200–2000 mg (z. B. 3 × 200–500 mg/, p. o.)
Coenzym Q_{10}	60–200 mg
Vitamin C, Vitamin E	500–3000 mg, 200–1500 I. E.
Vitamin-B-Komplex	5–20 mg
Folsäure	≤ 1 mg! (→Phenytoin-Wirkspiegel)
Vitamin B_{12}	100–1000 µg
Biotin	100–500 µg
Vitamin B_1	20–50 mg (auch als Benfotiamin)
Chrom, Mangan, Selen, Zink	100–200 µg, 20–50 mg, 100–200 µg, 10–30 mg
L-Carnitin	Oral: 500–3000 mg (ca. 100 mg LC/kg KG, v. a. bei Therapie mit Valproinsäure)
	Parenteral: 1000 mg L-Carnitin in 100 ml 0,9 % NaCl, 2–3x pro Woche für 3 Wochen bei valpoinsäureinduzierter Hepatotoxizität
Dimethylglycin	100–300 mg
Pyridoxinabhängige Krampfanfälle (Kindheit)	10–50 mg Pyridoxin/kg KG (p. o.), bzw. 50–100 mg Pyridoxin, i. v.

Erektile Dysfunktion

Von einer Erektionsstörung – medizinisch als erektile Dysfunktion bezeichnet – spricht man, wenn es dem Mann sechs Monate lang in über 70% der Versuche nicht gelingt, eine ausreichende Erektion des Penis zu erreichen oder aufrechtzuerhalten, um einen befriedigenden Geschlechtsverkehr auszuüben. In Deutschland leiden etwa ein Viertel aller Männer im Alter von 30 bis 80 Jahren unter Potenzstörungen. Mit zunehmendem Alter nimmt die Häufigkeit zu. Betroffen sind vor allem Männer mit arteriellen Gefäßstörungen, insbesondere Raucher, Diabetiker und Patienten mit Bluthochdruck. Obwohl die erektile Dysfunktion das Selbstwertgefühl des Mannes und auch die Partnerschaft erheblich beeinträchtigen kann, scheuen sich viele Betroffene ihr Problem aktiv anzugehen und einen Arzt aufzusuchen.

Pathobiochemische Mechanismen: Bei der erektilen Dysfunktion entspannen und füllen sich die Schwellkörper im Penis nicht stark genug. Die Ursache dafür ist ein Mangel oder eine ungenügende Aktivität des Botenstoffes cGMP, der nur bei guter Verfügbarkeit von NO (NO wird aus L-Arginin gebildet), ausreichend gebildet wird. Studien haben gezeigt, dass ein direkter Zusammenhang zwischen der erektilen und der endothelialen Dysfunktion besteht und dass die erektile Dysfunktion als ein wichtiger Marker für bedrohliche Herz-Kreislauf-Erkrankungen und Diabetes mellitus angesehen werden muss. So Komplex und vielschichtig der Ablauf einer Erektion ist, so vielfältig können die Ursachen von Erektionsstörungen sein. Denn es spielen zum einen organische Faktoren (z. B. Bluthochdruck, Diabetes mellitus) eine Rolle, aber auch der Lebensstil hat großen Einfluss. Rauchen z. B. erhöht bei der Hälfte der Männer ab dem 30. Lebensjahr das Risiko für Impotenz! Auch psychische Faktoren wie Stress gehören mit zu den Auslösern. **Weitere:** Geringer Bluteinstrom in den Schwellkörper (mangelnde Gefäßerweiterung), **Genussgifte:** Nicotin-, Alkoholkonsum, Stress, Müdigkeit, Überforderung, sexuelle Langeweile, Unzufriedenheit in der Partnerschaft , Übergewicht, Nebenwirkungen von Medikamenten (z. B. Antidepressiva, Betablocker, Blutfettsenker, Tranquillanzien), Geringe Testosteronproduktion, **Erkrankungen:** Diabetes mellitus, Fettstoffwechselstörungen, koronare Herzkrankheit und Bluthochdruck.

Ernährung/Lebensstil: Ausgewogene und mikronährstoffreiche Vollwerternährung mit reichlich frischem Obst und Gemüse (etwa fünf Portionen am Tag), Vollkornprodukten, Kartoffeln, Nudeln, Reis, Hülsenfrüchten, Seefisch (≥ 2 x/Woche) sowie magerer Milch und Milchprodukte, daneben auch im ausgewogenen Umfang Fleisch und Eier. **Empfehlenswert:** (rotes) Fleisch (≤ 1 x/Woche), 2–3 x pro Woche Seefisch (→ maritime langkettige Omega-3-Fettsäuren). **Fett:** Fett- und cholesterinreiche Lebensmittel sollten gemieden werden. Pflanzliche Öle (z. B. Rapsöl, Olivenöl) mit hohem Anteil an mehrfach ungesättigten Fettsäuren sollten bevorzugt werden! Nicht Rauchen! **Alkohol:** Alkoholkonsum reduzieren (≤ 1 Getränk/d, z. B. 1 Glas Rotwein). **Körpergewicht:** Gewichtsnormalisierung: BMI (kg/m2) 18,5–25. **Körperliche Aktivität 2–3 x/Woche:** Belastungs- und intensitätsgesteuertes Ausdauertraining (> 2.500 kcal/Woche) an der frischen Luft (Laufen, Schwimmen). **Dauer:** 45 min Pulsfrequenz: 120–40/min bzw. 180 minus Lebensalter. 1–3 x /Woche; gesundheitsorientiertes Krafttraining (z. B. Kieser-Training), Muskelaufbautraining.

Mikronährstoffe: Zur medizinischen Behandlung der erektilen Dysfunktion steht mittlerweile eine Palette von Behandlungsmöglichkeiten zur Verfügung. Sie reichen von effektiven Schwellkörperinjektionen über die Harnröhre, Vakuumerektionshilfen, hydraulischen Penisprothesen bis hin zu Medikamenten mit erektionsauslösender Wirkung (z. B. Sildenafil/ Viagra®). Mikronährstoffe, die einen positiven Effekt auf die Durchblutung und die Gefäßfunktion haben, wie die Aminosäure L-Arginin (immer kombiniert mit Antioxidanzien) und Omega-3-Fettsäuren (EPA, DHA), können bei Erektionsstörungen, insbesondere wenn Durchblutungsstörungen im Spiel sind, weiterhelfen.

Laborparameter: Arginin: ADMA-Ratio (normal): 50:1 bis 100:1, L-Arginin (normal): 50–100 µmol/l, ADMA (normal): 0,3–0,7 µmol/l, Homocystein-Plasmaspiegel, Vitamin B_{12}, Citrullin (Urin), Lactat/Pyruvat-Quotient (→ Nitrostress).

Präparateauswahl: Orthoexpert® ProMan, Arginin plus Folsäure, Metagenol (Pycnogenol), B_{12} direkt, Omega 3-loges, Quinomit Q10, Ester C Complex I, EnzOmega, Zink Support, Zellamare Base, Euviril® direct.

Tab. 10.18 Dosierungsempfehlungen bei erektiler Dysfunktion

Mikronährstoff	Empfohlene Tagesdosis
L-Arginin	3 × 2–3 g (+ 100–200 mg Pycnogenol, z. B. 5 g nüchtern, 1–2 h vor sexueller Aktivität)
Pycnogenol	100–300 mg (z. B. 3 × 50 mg)
Vitamin B_{12}	100–1000 µg
Vitamin C	500–2000 mg (z. B. 2 × 500 mg, p. o.)
Vitamin E	200–1000 I. E.
Selen	100–300 µg
Zink	10–30 mg
Omega-3-Fettsäuren (EPA, DHA)	1–3 g

Erkältungskrankheiten

Sinusitis, Laryngitis und Heiserkeit zählen zu den Erkältungskrankheiten. Der gewöhnliche grippale Infekt mit Husten, Schnupfen, Kopf-, Hals- und Gliederschmerzen ist eine der häufigsten Erkrankungen in der Allgemeinarztpraxis. Erwachsene leiden etwa zwei- bis viermal pro Jahr an einer Erkältung, Kinder sechs- bis zehnmal. Ursache der meisten Erkältungskrankheiten ist eine Virusinfektion (Übertragung per Tröpfcheninfektion, höflicher Händedruck). Rhinoviren aus der Gruppe der Picornaviren sind maßgeblich an der Inzidenz und Prävalenz von Erkältungskrankheiten beteiligt.

Ernährung/Lebensstil: Flüssigkeit: Viel Flüssigkeit (2–3 l/d, regt den Sekretfluss an), zum Beispiel heißer Früchte- oder Ingwertee, frisch gepresste Obst- und Gemüsesäfte; Rezeptur-Beispiel (1000 ml Obst-/Gemüsesaft): Mischung aus 2/4 frisch gepresstem Orangensaft und je ¼ frischem Karotten- und rote Beetesaft, einem Esslöffel Leinsamenöl, sowie 5 g Vitamin C und etwas frisch geriebenem Ingwer (über den Tag verteilt trinken!); Obst/Gemüse: reichlicher Verzehr von frischem Obst und Gemüse (z. B. Ananas, Orangen, Kiwi); Ruhe: körperliche Überanstrengungen vermeiden (keine Sauna, kein Sport)!

Mikronährstoffe: Studien aus den vergangenen Jahren weisen auf eine bedeutende Rolle von Vitamin D_3 in der Vorbeugung und Therapie von allgemeinen entzündlichen Atemwegserkrankungen (z. B. grippale Infekte) hin. Ein Vitamin-D_3-Mangel (Calcidiol im Serum < 75 nmol/l) dürfte danach wesentlich mitverantwortlich für die Ausbreitung von Erkältungskrankheiten, insbesondere der oberen Atemwege, sein.

Laborparameter: Vitamin D_3, Selen (Vollblut), Eisen (Ferritin).

Präparateauswahl: Vitamin D Support, Ester C Complex, Selenium Support, Zink 10 + C (LTA), Orthoexpert® basic-immun, Zinkit® (10 mg Zn/Brausetbl.), Vitamin C MSE matrix, hypo-A Zink, Vitamin C 1000 (5 ml Injl.), Pascorbin® 7,5 g/50 ml, Zellamare Base, immun-loges®, aminoplus® immun.

Tab. 10.19 Dosierungsempfehlungen bei Erkältungskrankheiten

Mikronährstoff	Empfohlene Tagesdosis
Prävention	
Vitamin D_3	1000–4000 I. E. Cholecalciferol oder 30 000–120 000 I. E./Monat (zuvor Kontrolle des Vitamin-D_3-Status)
Vitamin C	200–500 mg (+ Bioflavonoide z. B. Quercetin)
Selen	200–300 µg
Zink	10–25 mg (z. B. Aspartat, Histidin)
Mikronährstoff-Kombination	Siehe Mikronährstoffempfehlungen S. 363 ff.
Therapie Beginn innerhalb der ersten 24 h nach Auftreten der ersten Erkältungssymptome	
Vitamin C	Parenteral: 7,5–30 g Vitamin C, z. B. 15 g Vitamin C in 200 ml 0,9 % NaCl (2–4x/Woche)
	Oral: 1000–6000 mg (z. B. 3 × 2000 mg, p. o. in frisch gepresstem Orangensaft für 5–7 Tage)
L-Carnitin	Parenteral: 1000 mg L-Carnitin in 100 ml 0,9 % NaCl, 2–3x pro Woche
Zink	5–6 × 10 mg als Lutschtbl. (o. Brausetbl. zum Gurgeln!), 5–7 Tage lang

Fibromyalgie

Fibromyalgie (Sehnen-Muskelschmerz) ist ein komplexes Schmerzsyndrom mit chronischen multilokulären Schmerzen im Bereich der Muskulatur, des Bindegewebes, der Knochen und den Arealen der Sehnenansätze, gekennzeichnet durch typisch lokalisierte schmerzhafte Druckpunkte, Steifheitsgefühl in den Muskeln und gleichzeitig bestehende psychische, neurologische, vegetative und funktionelle Störungen ohne erkennbare organische Ursache. Neben den Schmerzen im Bewegungsapparat (v. a. Muskeln und Sehnen) und einer gesteigerten Schmerzempfindlichkeit an den sogenannten „Tender points" (Schmerzhafte Druckpunkte: Ausgeprägte Druckempfindlichkeit bestimmter Sehnenansätze. **Diagnose:** mindestens 11 der typischen 18 Tender points müssen positiv sein) sind weitere Symptome wie Müdigkeit, Erschöpfung, Schlafstörungen, Spannungskopfschmerzen und depressive Verstimmungen häufig.

Ernährung: Basenreiche, lactovegetabile bzw. arachidonsäurearme Kost bevorzugen (zur Entsäuerung: Basenmischung z. B. Magnsesium- und Kaliumcitrat). Nahrungsmittelintoleranzen: Einfache Zucker (z. B. Lactose), Weißmehlprodukte (z. B. Gluten) und gesättigte Fette reduzieren bzw. meiden. Auf regelmäßige körperliche Aktivität, Entspannungsübungen (z. B. autogenes Training) sowie die Lösung von familiären und beruflichen Konflikt- und Stresssituationen achten.
Ein wohl dosiertes und auf die Bedürfnisse des Patienten abgestimmtes Ausdauer- und Muskelaufbautraining kann dazu beitragen den Teufelskreis aus Schmerz, Verkrampfung, Hypoxie und erneutem Schmerz zu durchbrechen.

Mikronährstoffe: Neben physikalischer Therapie (z. B. lokaler Wärmetherapie, Massagen), Krankengymnastik (z. B. Dehnungsübungen), Sauerstofftherapie (nach Ardenne), Akupunktur, Entsäuerung, NSAID und niedrig dosierten Antidepressiva (z. B. Amitriptylin) konnte in einigen Studien eine Verbesserung der Schmerzsymptomatik unter der Gabe von S-Adenosyl-Methionin, L-Carnitin und Magnesium beobachtet werden.

Laborparameter: Neurostress-Profil aus 2. MU/Speichel (z. B. Dopamin, Serotonin, Noradrenalin, Glutamat), Säure-Basen-Haushalt, Fettsäure-Status (z. B. DHA, EPA, AA, GLA, AA:EPA-Ratio, n-6:n-3-Ratio), nitrosativer

Stress (Mitochondropathie: Citrullin im Urin, 3-Nitrotyrosin, Mehylmalonsäure, Lactat-Pyruvat-Quotient, Homocystein), hs-CRP.

Präparateauswahl: Magnesium Support, Rp. Gumbaral®, Magnesorot® 240, Sanomit® Q10, L-Carn® 1 g Injektionslsg., Limptar® N.

Tab. 10.20 Dosierungsempfehlungen bei Fibromyalgie

Mikronährstoff	Empfohlene Tagesdosis
5-Hydroxytryptophan, (bei niedrigem Serotonin)	100–400 mg (z. B. Beginn mit 3 × 50 mg langsam auftitrieren)
Magnesium	300–1000 mg (z. B. als Citrat, Orotat)
S-Adenosyl-Methionin (bei erhöhtem Noradrenalin und erniedrigtem Adrenalin)	Initial: (i. v., i. m.): 200–400 mg SAM z. B. 2–3x pro Woche 400 mg SAM in 100 ml 0,9% NaCl + Vitamin B_{12} und Folsäure
	Oral: 400–1200 mg SAM (Anfangsdosis: 2–4 × 200 mg SAM)
Folsäure, Vitamin B_{12}	0,4–1 mg, 100–1000 µg (Vitamin B_{12} alle 2–3 Mo.: 1–2 mg Hydroxocobalamin i. m.)
L-Carnitin	Intravenös: 1 g L-Carnitin als Kurzinfusion in 100 ml 0,9% NaCl, (z. B. 3–3x pro Woche)
	Oral: 1–4 g LC/d (z. B. 3 × 1 g/d, p. o.)
Vitamin C	Oral: 500–2000 mg (z. B. 3 × 500 mg)
	Parenteral: 7,5–30 g Vitamin C in 100–400 ml 0,9% NaCl + 200–400 mg Magnesium (z. B. 1–2x/Woche)
Omega-3-Fettsäuren (EPA, DHA)	1–3 g
Eisen (nur bei Eisenmangel: Ferritin)	Intravenös: 50–100 mg Fe(III)/Infusion (z. B. 100 mg Fe(III) in 250 ml 0,9% NaCl, langsam i. v. über 30–45 min, Zeitraum: 1–2x pro Woche, 2–3 Wochen lang)
	Oral: 50–100 mg Eisen(II), p. o. (je nach Eisenmangel auch initial i. v., + Benfotiamin) Ziel-Ferritinwerte: etwa 100 µg/l

Tab. 10.20 Dosierungsempfehlungen bei Fibromyalgie (Fortsetzung)

Mikronährstoff	Empfohlene Tagesdosis
Coenzym Q_{10}	100–300 mg
Vitamin-B-Komplex	20–100 mg (mit 50 mg Benfotiamin, 0,4–1 mg Folsäure und 50–500 µg Vitamin B_{12})
Vitamin D_3	1000–4000 I. E. Cholecalciferol oder 30 000–120 000 I. E./Monat (zuvor Kontrolle des Vitamin-D_3-Status)
Vitamin E	200–1000 I. E.
Calcium	600–1200 mg
Selen, Zink, Chrom	100–300 µg, 15–30 mg, 100–200 µg
Zusatzempfehlung	
Chininsulfat	200 mg (abends vor dem Schlafengehen)
Johanniskraut-Extrakt	600–900 mg

Gastritis, chronische

Die chronische Gastritis, (Typ B; Helicobacter-pylori-Infektion) ist eine chronische Entzündung der Magenschleimhaut. In der Pathogenese spielt die bakterielle Besiedlung der Magenschleimhaut mit Helicobacter pylori (Hp) eine zentrale Rolle. Bis zu 99% aller Ulcus duodeni und bis zu 80% aller Ulcus ventriculi lassen sich auf Hp-Infektion zurückführen. Häufigste Form: Gastritis Typ B (mit 80–90%). Lokalisation in der Antrumregion mit aszendierender Ausbreitung. Bis zu 50% der Bevölkerung $>$ 50 Jahre betroffen. Bei Hp-Gastritis mit intestinaler Metaplasie besteht erhöhte Magenkarzinominzidenz. Die mukosale Schädigung wird bei Ulkuskrankheit unter anderen durch oxidative Prozesse (z. B. Haber-Weiss-Reaktion, Myeloperoxidase) vermittelt.

Symptome: Hp-Besiedlung (asymptomatisch), epigastrische Schmerzen (vor allem nüchtern, nachts), Übelkeit, Völlegefühl, Blähungen, Inappetenz, Durchfälle.

Ernährung: Nicotinabstinenz! Kaffee, schwarzer Tee und Alkoholkonsum einschränken bzw. meiden! Meiden ulzerogener Arzneimittel (z. B. NSAID). Kleinere und häufigere Mahlzeiten über den Tag verteilt. Weglassen unverträglicher Nahrungsmittel. Stressmanagement/-abbau (z. B. autogenes Training, Entspannungsübungen).

Laborparameter: Hp-Stuhl-Antigen-Test, ^{13}C-Atemtest, Vitamin C, Homocystein, Eisen, Vitamin B_{12} (Holo-Transcobalamin), Nitrostress.

Mikronährstoffe: Hp-Infektion und Pharmakotherapie (z. B. Protonenpumpenhemmer) beeinträchtigen insbesondere Resorption, Metabolisierung und Utilisation von Vitamin C, Vitamin D_3 und Vitamin B_{12}. Infektion mit Hp verursacht reduzierte Sekretion von Vitamin C in das Magenlumen sowie Abfall der Vitamin-C-Spiegel im Magensaft (→ oxidativer Vitamin-C-Abbau, erhöhte Nitrosaminbelastung) und Blut. Mikronährstoffe (vor allem Vitamin C, E, B-Vitamine, Zink, Glutamin) sind für gastrointestinale Integrität essenziell. Die klassische Hp-Eradikationstherapie mit Protonenpumpenhemmern und Antibiotika (z. B. Clarithromycin, Metronidazol) wird durch antioxidative Mikronährstoffe wie Vitamin C unterstützt.

Präparateauswahl: B12 direct, Vitamin C MSE matrix, Ester C Komplex, aminoplus® immun, Cetebe®, B_{12}-Ankermann® 100/1000 µg Injl., Folgamma, Selenium Support, Zinkorot 25, Zellamare Darm.

Tab. 10.21 Dosierungsempfehlungen bei chronischer Gastritis

Mikronährstoff	Empfohlene Tagesdosis
Vitamin B_{12}	100–1000 µg (initial: parenteral 500–1000 µg i. m.)
Vitamin C	500–5000 mg (initial auch Infusionen, z. B. 7,5 g Vitamin C 1–2 x/Woche)
Bioflavonoide (Quercetin, Rutosid)	200–1000 mg (z. B. 3 × 200 mg, p. o.)
Fructooligosaccharide (z. B. Inulin, resistente Stärken vom Typ 3)	500–3000 mg
L-Glutamin	1000–5000 mg (bis zu 20 g)
Probiotika	(z. B. Lactobacillus GG, Bifidus, Saccharomyces boulardii)
Vitamin-B-Komplex	10–50 mg
Folsäure	0,4–5 mg (initial auch 1–5 mg i. m.)
Vitamin A/D	2000–5000 I. E./1000–3000 I. E.
Calcium, Magnesium	600–1200 mg, 200–600 mg
Vitamin E	200–500 I. E.
Carotinoid-Komplex	5–20 mg
Selen	100–300 µg
Zink	20–50 mg (z. B. als Orotat)
Kupfer	1–3 mg
Omega-3-Fettsäuren (EPA/DHA)	1–3 g
Curcumin	1000–3000 mg

Glaukom

Bei Glaukom (Grüner Star) kommt es in der Netzhaut des Auges zur Schrittweisen Degeneration von Neuronen des Sehnervs. Die sich daraus entwickelnde Funktionsschädigung zählt zu den häufigsten Ursachen der Erblindung in den Industrienationen. Die verschiedenen Glaukomformen (z. B. Offenwinkelglaukom) werden durch drei typische Merkmale gekennzeichnet: 1. Steigerung des Augeninnendrucks, 2. Schädigung des Sehnervkopfes durch primäre Nervenfaser-Degeneration oder sekundär durch Minderdurchblutung, 3. progressive Gesichtsfeldausfälle.

Ursachen der Sehnervschädigung: Lange Zeit erhöhte intraokularer Druck (Tensiowerte > 21 mmHg), neurotoxischer oxidativer und nitrosativer Stress (z. B. Peroxynitrit, 8-iso-$PGF_{2\alpha}$), Mangelversorgung der Neuronen mit Nähr- und Wachstumsstoffen, Behinderung des axoplasmatischen Flusses sowie Veränderung der Gliazellen und des umgebenden Gewebes.

Risikofaktoren: höheres Lebensalter mit zunehmender Gefäßsklerose, Weitsichtigkeit mit anatomisch kürzerem Auge und engeren Verhältnissen im Kammerwinkel, Kurzsichtigkeit, Rauchen, Corticoide, Hypertonie, Diabetes mellitus, Durchblutungsstörungen, Familienanamnese, schwarzafrikanische Abstammung.

Ernährung: Nicht rauchen! Basenreiche, vollwertige Kost (zur Entsäuerung: Basenmischungen), auf ausreichende Flüssigkeitszufuhr achten, Nahrungsmittelallergene (z. B. Milchprodukte) meiden; regelmäßige körperliche Aktivität, Stressmanagement/-abbau (z. B. autogenes Training).

Mikronährstoffe: Neben der medikamentösen Therapie kann die adjuvante Gabe von antioxidativ (vor allem Vitamin C), neuroprotektiv (z. B. α-Liponsäure, Benfotiamin) und antientzündliche wirksamen Nährstoffen (z. B. Omega-3-Fettsäuren) einen günstigen Beitrag zur Glaukombehandlung leisten.

Laborparameter: Neurostress-Profil aus 2. MU/Speichel (z. B. Dopamin, Serotonin, Noradrenalin, Glutamat), Lipidperoxidation (z. B. 8-iso-$PGF_{2\alpha}$),

Homocystein, ADMA-Spiegel, CoQ_{10}, Magnesium, Fettsäure-Status (z. B. AA:EPA-Quotient), Säure-Basen-Haushalt.

Präparateauswahl: Orthoexpert® metabolvision, Metagenol, milgamma® mono 150, Thiogamma®, Sanomit® Q10, Vitamin C MSE matrix, Vitamin C 1000, Vitamin C-Injektopas®, Arginin plus Folsäure, Magnesium Support, Difrarel® 100.

Tab. 10.22 Dosierungsempfehlungen bei Glaukom

Mikronährstoffe	Empfohlene Tagesdosis
Vitamin C	2000–5000 mg (initial auch Infusionen, z. B. 7,5–15 g Vitamin C in 100–200 ml 0,9 % NaCl, 1–3 x/Woche)
α-Liponsäure	300–600 mg (initial auch Infusionen z. B. 600 mg α-Liponsäure, 1–3 x/Woche)
Coenzym Q_{10}	90–500 mg (v. a. Timolol-Therapie)
Benfotiamin	100–300 mg (z. B. 3 × 50 mg, p. o.)
Magnesium	300–1000 mg (z. B. als Citrat)
Omega-3-Fettsäuren (EPA, DHA)	1–3 g
L-Arginin	2000–6000 mg
Folsäure	0,4–1 mg
Vitamin B_2, Vitamin B_6	2–10 mg, 5–20 mg
Vitamin B_{12}	100–1000 µg (initial: 1000 µg i. m.)
Vitamin E	200–500 I. E.
Zink, Selen	10–30 mg, 100–300 µg
Chrom	100–200 µg
Zusatzempfehlung	
Pycnogenol	100–300 mg (z. B. 3 × 50 mg, p. o.)
Ginkgo biloba	120–240 mg (z. B. 3 × 40 mg)
Anthocyane	50–300 mg

Haarausfall und brüchige Nägel

Der gesunde Mensch verliert täglich zwischen 70 und 100 Haare. Von Haarausfall (Effluvium) spricht man, wenn über mehrere Wochen hinweg > 100 Haare pro Tag ausfallen. Die Haar und Nagel bildenden Zellen werden über den Blutweg mit Nährstoffen versorgt. Neben Arzneimitteln, hormonellen Störungen (Hypo-/Hyperthyreose), umweltbedingten Schäden (Schwermetalle) spielen auch nutritive Faktoren bei Störungen des Haar-/Nagelwachstums eine Rolle.

Ursachen: Ernährung: Mangel-/Fehlernährung (Anorexia nervosa, Bulimie); Proteinmangel, restriktive Diäten; Mangel an essenziellen Fettsäuren, Eisen, Zink, Biotin, Kupfer, Vitamin A und schwefelhaltigen Aminosäuren (Cystein). **Orale Kontrazeptiva** mit Gestagenen, die androgene Partialwirkung besitzen (z. B. Norgestrel, Levonorgestrel, Norethisteronat).

Ernährung/Lebensstil: Ausgewogene und mikronährstoffreiche Vollwerternährung mit reichlich frischem Obst und Gemüse, Vollkornprodukten, Kartoffeln, Hülsenfrüchten sowie mageren Milchprodukten, daneben können Seefisch und auch geringe Mengen an Fleisch und Eiern enthalten sein.

Laborparameter: Eisen (→ Ferritin: Ferritinwerte ≤ 40 µg/l sind bereits bei Frauen mit diffusem Haarausfall assoziiert. Ferritinwerte, die aus hämatologischer Sicht als unauffällig eingestuft werden, sind daher für ein volles Haarwachstum nicht ausreichend. Erst bei Ferritinwerten > 70 µg/l ist ein gesundes Haarwachstum zu erwarten. Weitere: Fettsäure-Status, Biotin, Thiole, Vitamin B_6, Kupfer, Zink.

Präparateauswahl: Biotin Impuls® 5 mg, Zink Support, Metabolic Tuning, hypo-A Vitamin B-Komplex plus/Eisen plus Acerola Vit. C, Hämatopan®50, Zinkorot® 25, Gabunat®, Gelacet®, Pantovigar® Kps., Vitamin-B-Komplex ratiopharm®, Bioro®, Zellamare Base.

Tab. 10.23 Dosierungsempfehlungen bei Haarausfall und brüchigen Nägeln

Mikronährstoff	Empfohlene Tagesdosis
Eisen (nur bei Eisenmangel: Ferritin)	Intravenös: 50–100 mg Fe(III)/Infusion (z. B. 100 mg Fe(III) in 250 ml 0,9 % NaCl, langsam i. v. über 30–45 min, Zeitraum: 1–2x pro Woche, 2–3 Wochen lang)
	Oral: 50–100 mg Eisen(II), p. o. (je nach Eisenmangel auch initial i. v., Ziel-Ferritinwerte: > 70 µg/l)
Zink	15–30 mg (≥ 6 Monate)
Biotin	2,5–5 mg (≥ 6 Monate)
Vitamin-B-Komplex	50–100 mg (v. a. Vitamin B_6)
L-Cystein, NAC, L-Methionin	200–500 mg
Vitamin A	3000–7500 I. E.
Vitamin C, Vitamin E	200–500 mg, 200–500 I. E.
Panthotensäure	500–2000 mg
Kupfer, Selen, Iod	1–3 mg, 100–300 µg, 50–200 µg
Omega-3-Fettsäuren (EPA, DHA)	1–3 g
Zusatzempfehlung	
Präparat mit Kieselsäure	
Basenpulver	

Hashimoto-Thyreoiditis

Über Jahre verlaufende schmerzlose Entzündung der Schilddrüse, mit partieller oder vollständiger Zerstörung des Schilddrüsengewebes, auf einem Autoimmungeschehen basierend, bei dem Antikörper gegen Schilddrüsenspezifische Antigene gebildet werden. Autoreaktive T-Lymphozyten und Autoantikörper gegen die thyroidale Peroxidase (TPO) und Thyreoglobulin (TG) induzieren autoimmun-destruktive Prozesse mit der Folge einer Hypothyreose. Die Hashimoto-Thyreoiditis (Autoimmunthyreoiditis) ist die häufigste Ursache einer primären Hypothyreose und tritt bevorzugt zwischen dem 30. und 50. Lebensjahr auf. Frauen sind etwa 8-mal häufiger betroffen als Männer!

Die Hashimoto-Thyreoiditis ist mit entzündlichen Prozessen verbunden, die in der frühen Phase mit einer leichten Lymphozyteninfiltration der Schilddrüse beginnen, symptomlos verlaufen und daher häufig nicht erkannt werden. Im weiteren Verlauf kommt es zu einer dichten lymphoiden Zellinfiltration mit destruktiver Thyreoiditis und schließlich zur Fibrosierung der Schilddrüse. Bei der klinischen Untersuchung findet man eine nicht schmerzhafte Struma. Das klinische Bild wird im fortgeschrittenen Stadium durch die Symptome der Hypothyreose (z. B. Müdigkeit, Leistungs-, Muskelschwäche, Kälteempfindlichkeit, Kribbelparästhesien an Händen und Füßen) geprägt. Andere Autoimmunerkrankungen wie perniziöse Anämie (→ Vitamin-B_{12}-Status) und endokrine Störungen (z. B. NNR-Insuffizienz) werden häufig mit beobachtet.

Ernährung/Lebensstil: Ausgewogene und mikronährstoffreiche Vollwerternährung mit reichlich frischem Obst und Gemüse, Vollkornprodukten, Kartoffeln, Hülsenfrüchten sowie mageren Milchprodukten, daneben sollten auch Seefisch und geringere Mengen an Fleisch und Eiern enthalten sein.

Mikronährstoffe: Neben der Substitutionstherapie mit Schilddrüsenhormonen (z. B. 50–100 µg L-Thyroxin/d) konnte in klinischen Studien durch die Gabe des immunmodulierend und antioxidativ wirkenden Selens (200–300 µg Selen/d, p. o. als Natriumselenit) die Entzündungsaktivität im Schilddrüsengewebe vermindert, der Antikörpertiter gegen die thyreoidale Peroxidase (TPO) signifikant reduziert und zum Teil sogar normalisiert werden (der TPO-Autoantikörper-Spiegel ist ein Grad für die Entzündung in

der Schilddrüse). Insbesondere Hashimoto-Patienten mit ausgeprägter entzündlicher Aktivität und hohen Antikörperspiegeln gegen die Thyreoperoxidase (TPO) können von Selen profitieren. Erste Studien deuten darauf hin, dass eine Supplementierung von Selen auch bei Patienten mit Morbus Basedow sinnvoll ist. Als Basis wird eine breit gefächerte Mikronährstoff-Kombination mit antioxidativem Akzent empfohlen.
Bei Kindern, vor allem bei Mädchen, mit Diabetes mellitus Typ-1 sollte man die Schilddrüsenfunktion im Auge behalten, denn diese Kinder haben eine erhöhtes Risiko für eine Autoimmunthyreoiditis vom Typ Hashimoto. Untersuchungen haben gezeigt, dass bis zu 60% der Betroffenen schilddrüsenspezifische Antikörper aufweisen!

Laborparameter: Selen (Vollblut), Vitamin-B_{12} (Holo-Transcobalmin), Eisen (Ferritin), Homocystein, Lipidperoxidation (z. B. 8-iso-$PGF_{2\alpha}$), TPO-AK, Th 1 / Th-2-Balance, Nitrostress.

Präparateauswahl: B12 direct, Selenium Support, Sinamit® Q10, selenloges® 300 µg, B_{12}-Ankermann® 100/1000 µg Injl., EnzOmega®, Zellamare Darm, vaso-loges® S.

Tab. 10.24 Dosierungsempfehlungen bei Hashimoto-Thyreoiditis

Mikronährstoff	Empfohlene Tagesdosis
Selen	200–300 µg als Natriumselenit (Zielwert der Selen-Plasmaspiegel: etwa 110–130 µg/l)
Vitamin B_{12}	100–500 µg (bei perniziöser Anämie auch 1000 µg i. m.; Kontrolle des Vitamin-B_{12}-Status)
Antioxidanzien-Kombination	
Vitamin C, Vitamin E	200–1000 mg, 100–500 I.E
Carotinoid-Komplex	5–15 mg
Niacinamid	50–200 mg
Coenzym Q_{10}	50–200 mg
Zink	5–15 mg
Kupfer	0,5–1,5 mg
Omega-3-Fettsäuren (EPA, DHA)	1–2 g

Herpes simplex

Herpes simplex ist eine durch humanpathogenen Herpesviren (HSV-1) ausgelöste Viruserkrankung der Haut und Schleimhäute mit hoher Rezidivrate. Schätzungsweise sind über 75% der pubertären Jugendlichen und über 90% der Erwachsenen mit HSV-1 durchseucht. Auslöser eines Rezidivs sind häufig Sonnenbäder, Fieber, Stress und/oder hormonelle Veränderungen (z. B. Menses).

Ernährung/Lebensstil: Die Ernährungsgewohnheiten können das Wachstum des Virus und damit den Ausbruch der Infektion deutlich beeinflussen. Eine vollwertige vitalstoffreiche Ernährung, mit reichlich frischem Obst und Gemüse, Vollkornprodukten, Kartoffeln, Hülsenfürchten, mageren Milchprodukten sowie Seefisch unterstützt die körpereigene Abwehr. Besondere Beachtung verdienen hierbei Nahrungsmittel, die reich an den beiden Aminosäuren L-Lysin und L-Arginin sind. Es wird vermutet, dass das Herpes Virus für seine Vermehrung die Aminosäure L-Arginin benötigt. Argininreiche Nahrungsmittel, wie Schokolade oder Nüsse könnten somit das Wachstum des Virus fördern und sollten daher von den Betroffenen gemieden werden. Allein in 100 g Haselnüssen oder 100 g Schokolade sind bis zu 3,5 bzw. 4,5 g L-Arginin enthalten. Das könnte auch eine Erklärung dafür sein, warum das Virus bei so manchem Herpes-Träger nach dem Verzehr von Nussschokolade wieder aufblüht.

Mikronährstoffe: Die Aminosäure L-Lysin hemmt die intestinale Aufnahme von L-Arginin und beeinflusst zudem als natürlicher Gegenspieler von L-Arginin argininabhängige Stoffwechselprozesse. Man nimmt an, dass L-Lysin die Synthese argininreicher Proteine, die das Virus für seine Replikation benötigt, hemmt. Die Aufnahme großer Mengen L-Lysin unterdrückt daher die Virusvermehrung. Eine argininarme und gleichzeitig lysinreiche Ernährung kann die Anzahl und den Schweregrad der Rezidive verringern. Ein Abfall der Lysinspiegel im Blut unter 165 nmol/ml beschleunigt das Wiederauftreten von Rezidiven. In verschiedenen Studien konnte durch die Supplementierung von L-Lysin (1000–3000 mg pro Tag, p. o.) im Vergleich zu Placebo die Häufigkeit und Schwere von Herpes-simplex-Infektionen deutlich verringert werden. Die prophylaktische

Gabe von L-Lysin hat sich ebenfalls im Hinblick auf die Vorbeugung von Herpesrezidiven als sinnvoll und effektiv erwiesen.

Laborparameter: Vitamin C, Zink, TAK, Lipidperoxidation, Selen (Vollblut), Nitrostress-Profil.

Präparateauswahl: Lysin Support, Ester C Komplex, Zink Support, Zinkorot 25, Pascorbin® 7,5 g/50 ml, Virudermin® Gel, Orthoexpert® immunboost.

Tab. 10.25 Dosierungsempfehlungen Herpes-simplex-Infektionen

Mikronährstoff	Empfohlene Tagesdosis
Prophylaxe	
Vitamin C	500–2000 mg (z. B. 2 × 500 mg, p. o.)
L-Lysin	500–1000 mg
Zink	15–25 mg (z. B. als Zn-Gluconat, Orotat)
Selen	100–200 µg
Vitamin E	500–1000 I. E. (auch topisch)
Vitamin D_3	1000–2000 I. E.
Therapie	
Vitamin C	Oral: 1000–3000 mg (z. B. 3 × 1000 mg , p. o. mit Bioflavnoiden)
	Parenteral: 15–30 g Vitamin C in 200–400 ml 0,9 % NaCl mit 10–20 mg Zink (z. B. 2–3 x/Woche)
L-Lysin	1000–3000 mg (z. B. 3 × 1000 mg, p. o.)
Zink	Oral: 25–50 mg
	Topisch: Zinksulfat-Gel, bis zu 3–6-mal täglich auf die befallenen Stellen auftragen
Bioflavonoide (z. B. Quercetin)	200–600 mg

Herzinsuffizienz

Kardial bedingtes Missverhältnis zwischen Sauerstoffangebot und -bedarf in der Peripherie des menschlichen Organismus, im Ruhezustand oder unter Belastung, das mit verschiedenen pathophysiologischen Veränderungen (z. B. intrazellulären Calciumhomöostase, Nierenfunktion, Hormone, Rezeptorexpression, Rezeptorregulation) einhergeht. 70–90% aller Fälle von Herzinsuffizienz gehen auf das Konto der koronaren Herzkrankheit (KHK) oder arteriellen Hypertonie sowie deren Kombination. Die Herzinsuffizienz zählt in Deutschland zu den häufigsten Todesursachen.

Das komplexe klinische Syndrom Herzinsuffizienz ist eine kardiale Funktionsstörung, vorwiegend des linksventrikulären Myokards und der neurohumoralen Regulation mit den klinischen Zeichen einer Belastungsinsuffizienz:

- Leitsymptom (Linksherzinsuffizienz): Dyspnoe (Atemnot) bei Belastung und Ruhe,
- Flüssigkeitsretention (Ödeme), Lungenstauung,
- Nykturie (Rückresorption der Ödeme im Liegen),
- Herzvergrößerung, Tachykardie,
- Thromboseneigung,
- Leistungsminderung, Schwäche, hohe Atemfrequenz,
- Schwindel.

NYHA-Klassifikation: Die NYHA-Klassifikation geht auf Empfehlungen der New York Heart Association (NYHA) zurück und gilt als etabliertes Klassifikationssystem für die Herzinsuffizienz.

Ernährung/Lebensstil: Nicht rauchen! Alkoholkonsum einschränken! Gewichtsnormalisierung, mehrere kleine Mahlzeiten über den Tag verteilt, vollwertige obst- und gemüsereiche Ernährung, kochsalzarm (salzdefinierte Diät), Trinkmengenbeschränkung (ca. 1,5–2 l/d), natriumarme Mineral- und Heilwässer (≤ 50 mg Natrium/l) bevorzugen; Stressmanagement/-abbau (z. B. autogenes Training, Entspannungsübungen), Belastung entsprechend der körperlichen Leistungsfähigkeit, Stuhlregulierung (Pressen beim Stuhlgang vermeiden). **Sport** (nach Belastungstest): 1–3 ×/Woche belastungsadaptierter Ausdauersport (z. B. Radfahren, Walking, Schwimmen).

Tab. 10.26 NYHA-Klassifikation der Herzinsuffizienz

Klasse	Klassifizierung	Beschwerden	Befund
I	Herzerkrankung ohne körperliche Einschränkung	Alltägliche körperliche Belastung verursacht keine inadäquate Erschöpfung, Rhythmusstörungen oder Angina pectoris	Keine objektiven Hinweise für eine Herz-Kreislauf-Erkrankung
II	Patienten mit Herzerkrankung und *leichter* Einschränkung der körperlichen Leistungsfähigkeit	Keine Beschwerden in Ruhe, stärkere körperliche Belastung verursacht Erschöpfung, Rhythmusstörungen, Luftnot oder Angina pectoris	Objektive Hinweise für minimale Herz-Kreislauf-Erkrankung
III	Patienten mit Herzerkrankung und *höhergradiger* Einschränkung der körperlichen Leistungsfähigkeit	Keine Beschwerden in Ruhe, geringere körperliche Belastung verursacht Erschöpfung, Rhythmusstörungen, Luftnot oder Angina pectoris	Objektive Hinweise für mäßige bis hochgradige Herz-Kreislauf-Erkrankung
IV	Patienten mit Herzerkrankung	Beschwerden bei allen körperlichen Aktivitäten und teilweise in Ruhe	Objektive Hinweise für schwere Herz-Kreislauf-Erkrankung

Laborparameter: Vitamin D_3, Omega-3-Index, Homocystein, Magnesium (Vollblut), Kalium, Selen (Vollblut), hs-CRP, Endothelin, N-terminales proANP, Parathormon.

Mikronährstoffe: Neben der klassischen medikamentösen Therapie mit Diuretika, Herzglykosiden und ACE-Hemmern kann der gezielte Einsatz von Mikronährstoffen (z. B. Vitamin D_3, Coenzym Q_{10}, Magnesium) zu einer Optimierung des kardialen Energiestoffwechsels, Einsparung von Kardiaka und Verbesserung der Lebensqualität der betroffenen Patienten beitragen. **Magnesiumorotat:** In einer aktuellen Studie (MACH-Studie), die an Patienten mit schwerer Herzinsuffizienz (NYHA III und IV) durchgeführt wurde, konnte gezeigt werden, dass eine orale Therapie mit Magnesiumorotat (1 Monat: 6000 mg Mg-orotat/d, p. o., 2.–12.Monat: 3000 mg Mg-orotat/d, p. o.) nicht nur die Sterblichkeit infolge der Erkrankung vermindert, sondern auch die Herzfunktion im Vergleich zu Placebo signifikant verbessert. **Vitamin D_3:** In der einer aktuellen Studie des Herzzentrums Ludwigshafen an 3.299 Patienten mit KHK (1997–2000 Koronarangiographie) wurde der Einfluss des Vitamin-D-Status auf die kardiovaskuläre Mortalität über einen Zeitraum von 7,7 Jahren verfolgt. Dabei zeigte sich, dass der Vitamin-D-Status invers korreliert mit dem Schweregrad der Herzinsuffizienz (NYHA-Klassifikation) und mit einer schlechten LVEF. Ein Vitamin D-Mangel (Calcidiol < 25 nmol/l bzw. 10 ng/ml) war im Vergleich zu einem guten Vitamin D-Status (Calcidiol ≥ 75 nmol/l bzw. 30 ng/ml) mit einem 2,8-fach erhöhten Risiko für Tod durch Herzversagen und 5-fach erhöhten Risiko für Tod durch plötzlichen Herztod (PHT) assoziiert. **Coenzym Q_{10}:** In einer Langzeitstudie an 424 Patienten mit chronischer Herzinsuffizienz konnte unter der regelmäßigen Supplementierung von Coenzym Q_{10} (Dosierung: 75–600 mg/d, durchschnittlich 242 mg Coenzym Q_{10}/d, p. o.) der Schweregrad der Herzinsuffizienz nach NYHA deutlich verbessert und der Bedarf an herzwirksamen Arzneimitteln gesenkt werden.

Präparateauswahl: Magnerot® classic, Omega 3-loges, Vitamin D Support, Quinomit® Q_{10} fluid, Rp. Dekristol® 20000 I. E., Rp. Omacor, Rp. Zodin, Magnesorot® 240, Coenzym Q_{10} Support, Sanomit® Q_{10} direkt, L-Carn® Inj.-lsg., Orthoexpert® cor-aktiv, milgamma® mono 50, milgamma ®protekt, BILDI Q10 Pur.

Tab. 10.27 Dosierungsempfehlungen bei Herzinsuffizienz

Mikronährstoff	Empfohlene Tagesdosis
Magnesium	300–1000 mg, z. B. initial: 6000 mg Mg-orotat (= 400 mg Mg) für 4 Wochen, dann 3000 mg Mg-Orotat (= 200 mg Mg)
Benfotiamin	100–300 mg
Vitamin D_3	2000–5000 I. E. Cholecalciferol oder 60000–150000 I. E./Monat (zuvor Kontrolle des Vitamin-D_3-Status)
Coenzym Q_{10}	100–600 mg (z. B. 300 mg, Richtwert p. o. für therapeutische Blutspiegel: ≥ 2,5 µg/ml)
L-Carnitin	1000–6000 mg (z. B. 3 × 1000 mg, p. o. als Propionyl-L-Carnitin, initial auch Infusionen mit 1000–2000 mg LC in 100–200 ml 0,9 % NaCl)
Taurin	1000–4000 mg
Omega-3-Fettsäuren (EPA, DHA)	1–3 g
Kalium	500–2000 mg (cave: kaliumsparende Arzneimittel, Herzglykoside)
Kreatin	2–5 g
L-Arginin	2000–6000 mg
Vitamin-B-Komplex	20–100 mg (mit 0,4–1 mg Folsäure, 100–500 µg Vitamin B_{12})
Antioxidanzien-Kombination	
Vitamin C	500–1000 mg
Vitamin E	200–500 I. E.
Carotinoid-Komplex	5–15 mg
Selen	100–300 µg

Herzrhythmusstörungen

Störung der zeitlichen Herzschlagfolge (zu schnell, zu langsam oder zu unregelmäßig) als Ausdruck einer Irritation oder manifester Schädigung im Bereich des Reizbildungs- oder Reizleitungssystems des Herzens.

Mögliche Ursachen: koronare Herzkrankheit, Herzinfarkt, Kardiomyopathien, Myokarditis, Elektrolytstörungen (insbesondere Kalium und Magnesium), Arzneimittel (z. B. Antidepressiva, Betablocker, Digitalis), Hyperthyreose, Lungenembolie, übermäßiger Kaffee- und Alkoholkonsum, psychovegetative Faktoren.

Symptome: Herzklopfen, Herzstolpern, Herzrasen, Angina pectoris, Atemnot, Schwächegefühl, Schwindel, Sehstörungen, Adams-Stokes-Anfall.

Ernährung/Lebensstil: Nicht rauchen! Alkohol- und Kaffeekonsum einschränken, besser meiden! Vollwertige, natriumreduzierte, basen- und kaliumreiche Ernährung, mehrere kleine Mahlzeiten über den Tag verteilt, Stressmanagement/-abbau (z. B. autogenes Training, Entspannungsübungen), körperliche Schonung.

Mikronährstoffe: Neben der klassischen medikamentösen Therapie mit Antiarrhythmika kann der gezielte Einsatz von Mikronährstoffen (z. B. Coenzym Q_{10}, Magnesium, Kalium, Omega-3-Fettsäuren) zu einer Optimierung des kardialen Energiestoffwechsels und Stabilisierung des Herzrhythmus beitragen. Kontrolle des Elektrolytstatus (Magnesium, Kalium).

Laborparameter: Omega-3-Index, Magnesium, Kalium (Vollblut), Vitamin D_3, ADMA-Spiegel, hs-CRP, Homocystein.

Präparateauswahl: Rp. Omacor, Rp. Zodin, Coenzym Q_{10} Support, Sanomit® Q10, Magnerot® classic, Kalinor®, L-Carn® Trinklsg., Orthoexpert® cor aktiv, Arginin plus Folsäure.

Tab. 10.28 Dosierungsempfehlungen bei Herzrhythmusstörungen

Mikronährstoff	Empfohlene Tagesdosis
Omega-3-Fettsäuren	1,5–6 g
Magnesium	300–1000 mg (z. B. als Mg-Orotat)
Coenzym Q_{10}	100–500 mg (Richtwert für therapeutische Blutspiegel: ≥ 2,5 µg/ml)
L-Carnitin	1000–4000 mg (z. B. Propionyl-L-Carnitin)
Kalium	1000–5000 mg (Cave: Herzglykoside)
Taurin	500–4000 mg
Vitamin-B-Komplex 10–50 mg	
Vitamin B_1	20–50 mg (auch als Benfotiamin)
Folsäure	0,4–1 mg
Vitamin B_{12}	100–500 µg
Antioxidanzien-Kombination	
Vitamin C	500–1000 mg
Bioflavonoide	100–200 mg
Vitamin E	200–500 I. E.
Carotinoid-Komplex	5–15 mg
Selen	100–300 µg

HIV-Infektion und AIDS

Eine durch Infektion mit humanpathogenen Retroviren (HIV-1/-2) verursachte Immunschwäche, die durch progredientes Versagen der zellulären Immunabwehr (Zerstörung der T-Helferzellen) gekennzeichnet ist. Das HI-Virus wird durch Kontakt mit den Körperflüssigkeiten Blut, Sperma, Vaginalsekret sowie Liquor cerebrospinalis und Muttermilch übertragen. Potenzielle Eintrittspforten sind frische, noch blutende Wunden und Schleimhäute (Analschleimhaut, Vagina). Die HIV-Infektion ist mit einem progressiven Abfall der CD 4-Zellanzahl und einer steigenden Viruslast assoziiert. Das Endstadium der Erkrankung (Vollbild von AIDS: CD 4-Zellen $< 200/\mu l$) ist aufgrund der erhöhten Infektanfälligkeit mit dem vermehrten Auftreten opportunistischer Infektionen (z. B. Pneumocystis carinii), Malignomen (Kaposi-Sarkom) und schweren neurologischen Störungen assoziiert.

Mangelernährung: Bei einem Großteil der HIV-Patienten tritt bereits im asymptomatischen Stadium durch krankheitsbedingte Stoffwechselstörungen, verminderte Nahrungsaufnahme, Malabsorption und Infektionen ein Gewichtsverlust auf.

Mögliche Ursachen: Nahrungszufuhr: Reduzierte Nahrungsaufnahme und inadäquate Kalorienzufuhr infolge Anorexie, Candidosen, Diarrhö, Erbrechen, Gastritis, Übelkeit, Ulcera, inflammatorische Zytokine; **Malabsorption/Maldigestion**: Schädigung der Darmschleimhaut durch spezifische (HIV-induzierte Enteropathie), unspezifische (HSV) und opportunistische (CMV, Krypto-, Mikrosporidiose) Darminfektionen; Lactasemangel; Gastrointestinale Motilitätsstörungen (Magenentleerung, Diarrhöen) durch autonome Neuropathien. **Glutaminmangel:** Atrophie der Darmzotten und bakterielle Translokation infolge Glutamin-Depletion; **Hormonelle Störungen:** Ein niedriger Testosteronspiegel korreliert bei HIV-Infizierten mit dem Verlust immunkompetenter Muskelzellmasse; Katabole Stoffwechsellage: Gestörte Nährstoffverwertung und erhöhter Energieumsatz aufgrund kataboler Stoffwechsellage (Hypermetabolismus, Protein-Katabolie); **Medikation:** Nebenwirkungen antiretroviraler Virustatika (z. B. NRTI, HIV-Protease-Inhibitoren).

Ernährung/Lebensstil: Körpergewicht: Schon im Frühstadium der HIV-Infektion auf vollwertige Ernährung achten (v. a. adäquate Energie-/Proteinzufuhr), um Verlust immunkompetenter Körperzellmasse vorzubeugen (Wasting: Gewichtsverlust > 10 % mit Diarrhö, Fieber und Schwäche): Regelmäßige Gewichtskontrolle (z. B. Bioelektrische Impedanzanalyse, BIA)! **Sport:** Regelmäßiges körperliches Training (mind. 2–4 ×/Woche): Kombination aus Ausdauer- (45 min) und kontrolliertem Muskelaufbau- bzw. Krafttraining; **Ernährung:** ausgewogene, vitalstoffreiche Vollwerternährung mit reichlich frischem Obst und Gemüse, Vollkornprodukten, Kartoffeln, Hülsenfrüchten sowie Milchprodukten, daneben auch Seefisch, Fleisch und Eier (5–6 kleine Mahlzeiten pro Tag).

Energiezufuhr: Hyperkalorisch (erhöhter Grundumsatz), energiereiche Zwischenmahlzeiten (z. B. Müsliriegel), Speisen mit Maltodextrine, Honig, Zucker oder Sahne energetisch anreichern. **Proteinzufuhr (1 bis 1,5 g/kg KG/Tag):** Der Bedarf an hochwertigem Eiweiß (z. B. Ei/Kartoffel) ist deutlich erhöht (bei Malnutrition: ≥ 1,5 g/kg KG). Zur Deckung des Proteinbedarfs sind auch qualitativ hochwertige Eiweißkonzentrate (z. B. Molkeproteinisolate) mit hohem Anteil an Glutamin (z. B. 10 g/d), Glycin und BCAA geeignet. *Nahrungsprotein:* 2–3 x/Woche fetter Seefisch. Fleisch ist wegen des hohen Gehaltes an gesättigten Fettsäuren, Cholesterin und Purinen eher ungeeignet. **Kohlenhydrate:** Vollkornprodukte, Kartoffeln–Lactoseintoleranz beachten! **Fett:** Auf ausreichende Versorgung mit essenziellen Fettsäuren achten. MCT-Fette bei Steatorrhoe (z. B. Kaposi-Sarkom). **Lebensmittelhygiene:** Speisen aus rohen oder halbrohen tierischen Lebensmitteln (z. B. Hackfleisch, Rohmilchprodukte) wegen der Gefahr einer Toxoplasmose-, Salmonellen- oder Listeriose-Infektion vermeiden. Auf Lebensmittelhygiene (z. B. Haltbarkeitsfrist) achten. **Enterale (bzw. parenterale) Ernährung**: Bei Malnutrition (z. B. Intestamin®); **Genussgifte**: Rauchen und Alkohol sind tabu!

Mikronährstoffe: HIV-Infizierte und Patienten mit AIDS haben krankheits- und medikationsbedingt einen erhöhten Bedarf an immunmodulierend und antioxidativ wirksamen Mikronährstoffen. Kritische Mikronährstoffe: Vitamin-B-Komplex, Antioxidanzien (Vitamin C, Carotinoide, CoQ_{10}, Selen), Vitamin D, (N-Acetyl)-Cystein, L-Carnitin, L-Glutathion, Zink.

Tab. 10.29 Kritische Mikronährstoffe (Auswahl) bei HIV-Infektion und AIDS

Mikronährstoff	Bewertung
Antioxidanzien	Oxidativer Stress kann die HIV-Replikation verstärken und das Risiko für opportunistische Infektionen steigern.
Vitamin A, Beta-carotin	Studien zufolge beschleunigen Vitamin-A- und/oder Betacarotin-Mangel die Krankheitsprogression; ein guter Vitamin-A-Status kann perinatale HIV-Transmission verringern.
Vitamin D_3	Vitamin-D-Mangel steigert die Viruslast und fördert die Krankheitsprogression.
Vitamin C und E	HIV-Infizierte weisen häufig niedrige Spiegel an Vitamin C und E auf; Vitamin-C- und Vitamin-E-Supplemente haben günstigen Einfluss auf die Viruslast und die Krankheitsprogression.
B-Vitamine	Niacin: Neuere Studien legen nahe, dass eine HIV-Infektion mit einer Niacin-Depletion assoziiert ist.
	Vitamin B_1, B_2 und B_6: Häufig nur unzureichende Versorgung; B-Vitamine haben günstigen Einfluss auf die Überlebensdauer.
	Vitamin B_{12}: Vitamin-B_{12}-Mangel steigert deutlich die Krankheitsprogression.
Selen	Selenmangel beeinträchtigt die Aktivität der GSH-Peroxidase und steigert Studien zufolge das Mortalitätsrisiko
Zink	Zink trägt zur Stabilisierung des geschwächten Immunsystems und des Körpergewichtes bei Malnutrition bei; das Risiko für opportunistische Infektionen (z. B. P. carinii) kann durch Zink verringert werden.

Es gibt deutliche Hinweise darauf, dass oxidativer und nitrosativer Stress die HIV-Replikation und die Krankheitsprogression steigert. Als Schaltstelle und Mediator zwischen oxidativem Stress und der Progression der HIV-Erkrankung kommt dabei dem redoxsensitiven Transkriptionsfaktor NF-κB eine zentrale Stellung zu. Antioxidanzien wie Tocopherole, L-Glutathion, Selen oder α-Liponsäure können die Aktivierung von NF-κB unterbinden und scheinen einen günstigen Einfluss auf die Immunfunktion und die Krankheitsprogression bei HIV-Infizierten zu haben.

Medikation: Die Nebenwirkungen der antiretroviralen Medikamente treten substanzklassen- und präparatespezifisch auf. Der Begriff mitochondriale Toxizität beschreibt einen Hauptmechanismus über den Nukleosidanaloga multiple Stoffwechsel- und Organveränderungen (z. B. Lipodystrophie, Neuropathien) auslösen können.

Laborparameter: Diagnostik von nitrosativem Stress und mitochondriale Dysfunktion (z. B. Lactat/Pyruvat-Ratio, Citrullin, Methylmalonsäure, 3-Nitrotyrosin), Selen (Vollblut), Vitamin B_{12} (Holo-Transcobalamin), Vitamin D, Homocystein, Omega-3-Index, GSH (Erythrozyten, NK-Zellen, T-Zellen), 8-OHdG, Immun-/Zytokindiagnostik, Lipidperoxidation (z. B. 8-iso-$PGF_{2\alpha}$), SOD-Aktivität, Hormonstatus.

Präparateauswahl: Metabolic Tuning, Selenium Support, B12 direct, Sanomit®Q10, Quinomit Q10, Pascorbin ® 7,5 g/50 ml, Biosorb® Energie, Orthoexpert® immun-boost, immun-loges®, EnzOmega.

Tab. 10.30 Dosierungsempfehlungen bei HIV-Infektion und AIDS

Mikronährstoff	Empfohlene Tagesdosis
Coenzym Q_{10}	100–500 mg (z. B. 200 mg, p. o.)
α-Liponsäure	300–600 mg (z. B. 600 mg, p. o.)
L-Carnitin	1000–6000 mg (z. B. 2 × 1000 mg, p. o.)
Selen	100–500 µg (Zielwert: 120–160 µg/l im Vollblut)
Vitamin B_{12}	Oral: 100–1000 µg (z. B. 500 µg als Methylcobalamin)
	Parenteral: 1–2 mg intramuskulär alle 3 Monate (z. B. als Hydroxocobalamin)
Folsäure	0,4–5 mg (z. B. 1 mg, p. o. auch als 5-MTHF)
Vitamin-B-Komplex	50–100 mg (Niacinamid, Vitamin B_6, Pantothensäure: 200–1000 mg, 50–100 mg, 100–500 mg)

Tab. 10.30 Dosierungsempfehlungen bei HIV-Infektion und AIDS (Fortsetzung)

Mikronährstoff	Empfohlene Tagesdosis
Vitamin C	Oral: 1000–5000 mg (z. B. 3 × 1000 mg , p. o. mit Bioflavonoiden)
	Parenteral: 15–75 g Vitamin C/Infusion, z. B. 60 g Vitamin C in 1000 ml Ringerlactat + 200–400 mg Magnesium und 600 mg GSH, 2–4x/Monat
N-Acetylcystein[1]	600–4000 mg (z. B. 3 × 200 mg NAC, Kontrolle der Cystein- und Glutaminplasmaspiegel)
Vitamin D	1000–4000 I. E. (Kontrolle des Vitamin-D-Status)
Omega-3-Fettsäuren (EPA, DHA)	1,5–4 g
Vitamin A	2500–20 000 I. E.
β-Carotin, Carotinoid-Komplex	15–60 mg
Vitamin E	500–1000 I. E.
Calcium, Magnesium	1000–1500, 300–600 mg
Zink	10–25 mg (z. B. als Orotat), bei Wasting oder opportunistischen Infektionen: 30–60 mg
L-Glutamin	4–10 g; bei HIV-induzierter Enteropathie: 15–20 g (p. o.); bei Wasting: 15–40 g (als Alanyl- oder Glyzyl-Glutamin)
Bioflavonoide (z. B. Quercetin)	500–1000 mg

[1]NAC-Dosierung (g) in Abhängigkeit der Glutamin-Plasmaspiegel (µmol/l): 3,6 g/d (< 450 µmol/l), 2,4 g/d (450–500 µmol/l), 1,2 g/d (500–600 µmol/l). 0,6 g/d > 600 µmol/l).

Tab. 10.31 Mikronährstoffe zur supportiven Therapie der nucleosidanalogaassoziierten mitochondrialen Toxizität

Mikronährstoff	Empfohlene Tagesdosis
L-Carnitin	Parenteral: 2000 mg LC in 200 ml 0,9 % NaCl für 10 Tage
	Oral: 3 × 1000 mg LC, p. o.
Coenzym Q_{10}	300–500 mg (z. B. 3 × 100 mg)
Benfotiamin (lipidlösliches Vitamin B_1)	300–900 mg (z. B. 2 × 300 mg)
α-Liponsäure	Parenteral: 600–1200 mg in 100–200 ml 0,9 % NaCl 1–2x/Woche (i. v.)
	Oral: 1–2 × 600 mg (p. o.)
Vitamin B_2	100–200 mg
Vitamin B_{12}	1000–2000 µg i. v. oder i. m. für 7 Tage
Biotin	2,5–5 mg
Vitamin C	1000–3000 mg (z. B. 3 × 1000 mg)
Vitamin E	500–1000 I. E.
Magnesium (als Orotat)	200–600 mg

Homocystein und Hyperhomocysteinämie

Homocystein (Hcy) ist eine schwefelhaltige, nicht proteinogene Aminosäure, die als kurzlebiges Intermediärprodukt im Stoffwechsel der Aminosäure Methionin bei der Übertragung von Methylgruppen entsteht. Aktiviertes S-Adenosyl-Methionin ist der wichtigste Methylgruppen-Donator bei zahlreichen biologischen Stoffwechselreaktionen (z. B. Methylierung von DNA-Basen, Umwandlung von Noradrenalin in Adrenalin, Synthese von Phosphatidylcholin). In den Stoffwechsel des Homocysteins sind eine Reihe von Mikronährstoffen involviert, wie z. B.

- Folsäure und Vitamin B_{12}: Remethylierung – Rekonvertierung von Homocystein zu Methionin,
- Vitamin B_6: Transsulfurierung – Umsetzung von Homocystein zu Cystein,
- Vitamin B_2, Zink: Bereitstellung von 5-Methyl-Tetrahydrofolat (5-Methyl-THF),
- Betain: Betain-Homocystein-Methyltransferase (BHMT),
- Vitamin C: oxidativer Abbau von Homocysteinlacton.

Homocystein entsteht intrazellulär und wird aus der Zelle in den Extrazellulärraum geschleust. Die Homocysteinkonzentration im Plasma entsprechen demnach der im Stoffwechsel entstehenden Gesamtmenge an Homocystein und spiegeln die zelluläre Entgiftungskapazität vitaminabhängiger Enzyme (z. B. Methionin-Synthase, Cystathionin-β-Synthase) wieder. Homocystein ist zelltoxisch und muss daher physiologischerweise rasch abgebaut werden. Für die Entgiftung des Homocysteins stehen zwei Stoffwechselwege zur Verfügung: Je nach dem ob viel oder wenig Methionin im Stoffwechsel vorliegt, wird Homocystein entweder in die schwefelhaltige Aminosäure Cystein umgewandelt oder zu Methionin remethyliert.

Ein Mangel an den nutritiven Homocysteinregulatoren Folsäure, Vitamin B_2, Vitamin B_{12} und Vitamin B_6 und dadurch eingeschränkter Enzymaktivitäten führt über eine Abbauhemmung des Homocysteins zur intrazellulären Konzentrationserhöhung. Da Homocystein zelltoxisch ist wird es zunehmend aus der Zelle ausgeschleust und steigt im Plasma an (→ Hyperhomocysteinämie). Zusätzlich zu ihren Funktionen als Coenzyme für die am Homocystein- bzw. Methylgruppen-Stoffwechsel beteiligten Enzyme, haben Folsäure, Vitamine B_{12} und Vitamin B_6 weitere essenzielle

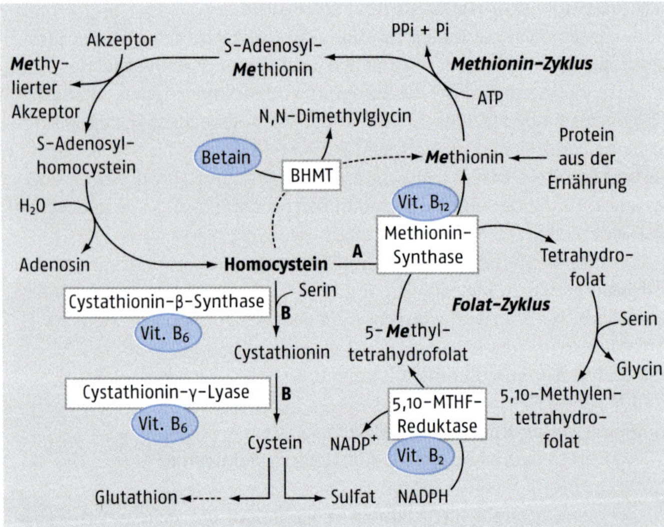

Abb. 10.2 Der Homocysteinstoffwechsel. A = Remethylierung, B = Transsulfurierung, BHMT = Betain-Homocystein-Methyltransferase (Leber, Niere)

Eigenschaften. So kann eine unzureichende Verfügbarkeit von Folsäure neben der Erhöhung des Homocysteinplasmaspiegels auch zu einer Hypomethylierung (→ Störung der Nervenfunktion), DNA-Schäden (→ Chromosomenstrangbrüche) oder einer gestörten Zellproliferation (→ Schleimhautzellen, Immunzellen) führen.

Hyperhomocysteinämie: Die Hyperhomocysteinämie zählt derzeit zu den Risikofaktoren bzw. Surrogatparametern für kardiovaskuläre Erkrankungen (z. B. Schlaganfall). Neueren Studien zufolge besteht nicht nur eine deutliche Korrelation zu kardialen, peripher-arteriosklerotischen und zerebralen Krankheiten, sondern auch zu Osteoporose, Schwangerschaftskomplikationen, Augenkrankheiten (z. B. AMD, Glaukom) und neurodegenerativen Erkrankungen wie der Demenz vom Alzheimer-Typ.

Tab. 10.32 Einteilung der Hyperhomocysteinämie

Form	Homocystein-plasmaspiegel	Mögliche Ursachen
Mild	10– 25 µmol/l	Mangel an Folsäure, Vitamin B_2, Vitamin B_{12} und/oder Vitamin B_6, MTHFR-Polymorphismus; Arzneimitteleinnahme (z. B. Metformin, MTX, PPI)
Moderat	25– 50 µmol/l	Folsäure-Mangel, homozygote MTHFR-Mutation, Nierenerkrankungen
Schwer	50– 500 µmol/l	Mangel an Cystathionin-β-Synthase mit Homocystinurie

Eine Erhöhung der Homocystein-Plasmaspiegels um 5 µmol/l steigert Studien zufolge das atherothrombotische Risiko für Männer 1,6- für Frauen 1,8-fach. Der milden Hyperhomocysteinämie (Nüchternplasma: Hcy ≥ 10–25 µmol/l) liegt in der Regel ein diätetischer Mangel an Folsäure und/oder Vitamin B_{12}, ein genetischer Enzymdefekt (vor allem der Methyltetrahydrofolat-Reduktase, MTHFR) oder eine gestörte Nierenfunktion (z. B. Niereninsuffizienz) zugrunde.

Die normalen Gesamtplasma-Homocysteinspiegel sollten nüchtern zwischen 5 und 9 µmol/l liegen. Eine Hyperhomocysteinämie wird eingeteilt in eine **milde Form** mit Hcy-Plasmakonzentrationen von 10 bis 25 µmol/l, eine **moderate Form** mit Werten von 25 bis 50 µmol/l sowie eine **schwere Form** mit 50–500 µmol/l. Bei letzteren tritt in der Regel auch eine Homocystinurie auf. Schwere Hyperhomocysteinämien werden durch genetische Enzymdefekte (z. B. Cystathionin-β-Synthase) verursacht. Klinisch manifestieren sie sich durch Skelettmissbildungen (Osteoporose), Linsenektopie, geistige Retardierung, Thromboembolien und frühzeitige Ateriosklerose. Ursache der milden und moderaten Hyperhomocysteinämien ist überwiegend eine Störung der Remethylierung bzw. Transsulfurierung aufgrund eines Mangels an Folsäure und Vitamin B_{12} bzw. Vitamin B_6.

Homocystein und Schlaganfall: In der HOPE-2-Studie, einer doppelblind, placebokontrollierten und randomisierten Interventionstudie an 5522 Patienten mit koronarer Herzkrankheit führte die tägliche Supplementierung von 2,5 mg Folsäure, 50 mg Vitamin B_6 und 1000 µg Vitamin B_{12} über einen Zeitraum von 5 Jahren zu einer deutlichen Senkung des Schlaganfallrisikos von 24 % (Stroke, 2009).

Homocystein und Demenz: Eine Hyperhomocysteinämie und die damit verbundene Hypomethylierung des ZNS gilt als unabhängiger Risikofaktor für eine Demenz vom Alzheimer-Typ (DAT). Homocystein wirkt zum einen direkt toxisch auf das vaskuläre Endothel und zum anderen kann es in exzitatorisch wirkende Agonisten (z. B. Cystein-, Homocysteinsäure) des N-Methyl-D-Aspartat-(NMDA)-Rezeptors umgewandelt werden. Die Stimulierung von NMDA-Rezeptoren und damit einhergehende übermäßige neuronale Erregung dürfte wesentlich zu neuronalen Schäden beitragen (>Abb. 10.3). In der großen Framingham-Studie war das Risiko für Morbus Alzheimer bei einem Homocysteinspiegel > 14 µmol/l nahezu verdoppelt. Erhöhte Homocysteinspiegel sind bei älteren Personen mit einem kleineren Hippokampus und einer erhöhten Atrophierate des medialen Temporallappens und der weißen Substanz verbunden.

Risikofaktoren: Arzneimittelinduzierte Hyperhomocysteinämie: Aminoglutethimid, Antiepileptika, Colestyramin, Ciclosporin A, Diuretika (z. B. HCT, Furosemid), L-Dopa, Fibrate, Isoniazid, orale Kontrazeptiva, Laxanzien, Metformin, L-Methionin, MTX, Niacin, Protonenpumpenhemmer (z. B. Omeprazol), SAM, Sulfasalazin, Theophyllin, Triamteren, Trimethoprim; **Alter:** physiologische Abnahme der Nierenfunktion, atrophische Gastritis (Vitamin-B_{12}-Mangel), chronische Arzneimitteleinnahme; **Ernährung:** Diätetischer Mangel an Folsäure, Vitamin B_6, B_2 und B_{12}. **Lebensstil:** Obst-/gemüsearme Ernährung, hoher Fleischkonsum (Methioningehalt), Alkoholabusus, Rauchen, hoher Kaffeekonsum; **Erkrankungen:** akute lymphoblastische Leukämie, genetische Enzymdefekte (z. B. Polymorphismus des MTHFR-Gens), Hypothyreose, Niereninsuffizienz, Psoriasis, Brust-, Ovarial- und Pankreaskarzinome, perniziöse Anämie, rheumatoide Arthritis.

Folgen: Endotheliale Dysfunktion: Endothelpermeabilität ↑, NO-Bioverfügbarkeit ↓, ADMA-Abbau ↓; **Gefäß-/Zellschäden:** Schaumzellbildung ↑, Proliferation glatter Muskelzellen ↑, Stimulierung des NMDA-Rezeptors, mitochondriale Toxizität; **Monozyten-/Thrombozytenfunktion:** Chemo-

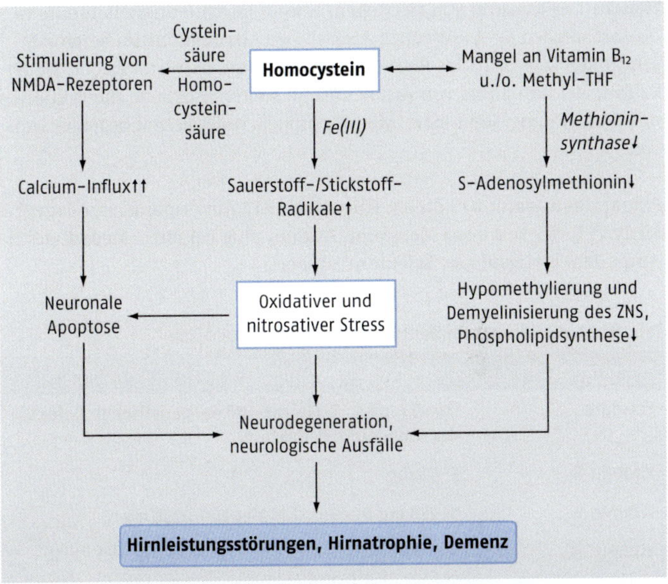

Abb. 10.3 Homocystein und neurotoxische Wirkungen (Modell)

taxis↑, Leukozytenadhäsion↑, Thrombozytenaggregation↑; **oxidativer/nitrosativer Stress:** erhöhte Lipidperoxidation, Aktivierung des redox-sensitiven Transkriptionsfaktors NFκB, Bildung von Peroxynitrit↑, antioxidative Enzyme (z. B. GSH-Px)↓; **Störung der Blutrheologie:** Hemmung der Fibrinolyse, Aktivierung der Gerinnungskaskade; **Erhöhtes Risiko:** Schlaganfall, neurodegenerative Krankheiten (z. B. Alzheimer), diabetische Spätkomplikationen, Niereninsuffizienz, CED, Schwangerschaftskomplikationen, Osteoporose, tiefe Venenthrombosen.

Ernährung/Lebensstil: Generell: Ausgewogene, mikronährstoffreiche Vollwerternährung mit reichlich frischem Obst und Gemüse, Vollkornprodukten, Kartoffeln, Hülsenfrüchten sowie mageren Milchprodukte.

Fleisch: Der Konsum von tierischem Eiweiß (Methioninquelle) sollte reduziert werden (1–2 x/Woche); *Alkohol:* Der Alkoholkonsum ist einzuschränken (z. B. ≤ 1 Glas Rotwein/Tag); **Rauchen**: Nicotinverzicht; **Medikation:** Bei Einnahme von Arzneimitteln sollten mögliche Interaktionen mit dem Homocystein- bzw. Methylgruppen-Stoffwechsel beachtet werden.

Präparateauswahl: B12 direct, Folgamma, B12 Ankermann, vaso-loges® S, Medyn® forte, Femibion Metafolin, Arginin plus Folsäure, Medivitan® N-Ampullen/-Fertigspritze, Selenium Support.

Tab. 10.33 Dosierungsempfehlungen bei Homocysteinämie

Mikronährstoff	Empfohlene Tagesdosis
Folsäure	0,4–5 mg (als 5-Methyl-THF bei genetischen Defekten der 5,10-MTHF-Reduktase)
Vitamin B_2	5–50 mg
Vitamin B_6	5–250 mg Homocystinurie: 200–1200 mg
Vitamin B_{12}	100–1000 µg (zu Beginn: 1000–2000 µg i. m., z. B. Cyano-, Methylcobalamin)
Betain	500–3000 mg (v. a. bei Niereninsuffizienz)
Selen	100–200 µg
L-Arginin	1000–6000 mg
Vitamin C	500–1000 mg
Vitamin E	200–500 I. E.

Homocystein-Messung als Point-of-Care-Diagnostik (Patientennahe Diagnostik)/Messgerät: Smart 700/340 (Parameter: Homocystein, hs-CRP, Ferritin, Lp (a), CRP, HbA_{1C}, Mikroalbumin, Hämoglobin).

Hyperlipoproteinämie

Hyperlipoproteinämien (Hypercholesterolämie, Hypertriglyceridämie), insbes. hohe LDL-, Gesamt-Cholesterin, Lipoprotein (a)- und Triglycerid-Spiegel, sowie niedrige HDL-Cholesterin-Spiegel und ein ungünstiges LDL : HDL-Verhältnis zählen zu den Hauptrisikofaktoren kardiovaskulärer Krankheiten (z. B. Myokardinfarkt, Schlaganfall). Das individuelle Risiko steigt mit zunehmender Lipidkonzentration und wird durch weitere Risikofaktoren (Rauchen, Hypertonie, Übergewicht) potenziert.

Ernährung/Lebensstil: Ausgewogene und mikronährstoffreiche Vollwerternährung mit reichlich frischem Obst und Gemüse (→ pektinreiche Obstsorten: Äpfel, Birnen Beerenobst), Vollkornprodukten (→ Hafervollkornprodukte), Kartoffeln, Hülsenfrüchten sowie fettarmen Milchprodukten; Ballaststoffe: Tägliche Ballaststoffzufuhr sollte idealerweise zwischen 40 und 50 g liegen. Die Cholesterinsenkende Wirkung löslicher Ballaststoffe, sogenannter Quellstoffe wie Guar, Flohsamen und Pektine (→ Obst) wird durch verschiedene Studien belegt (→ Senkung des LDL-Cholesterin). Den Verzehr cholesterinreicher Lebensmittel (z. B. Eier, Fleisch, Krusten-, Schalentiere) einschränken. Fettzufuhr auf < 25–30 En % senken, davon < 10 En % SAFA, 10–15 En % MUFA (z. B. Olivenöl), ≤ 10 En % PUFA (z. B. Sonnenblumenöl). Trans-Fettsäuren meiden. Ballaststoffzufuhr: > 30 g/d. **Hypercholesterolämie**: Cholesterinzufuhr: < 200 mg/d; SAFA < 7 En %. Phytosterinhaltige Produkte (Tägliche Dosis: 2–3 g Phytosterine/d, z. B. in Form von Margarine mit Phytosterolestern) haben eine Cholesterinsenkende Wirkung (→ Gesamtcholesterin und LDL-

Tab. 10.34 Therapeutische Zielparameter der Lipoproteine

Lipoproteine	Zielparameter
LDL-Cholesterin (LDL-C)	< 130 (100[1]) mg/dl (Diabetiker: < 100 mg/dl)
Triglyceride (TG)	< 150 mg/dl
Lipoprotein (a), Lp(a)	< 20 mg/dl
HDL-Cholesterin (HDL-C)	> 40/50 mg/dl (Männer/Frauen)
Gesamt-Cholesterin (GC)	< 200 (180[1]) mg/dl

[1]weitere Risikofaktoren z. B. KHK, Rauchen, Hypertonie

Prävention und Therapie

Cholesterin); **Hypertriglyceridämie**: Verzicht auf Alkohol. Alkohol steigert die Synthese und Sekretion von VLDL! Zuckerhaltige Lebensmittel, auch Zuckeraustauschstoffe (Fructose, Sorbit, Xylit) meiden. Lebensmittel mit hohem GI führen gegenüber solchen mit niedrigem GI zu einem 10–25% Anstieg der Triglyceride! Zwei bis drei Seefischmahlzeiten/Woche! Soja-Eiweiß hat eine LDL-Cholesterin-senkende Wirkung. **Gewichtsnormalisierung (bei Übergewicht); körperliche Aktivität**: Die Insulinsensitivität wird durch körperliche Aktivität gesteigert, Blutzucker, Blutfette und Blutdruck werden gesenkt! Für eine erfolgreiche Gewichtsreduktion und langfristige Gewichtsstabilisierung ist regelmäßige körperliche Aktivität unerlässlich. Empfohlen wird eine Kombination von Krafttraining moderater Intensität (40–50% der maximalen Belastung) und Ausdauersport (z. B. Schwimmen, Radfahren, Walken oder Ergometer-Training). Häufigkeit: 2–3x pro Woche, idealerweise täglich Dauer: 40–45 Minuten; Pulsfrequenz: 120–140 bzw. 180 minus Lebensalter.

Laborparameter: Omega-3-Index, Vitamin D_3 (Calcidiol), Homocystein, Folsäure, Vitamin B_{12} (Holo-Transcobalamin), Insulinresistenz/Betazellfunktion (→ intaktes Proinsulin, hs-CRP und Adipokenin), LDL, oxLDL, TG, HDL, Lp(a), HbA_{1C}, ADMA-Spiegel, Lipidperoxidation (z. B. 8-iso-$PGF_{2\alpha}$).

Mikronährstoffe: Nicotinsäure: TG↓↓, Lp(a)↓, HDL-C↑↑, GC/LDL-C↓; **Omega-3-Fettsäuren (EPA/DHA):** TG↓↓, GC↓, HDL-C↑; **Pantethin:** TG/GC/LDL-C↓, HDL-C↑; **L-Carnitin:** TG/GC↓, HDL-C↑; **Magnesium:** TG/GC↓; **Antioxidanzien:** oxidativ modifiziertes LDL↓; **Vitamin D:** TG↓.

Tab. 10.35 Dosierungsempfehlungen bei Hyperlipoproteinämie

Mikronährstoff	Empfohlene Tagesdosis
Hypertriglyceridämie	
Omega-3-Fettsäuren	1,5–6 g (z. B. 2 × 1 g, p. o.), Kombination: EPA/DHA kann mit Statinen kombiniert werden!
Nicotinsäure	1–3 g Nicotinsäure
L-Carnitin	1–6 g (z. B. 3 × 1 g, p. o. bzw. 1 g nach jeder Hämodialyse i. v.)
Magnesium	300–1000 mg
Vitamin D	1000–4000 I. E.

Tab. 10.35 Dosierungsempfehlungen bei Hyperlipoproteinämie (Fortsetzung)

Mikronährstoff	Empfohlene Tagesdosis
Niedriges HDL-C, hohe TG bzw. hohes LDL-C/GC	
Nicotinsäure	1–3 g Nicotinsäure
	Z. B. als Retardtablette (Niaspan®), einschleichend titrieren: 1.Woche: 375 mg, 2.Woche: 500 mg, 3.Woche: 750 mg, 4.–8.Woche: 1500–2000(3000) mg
	Z. B. als Retardtablette kombiniert mit dem Prostaglandin-D_2-Antagonist Laropiprant (Tredaptive®): 1.–4.Woche: 1000 mg/20 mg, dann: 2000 mg/40 mg
	Z. B. als No-flush-Niacin: 3 × 400–800 mg Inositolnicotinat
Pantethin	900 mg (z. B. 3 × 300 mg, p. o.)
Magnesium	300–1000 mg
Zusatzempfehlung	
Coenzym Q_{10}	60–300 mg
Vitamin C, Vitamin E	500–3000 mg, 400–1000 I. E.
Lycopin	30–60 mg
Folsäure/Vitamin B_{12}	0,4–1 mg/50–500 µg
Vitamin B_6	5–50 mg
Selen	100–300 µg
Polyphenole (z. B. Resveratrol, Pycnogenol)	50–300 mg
L-Arginin	1000–6000 mg

Präparateauswahl: Rp. Omacor®, Rp. Niaspan® 350/500/750/1000, Rp. Tredaptive®, Omega 3-loges®, Optovit® fortissimum 500, Cuvital®, Sanomit® Q10, B12 direct, magnerot® classic, lipoCorrect®.

Hypoglykämie, nutritive

Eine nutritive (reaktive) Hypoglykämie ist durch eine übermäßige Insulinsekretion (Hyperinsulinämie) der Bauchspeicheldrüse gekennzeichnet, die zu einem Abfall des Blutzuckerspiegels (< 70 mg/dl) führt. Häufiges Hungergefühl, oft schon nach relativ kurzer Zeit nach dem Essen (etwa 1 h). Ursache ist der häufige Konsum industriell verarbeiteter einfacher Zucker mit hohem glykämischen Index (z. B. Süßigkeiten, Limonaden).

Symptome: Heißhunger auf Süßes (engl. craving), Müdigkeit, Erschöpfung, Reizbarkeit, Hyperaktivität (Zappelphilipp), Depressionen, Konzentrations- und Schlafstörungen, kalte Hände und Füße, Allergien, Ekzeme, Magen-Darm-Störungen, anfallsweises Herzrasen, Schweißausbrüche.

Ernährung: Fünf bis acht regelmäßige, kleine Mahlzeiten mit reichlich komplexen KH und löslichen Ballaststoffen; Nahrungsmittel mit schnellresorbierbaren einfachen Kohlenhydraten (hohe glykämischer Index) wie Kristallzucker, Honig, Konfitüre, Süßigkeiten, Produkte aus Weißmehl (Weißbrot, Nudeln), Kuchen, etc. sind zu meiden (Ausnahme: akute Unterzuckerungen). Vorsicht auch bei versteckten Zuckern in Fertiggerichten, in Obstsäften oder in sogenannten ballaststoffreichen Schokoriegeln (süße Belohnung). Alkohol sollte vermieden werden, da Alkohol die Gluconeubildung in der Leber hemmt und den Verlust essenzieller, für den Kohlenhydratstoffwechsel notwendiger Mikronährstoffen (z. B. Zink, Chrom, B-Vitamine) steigert. Auf den Genuss von Kaffee (insbesondere Kaffee mit Zucker!) sollte verzichtet werden, da Coffein eine Hypoglykämie fördern kann. Auch Rauchen kann eine Hypoglykämie verstärken! Auf ausreichende Flüssigkeitszufuhr (2–3 Liter) in Form von Mineralwässern (auch in Kombination mit ungesüßten, frisch gepressten und zuckerarmen Obst- und Gemüsesäften) sollte geachtet werden. Als Proteinquelle ist Fisch und Hühnerfleisch zu bevorzugen (1 bis 2 x pro Woche Fisch). Regelmäßige körperliche Aktivität in Form von moderatem Ausdauertraining kann die Insulinsensitivität steigern und die Glucosetoleranz verbessern.

Tab. 10.36 Dosierungsempfehlungen bei nutritiver Hypoglykämie

Mikronährstoff	Empfohlene Tagesdosis
Magnesium	300–1000 mg (z. B. 2 × 200 mg, p. o. als Aspartat, Citrat oder Orotat)
Chrom	200–1000 µg (z. B. 500 µg, p. o.)
Zink	15–30 mg (z. B. 25 mg, p. o.)
L-Lysin	1000–3000 mg (z. B. 3 × 1000 mg, p. o.)
Vitamin D	1000–2000 I. E. (Kontrolle des Vitamin-D-Status)
Mangan	15–30 mg
Vitamin-B-Komplex	20–100 mg (mit 50 mg Benfotiamin, 0,5–2,5 mg Biotin)
Kalium	400–1000 mg (auch als Basenpulver mit Mg-, K-citrat)
Vitamin C	500–2000 mg
Calcium	600–1200 mg

Laborparameter: Glucose-Toleranz-Test, Insulinresistenz/Betazellfunktion (→ intaktes Proinsulin, hs-CRP und Adipokenin), Magnesium, Eisen, Säure-Basen-Haushalt, mikrobiologische Stuhldiagnostik.

Präparateauswahl: Zinkorot® 25, Lysin Support, Metabolic Tuning, hypo-A 3-SymBiose, hypo-A Lipon plus, Zellamare Base, Magnesium Support, Magnesium Verla®, Vitamin B Komplex ratiopharm®, Chrom MSE, Zink MSE.

Katarakt

Degenerative Trübungen der Augenlinse (Katarakt, grauer Star) gehören in den westlichen Industrienationen zu den Hauptursachen für das Nachlassen der Sehkraft und Erblinden im Alter. Risikofaktoren sind chronische Sonnenlichtexposition, Antioxidanzienmangel, Rauchen, Alkoholkonsum, Diabetes mellitus (Proteinglykosilierung, Aldose-Reduktase-Reaktion) und Glucocorticoide. Hauptsymptom: Progrediente Verminderung der Sehschärfe ohne Schmerzen.
Die Entwicklung einer Katarakt resultiert aus einer oxidativen Veränderung in der Struktur der Linsenproteine. UV-Licht, reaktive Sauerstoffverbindungen und Stoffwechselstörungen, wie Diabetes mellitus, sind maßgeblich an der Pathogenese der Katarakt beteiligt. Dabei führt die Oxidation von Linsenproteinen durch Sauerstoffradikale und die Störung der enzymatischen Beseitigung von geschädigtem Linsenmaterial zu dessen Anreicherung in der Augenlinse und damit zur vorzeitigen Linsentrübung.

Ernährung: Prophylaxe: Regelmäßiger Konsum carotinoid- (z. B. Grünkohl) und Vitamin-C-reicher Lebensmittel („fünf am Tag“); Nicht rauchen! (siehe auch S. 360).

Laborparameter: Vitamin C, Lipidperoxidation (z. B. 8-iso-$PGF_{2\alpha}$), Homocystein.

Präparateauswahl: Ester C Complex, Orthoexpert® metabol-vision, Quinomit Q10, hypno-A Lipon plus, Metagenol (Pycnogenol), Sanomit Q10, Evina®, Difrarel®100.

Tab. 10.37 Dosierungsempfehlungen zur Vorbeugung und adjuvanten Therapie bei grauem Star

Mikronährstoff	Empfohlene Tagesdosis
Vitamin C, Vitamin E	500–3000 mg, 200–1000 I. E.
Carotinoid-Komplex	15–45 mg (Lutein, Zeaxanthin: 4–15 mg)
Polyphenole (z. B. Anthocyane, Pycnogenol)	50–300 mg
Taurin	500–4000 mg (z. B. 2 × 1000 mg, p. o.)
α-Liponsäure	Parenteral: 600 mg AL in 100 ml 0,9 % NaCl (z. B. Kurzinfusion über 4–7 Tage)
	Oral: 600–1200 mg (GSH-Präkursor)
Folsäure, Vitamin B_{12}	0,4–1 mg, 100–500 µg
Vitamin B_2, Vitamin B_6	10–50 mg (als B-Komplex)
Vitamin A	2500–10 000 I. E.
Zink	15–25 mg
Selen	100–300 µg

Krebserkrankungen

Krebs ist das Ergebnis eines mehrstufigen, multifaktoriellen Prozesses am genetischen Material der Zelle. Eine chronische, über viele Jahre andauernde Akkumulation von genetischen und/oder biochemischen Schäden, führt durch den Verlust der zellulären Wachstumskontrolle zu autonomer Zellwucherung, lokaler Invasion und Metastasierung. 30 bis 70% aller Krebserkrankungen sind ernährungsbedingt. Diätetische Maßnahmen (Chemoprävention) müssen um präventiv wirksam zu sein, frühzeitig, bereits in der Initiations- und Promotionsphase beginnen (d. h. bereits in jungen Jahren)!

Primärprävention

Ernährung/Lebensstil: Ernährung: 3 bis 5 Portionen (400–800 g/d) frisches Obst und Gemüse täglich, **Lebensmittelauswahl:** Frische Lebensmittel, wenig Fertigprodukte (→ geringer Mikronährstoffgehalt) – Regelmäßig 5 bis 6 kleine Mahlzeiten über den Tag verteilt. **Kohlenhydrate:** 5 bis 7 Portionen (600–800 g/d) wenig verarbeitet Vollkornprodukte (Brot, Müsli, Nudeln, Reis) und stärkereiche Lebensmittel. **Fleisch/Fisch:** Maximal 2–3 Portionen (200 g) Fleisch pro Woche bzw. 80 g pro Tag; Geflügel, Fisch und Wild bevorzugen, 1–2x pro Woche fetter Seefisch; gepökeltes Fleisch vermeiden. **Fettzufuhr:** Fettzufuhr unter 30 En%, pflanzliche Öle (z. B. Olivenöl, Rapsöl) bevorzugen. **Alkohol:** Alkoholkonsum verringern (≤ 1 Getränk/d); **Salzzufuhr:** NaCl-Zufuhr (alle Quellen) reduzieren (< 6 g NaCl/d); Wasserzufuhr: 1,5–2 l/d (z. B. calcium- und magnesiumreiche Mineralwässer, grüner Tee). **Wichtiger Faktor:** Verzehr phytaminreicher Obst-/Gemüsesorten. Phytamine (Polyphenole: Soja, Sulfide: Knoblauch/Kohlgemüse, Terpene: Tomaten) wirken antioxidativ, immunmodulierend, hemmen die metabolische Aktivierung (Phase-I: CYP450) und steigern die Detoxifikation von Karzinogenen (Phase-II: GSH-S-Transferase) und induzieren die Apoptose. **Körpergewicht:** Über-/Untergewicht vermeiden! Gewichtsnormalisierung: BMI (kg/m2) 18,5–25. **Körperliche Aktivität:** 3–5x/Woche: Belastungs- und intensitätsgesteuertes Ausdauertraining (> 2.500 kcal/Woche) an der frischen Luft (Laufen, Schwimmen). Dauer: 45–60 min, Pulsfrequenz: 120–140/min bzw. 180 minus Lebensalter. 1–3x/Woche: Gesundheitsorientiertes Krafttraining, Muskelaufbautraining. Fahrstühle und Rolltreppen meiden! Öfter mal das Fahrrad anstelle des Autos nehmen!

Mikronährstoffe: Mikronährstoffe sind an nahezu allen Stoffwechselreaktionen und Entwicklungsprozessen beteiligt. Eine latente und chronische Unterversorgung mit Mikronährstoffen kann nach aktuellen Arbeiten von Bruce Ames das Risiko für vorzeitige Schäden der DNA und der Mitochondrien beschleunigen und in der Folge die Entwicklung chronisch-degenerativer Erkrankungen begünstigen. Die tägliche Supplementierung eines ausgewogenen Multivitamin-Mineralstoff-Präparates stellt eine kostengünstige Präventivmaßnahme zum Ausgleich einer möglichen Unterversorgung mit Mikronährstoffen dar (Bruce Ames, PNAS, 103, 2006).

Tumortherapie und Sekundärprävention

Ernährung: Therapieerfolg und Heilungsprozesse werden bei Tumorerkrankungen wesentlich vom Ernährungsstatus beeinflusst. Der Ernährungszustand sollte daher bereits zum Zeitpunkt der Erstdiagnose erfasst (z. B. Subject Global Assessment Score, SGA, Bioelektrische Impedanzanalyse, BIA) und eine ernährungsmedizinische Betreuung von Anfang an in die Therapieplanung einbezogen werden. Tumortherapien, insbesondere bei fortgeschrittenen Tumorerkrankungen, sind häufig mit Anorexie und Gewichtsverlust assoziiert. Mangelernährung ist einer der häufigsten Todesursachen bei onkologischen Patienten. Eine frühzeitige individuelle Ernährungstherapie kann die Prognose und Therapiemöglichkeiten von Tumorpatienten verbessern und die Nebenwirkungsrate der tumordestruktiven Methoden vermindern (> Tab. 10.36).

Der Begriff Mangelernährung umfasst Makro- und Mikronährstoffdefizite, die nachweislich negative Auswirkungen auf die Gewebe- und Körperstruktur, die Organfunktionen, den Stoffwechsel sowie auf den klinischen Verlauf und die Lebensqualität haben. In einer Untersuchung zur Mangelernährung in deutschen Krankenhäusern waren 41% der Tumorpatienten nicht ausreichend ernährt. Bereits zum Zeitpunkt der Tumordiagnose haben je nach Tumorentität 30 bis 90% der Patienten ungewollt an Gewicht verloren (> Tab. 10.39). Bis zu 20% weisen einen Gewichtsverlust von über 10% ihres Ausgangsgewichtes in 6 Monaten auf, was den Kriterien einer Mangelernährung (Malnutrition) entspricht.

Neben dem Gewichtsverlust leiden 20 bis 40%, im fortgeschrittenen Stadium sogar bis zu 80% der onkologischen Patienten an einer Anorexie. Unter einer Anorexie versteht man bei Tumorpatienten einen Komplex

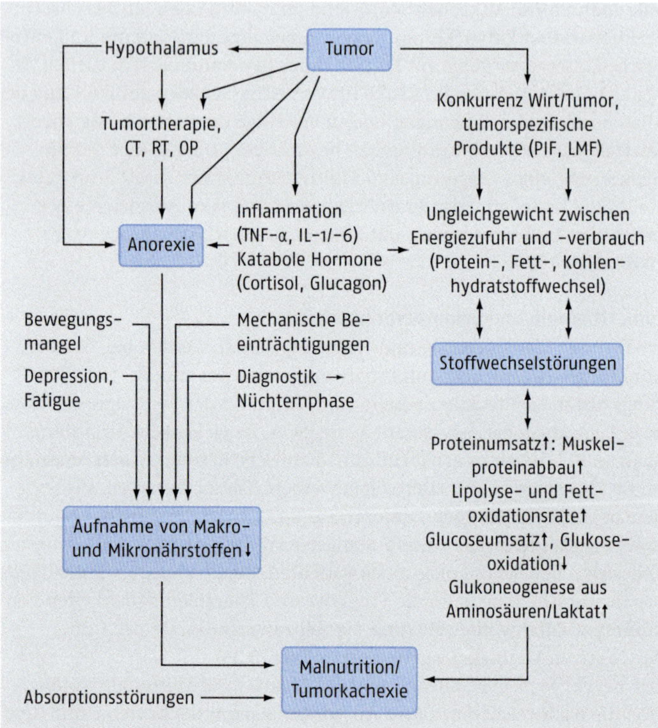

Abb. 10.4 Ursachen der Mangelernährung von Tumorpatienten, CT = Chemotherapie, RT = Radiotherapie

aus verschiedenen Symptomen wie Appetitlosigkeit, frühzeitiges Sättigungsgefühl, Aversionen gegen bestimmte Nahrungsmittel, Geruchs- und Geschmacksstörungen. Aber auch gastrointestinale Störungen, Schmerzen und psychische Belastung können eine Anorexie begünstigen. Eine lang anhaltende Anorexie mündet häufig in einer schweren körperlichen Auszehrung, die auch als Tumorkachexie bezeichnet wird.

Tab. 10.38 Ursachen der tumorassoziierten Malnutrition

Ursache	Beispiele
Unzureichende Makro- und Mikronährstoffzufuhr	Anorexie, gastrointestinale Beschwerden, Krankenhauskost
Metabolische Veränderungen	Proinflammatorische Zytokine, katabole Hormone, Neurotransmitter, Steigerung des Ruheenergieumsatzes
Nebenwirkungen der tumordestruktiven Therapie	Diarrhö, Übelkeit, Erbrechen, Mukosaschäden, Stomatitis, Ulzerationen
Operative Eingriffe	Gastrektomie, Dünndarmresektion, Pankreatektomie
Psychische Faktoren	Angst, Depressionen

Tab. 10.39 Gewichtsverlust bei onkologischen Patienten

Tumorart (Auswahl)	Häufigkeit
Mammakarzinom, akute myeloische Leukämie, Sarkome, Non-Hodgkin Lymphom	30–40 %
Bronchial-, Kolon-, Prostatakarzinom	45–60 %
Magen-, Oesophagus-, Pankreaskarzinome, HNO Tumore	80–90 %

An der Pathogenese der tumorassoziierten Malnutrition sind zahlreiche Faktoren beteiligt (> Tab. 10.41). Neben dem direkt konsumierenden Einfluss des Tumors spielen dabei vor allem die Anorexie (z. B. Appetitlosigkeit, vorzeitige Sättigung, Nahrungsmittelaversionen, Geschmacksstörungen), gastrointestinale Beschwerden, Nebenwirkungen der Tumortherapie (z. B. Übelkeit, Erbrechen) sowie hormon- und zytokinbedingte Stoffwechselstörungen eine Rolle (siehe > Abb. 10.4).
Tumorpatienten weisen häufig einen erhöhten Ruheenergieumsatz auf, der insbesondere von der Größe und Lokalisation des Tumors abhängt. Proinflammatorische Zytokine (z. B. TNF-α, Il-1β und IL-6), katabol wirkende Hormone (z. B. Glucagon, Cortisol) sowie die von Tumoren sezernierten katabolen Proteine wie Proteolysis-inducing-factor (PIF) und Lipid

Tab. 10.40 Folgen der tumorassoziierten Malnutrition

Folge	Beispiele
Verminderte Lebensqualität und verkürzte Überlebenszeit	Abgeschlagenheit, Anämie, Depressionen, Müdigkeit, Schwäche,
Reduzierte Ansprechrate auf die tumordestruktive Therapie	CTX, RT
Erhöhtes Risiko für chemotherapieinduzierte Nebenwirkungen	Mukositis
Immunologische Instabilität und verminderte Immunkompetenz	Infektionen
Eingeschränkte physische und psychische Leistungsfähigkeit	Fatigue
Erhöhtes Risiko für Anämie	Tumoranämie
Erhöhtes Risiko für postoperative Komplikationen, verlängerter Krankenhausaufenthalt	Wundheilungsstörungen

mobilizing Factor (LMF) verschieben das metabolische Gleichgewicht in Richtung Muskelprotein- und Fettabbau. Neben dem Verlust an Muskelmasse ist dabei als Folge einer erhöhten Lipolyserate und einer verstärkten Fettoxidation auch ein Verlust an Körperfettmasse zu beobachten. Interleukin-6, Corticosteroide und PIF führen zu einer muskulären Depletion an Glutamin. Glutaminmangel beeinträchtigt erheblich die Integrität des Dünndarms sowie die Funktionalität und Stabilität des Immunsystems. Der Kohlenhydratstoffwechsel ist gekennzeichnet durch eine erhöhte Gluconeogenese aus Aminosäuren und Lactat bei gleichzeitig eingeschränkter Glucoseoxidation und gesteigerter Lactatproduktion. Die häufig reduzierte Insulinsensitivität (Hyperinsulinämie) führt zu einer eingeschränkten Glucoseaufnahme in die peripheren Gewebe, während in den Tumorzellen die Glucoseutilisation bevorzugt abläuft.
Malnutrition beeinträchtigt den Immunstatus, die Therapietoleranz sowie verschiedene Organ- und Stoffwechselfunktionen (> Tab. 10.40). Die Folge ist eine erhöhte Komplikationsrate durch Entzündungen (z. B.

Tab. 10.41 Mediatoren der Tumorkachexie (Auswahl)

Organ	Mediatoren	Effekte
Muskulatur	Proinflammatorische Zytokine (z. B. IL-1β, IL-6), katabole Hormone (z. B. Cortisol), PIF	Muskelproteinabbau (Steigerung der Proteolyse, Inhibierung der Proteinsynthese), muskuläre Glutamindepletion
Fettgewebe	Katabole Hormone (z. B. Katecholamine, Cortisol), LMF	Steigerung der Lipolyse durch hormonsensitive Lipoproteinlipase
Leber	Proinflammatorische Zytokine (z. B. IL-6), katabole Hormone (z. B. Cortisol, Katecholamine)	Gluconeogenese (→ Verwertung glucoplastischer Aminosäuren aus dem Abbau von Muskelprotein), Synthese von Akutphaseproteinen (z. B. C-reaktives Protein)

Schleimhäute), Sekundärinfektionen (z. B. Pneumonien, Dekubitus, Thrombose), lebensbedrohliche Blutvergiftungen (Sepsis), verlängertem Krankenhausaufenthalt und verzögerter Wundheilung; insbesondere bei Brustkrebspatientinnen mit Malnutrition war das Ansprechen auf eine Chemotherapie schlechter. Die Sterblichkeit von Tumorpatienten ist bei Malnutrition um etwa 30% erhöht. Die schwerste Form der tumorassoziierten Malnutrition mit körperlicher Auszehrung wird als Kachexie (Tumorkachexie) bezeichnet. Sie tritt mit einer Häufigkeit von 60 bis 80% bei Bronchial-, Magen-, Pankreas- und Prostatakarzinomen auf. Die Kachexie ist neben der Sepsis die zweithäufigste und bei 20% der Tumorpatienten die unmittelbare Todesursache.

Laborparameter: bei tumorassozierter Mangelernährung (Auswahl):
- Serumalbumin, C-reaktives Protein (CRP),
- Omega-3-Fettsäure-Status (z. B. Omega-3-Index),
- Eisen-Status: Serumferritin, Transferrinsättigung,
- L-Glutamin-Plasmaspiegel, L-Carnitin-Status (FC, AC/FC-Quotient),
- Selen-Vollblutspiegel,
- 25-OH-Vitamin-D_3-Spiegel im Serum.

Die verschiedenen Faktoren, die zur Entwicklung der Malnutrition führen, betreffen natürlich nicht nur die energieliefernden Makronährstoffe (Kohlenhydrate, Proteine, Fette), sondern auch die biokatalytischen und immunmodulierenden Mikronährstoffe. Da Makronährstoffe die natürlichen Träger für Mikronährstoffe sind zählt die Malnutrition zu einer der Hauptursachen für einen inadäquaten Mikronährstoff-Status bei Tumorpatienten. Bei tumorassoziierter Mangelernährung ist neben der individuellen Ernährungstherapie (z. B. oral, enteral) die gezielte orale und/oder parenterale Applikation von immunmodulierenden Mikronährstoffen wie Omega-3-Fettsäuren und Vitamin C empfehlenswert.

Ernährung/Lebensstil: Adäquate, den metabolischen Veränderungen angepasste Ernährung verbessert Krankheitsverlauf in der akuten Phase und Rekonvaleszenz nach einer Operation (OP), Chemo-(CTX) oder Strahlentherapie (RT). Grundlage: Abwechslungsreiche, vollwertige Ernährung, reich an frischem Obst/Gemüse, hochwertigem Protein (z. B. Seefisch) sowie bedarfsgerechter, unter Umständen erhöhter Zufuhr an Energieliefernden und immunmodulierenden Nährstoffen (Immunonutrition). Wunschkost: Berücksichtigung von individuellen Aversionen und Präferenzen; Protein: Der Eiweißbedarf ist erhöht (1,2–1,5 g/kg KG); Fett: Fischöl und MCT-Fette scheinen günstigen Einfluss auf die Therapie zu besitzen. Therapie- und/oder tumorbedingte Ernährungsdefizite (Kachexie-Anorexie-Syndrom) sind frühzeitig zu kompensieren (enterale/parenterale Ernährung), da unter Malnutrition und Tumorkachexie die Krebsmortalität ansteigt! **Körperliche Aktivität** (z. B. Management von Fatigue): 2–3 x/Woche: Belastungs- und intensitätsgesteuertes Ausdauertraining an der frischen Luft (z. B. Walking). Dauer: 45–60 min, 1–3 x/Woche: Gesundheitsorientiertes Krafttraining, Muskelaufbautraining!

Mikronährstoffe: Der indikationsangepasste Einsatz antioxidativ wirksamer und immunmodulierenden Mikronährstoffe (z. B. Selen, L-Glutathion, L-Carnitin, Vitamin D_3) zählt neben der Ernährungstherapie zu den wichtigsten supportiven Maßnahmen moderner komplementär-onkologischer Therapiekonzepte. Eine an das Krankheitsstadium und an die individuellen Erfordernisse des Krebspatienten angepasste Supplementierung bioaktiver Nährstoffe (z. B. Selen) kann dazu beitragen die Lebensqualität (Karnofsky-Index) der Tumorpatienten zu steigern, ihr geschwächtes Immunsystem zu stärken, die Regeneration nach einer Operation zu fördern, Entzündungsprozesse zu hemmen, der Rezidiv- und Metastasenbildung vorzubeugen sowie die Nebenwirkungsrate (z. B. Lymphödeme, Phlebitis) tumordestruktiver Maßnahmen (CT, RT, OP) zu verringern und deren Effektivität durch eine bessere Compliance, weniger Therapieabbrüche und höhere Dosierung zu steigern. **Grundlage:** Breit gefächerte Vitamin-Mineralstoff-Kombination mit antioxidativem Akzent, vor allem wenn die Ernährungsgewohnheiten und/oder die Therapie auf eine Störung der Mikronährstoffaufnahme und -utilisation hinweisen.

Hinweis
Die Substitution von Mikronährstoffen (insbesondere bei parenteraler Applikation) muss auf die konventionelle Tumortherapie (CT, RT, OP) abgestimmt werden!

Laborparameter: Selen (Vollblut), Vitamin D_3, AA:EPA-Quotient, Immunitätsmodulierende Faktoren (z. B. Glutathion, TGF-β), Th1/Th2-Shift, Immundiagnostik (z. B. NK-Zellen, T-Zellfunktion), Säure-Basen-Haushalt, Eisen (Ferritin), SGA, BIA (Erfassung des Ernährungszustandes vor CT/RT/OP → Malnutrition), GSH (intrazellulär), 8-OHdG, Lipidperoxidation (z. B. 8-iso-$PGF_{2\alpha}$), Coenzym Q_{10}, L-Carnitin, Kupfer: Zink-Quotient.

Präparateauswahl: Selenium Support, Rp. Dekristol® 20000 I. E., Rp. selenase® 300 RP/T pro injectione, careimmun®, selen-loges®, Omega 3-loges®, immun-loges®, Galasyn® (Lektine), Sanomit®/Quinomit® Q10, EnzOmega, cefasel®, orthomol i-CAre, aminoplus® immun, Kimun®, Orthoexpert® immun boost, Pascorbin® 7,5 g/50 ml, Fortimel, Elemental 028, Wobe-Mucos NEM, Phlogenzym, Equizym.

Tab. 10.42 Dosierungsempfehlungen bei Krebs (Supportivtherapie und Nebenwirkungsmanagement)

Mikronährstoff	Empfohlene Tagesdosis
Selen: Diagnose	200–500 µg (z. B. als Na-selenit oder Na-Selenat) nach VB-Spiegel
Selen: Operation	2 Tage vor OP: 1000 µg, p. o.; 1 h vor OP: 1000 µg (z. B. 1000 µg Na-selenit in 100 ml 0,9 % NaCl i. v.); postoperativ: 200–500 µg (Dauer variabel, nach VB-Spiegel)
Selen: Chemotherapie, Strahlentherapie	1 h vor der CT (RT): 1000 µg i. v. oder p. o.; Zwischen der CT/RT: 300 µg (Dauer: variabel)
Selen: Prävention der anthrazyklininduzierten Kardiotoxizität, cisplatininduzierten Nephrotoxizität, vinorelbininduzierten Phlebitis	1000–2000 µg Na-Selenit in 100–200 ml 0,9 % NaCl, als Kurzinfusion, etwa 45 min vor der CT (auch separat L-Carnitin i. v.)
Vitamin D_3	2000–5000 I. E. Cholecalciferol oder 60 000–150 000 I. E./Monat auch bei Therapie mit Bisphosphonaten und Aromatasehemmern (Kontrolle des Vitamin-D-Status)
L-Carnitin	Oral: 2–6 g (z. B. 3 × 1 g/d, p. o., Beginn: 3 Tage vor der CT vor allem bei Ifosfamid, Cisplatin, Anthrazyklinen oder Taxanen, zusätzlich bei Fatigue)
	Intravenös: 1–2 g L-Carnitin als Kurzinfusion in 100–250 ml 0,9 % NaCl, 1h vor CT (z. B. Epirubicin) auch bei Fatigue, Cisplatin- oder taxaninduzierter Neurotoxizität
Coenzym Q_{10}	100–600 mg (z. B. 2 × 100 mg, p. o. vor allem bei Brustkrebs, Melanom und Therapie mit Tamoxifen oder Anthrazyklinen)
Vitamin C	Oral: 1–5 g (z. B. 3 × 1 g + Bioflavonoide)
	Infusionen: 60–150 g Vitamin C/Infusion, ca. 1–3 g Vitamin C pro kg KG (z. B. 60 g Vitamin C in 1000 ml Ringerlactat-Lsg., 1–4x/Monat, i. v.)

Tab. 10.42 Dosierungsempfehlungen bei Krebs (Supportivtherapie und Nebenwirkungsmanagement, Fortsetzung)

Mikronährstoff	Empfohlene Tagesdosis
L-Glutathion	600–1200 mg, 1–4x/Monat i.v. auch + Vitamin C (vor allem bei Kachexie, CT mit Cisplatin)
Niacinamid	500–3000 mg (z. B. 3 × 500 mg, p. o., vor allem bei Neutropenie: Bedarf an G-CSF kann verringert werden)
Magnesium	300–600 mg (z. B. CT mit Oxaliplatin, Cisplatin)
Magnsesium: oxaliplatin-induzierte Neuropathie, Prävention	1 g Magnesiumchlorid und 1 g Calciumgluconat, je kurz vor und nach der Oxaliplatininfusion
Kalium	200–600 mg (z. B. Therapie mit Cisplatin)
Folsäure/Vitamin B_{12}	0,8–1 mg p. o./1 mg i. m. vorher und begleitend bei Therapie mit Pemetrexed
Omega-3-Fettsäuren (EPA, DHA)	1,5–6 g (bei Kachexie bis zu 9 g auch enteral)
Vitamin A	5000–25000 I. E. (z. B. 10000 I. E., p. o.)
α-Liponsäure	600–1200 mg oral und auch i.v. bei Neuropathien
Benfotiamin	300–900 mg bei Hand-Fuß-Syndrom + OPC, Wernicke Enzephalopathie
Vitamin E	200–1000 I. E. (z. B. 400 I. E. vor der CT zur Verringerung der CT-induzierten Neurotoxizität (Cisplatin) und bei radiogener Proktitis)
Vitamin K_1, Vitamin K_2	100–1000 µg (hochdosiert bei myelodysplastischem Syndrom, hepatozellulärem Karzinom, Hochdosis-Vitamin C-Infusion: 40–60 mg, p. o. als Vitamin K_1 oder Vitamin K_2)
Zink, Kupfer	10–30 mg, 1–3 mg (vor allem bei Tumoranämie und Fatigue)
Eisen	Bei labordiagnostich nachgewiesenem Mangel und erhöhtem Bedarf (z. B. Tumoranämie, Fatigue, EPO-Therapie)

Tab. 10.42 Dosierungsempfehlungen bei Krebs (Supportivtherapie und Nebenwirkungsmanagement, Fortsetzung)

Mikronährstoff	Empfohlene Tagesdosis
Polyphenole (z. B. Resveratrol, OPC	50–300 mg
Curcumin	1000–3000 mg
Quercetin	500–1000 mg
Enzyme	Standardisierte proteolytische Enzymgemische (z. B. Bromelain, Papain, Trypsin, Chymotrypsin) nüchtern, während CT oder RT Einmalgabe von 4000–6000 FIP-Einheiten
Malnutrition, Tumorkachexie, Fatigue	
Selen	500–1000 µg in 100 ml 0,9 % NaCl als Kurzinfusion (z. B. 1–2x/Woche)
Omega-3-Fettsäuren (EPA, DHA)	2–9 g (z. B. im Rahmen enteraler Ernährungsregimes, immer in Kombination mit Antioxidanzien)
L-Carnitin	2–4 g L-Carnitin als Kurzinfusion in 250–500 ml 0,9 % NaCl
L-Glutamin	15–40 g (z. B. im Rahmen enteraler Ernährungsregimes
N-Acetylcystein	1–4 g (Kontrolle: Cystein-/Glutaminplasmaspiegel!)
Vitamin C/GSH	15 g Vitamin C + 400 mg Magnesium und 1200 mg GSH in 200 ml 0,9 % NaCl (z. B. 2x/Woche)

Leberzirrhose

Die Leberzirrhose bildet das Endstadium verschiedener chronischer Lebererkrankungen. Sie ist gekennzeichnet durch eine fortschreitende Zerstörung der Läppchen- und Gefäßstruktur der Leber mit Bildung von regenerativen Knötchen, die von fibrösem Gewebe umgeben sind. Die Funktion der Leberzellen wird dabei irreversibel geschädigt. Die Vorstufe der Leberzirrhose ist die Leberverfettung.

Ursachen: Alkoholabusus (ca. 50%), chronisch aktive Virushepatitis (ca. 20–30%, in Asien bis zu 90%), weitere, z. B. Autoimmunhepatitis, Hämochromatose, Morbus Wilson, Mukoviszidose, Fructoseintoleranz.

Symptome: Müdigkeit, Schwäche, Oberbauchschmerzen, Anorexie (→ Malnutrition), Übelkeit, Erbrechen, Leberhautzeichen (z. B. Ikterus, Spider naevi), Pruritus, Konzentrationsstörungen. **Folgen/Komplikationen:** Leberinsuffizienz, portale Hypertension (→ Aszites, Hyperspleniesyndrom, Ödeme, Ösophagusvarizen), Minderperfusion der Leber, Ausfall der Leberfunktion (→ hepatische Enzephalopathie, Leberausfallkoma), primäres Leberzellkarzinom (Spätkomplikation). Malnutrition ist bei chronischen Lebererkrankungen häufig (→ Abnahme der Muskelmasse durch Katabolie) und steigert signifikant das Mortalitätsrisiko.

Ernährung/Lebensstil: Alkohol: Absolute Alkoholkarenz! **Ernährungstherapeutisches Ziel:** Stabilisierung der Leberfunktion, Deckung des Energiebedarfs, Erhalt der Stickstoffbilanz ohne Auslösen einer hepatischen Enzephalopathie, Vermeiden einer Malnutrition (→ Mortalitätsrisiko ↑); **Grundlage:** Leichte Vollkost mit bedarfsgerechter Energie- (Nicht-Proteinenergie: 25–40 kcal/kg KG/d) und Proteinzufuhr (Protein/Aminosäuren: 1–1,5 g/kg KG/d; Proteinrestriktion bei Leberinsuffizienz mit hepatischer Enzephalopathie); **Aszites/Ödeme**: Flüssigkeits- und Natriumrestriktion, Korrektur von Elektrolytstörungen; Stuhlregulation durch wasserlösliche Ballaststoffe und Lactulose.

Mikronährstoffe: Patienten mit chronischen Lebererkrankungen weisen häufig Defizite an Vitaminen und Mineralstoffen, insbesondere den Vitamine des B-Komplexes (Thiamin, Folsäure, Vitamin B_{12} → Alkoholismus), fettlöslichen Vitaminen (A, D, E, K), Zink, Selen, Magnesium und

Calcium auf. Bei Alkoholikern führt eine alkoholinduzierte Pankreatitis und Schleimhautschäden des GIT zu Malabsorption und Maldigestion.

Aminosäuren: Eine orale Substitution von L-Ornithin (3 × 3–6 g L-Ornithin-L-Aspartat/d) und verzweigtkettigen Aminosäuren (Valin, Leucin, Isoleucin) ist bei gestörter Entgiftungsleistung der Leber mit entsprechenden Begleit- und Folgeerkrankungen sinnvoll. Bei latenter und manifester hepatischer Enzephalopathie mit Hyperammonämie, wie auch im Präkoma und Koma, ist eine Infusiontherapie mit L-Ornithin-L-Aspartat (20–40 g L-Ornithin-L-Aspartat/d) zu empfehlen.

Laborparameter: Albumin, Ammoniak, Lebertransaminasen, Gerinnungsfaktoren (z. B. Quick-Wert), Cholinesterase, Elektrolyte, Omega-3-Index, Vitamin D, Selen (Vollblut), Homocystein, Vitamin B_1, Kupfer, Glutathion, Magnesium, Zink, Eisen, Folsäure, Vitamin B_{12}.

Präparateauswahl: Hepa-Merz® Granulat 3000/6000, Hepa-Merz® Infusionslösungs-Konzentrat, milgamma® mono 50/150, selen-loges®, selenase®, Falkamin® Pellets, Zink Support, Zinkorot® 25.

Tab. 10.43 Dosierungsempfehlungen bei Leberzirrhose

Mikronährstoff	Empfohlene Tagesdosis
Vitamin C, Vitamin E	1000–2000 mg, 500–1000 I. E.
Coenzym Q_{10}	100–500 mg
Carotinoide	10–20 mg
Vitamin D_3	1000–3000 I. E.
Vitamin K	60–400 µg
Vitamin-B-Komplex	50–100 mg
Benfotiamin	50–300 mg
Folsäure, Vitamin B_{12}	1–2 mg, 100–1000 µg (initial auch i. m.)
Calcium, Magnesium	600–1200 mg, 300–600 mg

Tab. 10.43 Dosierungsempfehlungen bei Leberzirrhose (Fortsetzung)

Mikronährstoff	Empfohlene Tagesdosis
Selen	100–300 µg
Zink	15–50 mg
Omega-3-Fettsäuren (EPA, DHA)	1–3 g
Unterstützung des hepatischen Stoffwechsels/Entgiftung	
α-Liponsäure	300–1200 mg (z. B. 600 mg, p. o.)
L-Ornithin-L-Aspartat	3 x 3000–6000 mg
L-Carnitin	1000–4000 mg
Betain	500–3000 mg
Taurin	500–4000 mg
S-Adenosyl-Methionin	400–1200 mg
Phosphatidylcholin	1500–4500 mg
Hepatische Enzephalopathie	
L-Ornithin-L-Aspartat	20–40 g i. v.
Verzweigtkettige Aminosäuren	0,3 g/kg KG
S-Adenosyl-Methionin	200–400 mg i. v.
L-Carnitin	2000–4000 mg i. v.
α-Liponsäure	600 mg AL in 100 ml 0,9 % NaCl (z. B. 2–3x/ Woche)
Wernicke Enzephalopathie	
Vitamin B_1	Initial: 100 mg Vitamin B_1 als Bolus (i. v.)
	Dann: 1000 mg Vitamin B_1, (i. v.) über 12 h
	Danach: 200 mg Vitamin B_1, (i. v.) für 7 d + 300 mg Benfotiamin, p. o. für 30 d

Leistungssport

Ausdauersport, moderat und intensitätsgesteuert (3 × 40–45 min/Wo., Pulsfrequenz: 120–140 bzw. 180 minus Lebensalter), steigert die Immunkompetenz und Fettverbrennung, baut Stress und Übergewicht ab, ökonomisiert die Herzfunktion, verbessert die Glucosetoleranz, Insulinresistenz und Blutrheologie. **Leistungssport** ist nicht immer der Gesundheit förderlich, v. a. dann nicht, wenn aus dem gesteigerten Energieumsatz resultierende Nährstoffdefizite nicht kompensiert werden. Folgen: Verletzungsrisiko ↑, Regenerationsfähigkeit ↓, Infektanfälligkeit ↑.

Ernährung/Lebensstil: Grundlage: Ausgewogene und mikronährstoffreiche Vollwerternährung mit reichlich frischem Obst und Gemüse, Vollkornprodukten, Kartoffeln, Hülsenfrüchten sowie fettarmen Milchprodukten und Seefisch, daneben können auch geringe Mengen an fettarmem Fleisch und Eiern enthalten sein. Mehrere kleine Mahlzeiten über den Tag verteilt essen, um den Verdauungstrakt nicht zu überlasten. **Nährstoffrelationen (En %)**: Ausdauersport: Kohlenhydrate: 55–60 %, Fett: 25–30 %, Protein: 10–15 %; Kraftsport: Kohlenhydrate: 50–55 %, Fett: 25–30 %, Protein: 15–20 %. **Proteinbedarf:** 1,4–2,0 g/kg Körpergewicht (→ Wettkampforientierter Kraftsport/Bodybuilding: 1,5–3,0 g/kg KG); **Fette:** Keine überhöhte Fettzufuhr (≤ 25–30 En %), gesättigte Fettsäuren (SAFA) einschränken, einfach (MUFA) und mehrfach ungesättigte Fettsäuren (PUFA) bevorzugen (z. B. Olivenöl, Rapsöl), zum Teil MCT-Fette (schnelle Energiequelle für Ausdauersportler, z. B. Triathlet); **Flüssigkeitszufuhr:** 2,5–4 Liter/d (z. B. iso- bzw. schwach hypotone Sportgetränke); Flüssigkeitsverlusten vorbeugen (bevor Durstgefühl eintritt) und diese regelmäßig ausgleichen (z. B. 150–200 ml, alle 15–20 min). **Wettkampfvorbereitung:** Ziel = Glykogenspeicherung (Auffüllung der Energiedepots), Steigerung der Kohlenhydratzufuhr (70–80 En %) bei Reduktion des Trainingsumfangs und -intensität (etwa 1 Woche vor dem Wettkampf, je nach Sportart). **Wettkampf:** Am Vorabend: Kohlenhydratbetonte Mahlzeit (z. B. Nudeln) mit reichlich Flüssigkeit; 3–4 h vor dem Wettkampf: Kohlenhydratbetonte Mahlzeit (z. B. Müsli), reichlich Flüssigkeit; 30–45 min vor Belastung: Kohlenhydratreiche, ballaststoffarme Zwischenmahlzeit (z. B. Banane); Wettkampf: den Wettkampfbedingungen angepasste regelmäßige Zufuhr von Kohlenhydraten (z. B. Energieriegel) und Flüssigkeit (Maltodextrin-Zusatz, ca. 10 %). **Regenerations-**

phase: Flüssigkeit sofort ersetzen (z. B. 250–500 ml trinken), möglichst schnell Kohlenhydrate zuführen, da Glykogensynthese in den ersten zwei Stunden nach der Belastung am höchsten ist. Auffüllen der Glykogen- und Kaliumspeicher (Stärke- und Kaliumreiche Lebensmittel, z. B. Kartoffeln).

Mikronährstoffe: Kritische MN: Eisen, Iod, Natrium, Kalium, Magnesium, Zink, Chrom, Aminosäuren, L-Carnitin, Coenzym Q_{10}.

Laborparameter: Vitamin D, Selen (Vollblut), Eisen (Ferritin), Iod, Homocystein, Lipidperoxidation (z. B. 8-iso-$PGF_{2\alpha}$), TAK, Elektrolyte, Säure-Basen-Haushalt, Lactat, Myoglobulin.

Präparateauswahl: Metabolic Tuning, amino-loges®, anabol-loges® intens, Orthoexpert® immun-boost, Power Orot®, Frubiase® Sport (plus Dextrose), Sanomit®Q 10, Orthomol Sport, Supradyn®, Kreatin Muskel Energator, Vitasprint®, Zellamare Base.

Tab. 10.44 Dosierungsempfehlungen für Leistungssportler

Mikronährstoff	Empfohlene Tagesdosis
Coenzym Q_{10}	100–300 mg
α-Liponsäure	300–600 mg
L-Carnitin	Oral: Training: 0,5–2 g; Wettkampf: 2–4 g (2–3 h vorher)
	Parenteral: 1–2 g L-Carnitin als Kurzinfusion in 100–250 ml 0,9 % NaCl bei Infektanfälligkeit, Lactatbelastung, Anämie, Höhentrainingslager und Regenerationsschwierigkeiten
Eisen (bei Eisenmangel)	Oral: 50–200 mg in Kombi mit Vitamin C (z. B. 2 × 40 mg, p. o.)
	Parenteral: 50–100 mg Eisen(III)-hydroxid-Dextran in 0,9 %iger NaCl, 2–3x/Woche, langsam i. v.
Vitamin C	Oral: 1000–5000 mg (z. B. 2 × 500 mg)
	Parenteral : 7,5 bis 30 g Vitamin C/Infusion, z. B. 2–3x/Woche für 2 Wochen bei erhöhter Infektanfälligkeit, Höhentrainingslager, Knochenbrüchen

Tab. 10.44 Dosierungsempfehlungen für Leistungssportler (Fortsetzung)

Mikronährstoff	Empfohlene Tagesdosis
Vitamin D	1000–4000 I. E. (Kontrolle des Vitamin-D-Status)
Vitamin E	500–1000 I. E.
Quercetin	500–1000 mg/d (in Kombi mit Vitamin C) p.o.
Vitamin A, Carotinoid-Komplex	2500–10 000 I. E., 15–30 mg
Vitamin-B-Komplex	25–100 mg (B_1/B_6: 50–100 mg; B_3:60–200 mg)
Folsäure, Vitamin B_{12}	0,4–1 mg, 100–1000 µg (besser alle 3 Monate 1 mg i. m.)
Magnesium	300–1000 mg (z. B. als Orotat, Citrat, Taurat)
Calcium	600–1200 mg
Kalium	Regenerationsphase (Glykogenspeicherung): 500–2000 mg
Natrium, Kalium	Belastungsphase:1–1,5 g NaCl, 150–300 mg Kalium/l Sportgetränk
Iod	100–200 µg
Zink, Selen, Mangan, Chrom	15–30 mg, 100–400 µg, 5–20 mg, 100–500 µg
L-Glutamin	10–20 g (z. B. 2 × 5 g, p. o. als Alanyl-Glutamin)
VKAS	4–10 g (vor und nach dem Training, Kraftsport) z. B. als Molkeproteinisolat
Kreatin	Loading: 20 g für 5 Tage; Erhaltungsdosis: 2–5 g
Taurin	1000–5000 mg (z. B. bei Ausdauersportarten)
Glucosaminsulfat, Chrondroitinsulfat	1500 mg, 600–800 mg (vor allem bei gelenkbeanspruchenden Sportarten wie Skialpin, Handball, Turnen, bei Gelenkschmerzen, etc.)

Lern- und Konzentrationsstörungen

Eine gesunde vollwertige, vitaminreiche Ernährung in der Kindheit und Adoleszenz ist für die Entwicklung der geistigen Fähigkeiten wie Intelligenz, Konzentrationsfähigkeit und Motivation essenziell.

Ernährung/Lebensstil: Ausgewogene und vitalstoffreiche Vollwerternährung mit reichlich frischem Obst und Gemüse, Vollkornprodukten, Kartoffeln, Hülsenfrüchten sowie mageren Milchprodukten und fettem Seefisch, daneben können auch geringe Mengen an Fleisch und Eiern enthalten sein. Regelmäßig 5–6 kleine Mahlzeiten mit komplexen und ballaststoffreichen Kohlenhydraten (z. B. Vollkornprodukte, Obst, Gemüse). Einfache, raffinierte Zucker und Süßigkeiten meiden. 1–2 Esslöffel kalt gepresstes Leinsamenöl. Individuelle Nahrungsmittelintoleranzen meiden!

Mikronährstoffe: Zu den zentralen Mikronährstoffen die einen günstigen Einfluss auf die Konzentrations-, Lern- und/oder Gedächtnisleistung haben zählen: Omega-3-Fettsäuren (EPA/DHA), Eisen, Iod, Magnesium, Zink und Vitamin-B-Komplex.
Bei Kindern und Jugendlichen mit Eisenmangel konnten in großen Studien anhand von spezifischen Tests Intelligenzdefizite und Verhaltensstörungen nachgewiesen werden. Eine Therapie mit Eisen kann bei Kindern mit Eisenmangel die verzögerte geistige und körperliche Entwicklung weitgehend beheben und die schulischen Leistungen verbessern. In einer amerikanischen Studie an 5396 Schulkindern im Alter von 6 bis 16 Jahren schnitten die Kindern mit normalem Eisen-Status in den Tests zu Fähigkeiten in Lesen, Mathematik und verbalem Ausdruck deutlich besser ab als Kindern mit Eisenmangel. Mädchen zwischen 12 und 16 Jahren hatten am häufigsten einen Eisenmangel und zeigten mehr als doppelt so häufig schulische Leistungen (z. B. in Mathematik), die unter dem Durchschnitt lagen. Ähnliche Ergebnisse liegen bei einer unzureichenden Versorgung mit Omega-3-Fettsäuren bei Kindern vor.

Laborparameter: Eisen (Ferritin), Iod, Selen (VB), Fettsäure-Status, Vitamin D, Homocystein.

Tab. 10.45 Dosierungsempfehlungen bei Lern- und Konzentrationsstörungen

Mikronährstoff	Empfohlene Tagesdosis
Omega-3-Fettsäuren	0,5–2 g
Eisen	10–20 mg (bei Eisenmangel: 2 × 20–30 mg, p. o.)
Iod	100–200 µg
Selen	50–100 µg
Zink	10–20 mg
Vitamin-B-Komplex	5–20 mg
Folsäure	0,4–1 mg
Phosphatidylserin	200–300 mg
Magnesium, Calcium	100–400 mg, 600–1200 mg
Vitamin C, Vitamin E	100–200 mg, 50–100 I. E.
Vitamin D	500–1000 I. E.
Taurin	200–500 mg
L-Tyrosin	500–1000 mg

Präparateauswahl: Fokus IQ Dr. Keller, Addy Plus, Orthomol immun junior, Kinder Vitamine, Multibionta® forte N, Multibionta® Junior, hypo-A Vitamin B-Komplex plus.

Makuladegeneration, altersbedingte

Die altersbedingte Makuladegeneration (AMD) ist die häufigste Ursache für einen erheblichen Verlust der zentralen Sehschärfe und Lesefähigkeit. Sie ist gekennzeichnet durch altersbedingte degenerative Veränderungen der Kapillarschicht der Aderhaut (Choriokapillaris), der darüber liegenden Bruch-Membran und dem retinalen Pigmentepithel, die sekundär zu einer Schädigung der Netzhaut führen. Die Makula lutea ist eine 1 mm große Stelle des schärfsten Sehens auf der Netzhaut.

Epidemiologie: Durchschnittlich zeigen bereits 20% der Altersgruppe von 65–74 Jahren und 35% der 75–84-Jährigen Frühformen der Erkrankung, mit diffusen Ablagerungen (Drusen) in der pigmentierten Zellschicht unter der Netzhaut, dem retinalen Pigmentepithel (RPE). Im Endstadium der Erkrankung liegt die Prävalenz im Alter von 65 bis 74 Jahren bei 1% und nimmt auf 5% der Personen im Alter zwischen 75 und 84 Jahren zu.

Symptome: Die AMD verläuft schmerzlos, erste Anzeichen bemerken die Betroffenen beim Lesen. In der Mitte des Schriftbildes tritt ein verschwommener Fleck oder ein grauer Schatten auf, der mit der Zeit größer wird. Verzerrungen sowie Veränderungen der Farbwahrnehmung und der Sehschärfe sind weitere typische Symptome der AMD (→ Amsler-Test).

Risikofaktoren: Alter, Rauchen, diätetische Unterversorgung mit Carotinoiden (Lutein, Zeaxanthin), hohe Sonnenlichtexposition, genetische Faktoren (z. B. LOC-387715), weibliches Geschlecht, blaue Augen, Alkoholkonsum, Arteriosklerose, Bluthochdruck, Dyslipoproteinämie, Umweltgifte (z. B. Pestizide).

Ernährung/Lebensstil: Regelmäßiger Verzehr lutein- und zeaxanthinreicher Lebensmittel (z. B. Grünkohl, Spinat, Rosenkohl, Erbsen, Pfirsiche), zwei bis drei mal pro Woche fetter Seefisch, vollwertige, basenreiche Kost bevorzugen. Nicht rauchen! Konsequenter Lichtschutz (→ Sonnenbrillen, die Blauanteil des Lichtes herausfiltern); spätestens ab dem 50. Lebensjahr jährlicher Check-up beim Augenarzt.

Tab. 10.46 Dosierungsempfehlungen zur adjuvanten Therapie der AMD

Mikronährstoff	Empfohlene Tagesdosis
Carotinoid-Komplex mit den Makulapigmenten Lutein, Zeaxanthin, Astaxanthin	5–60 mg
	Lutein: 15–60 mg, Dauer: 4 Wo., dann: 5–10 mg
	Zeaxanthin, Astaxanthin: 0,2–2 mg, 1–4 mg
Vitamin C	500–3000 mg
Vitamin E	200–1000 I. E. (mit natürlichen Tocopherolen)
Vitamin A	2500–10 000 I. E.
Vitamin D	500–1000 I. E.
Vitamin B-Komplex	10–50 mg (mit 0,4–1 mg Folsäure, 10–50 µg Vitamin B_{12}, 50–200 mg Vitamin B_2)
Niacinamid	200–500 mg
Zink	10–30 mg
Kupfer	1–3 mg
Selen	100–300 µg
Chrom	50–200 µg
Mangan	0,5–2 mg
Omega-3-Fettsäuren	1–3 g (→ DHA ≥ 150 mg)
Acetyl-L-Carnitin	1000–3000 mg
Coenzym Q_{10}	90–500 mg
α-Liponsäure	100–600 mg (auch: 600 mg i. v. 1–2 ×/Woche)
Zusatzempfehlung	
Taurin	500–4000 mg
N-Acetylcystein	200–600 mg
Pycnogenol	50–150 mg
Quercetin	500–1000 mg

Tab. 10.46 Dosierungsempfehlungen zur adjuvanten Therapie der AMD (Fortsetzung)

Mikronährstoff	Empfohlene Tagesdosis
Ginkgo biloba	120–240 mg
Anthocyane	50–300 mg
Curcumin	1000–3000 mg

Mikronährstoffe: In klinischen Studien konnte durch die Supplementierung multipler Antioxidanzien (z. B. Carotinoide, Vitamin C, E, Kupfer und Zink), die Progression der AMD signifikant verzögert werden.

Laborparameter: Homocystein, ADMA, Nitrostress-Profil, Carotinoide, GSH, Zink, Selen, Fettsäure-Status, Lipidperoxidation.

Präparateauswahl: AMD BILDI®, Orthoexpert® metabolvision, Orthomol vision AMD/AMD extra, Omega3-loges, Vitreolux®, Vitalux®Plus, Sanomit® Q10, Difrarel®100.

Migräne

Migräne ist ein anfallsartig auftretender, häufig halbseitiger Kopfschmerz von mäßiger bis schwerer Intensität, der mit typischen autonomen Begleiterscheinungen wie Übelkeit, Erbrechen, Lichtscheu, Geräusch- und Geruchsempfindlichkeit einhergeht. Mit einer Prävalenz von 12–17% in der weiblichen und 6–8% in der männlichen Bevölkerung zählt die Migräne zu einer der häufigsten neurologischen Erkrankungen überhaupt. Ziel der Migräneprophylaxe ist es, die Häufigkeit und Schwere der einzelnen Migräneanfälle zu vermindern sowie die Wirkung der Akutmedikation zu verbessern. Als nichtmedikamentöse Maßnahmen wird den Betroffenen vor allem ein geregelter Schlaf, Abbau von Stress, eine Reduktion des Alkoholkonsums und die Vermeidung unnötiger Triggerfaktoren empfohlen.

Ernährung/Lebensstil: Ausgewogene, mikronährstoffreiche und vollwertige Ernährung. Individuelle Nahrungsmittelintoleranzen meiden; Nahrungs-/Genussmittel, die Kopfschmerzen auslösen können meiden. **Triggerfaktoren**: Käse (Tyramin), Rotwein, Alkohol, Schokolade (Phenylethylamin), starker Kaffeekonsum, Geschmacksverstärker (Na-glutamat), Nicotin, übermäßiger Kochsalzverbrauch, psychischer Stress, Störungen des Schlaf-Wach-Rhythmus, hormonelle Schwankungen (z. B. infolge Menstruation), Klimawechsel. Darüber hinaus kann auch ein niedriger Blutzucker (Hypoglykämie) eine Migräne auslösen. **Körperliche Aktivität:** Regelmäßige körperliche Aktivität in Form von moderatem Ausdauersport (z. B. Radfahren, Walking, Laufen an der frischen Luft).

Mikronährstoffe: Bei der Pathogenese der Migräne scheint eine Störung des mitochondrialen Energiestoffwechsels eine zentrale Rolle zu spielen. Migränepatienten weisen zudem häufig eine schlechte Versorgung an den mitotropen Mikronährstoffen Riboflavin, Magnesium und Coenzym Q_{10} auf. Eine aktuelle Studie an 41 Kindern und Heranwachsenden, die 200 mg bzw. 400 mg Riboflavin täglich für 3, 4 oder 6 Monate erhielten belegt, dass die Häufigkeit und Intensität der Migräneattacken durch Riboflavin gesenkt werden kann. Auch die regelmäßige Supplementierung von Magnesium und/oder Coenzym Q_{10} kann Studien zufolge die Häufigkeit und Schwere der Migräneattacken reduzieren.

Tab. 10.47 Dosierungsempfehlungen bei Migräne (v. a. Prophylaxe)

Mikronährstoff	Empfohlene Tagesdosis
Magnesium	Prophylaxe: 400–900 mg, z. B. 4 × 150 mg Mg als Magnesiumcitrat oder gesamte Tagesdosierung von 600 mg Magnesium in einem Liter Wasser lösen und über den Tag verteilt trinken 5 × 200 ml
	Therapie: 1–2 g $MgSO_4$ (= 4–8 mmol Mg = 100–200 mg Mg)/15–30 min (z. B. in 200 ml 0,9 % NaCl)
Vitamin B_2	200–400 mg auch in Kombination mit Magnesium, Coenzym Q_{10} oder Betablockern
Coenzym Q_{10}	150–300 mg (z. B. 3 × 50–100 mg, p. o.)
α-Liponsäure	300–600 mg
Vitamin C, Magnesium-Infusionen	7,5–15 g Vitamin C, Infusion + 200–400 mg Mg in 100–250 ml 0,9 % NaCl, z. B. 2x/Monat
5-Hydroxy-Tryptophan	3 x 50–200 mg
Omega-3-Fettsäuren (EPA, DHA)	2–5 g (z. B. 2 × 1 g, p. o.)
Niacin (Nicotinsäure)	200–500 mg Niacin (initial: 50–100 mg i. v.)
Vitamin B_6, B_{12}	20–50 mg, 50–500 µg
Vitamin C, Vitamin E	500–1000 mg, 200–500 I. E.
Selen	100–300 µg

Laborparameter: Diagnostik von nitrosativem Stress (z. B. Citrullin, Methylmalonsäure, Lactat/Pyruvat-Ratio, 3-Nitrotyrosin), Coenzym Q_{10}, Magnesium, Homocystein, Vitamin B_{12} (→ Holo-Transcobalamin), Selen, Säure-Basen-Haushalt.

Präparateauswahl: Migränomit BILDI®, Orthoexpert Migräne, Magnesium Support, Sanomit®Q 10, Quinomit, Magnesium Diasporal®, Cormagnesin® 200 (1 g $MgSO_4$/Amp.), Omega 3-loges.

Mukoviszidose

Unter Mukoviszidose (cystische Fibrose, CF) versteht man eine autosomal rezessiv vererbte und frühletale Stoffwechselerkrankung (Lebenserwartung: etwa 45–50 Jahre). Defekte Chloridkanäle verursachen massive Elektrolytstörungen. Die Folge ist eine erhöhte Viskosität der Sekrete schleimbildender Drüsen (Bronchien, Pankreas, Darm, Leber, Gonaden). Symptome: Chronische Atemwegsinfekte mit zunehmender Atemwegsobstruktion, Fettstühle (Pankreasinsuffizienz), salziger Schweiß, gestörte Glucosetoleranz, Malabsorption (→ Malnutrition).

Ernährung/Lebensstil: Hochkalorisch mit hohem Fettanteil (ca. 40 En %, v. a. PUFA), Substitution von Pankreasenzymen (≤ 15 000 I. E. Lipase/kg KG/d), NaCl-Substitution (→ hypochlorämische Alkalose). Regelmäßige Kontrolle des Ernährungsstatus (z. B. BMI): Erhöhter Energiebedarf (Atemwegsarbeit) und verringerte Energieaufnahme (Malabsorption) verursachen Malnutrition (muskuläre Atrophie)–KG korreliert mit der Überlebenszeitprognose! Bei Untergewicht (BMI = 17–19 kg/m^2): enterale Ernährung. Steatorrhoe: MCT-Fette. Mahlzeitenfrequenz ↑ (z. B. Spätmahlzeit).

Mikronährstoffe: Kritische Mikronährstoffe: Vitamin D (Osteopenie), Vitamin A (Nachtblindheit), Vitamin E (hämolytische Anämien, Neuropathien) und Vitamin K (Blutungen), Calcium, Magnesium, Selen, Zink, Taurin. (Grundlage: Multivitaminmineralstoff-Kombination siehe S. 363 ff.).

Laborparameter: Vitamin D, Selen (Vollblut), Fettsäure Status, BIA (Erfassung der Körperzusammensetzung → Malnutrition), Carotinoide, Eisen, Tocopherole, Lipidperoxidation (z. B. 8-iso-PGF$_{2\alpha}$), SOD-Aktivität, Zink.

Hinweis
Die Dosierung fettlöslicher Vitamine ist abhängig von der Verdauungseinstellung!

Präparateauswahl: Vitamin D Support, Dekristol 20 000 I. E., Scandishake Mix (hochkalorische Ergänzungsnahrung), Mowivit® Vitamin E 1000, Inj., Rp. ACC® LONG, Zinkorot®25, A+D+E-Vicotrat.

Tab. 10.48 Dosierungsempfehlungen bei Mukoviszidose

Mikronährstoff	Empfohlene Tagesdosis
Vitamin A	2500–10 000 I. E. (Alter < 2 J.: 1000–2000 I. E.; > 2 J.: 5000 I. E.)
β-Carotin, Carotinoid-Komplex	5–30 mg (ca. 0,5 mg/kg KG)
Vitamin E	200–1000 I. E. (Alter < 1 J.: 25–50 mg; 1–10 J.: 100–200 mg; > 10 J.: 200–400 mg; > 12 J.: ≥ 400 mg)
Vitamin D_3	500–2000 I. E. (Alter < 1 J.: 500–1000 I. E.; > 1 J.: > 500 I. E.)
Vitamin K	60–200 µg (Alter < 1 J.: 2–3 mg/Wo.)
N-Acetyl-Cystein	KG > 30 kg (Kdr. > 6 J., Erw. und Jgl.): 600–1200 mg, verteilt auf 3 × 200–400 mg NAC; Kdr. 2–6 Jahre: 4 ξ 100 mg NAC
Taurin	30 mg/kg KG
Omega-3-Fettsäuren	1,5–4 g
Vitamin C	200–1000 mg
Vitamin B_{12}	0,5–1 mg (i. m.), alle 3–6 Monate
Folsäure	0,4–1 mg
Calcium, Magnesium	600–1200 mg, 300–600 mg
Natrium	Speisen nachsalzen
Zink	5–30 mg (z. B. Orotat, Aspartat)
Kupfer	0,5–1 mg
Selen	70–200 µg
Eisen	Bei nachgewiesenem Mangel

Multiple Sklerose (MS)

Die Multiple Sklerose ist eine chronisch progrediente und in Schüben verlaufende Autoimmunerkrankung des ZNS mit pathologischer T-Zell-Antwort, die durch Demyelinisation von Neuronen des Gehirns und des Rückenmarks gekennzeichnet ist. In der weißen Substanz von Gehirn und Rückenmark treten verstreut multiple entzündliche Entmarkungsherde auf, die vermutlich durch den Angriff körpereigener Abwehrzellen (z. B. T-Lymphozyten) auf die Myelinscheiden der Nervenzellfortsätze verursacht werden. Bei Frauen ist die Wahrscheinlichkeit an MS zu erkranken 2–3-mal höher als bei Männern. Die Folgen sind Störungen der neuronalen Impulsfortleitung und zum Teil völliger Ausfall bestimmter Areale des ZNS. Da die Entmarkungsherde im gesamten ZNS auftreten können, kann die MS fast jedes neurologische Symptom verursachen.

Symptome: Verminderte Leitfähigkeit der Nervenbahnen: Kribbelparästhesien, Neuralgien, Sensibilitätsausfälle; Paresen, Ataxie (→ Ungeschicklichkeit), extreme Müdigkeit (Fatigue), schwere Glieder, Tremor, Lähmungen, Schmerzen; Sehstörungen: Gesichtsfeldausfälle, Optikusneuritis, Doppelbilder; Störungen der Blasen-, Darm- und Sexualfunktion; Weitere: Appetitlosigkeit, Depressionen und andere.

Ernährung/Lebensstil: Ausgewogene und Mikronährstoff/antioxidanzienreiche Vollwerternährung mit reichlich frischem Obst und Gemüse (auch Rohkost), Vollkornprodukten, Kartoffeln, Hülsenfrüchten sowie Seefisch (Ausrichtung: lactovegetabile, basenreiche Kost). **Gesättigte Fettsäuren (SAFA):** Dauerhafte und relativ strikte Reduktion des Konsums gesättigter Fettsäuren (< 15 g SAFA/d) durch Meiden von tierischen Fetten sowie von Kokosfett und Palmöl und allen damit hergestellten Nahrungsmitteln. Arachidonsäurereiche Lebensmittel (z. B. Eier, Leber, rotes Fleisch) meiden (AA < 80 mg/d)! Pflanzenöle (Leinsamen-, Färberdistel-, Raps-, Sojaöl) mit hohem Anteil mehrfach ungesättigter Fettsäuren verwenden (3–4 Esslöffel, ca. 40–50 g/d); **Seefisch (z. B. Hering):** 2–4 x/Woche. **Lebertran:** 1 Teelöffel/d; **Proteinquellen:** Seefisch, Sojabohnen, Erbsen, Nüsse, weißes Fleisch (z. B. mageres Huhn), Proteinpulver (z. B. Molkeproteinisolat); **Genussmittel:** Alkohol, Kaffee und einfache Zucker meiden, **Rauchen** ist tabu! **Nahrungsmittelintoleranzen:** Nahrungsmittelintoleranzen (z. B. Milch) und glutenhaltige Lebensmittel meiden (Eliminationsdiät); **Körperliche Aktivität:** Regelmäßige körperliche Aktivität (z. B. Schwimmen, Radfahren) und medizinisches Krafttraining (2–4x/Woche).

Mikronährstoffe: Vitamin D: Die positiven Effekte des Vitamin D-Hormons bei Multiple Sklerose stehen vor allem mit seinem regulierenden Einfluss auf die Immunantwort der T-Helfer (Th)-Zellen in Verbindung. Bei Autoimmunerkrankungen findet sich häufig eine dysregulierte Th 1-Typ-Reaktion. Th 1-Zellen bilden bevorzugt proinflammatorische Zytokine (z. B. TNF-α, Il-2). Th 2-Zellen bilden präferenziell antiinflammatorische Zytokine wie IL-4. Vitamin D-Hormon hemmt entzündliche T-Helfer (Th)-Zellen und vermindert die Belastung mit TNF-α und IL-2. Die Spiegel des antiinflammatorischen Zytokins TGF-β1 wird im Serum durch Vitamin-D_3-Supplemente bei MS Patienten signifikant erhöht und die Muskelkraft verbessert. **Omega-3-Fettsäuren (EPA/DHA):** Omega-3-Fettsäuren besitzen ausgeprägte antientzündliche Eigenschaften, die sich bei MS-Patienten in einer Reduktion proinflammatorischer Zytokine (LTB4, IFN-γ, IL-1, TNF-α) äußert. In Verbindung mit einer fett- und arachidonsäurearmen Kost kann die regelmäßige Supplementierung von Omega-3-Fettsäuren (≥ 35 mg/kg KG, p. o.) die Exazerbationsrate bei Multipler Sklerose signifikant reduzieren und die Lebensqualität der betroffenen Patienten verbessern. **α-Liponsäure:** AL verringert die T-Zell- und Monozyten-Infiltration ins ZNS, inhibiert die Monozyten-Adhäsion an und stabilisiert die Blut-Hirn-Schranke.

Laborparameter: Vitamin D, Omega-3-Index, Vitamin B_{12} (Holo-Transcobalamin), Homocystein, Zytokindiagnostik (→ Th-1 / Th 2-Anwort), Selen (Vollblut), nitrosativer Stress/Mitochondropathie (Citrullin im Urin, Nitrotyrosin, Mehylmalonsäure, Lactat-Pyruvat-Quotient), Magnesium (Vollblut), Adrenaler Stress-Index (→ Bestimmung Kortisol, DHEAS), Mikrobiologische Stuhlanalyse, Schwermetallbelastung (z. B. Quecksilber), Kohlenhydratintoleranzen (z. B. Lactoseintoleranz, Fructoseintoleranz), Coenzym Q_{10}, Lipidperoxidation (z. B. 8-iso-$PGF_{2\alpha}$).

Präparateauswahl: Vitamin D Support, Metabolic Tuning, Omega 3-loges, Orthoexpert® immun-boost, Eicosamax® liquid, Dekristol® 20000 I. E., Thiogamma®, Pascorbin® 7,5 g/50 ml, Selenium Support, Sanomit® Q 10, Mowivit® Vitamin E 1000, Eicotin®, Zinkorot® 25, Cefasel® 50, Calcium-EAP®, Vitazell® E 600, L-Carn Inj.

Tab. 10.49 Dosierungsempfehlungen bei Multipler Sklerose

Mikronährstoff	**Empfohlene Tagesdosis**
Omega-3-Fettsäuren	2–6 g (≥ 35 mg/kg KG)
Vitamin D_3	2000–5000 I. E. (50–125 µg) + Calcium (z. B. 18 mg/kg KG), Magnesium (z. B. 10 mg/kg KG), Omega-3-FS (z. B. 2 g EPA/HA);
	Alternative: alle 3 Monate 200 000–300 000 I. E. (i. m.) unter Kontrolle der 25(OH)-D_3-Spiegel!
α-Liponsäure	Parenteral: 600 mg AL in 100 ml 0,9 % NaCl (z. B. 1–3x/Woche)
	Oral: 600–1200 mg (z. B. 2 × 600 mg AL, p. o.)
Vitamin B_{12}	Intramuskulär: 1. Woche: 1 mg, 2.–.4.Woche: 1 mg/Woche, dann: 1 mg/Monat (i. m.)
Vitamin C	Parenteral: 7,5–15 g Vitamin C in 100–200 ml 0,9 % NaCl + 400 mg Magnesium (z. B. 1–2x/Woche)
Selen	100–300 µg
Benfotiamin	300–900 mg (z. B. 300 mg, p. o.)
Vitamin-B-Komplex	50–100 mg (Folsäure: 0,4–1 mg)
S-Adenosyl-Methionin	400–1200 mg (z. B. 2 × 200 mg, p. o.)
Vitamin C, Vitamin E	1000–5000 mg, 500–2000 I. E.
Coenzym Q_{10}	100–500 mg
Calcium, Magnesium	800–1500 mg, 400–1000 mg (etwa 15 mg/kg KG bzw. 10 mg/kg KG pro Tag)
Zink, Kupfer	15–30 mg, 1–3 mg
Zusatzempfehlung	
L-Carnitin (→ Mitoxantron)	Intravenös: 2 g L-Carnitin als Kurzinfusion in 250 ml 0,9 % NaCl, 1h vor der Mitoxantron-Applikation
	Oral: 2–4 g (z. B. 3 × 1 g, p. o., Beginn: 3 Tage vor der Mitoxantron-Therapie)
Cholin	1000 mg Cholincitrat in 250 ml 0,9 % NaCl
Calcium-EAP	1 Amp. für 7 Tage, dann 1–3 Amp./Woche

Neurodermitis

Neben dem allergischem Asthma und der allergischen Rhinokonjunktivitis zählt die Neurodermitis (atopisches Ekzem) zu den sogenannten atopischen Erkrankungen, bei denen infolge immunologischer Störungen eine Überempfindlichkeit der Haut und der Schleimhäute auftritt. Nach aktuellen Schätzungen sind 5–20% der Kinder und 1–4% der Erwachsenen betroffen. Bei etwa 60% der Betroffenen tritt diese auch als Neurodermitis bezeichnete chronische Hautkrankheit im 1. Lebensjahr auf, bei 80–90% bis zum 5. Lebensjahr. Durch einen Etagenwechsel entwickeln 40–60% der betroffenen Kinder später Asthma bronchiale.

Das atopische Ekzem ist eine chronisch oder chronisch rezidivierende, juckende oberflächliche Entzündung der Haut, häufig bei Menschen mit allergischen Erkrankungen in der eigenen oder in der Familienanamnese (z. B. Heuschnupfen, Asthma). Sie beginnt meist mit geröteten, juckenden, nässenden Läsionen im Gesicht und Windelbereich beim Säugling und geht beim Heranwachsenden in eine örtlich (Ellen-, Kniebeuge, Hals) begrenzte chronische Form über. Ständiges Kratzen führt zu einem „Juck-Kratz-Ausschlag-Juck-Zyklus". **Ausprägung/Symptome (Auswahl):** Juckende, ekzematöse Hautveränderungen, tiefe Furchung der Handrillen, Milchschorf (bei Säuglingen), Juckreiz (= Leitsymptom). **Pathogenese und Triggerfaktoren (Auswahl):** Genetische Disposition: Polygenetischer Erbgang (Kandidatengene); Nahrungsmittelallergene (z. B. Kuhmilch, Fisch, Nüsse, Tomaten, Meeresfrüchte); Aeroallergene (z. B. Hausstaub, Pollen, Tierhaare, Zigarettenrauch Schimmelpilze); Gastrointestinale Dysbiose, Pilzbesiedlung (Hefen); Lebensstil: Psychischer Stress; Mangel an γ-Linolensäure.

Es muss von einer komplexen Pathogenese ausgegangen werden, bei der neben einer genetischen Disposition und verschiedenen Umweltfaktoren vor allem eine gestörte Barrierefunktion der Haut und Störungen der zellulären Immunantwort eine Rolle spielen. Mögliche Gendefekte, die in Verdacht stehen bei Patienten mit atopischem Ekzem die Barrierefunktion der Haut zu beeinträchtigen, betreffen u. a. das Filaggrin-Protein (reguliert Verhornungsprozesse in Haut) und das Enzym Delta-6-Desaturase (Linolsäure → γ-Linolensäure). Im Rahmen der immunologischen Untersuchungen spiegelt sich bei den Betroffenen die gestörte Immunantwort in einem Ungleichgewicht zwischen T-Helferzellen vom Typ-1 (Th 1) und Typ-2 (Th-2) mit erhöhter Bildung von Gesamt- und spezifischem IgE, einer gesteigerten Produktion proinflammatorischer Zytokine (z. B. Interleukin 4, IL-4) sowie erniedrigten Spiegeln an Interferon gamma und eine verminderte Reaktion auf Recall-Antigene wider.

Ernährung/Lebensstil: Meiden von individuellen Nahrungsmittelintoleranzen (z. B. Kuhmilch, Eier, Käse, Nüsse, Meeresfrüchte, Tomaten, Zusatzstoffe) kann die Symptomatik deutlich verbessern (Eliminationsdiät). Auf ausreichende Zufuhr von Ölen mit hohem PUFA-Anteil (z. B. 1–2 Esslöffel kaltgepresstes Leinsamenöl) achten! Proteinquelle: Seefisch (Omega-3-FS-reich!); Säuglinge mit hohem familiären Allergierisiko möglichst lange Stillen (≥ 6 Monate)! Neurodermitiker reagieren oft auf bestimmte Nahrungsmittel wie Milch und Milchprodukte, Soja, Ei, Meerestiere oder Nüsse allergisch. Besonders häufig sind Allergien gegen Nickel. Die pre- und postnatale Einnahme von Probiotika (z. B. Lactobacillus GG) der Mutter hat nach aktuellen Studien einen günstigen Einfluss auf die Atopieneigung des Kindes. So konnte in einer Studie an schwangeren Frauen durch die pre- (letzte 2–4 Wochen der Schwangerschaft) und postnatale Supplementierung (Mütter und Neugeborene) eines Probiotikums (Lactobacillus GG) über einen Zeitraum von 6 Monaten das Auftreten von Neurodermitis bei Kindern um 49 % gesenkt werden. Im Alter von zwei Jahren war bei 46 % der Kinder aus der Placebogruppe und bei 23 % der Verumgruppe Neurodermitis aufgetreten. Die beste präventive Diät für Neugeborene ist Muttermilch. Stillen verringert das Risiko für das Auftreten atopischer Erkrankungen (Neurodermitis, allergisches Asthma), da Muttermilch im Vergleich zu Kuhmilch bedeutend höhere Konzentrationen an essenziellen mehrfach ungesättigten Fettsäuren (z. B. γ-Linolensäure) aufweist. Zudem enthält Muttermilch tolerogene Zytokine, welche die Produktion von IgA anregen und antientzündlich wirken. Es empfiehlt sich daher Neugeborene mindestens vier bis sechs Monate lang zu stillen.

Mikronährstoffe: γ-Linolensäure: In Studien an Patienten mit atopischer Dermatitis führte die regelmäßige Zufuhr von γ-Linolensäure (z. B. 2 × 274 mg GLA/d, p. o. für 12 Wochen) zu einer signifikanten Verbesserung des Hautbefundes (z. B. Abnahme von Juckreiz, nässenden Hautstellen, Rötung). Auch der Verbrauch an Glucocorticosteroiden konnte durch die Supplementierung gesenkt werden. **Selen:** In einer Studien an

62 Kindern (Alter: 0,5–12 Jahre) konnte durch die Gabe von Natrium-Selenit (6 Wochen mit 15 µg Selen/kg/KG, p. o. und danach 6 Wochen mit 7,5 µg Selen/kg/KG, p. o.) der Selenmangel ausgeglichen, die Imbalance der T-Helferzellen ausgeglichen (Th 2: IL-4 ↓; Th 1: IFN gamma ↑; IgE-Spiegel ↓)) sowie das Hautbild bei mittelschweren und schwerem atopischen Ekzem bei den betroffenen Kindern deutlich verbessert werden. Durch die Supplementierung mit Selen (Na-Selenit) wurde zusätzlich auch das Risiko eines Etagenwechsels zum Asthma bronchiale deutlich verringert

Laborparameter: Th 1 / Th 2-Zytokin-Balance, Selen (Vollblut), Fettsäure-Status, Vitamin D, Vitamin B_{12}, Nitrostress-Profil, Lipidperoxidation, Nahrungsmittelunverträglichkeiten (z. B. IgG_4-Nahrungsmittelscreen), Stuhldiagnostik (z. B. α-1-Antitrypsin, sIgA), Histamin, Diaminoxidase

Präparateauswahl: Selenium Support, hypo-A Zink, hypo-A Selen, Epogam® 1000, selen-loges®, EnzOmega®, fokus IQ Dr. Keller, Zellamare Darm, Eicosamax® liquid, Regividerm B12 Creme, hypo-A 3-SymBioseplus, hypo-A NK-Borretschöl/NK-Nachtkerzenöl.

Tab. 10.50 Dosierungsempfehlungen bei Neurodermitis

Mikronährstoff	Empfohlene Tagesdosis
Selen	70–300 µg als Na-Selenit (Initial bei Kindern: etwa 10 µg Se/kgKG unter Kontrolle der Selenspiegel)
Vitamin D	500–2000 I. E. (z. B. 1000 I. E., p. o.)
γ-Linolensäure	Kdr. (1–12 J.): 150–1000 mg;
	Erw.: 1000–2500 mg; (Dosierung: etwa 30–45 mg/kg KG)
Omega-3-Fettsäuren	1,5–6 g (auch topisch in Form von Cremes und Salben)
Vitamin B_{12}	10–200 µg (initial auch i. m.); auch topisch: + 0,7 mg Vitamin B_{12}/g (z. B. Excipial®-Mandelöl Salbe)
Zink	15–50 mg (z. B. als Histidin, Orotat)
Vitamin C	Oral: 500–3000 mg (z. B. 2 × 500 mg, p. o. + Bioflavonoide)
	Parenteral: 7,5–15 g Vitamin C in 100–200 ml 0,9 % NaCl + 400 mg Magnesium (z. B. 1–2x/Monat)
β-Carotin, Carotinoid-Komplex	15–60 mg
Vitamin E	200–800 I. E.
Konjugierte Linolsäure	2–3 g
Calcium	600–1200 mg
Vitamin A	2500–25 000 I. E.

Niereninsuffizienz, chronische

Irreversible progrediente Funktionseinschränkung der Niere (glomeruläre, tubuläre und endokrine Funktionen).

Ursachen: Diabetes mellitus (ca. 40 %), hypertoniebedingte Erkrankungen (ca. 25 %), weitere: Glomerulopathien, interstitielle Nephritis, polyzystische Nephropathie, Analgetika-Nephropathie, vaskuläre Erkrankungen, Zystennieren.

Symptome: In Abhängigkeit vom Schweregrad: Uringeruch (Foetor uraemicus), Ödeme, Polyurie, arterielle Hypertonie (oft Frühmanifestation), Herzinsuffizienz, Pruritus, Gerinnungsstörungen, renale Anämie (→ Schwäche), renale Osteopathie (→ diffuse Knochenschmerzen, erhöhtes Frakturrisiko), urämische Gastroenteritis (→ Übelkeit, Erbrechen, Durchfall), Polyneuropathie, Potenzstörungen.

Ernährung/Lebensstil: Ziel der ernährungsmedizinischen Maßnahmen sind: Malnutrition vermeiden, Akkumulation von Stickstoff-Abbauprodukten und urämiebedingter metabolischer Störungen minimieren, Progression der Niereninsuffizienz verzögern. **Proteinarme Diät** mit biologisch hochwertigem Eiweiß (z. B. Kartoffel-Ei-Diät), Proteinrestriktion (0,8 g Protein/kg KG/d) je nach Schweregrad der Niereninsuffizienz: **leichte Niereninsuffizienz** (GFR: > 60 ml/min): keine Restriktion, Exzess vermeiden; **moderate Niereninsuffizienz** (GFR: 25–60 ml/min): 0,6 g/kg KG/d, davon > 0,35 Proteine mit hoher biologischer Wertigkeit; **schwere Niereninsuffizienz** (GFR: 5–25 ml/min): 0,6, davon > 0,35 Proteine mit hoher biologischer Wertigkeit;
Energie (≥ 35 kcal/kg KG/d), Flüssigkeitszufuhr (→ Flüssigkeitsbilanzierung): 1,5–3 l Wasser/d, diätetische Salzrestriktion: 3–5 g/d, kaliumarm (Kaliumrestriktion ab GFR < 10–20 ml/min), phosphatarm (Ziel: Plasma-Phosphat < 2 mmol/l): phosphatreiche Lebensmittel (z. B. Parmesan, Schmelzkäse, Nüsse, Weizenkleie) meiden, Phosphatbinder (z. B. Calciumacetat, -carbonat).

Mikronährstoffe: Labordiagnostische Erfassung des Mikronährstoff-Status, regelmäßige Verlaufskontrollen (z. B. Eisen, Selen, Magnesium, Homocystein, Lipidperoxidationsparameter). Protein- und kaliumarme Diät beeinträchtigen adäquate Zufuhr an wasserlöslichen Vitaminen (vor allem Vitamin B_1, B_2 B_6, Folsäure und Vitamin C) und Mineralien (Zink, Selen, Eisen). Omega-3-Fettsäuren haben günstigen Einfluss auf Nierenfunktion (nephroprotektiv), Hypertonie und Dyslipoproteinämie. Bei Einsatz von Erythropoetin zur Aktivierung der Erythropoese auf guten Eisen-Status achten (→ Ferritinwerte); auf Vitamin-A-Substitution sollte wegen erhöhter Vitamin-A-Spiegel verzichtet werden.

Laborparameter: Nierenfunktion, Ernährungsstatus (→ bioelektrische Impedanzanalyse), Elektrolyte (→ Natrium, Calcium, Kalium), Eisen (Ferritin), Phosphat, Homocystein, Vitamin B_{12} (Holo-Transcobalamin), Vitamin D, Harnsäure, rotes Blutbild, Erythropoetin, Parathormon, Säure-Basen-Haushalt, Lipidperoxidation, ADMA-Spiegel.

Präparateauswahl: Folgamma, L-Carn® Inj., Omega 3-loges, EnzOmega, Selenium Support, Dreisavit®, EAS-oral®, Ketosteril®, Nephrotrans®, Bondiol®.

Tab. 10.51 Dosierungsempfehlungen bei Niereninsuffizienz

Mikronährstoff	Empfohlene Tagesdosis
L-Carnitin	Intravenös: 1–2 g L-Carnitin als Kurzinfusion in 100–250 ml 0,9 % NaCl (z. B. 1–2x/Woche)
	Oral: 2–4 g (z. B. 3 × 1 g, p. o.)
Eisen	Renale Anämie, EPO-Therapie (Transferrinsättigung < 20 %, Anteil hypochromer Erythrozyten im Blutausausstrich > 10 %): 50–200 mg Fe(III)/Infusion, (z. B. 100 mg Fe(III) in 250 ml 0,9 % NaCl, langsam i. v. über 30–45 min)
Omega-3-Fettsäuren (EPA, DHA)	1–3 g
Vitamin C, Vitamin E	500–1000 mg, 200–500 I. E.
Folsäure (auch 5-Methyl-THF)	1–5 mg (Vitamin B_{12}: 100–1000 µg initial auch i. m.)
Vitamin-B-Komplex	10–50 mg
Selen	100–300 µg
Betain	500–3000 mg (bei erhöhten Homocysteinspiegeln)
Zink	10–30 mg
Taurin	1000–4000 mg
Vitamin D	0,5–1 µg 1α-OH-D_3, Alfacalcidol (oder 1,25-$(OH)_2$-D_3, Calcitriol) nur nach Kontrolle der Calcium- und PTH-Spiegel
Magnesium, Calcium, Kalium	300–600 mg, 600–1200 mg, 1000–2000 mg nur bei Hypokaliämie!

Osteoporose

Die Osteoporose ist eine systemische Skeletterkrankung, die durch eine Reduktion der Knochenmasse sowie Störungen in der Mikroarchitektur des Knochengewebes mit entsprechend erhöhter Frakturneigung (z. B. Wirbel-, Röhrenknochen) gekennzeichnet ist. Von einer manifesten Osteoporose mit bestehender Fraktur unterscheidet man klinisch die Osteopenie ohne Frakturen. Ein Knochenmasseverlust von ≥ 1 Standardabweichung (SD) über der Altersnorm wird als **Osteopenie** bezeichnet, während man von einer Osteoporose spricht, wenn der absolut gemessene Knochendichtewert (Bone Mineral Density, BMD) einen Schwellenwert von ≥ 2,5 Standardabweichungen unter der maximalen Knochendichte einer jungen, gesunden erwachsenen Frau (Peak bone mass um das 30. Lebensjahr) liegt (T-Score < –2,5). Besteht zu diesem Zeitpunkt bereits eine osteoporotische Knochenfraktur, spricht man von einer manifesten Osteoporose.

Tab. 10.52 Osteoporosestadien

Klinisches Stadium	Densitometriebefund (T-Score)
Normal	BMD nicht niedriger als eine SD unterhalb des Mittelwertes einer gesunden 30-jährigen Frau (T-Score: 0 bis >-1,0)
Osteopenie (präklinische Osteoporose)	BMD zwischen 1,0 und 2,5 SD (T-Score:–1,0 bis >–2,5); keine Frakturen
Osteoporose ohne Frakturen	BMD ≥ 2,5 SD (T-Score < –2,5); keine Frakturen
Osteoporose mit Frakturen (manifeste Osteoporose)	BMD ≥ 2,5 SD (T-Score < –2,5); 1–3 Wirbelkörperfrakturen ohne Trauma
Fortgeschrittene Osteoporose	BMD ≥ 2,5 SD (T-Score < –2,5); >3 Wirbelkörperfrakturen, auch extraspinale Frakturen

BMD: Knochendichte; SD: Standardabweichung; T-Score: Anzahl der Standardabweichungen (SD), die der Messbefund vom Mittelwert einer gesunden 30jährigen Frau (Peak bone mass) abweicht

Hinweis
Goldstandard in der Diagnostik der Osteoporose ist derzeit die Messung der Knochendichte an der Hüfte mit Hilfe der **Dual Energy X-ray Absorptiometry (DXA)-Methode.** Diese Technik ermöglicht indirekt eine Messung der Knochenmasse über den Calcium-Hydroxylapatit-Gehalt pro Flächeneinheit im Bereich der Lendenwirbelsäule (LWS) und des proximalen Femur. Jede Frau ab 50 Jahre sollte eine Knochendichtemessung machen lassen.

Risikofaktoren

- Allgemein: Alter, weibliches Geschlecht, geringe Sonnenlichtexposition, schlanker, graziler Körperbau, familiäre Disposition, entzündliche Gelenkerkrankungen, Essstörungen (z. B. Bulimia nervosa), längere Immobilisation;
- Ernährung: arm an Calcium (< 500–800 mg/d), reich an Phosphaten (z. B. Limonaden, Wurstwaren) und NaCl, viel tierisches Eiweiß (Azidoseneigung), rein vegetarisch (Phytin-, Oxalasäure, Fasern), Proteinmangel (≤ 0,5 g/kgKG/d), Vitamin-D-arm (z. B. Seefisch);
- Lifestyle: Bewegungsmangel, Rauchen, hoher Alkohol- (> 20 g/d) und/oder Kaffekonsum (> 500 ml/d);
- Arzneimittel: Antiepileptika, Corticoide, Glitazone, Heparin-Dauertherapie, Immunsuppressiva, Lithium, PPI, Schilddrüsenhormone, Schleifendiuretika, Aromatase-Inhibitoren, GnRH-Releasing-Antagonisten, Laxanzienabusus;
- hormonelle Faktoren: Menopause vor dem 45. Lebensjahr, Zyklusstörungen, späte Menarche, Hyperkortisolismus, Hypogonadismus, Hyperthyreose, primärer Hyperparathyreoidismus;
- Erkrankungen: Anorexia nervosa, Diabetes Typ-1, Hemiplegie, COPD, Gastrektomie, CED, Mukoviszidose, Niereninsuffizienz (1α-Hydroxylase ↓), multiples Myelom, rheumatische Arthritis, Zöliakie.

Ernährung/Lebensstil: Wichtigste präventivmedizinische Maßnahme: Optimierung der maximalen Knochenmasse **(Peak bone mass)** in der Kindheit und Jugend (90 % der max. Knochenmasse werden bis zum 20. Lebensjahr aufgebaut) durch eine an knochenwirksamen Nährstoffen reiche Ernährung (z. B. Milch, Milchprodukte). Nicht-Milch-Trinker (z. B. Veganer, Personen mit Kuhmilchallergie) sollten auf entsprechend angereicherte Fruchtsäfte, calciumreiche Gemüsesorten (z. B. Brokkoli, Fenchel, Grünkohl), Calciumsupplemente, Mineralwässer (> 300 mg Calcium/l) sowie auf Nüsse und Samen ausweichen.

Stillzeit/Schwangerschaft und im Alter: Hohe Calciumzufuhr (1200–1500 mg/d), calciumhaltige Spätmahlzeit (z. B. Joghurt) und/oder Kombination von morgendlicher (z. B. 500 mg Calcium) und abendlicher Calcium-Einnahme (z. B. 1000 mg Calcium) reduziert nächtliche Knochenresorption; bei unzureichender Magensäureproduktion (z. B. im Alter) sollten calciumcitrathaltige, anstelle von calciumcarbonathaltigen Präparaten supplementiert werden. In den Wintermonaten auf ausreichende Vitamin-D-Zufuhr achten, prophylaktische Einnahme von Vitamin D-Supplementen (1000–2000 I. E./d; optimale 25-(OH)-D_3-Serumspiegel für Knochengesundheit: 80–200 nmol/l).
Konsum von Alkohol-, Coffein-, tierischem Protein- und einfachen Zuckern reduzieren; Nicht rauchen! Verzehr oxalsäurereicher Lebensmittel (Rhabarber, Spinat) einschränken; ausreichend Bewegung und Aufenthalt im Freien, regelmäßiges (z. B. 2–3 ×/Woche) Ausdauer- und auf Muskelaufbau abzielendes Fitnesstraining (bei manifester Osteoporose unter fachlicher Anleitung), Untergewicht vermeiden! Sturzprävention (z. B. durch regelmäßige Überprüfung der Sehfähigkeit)

Laborparameter: Vitamin D, Calcium, Phosphat, carboxyliertes Osteocalcin, β-Crosslaps (Telopeptide), COMP, PTH, Pyridinium-Crosslinks, Homocystein, Knochen-AP, Hydroxyprolin, hs-CRP Säure-Basen-Haushalt.

Präparateauswahl: Vitamin D Support, Orthoexpert® osteo-femin, Osteo Aktiv plus Vitamin K, Orthomol Osteo, Calcium-D-Sandoz®, Magnesium Support, Vigantol® Öl, Rp. Protelos (Strontium).

Tab. 10.53 Dosierungsempfehlungen bei Osteoporose

Mikonährstoff	Empfohlene Tagesdosis
Vitamin D	Prophylaxe: 2000–2000 I. E.
	Therapie: 2000–5000 I. E., initial: nach ärztlicher Anweisung auch einmalig bis zu 200 000 I. E. Cholecalciferol (Kontrolle des Vitamin-D-Status)
Vitamin K	80–400 µg (Therapie: 1 bis 30 mg)
Vitamin C	500–2000 mg
Vitamin E	200–800 I. E.
Vitamin B-Komplex	20–100 mg (v. a. Vitamin B_6)
Folsäure	0,4–1,0 mg
Vitamin B_{12}	100–1000 µg
Calcium	1000–1500 mg (z. B. als Citrat)
Magnesium	400–600 mg (z. B. Citrat, Aspartat)
Zink	10–30 mg
Mangan	5–15 mg
Kupfer	1–3 mg
Fluorid	1–2 mg (Therapie: bis zu 20 mg)
Bor	3–6 mg (Therapie: 6–15 mg)
Omega-3-Fettsäuren (EPA, DHA)	1–3 g
γ-Linolensäure	200–500 mg
L-Lysin	500–2000 mg
L-Arginin	500–2000 mg
Postmenopausale Osteoporose	
Strontium	2000 mg Strontiumranelat

Parodontopathie

Oberbegriff für alle pathologischen Veränderungen des Zahnhalteapparates. Nach Karies zählen Parodontopathien weltweit zu den am weitesten verbreiteten Erkrankungen. Die entzündlichen parodontalen Erkrankungen Gingivitis und Paradontitis werden durch mikrobielle Plaque verursacht. Mittels der von Plaquebakterien ausgeschiedenen chemotaktisch aktive Substanzen kommt es dabei zur Einwanderung von Phagozyten (v. a. polymorphkernige Leukozyten). Die entzündlichen Reaktionen des Parodontiums sind mit Zahnfleischtaschenbildung, Gewebezerstörung, Abnahme der alveolaren Knochendichte und Zahnlockerung bis hin zur Zahnabstoßung assoziiert.

Ernährung/Lebensstil: Nicht die Menge, sondern die Häufigkeit des Zuckerkonsums, die Konsistenz der Nahrung sowie die Verweildauer zuckerhaltiger Nahrungsmittel im Mundraum bestimmen das Kariesrisiko. Kariesfördernde Nahrungsstoffe wie Saccharose und andere einfache Kohlenhydrate sollten reduziert und wenn möglichst nur im Rahmen von Hauptmahlzeiten aufgenommen werden. Auf nicht kariogene Süßungsmittel (z. B. Xylitol) ausweichen. Süße Zwischenmahlzeiten weitgehend vermeiden. Auf regelmäßige und gründliche Zahnhygiene achten (z. B. Verwendung von Zahnseide).

Laborparameter: Vitamin C, Coenzym Q_{10}, Calcium, Vitamin D, Zink, TAK, Lipidperoxidation, Nitrostress.

Präparateauswahl: Dentomit® Q10 direkt (Parodontal Spray), Sanomit®/ Quinomit Q10, Cetebe®, Ester C Complex.

Tab. 10.54 Dosierungsempfehlungen bei Parodontopathie

Mikronährstoff	Empfohlene Tagesdosis
Coenzym Q_{10}	90–300 mg (CoQ_{10}-Tropfen vor dem Schlucken im Mundraum einwirken lassen bzw. CoQ_{10}-Mundspray)
Vitamin C	Oral: 500–3000 mg (z. B. 2 × 500 mg, p. o. + Bioflavonoide)
	Parenteral: 7,5–15 g Vitamin C in 100–200 ml 0,9 % NaCl (z. B. 2–3 x/Woche)
Vitamin E	400–800 I. E.
Vitamin D	1000–2000 I. E.
Calcium	600–1200 mg
Folsäure	1–5 mg (auch lokal mit 0,1%iger folsäurehaltiger Mundspüllösung)
Vitamin B_{12}	50–500 µg
Zink	15–30 mg
Selen	100–200 µg

Parkinsonkrankheit

Morbus Parkinson ist eine progrediente degenerative Erkrankung des ZNS. Die klinischen Leitsymptome Akinesie, Rigor, Tremor und Instabilität der Körperhaltung sind mit einer fortschreitenden Degeneration dopaminerger Neurone im Mittelhirn assoziiert. Oxidativer Stress (z. B. freies Eisen), ein gestörter Energiestoffwechsel (Ca-Homöostase, ATP-Mangel), verstärkte Freisetzung von Glutamat und neuronale Apoptose werden als Mechanismen der Neurodegeneration diskutiert.
Nach langjähriger Therapie mit L-Dopa kann es zum „Langzeit-L-Dopa-Syndrom" kommen, das durch reduzierte Wirksamkeit sowie motorische Fluktuationen und Dyskinesien gekennzeichnet ist. Es kann deshalb sinnvoll sein die L-Dopa-Therapie nicht zu früh zu beginnen und die Anwendung mit Hilfe neuroprotektiver Substanzen hinauszuzögern.

Ernährung/Lebensstil: An natürlichen Antioxidanzien reiche Ernährung („fünf am Tag"). Einschränkung der Proteinzufuhr (im Nahrungseiweiß enthaltene Aminosäuren konkurrieren mit L-Dopa beim Transport über Blut-Hirn-Schranke). 1–2 Esslöffel kaltgepresstes Leinsamenöl/d.

Mikronährstoffe: Oxidativer Stress ist an den neurodegenerativen Prozessen bei Morbus Parkinson maßgeblich beteiligt. Die Zellmembranen des ZNS bilden aufgrund ihres hohen Anteils an mehrfach ungesättigten Fettsäuren ein außergewöhnlich reichhaltiges Substrat für Lipidperoxidationen. Obwohl das Gehirn einen überproportional hohen Anteil des vom Organismus aufgenommen Sauerstoffs verbraucht, ist es im Vergleich zu anderen Organen (z. B. Leber) nur dürftig mit antioxidativ wirksamen Zellschutzsystemen (z. B. CAT, GSH-Px) ausgerüstet. Die Supplementierung von antioxidativ wirksamen und mitotropen Mikronährstoffen (z. B. Coenzym Q_{10}, GSH, Vitamin C) hat einen günstigen Einfluss auf den Krankheitsverlauf.
Im Vergleich zu gesunden Kontrollen ist bei Parkinsonpatienten die Aktivität von Komplex I in der mitochondrialen Atmungskette und die CoQ_{10}-Konzentration in der Substantia nigra aufgrund des hohen Coenzym Q_{10}-Turnovers reduziert. Bemerkenswert ist, dass die orale Gabe von CoQ_{10} bei Mäusen die durch das Neurotoxin MPTP induzierte Degeneration nigrostriataler dopaminerger Neurone signifikant reduziert. In einer aktuellen Studie erhielten 80 Parkinson-Patienten in der Frühphase der

degenerativen Hirnerkrankung täglich 300 mg, 600 mg oder 1200 mg Coenzym Q_{10}. Nach 16 Monaten zeigte sich insbesondere in der Gruppe mit der höchsten Dosierung von 1200 mg Coenzym Q_{10} pro Tag gegenüber Placebo eine Verbesserung der kognitiven Funktionen sowie der motorischen Fähigkeiten. Unter der Supplementierung lagen die Coenzym-Q_{10}-Plasmaspiegel zum Teil bei über 4 µg/ml.

Laborparameter: Homocystein, nitrosativer Stress/Mitochondropathie (Citrullin im Urin, Nitrotyrosin, Mehylmalonsäure, Lactat-Pyruvat-Quotient), GSH (intrazellulär), Selen, Lipidperoxidation (z. B. 8-iso-$PGF_{2\alpha}$), Coenzym Q_{10}, SOD-Aktivität.

Hinweis

Vitamin B_6 beschleunigt die periphere Decarboxylierung von L-Dopa. Obwohl die Kombination mit einem Decarboxylase-Hemmer (z. B. Carbidopa) diese Interaktion reduziert, sollte Vitamin B_6 nicht in pharmakologischen Dosen gegeben werden.

Präparateauswahl: Sanomit®Q 10, Quinomit® Q 10, Sinamit® Q 10, Pascorbin 7,5 g/50 ml, Tationil®, Ester C-Complex I, Bildi®Q 10 Pur, Mowivit® Vitamin E 1000, Neurop® Inj., B_{12} Ankermann, Omega 3-loges, Orthoexpert® energy-boost, selen-loges®.

Tab. 10.55 Dosierungsempfehlungen bei beginnender Parkinsonkrankheit

Mikronährstoff	Empfohlene Tagesdosis
Coenzym Q_{10}	200–600 mg (initial: bis zu 1200 mg über 4 Wo., CoQ_{10}-Wirkspiegel ≥ 4 µg/ml)
Vitamin C	Oral: 500–3000 mg (z. B. 2 × 500 mg, p. o. + Bioflavonoide)
	Parenteral: 15–30 g Vitamin C + 600–1200 mg GSH in 200–500 ml 0,9 % NaCl (z. B. 1–3x/Woche)
L-Glutathion	600–1200 mg (i. v., z. B. 1–3x/Woche)
α-Liponsäure	Parenteral: 600 mg AL in 100 ml 0,9 % NaCl (z. B. 1–3x/Woche)
	Oral: 600–1200 mg (z. B. 2 × 600 mg AL, p. o.)
Benfotiamin	300–900 mg
Niacinamid	500–1500 mg
Vitamin E	500–3000 I. E.
Selen	100–400 µg
Vitamin-B-Komplex	10–50 mg (Vitamin B_6: Hinweis siehe Kasten)
Folsäure	0,4–1 mg (Vitamin B_{12}: 200–1000 µg)
Omega-3-Fettsäuren (EPA, DHA)	1,5–4 g
L-Tyrosin	50–100 mg/kg KG
Zusatzempfehlung bei Depressionen	
S-Adenosyl-Methionin	800–1600 mg
Zusatzempfehlung bei Demenz	
Phosphatidylserin	300 mg (3 × 100 mg)
Ginkgo biloba	120–240 mg (z. B. 3 × 80 mg)

Prämenstruelles Syndrom

Frauen im gebärfähigen Alter leiden häufig in der Lutealphase des Menstruationszyklus unter einer Vielzahl körperlicher und psychischer Symptome, die unter dem Krankheitsbild prämenstruelles Syndrom (PMS) zusammengefasst werden. **Symptome:** Hitzewallungen, Spannungen und Schwellungen der Brust, Heißhunger auf Süßes, Affektlabilität, Obstipation, seelische Verstimmung bis hin zu Depressionen. Die Symptome treten in der 2. Zyklushälfte ca. 7–10 Tage vor Beginn der Menstruation auf und verschwinden mit dem Einsetzen der Regelblutung. **Mögliche Ursachen:** Störungen im Neurotransmitterstoffwechsel (Dopamin, Serotonin) und endokrine Dysbalancen (Estrogene, Gestagene).

Klassifizierung der PMS-Symptome: PMS-A (Anxiety): Angst, Reizbarkeit, Nervosität. PMS-H (Hyperhydration): Gewichtszunahme, Brustschwellung, Ödembildung. PMS-C (Craving): Kohlenhydratheißhunger, Appetitsteigerung, Müdigkeit, Migräne. PMS-D (Depression): Depression, Verwirrtheit, Suizidgedanken, Lethargie, Schlaflosigkeit.

Ernährung/Lebensstil: Ausgewogene, ballaststoffreiche, salzarme Ernährung. Süßigkeiten, Kaffee, Alkohol meiden. 6–8 kleine Mahlzeiten über den Tag verteilt. 1 bis 2 Esslöffel Leinsamenöl/d. Die Ernährung spielt eine zentrale Rolle in der Entwicklung des PMS. In Untersuchungen von Abraham über die Ernährungsgewohnheiten von Frauen mit prämenstruellem Syndrom zeigte sich, dass die Betroffenen gegenüber symptomlosen Frauen zu 75% mehr einfache raffinierte Zucker verzehrten, zu 79% mehr Milchprodukte konsumieren, zu 78% mehr Natrium aufnahmen und zu 52% weniger Zink zuführten. Bemerkenswert ist auch, dass die Frauen mit PMS niedrigere Spiegel an B-Vitaminen (v. a. Vitamin B_6) im Blut aufwiesen, als symptomlose Probandinnen.

Mikronährstoffe: Mikronährstoffe wie Calcium, Magnesium, GLA, 5-HTP und Vitamin B_6 haben einen günstigen Einfluss auf die PMS-Symptome. Vitamin B_6 übernimmt eine zentrale Rolle bei der Neurotransmittersynthese des ZNS. Über seinen Einfluss auf den Dopamin- und Serotoninstoffwechsel kann Vitamin B_6 depressive Symptome, Stimmungsschwankungen, Unterleibsschmerzen, Ödeme sowie eine erhöhte Empfindlichkeit der Brüste signifikant verbessern. Die Wirksamkeit von Vitamin B_6 bei PMS wird durch eine systematische Analyse der bisher zu diesem Thema publizierten und nicht publizierten, randomisierten und Placebo-kontrollierten Studien (insgesamt neun Studien mit 940 Patientinnen) bestätigt. Empfohlen wird eine tägliche Gabe von 200 mg Pyridoxin (ab dem 10. Tag vor bis zum Einsetzen der Periode), am besten in Kombination mit Vitamin B_2 und Magnesium.

Laborparameter: Vitamin B_6, Homocystein, Neuro-Balance-Profil, TAK, Lipidperoxidation (z. B. 8-iso-$PGF_{2\alpha}$), Magnesium, Calcium, Zink, Fettsäure-Status, Eisen (Ferritin), Säuren-Basen-Haushalt.

Präparateauswahl: Bonasanit®, Magnesium Verla®, Epogam® 1000, Omega 3-loges, Magnesium Support, hypo-A Borretschöl, hypo-A Wohlfühl Plus, Orthoepert® osteo-femin, Ardeydorm®, hypo-A Nachtkerzenöl.

Tab. 10.56 Dosierungsempfehlungen bei prämenstruellem Syndrom

Mikronährstoff	Empfohlene Tagesdosis
Vitamin B_6	100–300 mg (z. B. 2 × 100 mg) etwa 10 Tage vor der Menstruation bis zu deren einsetzen (hohe Dosen: 250–500 mg max. 14 Tage lang)
Vitamin C	200–1000 mg (+ Bioflavonoide)
Magnesium	400–800 mg (z. B. Citrat)
Calcium	1000–1500 mg
Vitamin D	1000–2000 I. E.
Vitamin-B-Komplex	20–50 mg (mit 0,4–1 mg Folsäure)
Vitamin E	400–800 I. E.
Coenzym Q_{10}	30–90 mg
γ-Linolensäure	500–2500 mg
Omega-3-Fettsäuren (EPA, DHA)	1–3 g
Zink	15–20 mg
Chrom	200–500 µg
Mangan	5–30 mg
Selen	100–300 µg
Bei Depressionen	
L-Tryptophan, 5-HTP	1–3 g, 100–300 mg

Psoriasis

Schuppenflechte ist eine chronische, schubweise verlaufende, entzündliche, erythemato-squamöse Hauterkrankung, mit Hyperproliferation der Epidermis (Hyperkeratose), charakterisiert durch trockene, juckende, scharf umschriebene und silberweiß schuppende Papeln und Plaques von unterschiedlicher Größe. Neben der Haut können auch Nägel sowie Gelenke befallen sein.

Ernährung/Lebensstil: Ausgewogene und antioxidanzienreiche Vollwerternährung mit reichlich frischem Obst und Gemüse (auch Rohkost), Vollkornprodukten, Kartoffeln, Hülsenfrüchten sowie Seefisch (Ausrichtung: lactovegetabile, basenreiche Kost). Gesättigte Fettsäuren (SAFA): Dauerhafte und relative Reduktion des Konsums gesättigter Fettsäuren (< 15 g SAFA/d) durch Meiden von tierischen Fetten sowie von Kokosfett und Palmöl und allen damit hergestellten Nahrungsmitteln. Arachidonsäurereiche Lebensmittel (z. B. Eier, Leber, rotes Fleisch) meiden! Hochwertige Pflanzenöle (Leinsamen-, Färberdistel-, Raps-, Sojaöl) mit hohem Anteil mehrfach ungesättigter Fettsäuren verwenden! Seefisch (z. B. Hering): 2–4 x/Woche. **Genussmittel:** Alkohol, Kaffee und einfache Zucker meiden. **Nahrungsmittelintoleranzen:** Nahrungsmittelintoleranzen (z. B. scharfe Gewürze, Mehlprodukte, Schweinefleisch, Zitrusfrüchte) meiden (Eliminationsdiät); **Stressabbau:** Regelmäßige körperliche Aktivität (z. B. Schwimmen). Neben einer Darmsanierung und Ausleitung von Schadstoffen (→ Neukirchener Modell) kann eine fettadaptierte Ernährung und gezielte Substitution von Omega-3-Fettsäuren und Antioxidanzien die Krankheitssymptomatik und Lebensqualität der betroffenen Patienten verbessern.

Laborparameter: Th 1 / Th 2-Balance, Vitamin D, Fettsäure-Status, Selen (Vollblut), Lipidperoxidation, mikrobiologische Stuhluntersuchung.

Präparateauswahl: Vitamin D Support, Zinkorot® 25, Omega 3-loges, Rocaltrol®, hypo-A Zink, hypo-A Selen, EnzOmega, Senomit® Q10, Quinomit® Q10, Zellamare Darm, Rp. Vitamin A 30 000 I. E. Jenapharm, Eicosamax® liquid, Pur 3, Zellamare Base.

Tab. 10.57 Dosierungsempfehlungen bei Psoriasis

Mikronährstoff	Empfohlene Tagesdosis
Omega-3-Fettsäuren	2,5–6 g (≥ 35 mg/kg KG)
Vitamin D: Cholecalciferol	1000–5000 I. E., initial: nach ärztlicher Anweisung auch einmalig bis zu 200 000 I. E. Cholecalciferol (Kontrolle des Vitamin D-Status)
Vitamin D: Calcitriol – Hormon	0,25–1,0 µg Calcitriol (einschleichend, regelmäßige Kontrolle des Calcium- und 25(OH)-D_3-Spiegel)
Calcium	600–1200 mg
Zink	20–90 mg (z. B. 25 mg, p. o. als Orotat)
Coenzym Q10	100–300 mg
Vitamin A	10 000–100 000 I. E. (z. B. 10 000 I. E. als Retinolpalmitat)
Vitamin E	500–1200 I. E. (z. B. 500 I. E., p. o.)
Vitamin C	Oral: 500–3000 mg (z. B. 2 × 500 mg, p. o. + Bioflavonoide)
	Parenteral: 15–30 g Vitamin C + 600–1200 mg GSH in 200–500 ml 0,9 % NaCl (z. B. 1–3 x/Woche)
Folsäure	0,4–1 mg
Kupfer	1–3 mg
Selen	100–300 µg

Zusatzempfehlung: Rückfettende Maßnahmen zum Hautschutz mit fettenden Salben, Aloe vera Creme, Ölbäder (z. B. 1 EL Olivenöl auf 1 Glas Milch ins Badewasser).

Rauchen

Schätzungsweise versterben 50% aller Raucher an den Folgen des Rauchens (Raucher sterben im Durchschnitt 7,5 Jahre früher als Nichtraucher). Tabakrauch induziert oxidativen Stress (vasokonstriktorisch, mitogen) und enthält eine Reihe von Karzinogenen (PAK). Ein einzelner Zug an einer Zigarette führt zur Produktion von 10^{15} hoch reaktiven Radikalen. Rauchen erhöht signifikant das Risiko für Osteoporose und kardiovaskuläre Erkrankungen (Schlaganfall, Herzinfarkt) sowie für Tumoren der Lunge, der Mundhöhle, des Kehlkopfs und Ösophagus. Die beste Prävention ist nicht die Zufuhr von Rauchervitaminen, sondern der Verzicht auf das Rauchen!

Ernährung/Lebensstil: Einzig richtige Maßnahme: Mit dem Rauchen aufhören!! Fünf Portionen frisches Obst/Gemüse täglich (siehe auch S. 360 ff.). Verzehr gesättigter, tierischer Fette reduzieren. Cholesterinzufuhr: <200 mg/d.

Mikronährstoffe: Tabakrauch ist ein Antioxidanzien- (Vitamin-C-), B-Vitamin-Räuber (Risiko erhöhter Homocysteinspiegel!) und Knochenkiller erster Ordnung.

Laborparameter: Homocystein, Lipidperoxidation (z. B. 8-iso-$PGF_{2\alpha}$), Totale Antioxidative Kapazität (TAK), Vitamin C, GSH.

Präparateauswahl: Ester C Complex, Selenium Support, Zellamare Base, Evina®, OxyLyc®, Symbion® ACE Vitamine, Cuvital®.

Tab. 10.58 Dosierungsempfehlungen für Raucher

Mikronährstoff	Empfohlene Tagesdosis
Vitamin C	1000–3000 mg
Vitamin E	200–1000 I. E.
Carotinoid-Komplex	5–15 mg
Vitamin-B-Komplex	10–50 mg (v. a. Vitamin B_6)
Folsäure	0,4–1 mg
Vitamin B_{12}	50–100 µg
Selen	100–200 µg
Vitamin D	1000–2000 I. E.
Calcium	600–1200 mg (+ Vitamin D, v. a. Raucherinnen)
Magnesium	200–400 mg

Rheumatoide Arthritis

Rheuma, rheumatoide Arthritis (RA), ist ein Sammelbegriff für eine Vielzahl unterschiedlicher Erkrankungen. Zu ihnen zählen die chron. Polyarthritis, der M. Bechterew, Arthrosen u. a. Erkrankungen des Muskel- und Skelettsystems. Allen gemeinsam ist der Schmerz in den Bewegungsorganen (z. B. in Gelenken, Muskulatur, Wirbelsäule) sowie eine eingeschränkte Bewegungsfreiheit der betroffenen Gelenke und Gliedmaßen. Der echte Gelenkrheumatismus, die primäre chronische Polyarthritis (PCP), auch rheumatoide Arthritis genannt, ist eine Autoimmunerkrankung mit immunologischen und entzündlichen Prozessen.

Ernährung/Lebensstil: Grundlage: Antioxidanzien- und basenreiche lactovegetabile Vollwerternährung mit viel frischem Obst und Gemüse (auch Rohkost), Vollkornprodukten, Kartoffeln, Hülsenfrüchten sowie Seefisch (Ausrichtung: lactovegetabile, zum Teil vegane Kost). **Gesättigte Fettsäuren (SAFA):** Dauerhafte Reduktion des Konsums gesättigter Fettsäuren durch Meiden von tierischen Fetten (z. B. Schweinefleisch). **Arachidonsäurereiche** Lebensmittel (z. B. Schweineschmalz, Leberwurst, Eier, rotes Fleisch) meiden (AA < 80 mg/d)! Hochwertige Pflanzenöle (Leinsamen-, Färberdistel-, Raps-, Sojaöl) mit hohem Anteil mehrfach ungesättigter Fettsäuren verwenden! Seefisch (z. B. Hering): 2–4 x/Woche. **Genussmittel:** Alkohol, Kaffee und einfache Zucker meiden. **Nahrungsmittelintoleranzen:** Nahrungsmittelintoleranzen meiden (Eliminationsdiät); Gewichtsnormalisierung: bei Über- und Untergewicht. **Osteoporose-Prävention:** Regelmäßige körperliche Aktivität (z. B. Schwimmen) und auf ausreichend hohe Supplementierung von Calcium (z. B. 1000 mg Calcium/d) und Vitamin D (z. B. 2000 I.E Vitamin D/d) achten, insbesondere bei Therapie mit Glucocorticoiden! **Akuter Schub:** Heilfasten: Nahrungskarenz kann die rheumatischen Beschwerden lindern. Ein Anstieg des Cortisolspiegels und antientzündlicher Zytokine (z. B. IL-4) sowie ein Abnahme der Darmpermeablität während des Fastens könnte dafür verantwortlich sein. **Proteinhaushalt:** Bei Heilfasten empfiehlt es sich täglich 1–2 Liter Obst-/Gemüsesaft plus hochwertiges Eiweiß (z. B. aus fettarmen Milchprodukten, Molkeproteinisolat) zu ergänzen.

Laborparameter: Fettsäure-Status (AA: EPA ≤ 4), Vitamin D, Selen (Vollblut), Th 1 / Th 2-Balance, Lipidperoxidation (z. B. 8-iso-$PGF_{2\alpha}$), Totale Antioxidative Kapazität (TAK), Homocystein, Vitamin B_{12}, Säure-Basen-Haushalt.

Präparateauswahl: Omega 3-loges®, Vitamin D Support, Orthoexpert® arthro, Selenium Support, Mowivit® E 1000, Ω 3 Epamax®, Pascorbin 7,5 g/ 50 ml, Evina®, Zellamare Base®/Darm, Sanomit® Q 10.

Tab. 10.59 Dosierungsempfehlungen bei rheumatoider Arthritis

Mikronährstoff	Empfohlene Tagesdosis
Omega-3-Fettsäuren (EPA, DHA)	2,5–6 g (≥35 mg/kg KG)
Vitamin D	1000–4000 I. E.
Selen	100–300 µg
Vitamin C	Oral: 1000–3000 mg (z. B. 2 × 500 mg, p. o. + Bioflavonoide)
	Parenteral: 7,5–15 g Vitamin C + 600–1200 mg GSH in 100–200 ml 0,9 % NaCl (z. B. 1–3 x/Woche)
Coenzym Q 10	100–200 mg
Vitamin E	500–3000 I. E.
Vitamin K	60–200 µg
Folsäure	0,4–1 mg (bei MTX-Therapie 5–27,5 mg pro Woche, z. B. 15 mg/Wo.)
Pantothensäure	500–2000 mg
Calcium	600–1200 mg
Zink	15–30 mg (z. B. Zink-Histidin)
Kupfer	1,5–3 mg
Mangan	5–15 mg

Rhinitis allergica

Allergische Erkrankung (IgE-vermittelt) der Schleimhäute, Augen, Nase und Luftröhre. Auslöser sind häufig Pollen (v. a. im Frühling, Heuschnupfen), Staub (Hausstauballergie), Tierhaare, Federn oder Schimmelpilze. Gleichzeitig können Nahrungsmittelintoleranzen (Kreuzallergie: Birkenpollen – Äpfel, Haselnüsse) vorliegen. **Symptome**: wässriger Fließschnupfen, Niesattacken, brennende Augen, Juckreiz, blockierte Nasenatmung.

Ernährung/Lebensstil: Nahrungsmittelallergene: Meiden von individuellen Nahrungsmittelintoleranzen (z. B. Steinobst, Haselnüsse) kann die Symptomatik deutlich verbessern (→ Eliminationsdiät). Fettsäuren: Auf ausreichende Zufuhr von Ölen mit hohem Anteil an mehrfach ungesättigten Fettsäuren (z. B. 1–2 Esslöffel kalt gepresstes Leinsamenöl) achten! Proteinquelle: Seefisch (reich an Selen und Omega-3-Fettsäuren)

Laborparameter: Selen, Th 1 / Th 2-Balance, Lipidperoxidation, TAK, mikrobiologische Stuhlanalyse, Histamin/Methyl-Histamin, Fettsäure-Status.

Präparateauswahl: Ester C Complex, Zink Support, Omega 3-loges, EnzOmega®, Orthoexpert® basic-immun, Pascorbin® 7,5 g/50 ml, Calciretard®, Injl.

Tab. 10.60 Dosierungsempfehlungen bei Rhinitis allergica

Mikronährstoff	Empfohlene Tagesdosis
Vitamin C	Oral: 1000–5000 mg (z. B. 2 × 1000 mg, p. o. + Bioflavonoide)
	Parenteral: 7,5–15 g Vitamin C in 100–200 ml 0,9 % NaCl (z. B. 1–3 x/Woche)
γ-Linolensäure	Kdr. (1–12 J.): 150–1000 mg;
	Erw.: 1000–2500 mg; Dosierung ca. 30–45 mg/kg KG
Quercetin	500–1000 mg (+ Bromelain)
Pycnogenol	100–300 mg
Zink	15–30 mg (z. B. Zink-Histidin)
Vitamin E	200–1000 I. E.
β-Carotin	15–60 mg
Vitamin-B-Komplex	20–50 mg (Niacin: 50–300 mg)
Vitamin D	500–2000 I. E.
Calcium	500–1500 mg
Magnesium	300–500 mg (z. B. Aspartat, Citrat)
Selen	100–200 µg
Omega-3-Fettsäuren (EPA, DHA)	1,5–4 g

Schlafstörungen

Störungen im Schlafablauf, die die Fähigkeit einzuschlafen und/oder durchzuschlafen beeinträchtigen, die übermäßiges Schlafen mit sich bringen oder sich in abnormem Schlafverhalten äußern.

Symptome: Verminderung der intellektuellen und/oder körperlichen Leistungsfähigkeit, Tagesmüdigkeit, Reizbarkeit, depressive Verstimmung, Schlafunterbrechungen, zu lange Einschlafzeiten, zu frühes Erwachen, zu wenig Tiefschlaf.

Ursachen: Organische (z. B. Schmerzen), psychische Ursachen (z. B. Angst, innere Anspannung, Depressionen, seelische Konflikte), Stress, Zeitverschiebungen (Jetlag), falsche Schlafhygiene, Restless-Legs-Syndrom, Arzneimittel (z. B. Schilddrüsenpräparate, Antiparkinsonmittel).

Ernährung/Lebensstil: Lifestyle-Optimierung/Schlafhygiene: **Tag:** regelmäßiger Tagesrhythmus mit Pausen, wenig Stimulanzien wie Alkohol, Coffein und Nicotin, Stressabbau, regelmäßiges aerobes Training, gesunde vollwertige Ernährung; **Abend:** moderater Sport, Spaziergänge, leichtes frühes Essen, wenig Alkohol, zur Ruhe kommen, entspannen; strukturierte Einschlaf- und Aufstehzeiten, angenehme ruhige Schlafumgebung.

Mikronährstoffe: Neben Phytopharmaka (z. B. Baldrian) und Melatonin (Dosierung: 1–5 mg, 30–45 min vor dem Zubettgehen) unterstützen auch bestimmte Mikronährstoffe wie Magnesium, Vitamin B_6 und die Aminosäure L-Tryptophan/5-HTP (→ Vorstufe des Neurotransmitters Serotonin und des Epiphysenhormons Melatonin) den Schlaf. Defizit an Serotonin wird als wesentlicher pathogenetischer Faktor diskutiert.

Laborparameter: Kynurenin/Tryptophan-Ratio, Neurostress-Profil.

Präparateauswahl: Ardeydorm®, Kalma®, L-Tryptophan-ratiopharm®, Magnesium Support, Magnesium Verla® 300.

Tab. 10.61 Dosierungsempfehlungen bei Schlafstörungen

Mikronährstoff	Empfohlene Tagesdosis
5-Hydroxytryptophan (L-Tryptophan)	100–400 mg (Einnahme: 30–45 min vor dem Schlafengehen; auftitrieren, bei schweren Schlafstörungen bis zu 400 mg
	1000–3000 mg L-Tryptophan (Einnahme: 30–45 min vor dem Schlafengehen; bei schweren Schlafstörungen bis zu 4000 mg)
Vitamin B_6	10–50 mg
Niacinamid	100–500 mg
Vitamin B_{12}	500–2000 µg
Magnesium	400–800 mg (nachmittags; eine Dosis 45–60 min vor dem Schlafengehen), auch Infusionen
Zink	10–20 mg (abends)
Selen	100–200 µg

Stress

Zustand des Organismus, der durch körperliche Reaktionen wie Blutdruckanstieg, Schwitzen oder Tachykardie auf unspezifische Reize ausgelöst wird. Ein permanente Überladung mit negativen Stressreizen (Lärm, Konflikte am Arbeitsplatz, Sieben-Tage-Woche) ohne entsprechende Erholungsphasen führt zu Distress (negativem Stress). Langandauernder psychosozialer Stress äußert sich in körperlichen Symptomen wie Depressionen, Dysphorie, Schlaflosigkeit, Unruhe, Reizbarkeit, Infektanfälligkeit, Abnahme der körperlichen und geistigen Leistungsfähigkeit. Negativer Stress fördert zudem die Entwicklung und Progression von Erkrankungen wie Allergien, Depressionen, Hypertonie, KHK, Krebs, Migräne und GIT-Störungen.

Ernährung/Lebensstil: Vollwertige Kost, reich an frischem Obst/Gemüse und komplexen KH. Vier bis fünf kleine Mahlzeiten/d. Konsum von raffinierten KH (Süßigkeiten), Alkohol, Kaffee und Zigaretten stark reduzieren! Regelmäßige körperlicher Aktivität an der frischen Luft (moderater Ausdauersport 3x/Wo., z. B. Inline-Skating, Walking). Auf ausreichend Schlaf und Entspannung achten!

Mikronährstoffe: Magnesium, Vitamin C und B-Vitamine reduzieren die Belastung durch Stresshormone, erhöhen die Stressresistenz, steigern die physische und psychische Leistungsfähigkeit.

Laborparameter: Neurostress Profil, Cortisol-Tagesprofil, adrenaler Stressindex.

Präparateauswahl: Magnesium Support, Zellamare Base, Cetebe®, Q10 classic MSE®, Magnesorot® 240, Vitamin B-Komplex ratiopharm®, Magnesium Verla®, Orthomol Vital f/m, Vitasprint B12®, hypo-A Wohlfühlpaket, Sanomit® Q10, Sandoz® Synergy.

Tab. 10.62 Dosierungsempfehlungen bei hoher psychischer und körperlicher Belastung und Stress

Mikronährstoff	Empfohlene Tagesdosis
Vitamin C	1000–3000 mg
Vitamin-B-Komplex	20–100 mg
Vitamin E	200–500 I. E.
Pantothensäure	500–2000 mg
Vitamin B_{12}	100–1000 µg (z. B. 1000 µg als LTA)
Coenzym Q_{10}	100–300 mg
Magnesium	300–1000 mg (z. B. 2 × 200 mg, p. o.)
Zink	15–30 mg
L-Carnitin	1000–2000 mg
Omega-3-Fettsäuren (EPA, DHA)	1–3 g
5-Hydroxytryptophan	100–400 mg
L-Tyrosin	500–3000 mg (vor jedem Essen)
Zusatzempfehlung	
Kreatin	1–2 g
Phosphatidylserin	300 mg
L-Theanin	200–400 mg
Polyphenole	50–200 mg

Chronische Übersäuerung, latente Azidose

In unserem Körper laufen alle biochemischen Stoffwechselprozesse in bestimmten pH-Bereichen ab. Das komplexe Puffersystem in den extra- und intrazellulären Kompartimenten, welches für die physiologische Regulation des pH-Wertes verantwortlich ist, wird als Säure-Basen-Haushalt bezeichnet. Der pH-Normbereich der extrazellulären Flüssigkeit liegt zwischen 7,35 und 7,45. Der pH-Wert der intrazellulären Flüssigkeiten dürfte bei etwa 7,0 liegen. An der Regulation des konstanten pH-Wertes der Körperflüssigkeiten sind vor allem das Puffersystem des Blutes (CO_2/ HCO_3–, H_2PO4–/$HPO4_2$–, Hämoglobin), der Gasaustausch über die Lunge (CO_2), die renale Ausscheidung (H^+, HCO_3^-) über den Urin und die Leber beteiligt. Überschüssige Säuren werden vor allem durch den im Blut vorhandenen Bicarbonat-Puffer (HCO_3^-) neutralisiert.

Hinweis
Falsche Ernährung macht sauer!

Ein ausgeglichener Säure-Basen-Haushalt ist für den reibungslosen Ablauf aller Stoffwechselprozesse in unseren Körper von zentraler Bedeutung. Das gilt sowohl für die Funktionsfähigkeit von Enzymen, Proteinen und Zellen, sowie für zelluläre Verwertung von Vitaminen, Mineralstoffen und anderen Mikronährstoffen. Immer mehr Menschen fühlen sich energielos, müde, schlapp und ohne jeglichen Antrieb. Der Grund liegt häufig in der heutigen vitalstoffarmen Ernährung, der starken Umweltbelastung und der hektischen Lebensweise. Unsere übliche Mischkost in den modernen Industrienationen bewirkt ein chronisches Ungleichgewicht im Säuren-Basen-Haushalt zu Gunsten der Säuren. Dieses Ungleichgewicht wird vor allem durch ein Überwiegen von Säurebildenden gegenüber Basenbildenden Nahrungsbestandteilen hervorgerufen.
Zu den Säurebildnern zählen insbesondere Nahrungsmittel tierischer Herkunft wie Fleisch, Wurstwaren, Eier und Käse sowie phosphathaltige Getränke (z. B. Cola). Einem Nahrungsmittel, das einen Überschuss an anorganischen Anionen (z. B. PO_4^{3-}, SO_4^{2-}) gegenüber anorganischen Kationen (z. B. K^+, Mg^{2+}) liefert werden grundsätzlich säuernde Eigenschaften zu geschrieben. Eine Übersäuerung geht meistens auch mit einem zellulären Defizit an Magnesium und Kalium einher. Beim Abbau der schwefelhaltigen Aminosäuren (z. B. L-Methionin), die vor allem im tieri-

schen Protein vorkommt entstehen Säuren (H_3O^+-Ionen). Dies macht man sich z. B. beim therapeutischen Einsatz von L-Methionin zur Harnansäuerung zu nutze. Darüber hinaus führen Stress, Alkohol, Nicotin sowie Hungern und Fasten zur Bildung organischer Säuren, die den Säure-Basen-Haushalt zusätzlich belasten. Insgesamt ergibt sich daraus das häufige Zustandsbild der latenten chronisch metabolischen Azidose.

Latente chronische metabolische Azidose: Eine latente metabolische Azidose bezeichnet eine chronische Säurebelastung des Stoffwechsels, bei dem die basischen Pufferkapazitäten des Blutes (Bicarbonat-Puffer) bereits stark vermindert sind, eine Änderung des Blut-pH-Wertes aber noch nicht erfolgt ist. Diese chronische Übersäuerung entwickelt sich vor allem durch ein Ungleichgewicht zwischen alimentärer Säureaufnahme und -abgabe. Sie wird zusätzlich durch Faktoren wie Stress, geringe körperliche Aktivität, Alkohol und Nicotin gefördert.
Die Abnahme der basischen Pufferkapazitäten kann eine Reihe von metabolischen und hormonellen Störungen zur Folge haben. Dazu zählen:

- negative Calciumbilanz und Abbau von Knochensubstanz,
- gesteigerte Produktion von Glucocorticoiden,
- negative Stickstoffbilanz durch gesteigerte Ammoniaksynthese in den Nieren und Abbau von Muskelmasse,
- leichte Schilddrüsenunterfunktion,
- erhöhte Disposition für Allergien und Entzündungen,
- Gewichtszunahme.

Viele Zivilisationskrankheiten hängen direkt mit Störungen des Säure-Basen-Haushaltes und Fehlernährungsbedingtem Übergewicht zusammen. Die latente metabolische Azidose wird daher zunehmend als Risikofaktor angesehen, der die Entstehung chronischer Krankheiten wie Adipositas, Allergien, Bluthochdruck, Diabetes mellitus, Krebs, Rheuma und Osteoporose fördert.

Ursachen: Hohe Säureaufnahme (z. B. Eier, Fleisch, Wurst, Käse, Kaffee, Alkohol, Süßigkeiten, polierter Reis, Nudeln), verminderte Basenaufnahme (Obst, Gemüse, Kartoffeln, Vollkornprodukte, basenbildende Mineralsalze wie Mg, K). Bewegungsmangel (reduzierte Säureexkretion): Bei regelmäßiger körperlicher Aktivität werden überschüssige Säuren ausgeschwitzt.

Erkrankungen/Symptome: Allgemein: Reizbarkeit, Müdigkeit, Antriebslosigkeit, Gewichtsprobleme; **GIT-Störungen**: saures Aufstoßen, Blähungen, Sodbrennen, Darmträgheit; **Haut/Haare:** brüchige Haare, Nägel, Juckreiz, Hautentzündungen; muskuläre Verspannungen; Hefepilzerkrankungen im Mund oder GIT; **Immunsystem:** Infektanfälligkeit, persistierende Infektionen; **Erkrankungen:** Allergien, Gallen- und Nierensteine, Gicht, Hypoglykämie, Neurodermitis u. a.

Ernährung/Lebensstil: Gesunde vollwertige, ballaststoffreiche Ernährung mit hohem Anteil an basischen Lebensmitteln (frisches Obst/Gemüse, Fenchel, Sellerie, Karotten, Pellkartoffeln, Vollkornprodukte); 2–3 l Flüssigkeit/d (z. B. stille Mineralwässer). Süßigkeiten, Alkohol, Bohnenkaffee, tierisches Eiweiß meiden!

Hinweis
Ein ausgeglichener Säure-Basen-Haushalt ist eine wichtige Basis für den normalen Ablauf enzymatischer und rezeptorvermittelter Reaktionen sowie für die zelluläre Verwertung von Mikronährstoffen.

Laborparameter: Säureausscheidung mit dem Urin, Säure-Basen-Titration nach Sander (gegebenenfalls Pufferkapazität in Serum und Vollblut nach Jörgensen), Bestimmung der Elektrolyte Calcium, Kalium, Magnesium, Natrium und Phosphat, Homocystein, Lipidperoxidation, TAK.

Präparateauswahl: Zellamare Base, Zellamare Darm, Basic Balance, Basenpulver Pascoe®, Bullrich-Salz®, Bullrich's Vital®, Flügge Basenmischung®.

Tab. 10.63 Zufuhr basenbildender Nährstoffe bei latenter Azidose

Basische Mineralien	
Magnesium (als Citrat)	200–400 mg/d
Kalium (als Citrat)	500–1000 mg/d

Basenpulver nach Sander	Menge
Natriumphosphat	10 g
Kaliumbicarbonat	10 g
Calciumcarbonat	100 g
Natriumbicarbonat	80 g
Dosierung: 3–4x täglich 1 Teelöffel auf 250 ml Wasser. Ergänzung basenbildender Mineralsalze wie Calcium-, Kalium-, Magnesiumcitrat.	

Tinnitus

Subjektive Wahrnehmung lästiger rauschender, pfeifender, hell klingender oder zischender Ohrgeräusche; im Charakter und Intensität variabel: die Ohrgeräusche können vorübergehend anfallsweise, anhaltend oder pulssynchron auftreten. Häufige und lästige Erkrankung mit einem erheblichen Leidensdruck von der etwa 0,5% der Bevölkerung betroffen sind.

Hinweis
Ein Tinnitus sollte wegen des Risikos der Chronifizierung frühzeitig bzw. umgehend behandelt werden!

Mögliche Ursachen: Hörsturz, Innenohrschädigungen (z. B. Lärmtrauma, Morbus Menière, Otosklerose, Entzündungen), Durchblutungsstörungen des Innenohrs (z. B. Hypo-, Hypertonie, Anämie), psychische Faktoren (z. B. Stress), Arzneimittel (z. B. Aminoglykoside, Antidepressiva, Salicylate, Cisplatin, Chinidin, Indometacin, Schleifendiuretika, Tetracycline), Hypothyreose, Multiple Sklerose, Alkohol, Schwermetallbelastung.

Ernährung/Lebensstil: Alkohol- und Nicotinverzicht! Coffeinkonsum einschränken, Stressabbau, entspannende Therapieverfahren (z. B. autogenes Training), Lifestyle-Optimierung (z. B. regelmäßiger Tagesablauf mit Pausen, Schlafhygiene, gesunde vollwertige Ernährung, regelmäßige körperliche Aktivität).

Mikronährstoffe: Die derzeitigen Therapieoptionen sind beschränkt, der gezielte Einsatz von Mikronährstoffen (z. B. Zink, Magnesium) kann die Behandlungsmöglichkeiten erweitern.

Laborparameter: Magnesium, Nitrostress Profil, Zink, Coenzym Q_{10}, Vitamin B_{12}.

Präparateauswahl: Zinkorot®, Magnesium Support®, hypo-A Zink, Metagenol, Omega 3-loges, Sanomit® Q 10, Quinomit® Q 10, Tebonin®.

Tab. 10.64 Dosierungsempfehlungen bei Tinnitus

Mikronährstoff	Empfohlene Tagesdosis
Magnesium	Oral: 300–1000 mg (initial: $MgSO_4$-Infusionen)
	Parenteral: 1–2 g $MgSO_4$ in 200 ml 0,9 % NaCl (= 4–8 mmol Mg = 100–200 mg Mg)/15–30 min, z. B. 1–3 x/Woche
Zink	30–50 mg (auf Kupferhaushalt achten; 1–2 mg Kupfer ergänzen)
Coenzym Q_{10}	100–300 mg
Vitamin A	2500–10 000 I. E.
Carotinoid-Komplex	5–15 mg
Vitamin-B-Komplex mit 5–20 mg	
Folsäure	0,4–1 mg
Vitamin B_6	5–20 mg
Vitamin B_{12}	100–1000 µg
Vitamin C	500–1000 mg
Vitamin E	200–500 I. E.
Omega-3-Fettsäuren (EPA, DHA)	1–3 g
Zusatzempfehlungen	
Ginkgo biloba	150–300 mg (z. B. 3 × 80 mg)

Vegetarische Ernährung

Die vegetarische Ernährung wird aufgrund der hohen Zufuhr an frischem Obst, Gemüse und komplexen KH den Empfehlungen einer vollwertigen Ernährung am ehesten gerecht. Eine lakto-ovo-vegetarische Ernährung ist eine Kostform bei der Fleisch, Fleischprodukte und Fisch abgelehnt, Milchprodukte, Eier und Käse jedoch verzehrt werden. Lakto-Vegetarier verzichten zusätzlich auf den Verzehr von Eiern. Die vegane E. (streng vegetarisch) ist die ausgeprägteste Form der vegetarischen E., bei der alle Produkte von toten und lebenden Tieren abgelehnt werden.

Ernährung/Lebensstil: Vegetarier weisen eine signifikant reduzierte Mortalitätsrate für kardiovaskuläre und maligne Erkrankungen gegenüber Nichtvegetarien auf. Auch die Prävalenz von Hypertonie und Diabetes mellitus ist unter Vegetariern geringer.
Eine streng vegetarische (vegane) Ernährung kann Schwangeren, Stillenden und Kindern aufgrund des erhöhten Bedarfs an essenziellen Mikronährstoffen (Eisen, Zink, Vitamin D, B_{12}) nicht empfohlen werden.

Mikronährstoffe: Kritische Mikronährstoffe sind Eisen, Iod, Zink, Selen, Vitamin D, B-Vitamine (v. a. Vit. B_{12}) und L-Carnitin.

Präparateauswahl: Vegetar Plus, Eicotin®, Unizink®, Bion® 3, Zinkamin Falk®, Frubiase® Vitamineral, hypo-A Vitamin B-Komplex plus/Wohlfühlpaket.

Tab. 10.65 Dosierungsempfehlungen bei vegetarischer Ernährung

Mikronährstoff	Empfohlene Tagesdosis
Vitamin A	1500–2500 I. E.
Vitamin D	1000–2000 I. E.
Vitamin B_1, B_2, B_6	5–10 mg
Vitamin B_{12}	100–500 µg
Iod	100–200 µg
Eisen	15 mg (bei nachgewiesenem Mangel siehe S. 243).
Zink	10–15 mg
Selen	50–100 µg
Calcium	200–500 mg
L-Carnitin	200–500 mg
Omega-3-Fettsäuren (EPA, DHA)	0,5–1 g

Zöliakie

Die gluteninduzierte Enteropathie (einheimische Sprue) ist eine chronische Malabsorptionserkrankung des Darms, die durch Getreideeiweiße (Gluten bzw. Klebereiweiß) aus Weizen, Gerste, Roggen und Hafer ausgelöst wird und zur Schädigung der Dünndarmschleimhaut führt. Krankheitsauslösend wirken verschiedene, bei der Glutenverdauung anfallende Polypeptide: Sekalin (Roggenprotein), Gliadin (Weizenprotein), Avenin (Haferprotein) und Hordein (Gerstenprotein). Eine Sensibilisierung findet bereits im Kindesalter (= Zöliakie) statt (im Erwachsenenalter = einheimische Sprue). Je nach Ausprägung der Zottenatrophie kann eine Lactoseintoleranz (sek. Lactasemangel) bestehen. Die Schädigung der Dünndarmmukosa äußert sich in einer ausgeprägten Malabsorption.

Symptome: Diarrhö, Meteorismus, Steatorrhoe, Gewichtsabnahme, Anämie, Kraftlosigkeit, Neuropathien, Osteoporose.

Ernährung/Lebensstil: Konsequente und lebenslange Eliminierung glutenhaltiger Lebensmittel (Weizen, Roggen, Gerste, Grünkern, Dinkel). Brot- und Backwaren aus Mais, Reis, Esskastanien oder reiner Weizenstärke (Ersatz für Weizen und Roggenbrot). Fünf Mahlzeiten pro Tag, leichte Vollkost, Lactose meiden (bei Lactoseunverträglichkeit). Bei Steatorrhö: MCT-Fette. Oxalsäurereiche Obst- und Gemüsesorten meiden. Vorsicht bei Wurstwaren, Milcherzeugnissen, Fertiggerichten u. a. industriell hergestellten Lebensmitteln (können Gluten enthalten!).

Mikronährstoffe: Kritische Mikronährstoffe sind Vitamin D und Calcium (→ Osteoporose), Vitamin A, E und K, B-Komplex (v. a. Folsäure, B_{12}), Calcium, Magnesium, Eisen, L-Carnitin (→ Anämie), Zink, Selen.

Laborparameter: Vitamin D, Selen, Eisen, TAK, Lipidperoxidation, Vitamin B_{12}, Anti-Gliadin-AK, Anti-Transglutaminase IgA-AK (Stuhl).

Präparateauswahl: Xyl-adek®, Zinkorot® 25, Bioni Energie (für Kinder), Biosorb Energie, Biosorb MCT, Lakromega®, Medunamin

Tab. 10.66 Dosierungsempfehlungen bei Zöliakie

Mikronährstoff	Empfohlene Tagesdosis
Vitamin A	2500–5000 I. E.
Carotinoid-Komplex	2–5 mg
Vitamin D	1000–2000 I. E.
Vitamin E	100–300 I. E.
Vitamin K	30–200 µg
Omega-3-Fettsäuren (EPA, DHA)	0,5–2 g
Vitamin-B-Komplex	5–20 mg (v. a. B_6)
Folsäure	0,4–5 mg
Vitamin B_{12}	50–200 µg (besser: alle 3–6 Monate 0,5–1 mg i. m.)
Vitamin C	200–500 mg
Calcium	600–1200 mg
Magnesium	200–400 mg
Eisen	10–30 mg (bei nachgewiesenem Mangel: 100–200 mg)
Zink	15–30 mg (z. B. Orotat)
Kupfer	1–3 mg
Selen	70–200 µg
L-Carnitin	500–2000 mg
Grundlage: Multivitaminmineralstoff-Kombination siehe S. 360 ff. Im Kindesalter (Zöliakie): Orientierung an den Zufuhrempfehlungen der DGE.	

Teil III

Anhang

3

Tab. 1 Auswahl therapeutisch relevanter Arzneimittel-Mikronährstoff-Interaktionen

Pharmakon	Mikronährstoff	Mechanismus der Interaktion	Mögliche Folgen
Analgetika			
Acetylsalicylsäure	Vitamin C	Vitamin C: Resorption ↓, renale Exkretion ↑, intragastr. Vitamin-C-Spiegel ↓	Risiko für Magenschleimhautschäden ↑ (Respiratory burst)
	Vitamin E	Additive pharmakodynamische Effekte bei hoher Vitamin-E-Dosierung (≥ 800 I. E./d), Interaktion mit dem Vitamin-K-Stoffwechsel	Verlängerung der Blutungszeit
	Eisen	Verstärkung der schleimhautreizenden Wirkung	Steigerung der gastrointestinalen Unverträglichkeit, Risiko für Ulzera
Antazida und Säureblocker			
Al- u. Mg-Hydroxid-haltige Antazida	Eisen, Zink	pH-Verschiebung, Komplexierung → Resorption ↓	Eisen-, Zinkmangel
H_2-Blocker (z. B. Ranitidin)	Vitamin B_{12}	GIT: bakterieller Befall, B_{12}-Resorption ↓	Vitamin-B_{12}-Mangel
	Zink, Eisen	pH-Verschiebung, Zn- und Fe-Resorption ↓	Zn-, Fe-Status ↓
Protonenpumpenhemmer (z. B. Omeprazol, Lansoprazol)	Vitamin B_{12}	pH-Verschiebung, B_{12}-Resorption ↓, B_{12}-Freisetzung aus R-Protein ↓	Vitamin-B_{12}-Mangel (megaloblastäre Anämie), Hyperhomocysteinämie, neurologische Störungen

Antiasthmatika			
Theophyllin	Vitamin B_6	Pyridoxal-5-P-Plasmaspiegel↓ (Pyridoxal-Kinase-Antagonist)	P-5-P-Mangel (Schlafstörungen, Nausea, Reizbarkeit, etc.), Hyperhomocysteinämie
Antibiotika			
Breitspektrum-antibiotika	Biotin, Vitamin K	Hemmung der intestinalen Biotin- und Vitamin-K-Synthese	Beeinträchtigung des Biotin- und Vitamin-K-Status
Cefalosporine	Vitamin K	Hemmung des endogenen Vitamin-K-Metabolismus	Beeinträchtigung des Vitamin-K-Status
Cefetametpivoxil	L-Carnitin	Renale Pivaloyl-Carnitin-Verluste, Abfall des freien Carnitins im Plasma	Störung des Carnitin-Status, mitochondriale Dysfunktion
Chloramphenicol	Vitamin B_{12}	Vitamin-B_{12}-Resorpion↓	Vitamin-B_{12}-Mangel (megaloblastäre Anämie), Hyperhomocysteinämie
Gyrasehemmer, Tetracycline	Calcium, Magnesium, Eisen, Zink	Komplexbildung, Antibiotika-Resorption↓	Antibiotische Wirksamkeit↓, Einnahmeabstand!
Tetracycline	Vitamin C	Renale Vitamin C-Exkretion↑	Vitamin-C-Status↓
Antidepressiva			
SSRI (z. B. Fluoxetin)	Folsäure, Vitamin B_{12}	Methylierung und Bioverfügbarkeit von Neurotransmittern (z. B. Serotonin) ↑	SSRI: antidepressive Wirksamkeit und Responderrate↑

Tab. 1 Auswahl therapeutisch relevanter Arzneimittel-Mikronährstoff-Interaktionen (Fortsetzung)

Pharmakon	Mikronährstoff	Mechanismus der Interaktion	Mögliche Folgen
Trizyklische Antidepressiva (z. B. Imipramin)	Vitamin B_2	Kompetitiver Antagonismus mit der Flavinkinase (FAD, FMN ↓), renale Riboflavinexkretion ↑	Vitamin-B_2-Status/-Utilisation ↓
Antidiabetika, orale			
Orale Antidiabetika	α-Liponsäure	Verstärkung des blutzuckersenkenden Effekts (→ PDH- und α-KGDH-Aktivität ↑)	Glucoseverwertung ↑, Risiko für Hypoglykämien
	Magnesium	Tyrosinkinase-Aktivität des Insulinrezeptors	Einstellbarkeit
Glitazone (z. B. Rosiglitazon)	Vitamin D, Calcium, Magnesium	Störungen des Knochen- und Lipidstoffwechsels ↓	Risiko für Knochenfrakturen und Hypertriglyceridämie ↓
Metformin	Vitamin B_{12}	Hemmung der calciumabhängigen rezeptorvermittelten Endozytose des IF-B_{12}-Komplexes	Vitamin-B_{12}-Bioverfügbarkeit/-Status ↓, Risiko für Neuropathien, Homocystein ↑
Antiepileptika			
Antiepileptika (Phenytoin, Phenobarbital, Primidon, Carbamazepin)	Vitamin D, Calcium	Cyt-450-Induktion → Vitamin-D-Metabolismus ↑; Calcium-Resorption ↓ und Calcium-Utilisation ↓	25-OH- u. 1,25-$(OH)_2$-Vitamin-D_3 ↓, PTH ↑, Pyridinolin-Exkretion ↑ → Osteopathia antiepileptika

Phenytoin	Folsäure; Cave: nicht über 1 mg Folsäure/d!	Folsäure-Metabolismus↑, Folsäure-Resorption↓; oxidativer Phenytoinmetabolismus↑	Folsäuremangel (Hcy ↑, Megaloblastenanämie, Gingivahyperplasie); antiepileptische Wirkung↓!
Valproinsäure	L-Carnitin	Carnitin-Acyl-Carnitin-Translokase ↓, Valproyl-Carnitin-Exkretion↑; Carnitinspiegel ↓	Carnitinmangel, kardiale Dysfunktion, Müdigkeit (?), Hepatopathien (?), mitochondriale Toxizität
	Selen	Selenplasmaspiegel↓	Selenstatus↓
Antihypertensiva			
ACE-Hemmer	Kalium	renale Kalium-Exkretion↓	Cave: Hyperkaliämie!
Captopril (Enalapril)	Zink	renale Zink-Exkretion↑	Zink-Depletion (z. B. Hypogeusie)
AT_1-Blocker (z. B. Candesartan)	Kalium	renale Kalium-Exkretion↓	Cave: Hyperkaliämie!
Antikoagulanzien			
Vitamin-K-Antagonisten (z. B. Phenprocoumon)	Vitamin K	Antagonismus	Blutgerinnungshemmender Effekt↓
	Coenzym Q_{10}	Strukturanalogie des CoQ_{10} mit Vitamin K	CoQ_{10} kann in hoher Dosierung Wirksamkeit von Warfarin verringern (Überwachung des INR)
Antirheumatika			
Diclofenac, Ibuprofen, Indometacin	Vitamin E	Synergismus: COX-2-Hemmung wird durch Vitamin E erhöht.	NSAID: antiinflammatorische Wirksamkeit↑, Bedarf ↓, GIT-Nebenwirkungen↓

Tab. 1 Auswahl therapeutisch relevanter Arzneimittel-Mikronährstoff-Interaktionen (Fortsetzung)

Pharmakon	Mikronährstoff	Mechanismus der Interaktion	Mögliche Folgen
Methotrexat (MTX)	Folsäure	Folsäureantagonist (THF-Reduktase)	Folsäuremangel: Leuko- und Thrombozytopenie, Stomatitis, Gingivitis, Hyperhomocysteinämie
Sulfasalazin	Folsäure	Folsäure-Resorption ↓	Folsäuremangel, Hyperhomocysteinämie
Antituberkulotika			
Cycloserin	Vitamin B_6	Inaktivierung von Pyridoxalphosphat durch Komplexbildung	Mangel an Pyridoxalphosphat, erhöhte Neurotoxizität, Parästhesien
Ethambutol	Zink	Komplexbildung, Zink-Exkretion ↑	Zinkmangel, möglicherweise Störungen der Sehfunktion und Schäden des Sehnervs
Isoniazid	Vitamin B_6	Inaktivierung von Pyridoxalphosphat durch Komplexbildung (Schiff-Base)	Vitamin-B_6-Mangel, erhöhte Neurotoxizität (z. B. Krämpfe, periphere Neuritiden, Optikusneuritis)
Isoniazid, Rifampicin	Vitamin D	Vitamin-D-Abbau durch Induktion mikrosomaler Leberenzyme	25-OH-Vitamin-D_3-Spiegel ↓, Risiko für Hypocalcämie und Hypophosphatämie
Betablocker			
Betarezeptorenblocker	Nicotinsäure (Niacin)	Vasodilatation ↑	Blutdrucksenkender Effekt ↑ ↑

Bisphosphonate			
Alendronat, Etidronat, Risedronat	Calcium, Magnesium, Eisen, Zink	Bildung schwer resorbierbarer Komplexe	Resorption-/ Bioverfügbarkeit oraler Bisphosphonate ↓ (mehrstündiger Einnahmeabstand!)
	Vitamin D	Ossäre Calciumverwertung ↑	Fraktursenkende Wirkung ↑, Osteonekrose des Kiefers ↓
Corticosteroide			
Prednisolon, Dexamethason u. a.	Vitamin D, Calcium	Anti-Vitamin-D-Effekt: Calcium: Resorption ↓, renale Exkretion ↑; Osteocalcin-Serumspiegel ↓	Corticoidinduzierte Osteoporose
	Vitamin C	Vitamin-C-Exkretion ↑ und Oxidation ↑	Vitamin C-Status ↓
Diuretika			
Thiazide, Furosemid	Magnesium, Kalium	Magnesium- und Kalium-Exkretion ↑, myokardiale Kalium- und Magnesium-Konzentration ↓	Vasokonstriktion, Blutdruck ↑, LVEF ↓, Risiko für Hyperlipidämie, Glucosetoleranz ↓
Thiazide	Calcium, Vitamin D	Renale Calcium-Exkretion ↓	Calcium-Blutspiegel ↑
Furosemid	Vitamin B_1	Renale B_1-Exkretion ↑, Thiaminaufnahme in Kardiozyten ↓	Herzleistung ↓, LVEF ↓, Lactatazidose (kardiovaskuläres Beriberi-Syndrom)

Tab. 1 Auswahl therapeutisch relevanter Arzneimittel-Mikronährstoff-Interaktionen (Fortsetzung)

Pharmakon	Mikronährstoff	Mechanismus der Interaktion	Mögliche Folgen
Furosemid, HCT/Triamteren	Folsäure	Folsäure-Resorption ↓ (Mikroklimahypothese), renale Folsäure-Exkretion ↑, Folsäure-Antagonismus	Folsäure-Status ↓, Hyperhomcoysteinämie
Spironolacton	Kalium	Kalium-Exkretion ↓	Cave: Hyperkaliämie!
Gichtmittel			
Colchicin	Vitamin B_{12}	GIT: Schleimhautschäden, B_{12}-Resorption ↓	Vitamin-B_{12}-Mangel, Megaloblastenanämie
Allopurinol	Eisen	Allopurinol kann Eisenspeicher der Leber erhöhen	Erhöhtes Risiko hepatozellulärer Toxizität, Kombination sollte vermieden werden!
Immunsuppressiva			
Ciclosporin A	Magnesium, Kalium	Renale Magnesium-Reabsorption ↓, zelluläre Kalium-Verwertung ↓	Hypomagnesiämie (Kardio-, Neurotoxizität), Hyperkaliämie
Ciclosporin A	Omega-3-Fettsäuren	Ciclosporin A: immunsuppressive Wirkung ↑, NW-Rate ↓ (Hypertriglyceridämie ↓, Nephrotoxizität ↓)	Therapeutischer Index ↑; Transplantat: Überlebenszeit ↑, Risiko der Abstoßung ↓
Kardiaka			
Herzglykoside z. B. Digoxin, Digitoxin	Magnesium, Kalium	Hemmung der Na^+/K^+-ATPase, kardiale Magnesium- und Kalium-Depletion	Glykosidtoleranz ↓, Arrythmieschwelle ↓, Gefäßspasmen, Störung der kardialen Bioenergetik

Laxanzien			
Bisacodyl, Natriumpicosulfat u. a.	Kalium, Magnesium	Elektrolytverlust	Obstipation↑↑ (Teufelskreis)
Lipid- und Cholesterinsenker			
Colestyramin	Vitamin A, D, E, K, Carotinoide (Lycopin)	Bioverfügbarkeit↓ durch Bindung von Gallensäuren	Vitaminmangel
	Vitamin B_{12}, Folsäure	Resorption↓, Colestyramin bindet an Intrinsic Factor (IF)	Vitaminmangel (Homocystein↑)
Statine	Coenzym Q_{10} (Selen)	Endogene CoQ_{10}-Biosynthese ↓ (Selenoprotein-Synthese ↓)	CoenzymQ_{10}-Status↓, erhöhtes Risiko für Neuro- und Myopathien
Nicotinsäure (Niacin)	Vitamin B_6	Vitamin-B_6-Antagonismus	Hyperhomocysteinämie
Neuroleptika			
Phenothiazine	Vitamin B_2	Struktureller Antagonismus, B_2-Exkretion↑	Riboflavinmangel
Neuropathiepräparate			
α-Liponsäure	Biotin	Strukturelle Analogie	Aktivität biotinabhängiger Carboxylasen↓
	Eisen, Calcium, Magnesium	Komplexbildung (Chelatbildung)	Orale Bioverfügbarkeit von ·-Liponsäure ↓

Tab. 1 Auswahl therapeutisch relevanter Arzneimittel-Mikronährstoff-Interaktionen (Fortsetzung)

Pharmakon	Mikronährstoff	Mechanismus der Interaktion	Mögliche Folgen
Parkinsonmittel			
L-Dopa/Carbidopa, L-Dopa/Benserazid	Vitamin B_6	Periphere Decarboxylierung von L-Dopa↑: Induktion der L-Dopa-Decarboxylase im GIT durch Vitamin B_6!	Antiparkinsoneffekt↓, Hypo-/Akinese, Cave: keine hochdosierte B_6-Gabe, auch nicht in Kombination mit Decarboxylase-Hemmer!
Psychostimulanzien			
Methylphenidat, Atomoxetin	Zink	Hemmung des DAT: synaptische Verfügbarkeit von Dopamin↑	Wirksamkeit↑, Bedarf an Psychostimulanzien↓
	DHA/EPA, Magnesium	Synaptische Verwertung und Verfügbarkeit von Dopamin und Serotonin↑	Wirksamkeit↑, Bedarf an Psychostimulanzien↓
Schilddrüsenhormone			
Levothyroxin	Calcium, Eisen	Störung der Resorption	Bioverfügbarkeit von Levothyroxin ↓
Sexualhormone			
Kontrazeptiva, orale	Vitamin C	Vitamin-C-Oxidation↑ (Coeruloplasmin↑)	Vitamin C-Status↓
	Folsäure, Vitamin B_6 (APC-Resistenz, Faktor-V-Leiden)	Blockade der Folsäure-Dekonjugase; Hemmwirkung von APC auf Thrombinbildung↓	Folsäure-, Vitamin-B_6-Status↓, Hyperhomocysteinämie
	Pantothensäure	Metabolismus (?)	Pantothensäurebedarf↑

Virustatika			
Adefovir-Dipivoxil	L-Carnitin	Erhöhte renale Carnitinverluste (→ Pivaloyl-Carnitin-Exkretion ↑), Abfall des freien Carnitins im Plasma	Carnitin-Depletion, mitochondriale Toxizität ↑, Risiko für Neuro-/Myopathien, Hyperlipidämie (Lipodystrophie?).
NRTI (z. B. Zidovudin, Stavudin), Proteasehemmer (z. B. Indinavir)	Vitamin-B-Komplex, L-Carnitin, mitochondriale Atmungskette	B-Vitamin-Resorption ↓, L-Carnitin-Depletion, mitochondriale Toxizität, Hemmung der mitochondrialen DNA-Polymerase γ	Vitamin-B-Mangel, Lactatazidose, Glucosetoleranz ↓, Neuro- und Myopathien, Hyperlipidämie (Lipodystrophie?).
Zidovudin, AZT	Antioxidanzien (Selen, Vitamin C, E und Coenzym Q_{10})	Schutz der mitochondrialen DNA vor Zidovudininduzierten oxidativen Schäden	Mitochondriale Toxizität ↓, 8-Oxo-deoxy-Guanosin-(8-oxo-dG): renale Exkretion ↓
Zytostatika			
Anthrazykline (z. B. Doxorubicin)	Coenzym Q_{10}	Hemmung CoQ_{10} abhängiger Enzyme	Coenzym Q_{10}-Status ↓, kardiotoxisches Risiko ↑
	Riboflavin	Hemmung des Einbaus von Riboflavin in aktive Coenzyme FAD und FMN	Riboflavin-Status ↓, mitochondriale Toxizität ↑
	L-Carnitin	Herzmuskel: Carnitin-Status ↓, -Depletion; β-Oxidation der Fettsäuren ↓, Cardiolipin ↓	Risiko anthrazyklininduzierter Kardiomyopathien ↑

Tab. 1 Auswahl therapeutisch relevanter Arzneimittel-Mikronährstoff-Interaktionen (Fortsetzung)

Pharmakon	Mikronährstoff	Mechanismus der Interaktion	Mögliche Folgen
Cisplatin	Magnesium	Renale Magnesium-Reabsorption ↓	Hypomagnesiämie, Hypokaliämie, Dyslipoproteinämie
	α-Liponsäure	Komplexbildung	Wirkungsverlust von Cisplatin bei gleichzeitiger Gabe
	L-Carnitin	Erhöhte renale Carnitin-Exkretion (→ Acyl-Carnitin), Carnitin-Serumspiegel ↓	Störung des mitochondrialen Energiestoffwechsels, erhöhtes Risiko für Myopathien, Fatigue-Syndrom und Tumoranämie
5-Fluorouracil (5-FU)	Vitamin B_1	Kompetitiver Antagonismus der Thiamin-Phosphorylierung	Vitamin-B_1-Mangel (Lactatazidose), Störung der kardialen Bioenergetik, erhöhte Kardiotoxizität
	Niacin	Niacindepletion	Niacinmangel, Pellagra
Ifosfamid	L-Carnitin	Carnitin-Depletion	Störung des mitochondrialen Energiestoffwechsels, erhöhtes Risiko für Myopathien, Fatigue-Syndrom und Tumoranämie
Interleukin-2	Vitamin C	Vitamin-C-konsumierende Stoffwechselprozesse ↑, Vitamin-C-Depletion	Abfall der Vitamin-C-Plasmaspiegel, Avitaminose C
Pemetrexed	Folsäure, (Vitamin B_{12})	Hemmung folsäureabhängiger Schlüsselenzyme (Thymidilatsynthase, Dihydrofolat-Reduktase, Glycinamidribonucleotid-Formyltransferase)	Folsäuremangel, erhöhte hämatologische und nicht hämatologische Toxizität (z. B. Neutropenie) ohne Prämedikation mit Folsäure und Vitamin B_{12}

Tab. 2 Mikronährstoffgehalt ausgewählter Nahrungssmittel

Mikronährstoff	Nahrungsmittelbeispiele
Mikronährstoffgehalt (mg/100 g)	
Vitamin C	Acerola, roh 1700, Kiwi 71, Paprika, roh 138, Brokkoli, roh 115
Vitamin B_1	Bierhefe 12, Weizenkeime 2, Sonnenblumenkerne 1,5, Schweinefleisch 0,9
Vitamin B_2	Bierhefe 4, Schweineleber 3,2, Spinat 0,2, Champignons 0,2, Kuhmilch 0,18
Vitamin B_3	Weizenkleie 17,7, Kalbs- und Schweineleber 15,7, Erdnüsse, geröstet 14,3, Huhn 6,8
Pantothensäure	Kalbsleber 7,9, Bierhefe 7,2, Erdnüsse 2,1, Champignons 2,1, Weizenkeime 1
Vitamin B_6	Bierhefe 4,4, Walnüsse 0,87, Weizenkleie 0,72, Schweineleber 0,59, Linsen 0,57
L-Carnitin	Schaffleisch ca. 200, Rindfleisch 80, Schweinefleisch 30, Milch 1–2, Reis 1–2
Calcium	Parmesan 1180, Emmentaler 1020, Milch 120, Frischkäse 98, Grünkohl 230, Spinat 126
Magnesium	Weizenkeime 250, Haferflocken 139, Mais 120, Reis 64, Banane 46, Grünkohl 31
Kalium	Spinat 633, Brokkoli 465, Kartoffeln (gekocht m. Schale) 443, Feldsalat 421, Banane 393
Phosphor	Schmelzkäse 945, Parmesan 743, Emmentaler 636, Fleischwurst 129
Chrom	Weizenvollkornbrot 0,049, Champignons 0,0103, Schweinekotelett 0,01, Roggenbrot 0,0078
Eisen	Schweineleber 15,8, Linsen 7,5, Miesmuscheln 5,1, Spinat 4,1, Roastbeef 2
Iod	Steinbutt 0,5, Schellfisch 0,24, Kabeljau 0,17, Rotbarsch 0,099, Thunfisch 0,05
Kupfer	Bierhefe 3,32, Austern 2,5, Haselnuss 1,28, Feige 0,38

Tab. 2 Mikronährstoffgehalt ausgewählter Nahrungssmittel (Fortsetzung)

Mikronährstoff	Nahrungsmittelbeispiele
Mangan	Schwarzer Tee 73,4, Weizenkeime 11,4, Haselnüsse 5,7, Haferflocken 4,5, Bananen 0,32
Molybdän	Rotkohl 0,127, Reis, poliert 0,08, Knoblauch 0,07, Erbsen 0,07, Spinat 0,053, Zwiebel 0,032
Selen	Schweineniere 0,203, Schweineleber 0,056, Hering 0,055, Makrele 0,039, Hühnerei 0,020
Zink	Austern 160, Schweineleber 6,35, Haferflocken 4,1, Kalbfleisch 3, Fetakäse 2,9, Blumenkohl 0,25
Omega-3-Fettsäuren	**Omega-3-Fettsäure-Gehalt (g/100 g Lebendgewicht)**
Omega-3-Fettsäuren	Hering (2,3 g/100 g), Lachs (1,2 g/100 g), Makrele (1,6 g/100 g), Thunfisch (2,0 g/100 g)
Mikronährstoffgehalt (µg/100 g)	
Vitamin B_{12}	Rinderleber 65, Rindernieren 33, Seelachs 3,5, Eier 1,8, Käse (Emmentaler) 2,2
Folsäure	Weizenkeime 330–700, Spinat 145, Eigelb (Huhn) 160, Rinderleber 108, Brokkoli 111
Biotin	Bierhefe 115, Schweineleber 27, Hühnerei 25, Spinat 6,9, Spargel 2
Vitamin D	Hering 26,7, Lachs 16,3, Thunfisch 4,5, Butter 1,2
Vitamin K	Spinat 335, Rosenkohl 275, Blumenkohl 167 Rinderleber 74,5, Hühnerei 47,5
Mikronährstoffgehalt (I. E./100 g)	
Vitamin A	Fischleberöl 75 000, Rinderleber 20 000–50 000, Butter 2000–3500, Milch100–300

Tab. 2 Mikronährstoffgehalt ausgewählter Nahrungssmittel (Fortsetzung)

Mikronährstoff	Nahrungsmittelbeispiele
Mikronährstoffgehalt	**Nahrungsmittelgehalt (mg/100 g)**
β-Carotin/Lycopin	Aprikose, getr. 17,6/0,86, Grünkohl 4,7 (21,9 mg Lutein/Zeaxanthin)
Vitamin E (α-Tocopherol)	Weizenkeimöl 155, Sonnenblumenöl 61,4, Olivenöl 11,9, Heilbutt 0,8, Frischkäse 0,7
Aminosäuren	**Mikronährstoffgehalt (g/100 g)**
L-Arginin	Erdnüsse 3,46, Mandeln 2,75, Weizenkeime 2,31, Schweinefleisch (Filet) 1,52, Thunfisch 1,25
L-Cystin	Edamerkäse 0,25, Gekochter Schinken 0,32, Hühnerei 0,31, Kartoffel 0,02, Spargel 0,01
L-Glutaminsäure	Rindfleisch 4,13, Hähnchenbrust 4,12, Schweinefleisch 3,84, Frischkäse 2,5, Hühnerei 1,8
L-Lysin	Rindfleisch 2,31, Sardine 2,28, Schweinefilet 2,2, Rotbarsch 1,9, Kartoffelknödel 0,47
L-Methionin	Edamerkäse 0,79, gekochter Schinken 0,61, Hühnerei 0,45, Kartoffel 0,03, Spargel 0,02
L-Tryptophan	Camembertkäse 0,37, Kalbfleisch (Filet) 0,35, Erdnüsse 0,32, Hühnerei 0,23, Haselnüsse 0,2, Haferflocken 0,19
VKAS (Isoleucin, Leucin, Valin)	Brathuhn 1,29/1,78, 118, Erdnüsse 1,23/2,03/1,45, Rindfleisch 1,22/1,98/1,33, Thunfisch in Öl 1,17/1,74/1,26

Tab. 3 Referenzwerte für die Nährstoffzufuhr (D-A-CH). Tägliche Zufuhr von Vitaminen. Nach DGE, 2000

Altersgruppe	Empfohlene tägliche Zufuhr									Schätzwerte der angemessenen Zufuhr pro Tag			
	Vit. A mg RA[1]	D µg	B_1 mg	B_2 mg	Niacin mg NÄ[2]	B_6 mg	Folsäure µg FÄ[3]	B_{12} µg	C mg[4]	E mg TA[5]	K µg	Biotin µg	Pantothensäure mg
Säuglinge													
0–4 Monate	0,5	10	0,2	0,3	2	0,1	60	0,4	50	3	4	5	2
4–12 Monate	0,6	10	0,4	0,4	5	0,3	80	0,8	55	4	10	5–10	3
Kinder													
1–4 J. männlich	0,6	5	0,6	0,7	7	0,4	200	1,0	60	6	15	10–15	4
1–4 J. weiblich	0,6	5	0,6	0,7	7	0,4	200	1,0	60	5	15	10–15	4
4–7 J. männlich	0,7	5	0,8	0,9	10	0,5	300	1,5	70	8	20	10–15	4
4–7 J. weiblich	0,7	5	0,8	0,9	10	0,5	300	1,5	70	8	20	10–15	4
7–10 J. männlich	0,8	5	1,0	1,1	12	0,7	300	1,8	80	10	30	15–20	5
7–10 J. weiblich	0,8	5	1,0	1,1	12	0,7	300	1,8	80	9	30	15–20	5
7–10 J. männlich	0,9	5	1,2	1,4	15	1,0	400	2,0	90	13	40	20–30	5
7–10 J. weiblich	0,9	5	1,0	1,2	13	1,0	400	2,0	90	11	40	20–30	5
13–15 J. männlich	1,1	5	1,4	1,6	18	1,4	400	3,0	100	14	50	25–35	6
13–15 J. weiblich	1,0	5	1,1	1,3	15	1,4	400	3,0	100	12	50	25–35	6
Jugendliche und Erwachsene													
15–19 J. männlich	1,1	5	1,3	1,5	17	1,6	400	3,0	100	15	70	30–60	6

19–25 J. männlich	1,0	5	1,3	1,5	17	1,5	400	3,0	100	15	70	30–60	6
19–25 J. weiblich	0,8	5	1,0	1,2	13	1,2	400	3,0	100	12	60	30–60	6
25–51 J. männlich	1,0	5	1,2	1,4	16	1,5	400	3,0	100	14	70	30–60	6
25–51 J. weiblich	0,8	5	1,0	1,2	13	1,2	400	3,0	100	12	60	30–60	6
51–65 J. männlich	1,0	5	1,1	1,3	15	1,5	400	3,0	100	13	80	30–60	6
51–65 J. weiblich	0,8	5	1,0	1,2	13	1,2	400	3,0	100	12	65	30–60	6
> 65 J. männlich	1,0	10	1,0	1,2	13	1,4	400	3,0	100	12	80	30–60	6
> 65 J. weiblich	0,8	10	1,0	1,2	13	1,2	400	3,0	100	11	65	30–60	6
Schwangere	1,1[6]	5	1,2[6]	1,5[6]	15[6]	1,9[6]	600	3,5	110	13	60	30–60	6
Stillende	1,5	5	1,4	1,6	17	1,9	600	4,0	150	17	60	30–60	6

[1] 1 mg Retinol-Äquivalent (RA) = 3000 IE Vitamin A = 6 mg all-trans β-Carotin = 12 mg andere Provitamin-A-Carotinoide = 1,15 mg all-trans-Retinylacetat = 1,83 mg all-trans-Retinylpalmita 1 IE = 0,3 µg Retinylpalmita

[2] 1 mg Niacin-Äquivalent = 60 mg Tryptophan

[3] 1 µg Folat-Äquivalent = 1 µg Nahrungsfolat = 0,5 µg synthetische Folsäure; berechnet nach der Summe folatwirksamer Verbindungen in der Nahrung. Frauen, die schwanger werden wollen, sollten spätestens 4 Wochen vor Beginn der Schwangerschaft zusätzlich 400 µg synthetische Folsäure (= Pteroylmonoglutaminsäure) in Form von Supplementen aufnehmen, um Neuralrohrdefekten vorzubeugen!

[4] Raucher 150 mg Vitamin C pro Tag

[5] 1 mg RRR-alpha-Tocopherol-Äquivalent (TA) = 1,1 mg RRR-alpha-Tocopherolacetat = 2 mg RRR-beta-Tocopherol = 4 mg RRR-gamma-Tocopherol = 100 mg RRR-delta-Tocopheorl = 3,3 mg RRR-alpha-Tocotrienol = 1,49 mg all-rac-alpha-Tocopherylacetat 1 IE = 0,67 mg RRR-alpha-Tocopherol

[6] Ab dem vierten Schwangerschaftsmonat

Tab. 4 Referenzwerte für die Nährstoffzufuhr (D-A-CH). Tägliche Zufuhr von Mineralstoffen und Spurenelementen. Nach DGE, 2000

Altersgruppe	Empfohlene tägliche Zufuhr						Schätzwerte der angemessenen Zufuhr pro Tag				
	Calcium mg	Magnesium mg	Phosphor mg	Eisen mg	Iod µg	Zink mg	Kupfer mg	Mangan mg	Selen µg	Chrom µg	Molybdän µg
Säuglinge											
0–4 Monate	220	24	120	0,5	40	1	0,2–0,6		5–15	1–10	7
4–12 Monate	400	60	300	8	80	2	0,6–0,7	0,6–1,0	7–30	20–40	20–40
Kinder											
1–4 Jahre	600	80	500	8	100	3	0,5–1,0	1,0–1,5	10–40	20–60	25–50
4–7 Jahre	700	120	600	8	120	5	0,5–1,0	1,5–2,0	15–45	20–80	30–75
7–10 Jahre	900	170	800	10	140	7	1,0–1,5	2,0–3,0	20–50	20–100	40–80
10–13 J. männlich	1100	230	1250	12	180	9	1,0–1,5	2,0–5,0	25–60	20–100	50–100
10–13 J. weiblich	1100	250	1250	15	180	7	1,0–1,5	2,0–5,0	25–60	20–100	50–100
13–15 J. männlich	1200	310	2150	12	200	9,5	1,0–1,5	2,0–5,0	25–60	20–100	50–100
13–15 J. weiblich	1200	310	1250	15	200	7	1,0–1,5	2,0–5,0	25–60	20–100	50–100

Tab. 4 Referenzwerte für die Nährstoffzufuhr (D-A-CH). Tägliche Zufuhr von Mineralstoffen und Spurenelementen. Nach DGE, 2000 (Fortsetzung)

Altersgruppe	Empfohlene tägliche Zufuhr						Schätzwerte der angemessenen Zufuhr pro Tag				
	Calcium mg	Magnesium mg	Phosphor mg	Eisen mg	Iod µg	Zink mg	Kupfer mg	Mangan mg	Selen µg	Chrom µg	Molybdän µg
Jugendliche und Erwachsene											
15–19 J. männlich	1200	400	1250	12	200	10	1,0–1,5	2,0–5,0	30–70	30–100	50–100
15–19 J. weiblich	1200	350	1250	15	200	7	1,0–1,5	2,0–5,0	30–70	30–100	50–100
19–25 J. männlich	1000	400	700	10	200	10	1,0–1,5	2,0–5,0	30–70	30–100	50–100
19–25 J. weiblich	1000	310	700	15	200	7	1,0–1,5	2,0–5,0	30–70	30–100	50–100
25–51 J. männlich	1000	350	700	10	200	10	1,0–1,5	2,0–5,0	30–70	30–100	50–100
25–51 J. weiblich	1000	300	700	15	200	7	1,0–1,5	2,0–5,0	30–70	30–100	50–100
51–65 J. männlich	1000	350	700	10	180	10	1,0–1,5	2,0–5,0	30–70	30–100	50–100
51–65 J. weiblich	1000	300	700	10	180	7	1,0–1,5	2,0–5,0	30–70	30–100	50–100

Tab. 4 Referenzwerte für die Nährstoffzufuhr (D-A-CH). Tägliche Zufuhr von Mineralstoffen und Spurenelementen. Nach DGE, 2000 (Fortsetzung)

Altersgruppe	Empfohlene tägliche Zufuhr						Schätzwerte der angemessenen Zufuhr pro Tag				
	Calcium mg	Magnesium mg	Phosphor mg	Eisen mg	Iod µg	Zink mg	Kupfer mg	Mangan mg	Selen µg	Chrom µg	Molybdän µg
> 65 Jahre männlich	1000	350	700	10	180	10	1,0–1,5	2,0–5,0	30–70	30–100	50–100
> 65 Jahre weiblich	1000	300	700	10	180	7	1,0–1,5	2,0–5,0	30–70	30–100	50–100
Schwangere	1000[1]	310[2]	800[3]	30	230	10	1,0–1,5	2,0–5,0	30–70	30–100	50–100
Stillende	1000[1]	390	900[3]	20	260	11	1,0–1,5	2,0–5,0	30–70	30–100	50–100

[1]Schwangere und Stillende unter 19 Jahre 1200 mg Calcium pro Tag
[2]Schwangere unter 19 Jahre 350 mg Magnesium pro Tag
[3]Schwangere und Stillende unter 19 Jahre 1250 mg Phosphor pro Tag

Internet-Adressen

Hersteller und Firmen
www.biosyn.de
www.centropa.com
www.drfalkpharma.de
www.heliopharm.com
www.hevert.de
www.hypo-a.de
www.klosterfrau.de
www.koehler-pharma.de
www.kyberg.de
www.mse-pharma.de
www.mucos.de
www.oekopharm.com
www.orthomol.de
www.pascoe.de
www.pfrimmer-nutricia.de
www.quiris.de
www.solgar-formula.com
www.unisan.de
www.verla.de
www.vitabasix.com
www.weber-weber.de
www.wiedemann-pharma.de
www.woerwagpharma.de

Fort- und Weiterbildung Mikronährstoffmedizin
www.mikronaehrstoff.de
www.naehrstoff-akademie.com (A)
www.f-o-m.de
www.oegom.at (A)

Anti-Aging-Medicine
www.gsaam.de
www.ssaamp.ch (CH)

Labore und Analytik
www.ganzimmun.de
www.biovis.de
www.labor-bayer.de
www.labor-guide.de
www.iabc.ch (CH)
www.lab4more-online.de
www.apotheken-labor.de
www.futurebiolab.de
www.labor-dostal.at (A)

Labormedizinische Soforttests (z. B. oxidativer Stress, Hcy, hs-CRP)
www.micromedical.de
www.incomat-med.de
www.euromedix.com

Gesellschaften
www.vitaminforschung.org
www.f-o-m.de (FOM/D)
www.gsaam.de (GSAAM/D)
www.dgom.de (DGOM/D)
www.oegom.at (ÖGOM/A)
www.feos.ch (FEOS/CH)

Literatur

Biesalski HK (Hrsg). Ernährungsmedizin. 4. Aufl., Georg Thieme Verlag, Stuttgart 2010

Biesalski HK (Hrsg). Vitamine, Spurenelemente und Mineralstoffe. Georg Thieme Verlag, Stuttgart 2002

Gröber U. Arzneimittel und Mikronährstoffe – Medikationsorientierte Supplementierung. Wissenschaftliche Verlagsgesellschaft, Stuttgart 2007

Gröber U. Mikronährstoff-Beratungsprogramm. Wissenschaftliche Verlagsgesellschaft, Stuttgart 2008

Gröber U. Metabolic Tuning statt Doping. Mikronährstoffe im Sport. Hirzel Verlag, Stuttgart 2008

Gröber U. Orthomolekulare Medizin. Ein Leitfaden für Apotheker und Ärzte. 3. Aufl. Wissenschaftliche Verlagsgesellschaft mbH, Stuttgart 2008

Gröber U. Interaktionen: Arzneimittel und Mikronährstoffe. Wissenschaftliche Verlagsgesellschaft, Stuttgart 2009

Gröber U. Micronutrients. Metabolic Tuning – Prevention – Therapy. Medpharm Scientific Publishers, Stuttgart 2009

Gröber U. Vitamin C in complementary oncology – update 2009. Med Monatsschr Pharm, 32: 263–267, 2009

Gröber U. Antioxidants and other micronutrients in complementary oncology. Breast Care, 4: 13–20, 2009

Gröber U et al. Vitamin C in der komplementären Onkologie. Der Onkologe, 16: 309–313, 2010

Holzhauer P, Gröber U. Checkliste Komplementäre Onkologie. Hippokrates Verlag, Stuttgart 2010

Löffler G, Petrides PE. Biochemie und Pathobiochemie. 8. Aufl., Springer Verlag, Berlin 2006

Martin M (Hrsg). Labormedizin in der Naturheilkunde. 2. Aufl., Urban & Fischer (Elsevier), München 2002

Martin M, Gröber U, Ploss O, Komplementäre Verfahren in der Diabetologie: Labordiagnostik, Mikronährstoffe, Phytotherapie. Hippokrates Verlag, Stuttgart, 2007

Mutschler E. Arzneimittelwirkungen. 9. Aufl., Wissenschaftliche Verlagsgesellschaft mbH, Stuttgart 2008

Pietrzik K, Golly I, Loew D. Handbuch Vitamine. Urban & Fischer (Elsevier), München 2008

Rassow J, Hauser K, Netzker R, Deutzmann R, Biochemie. 2. Aufl., Thieme Verlag, Stuttgart, 2008

Sachverzeichnis

Anhang

C

D

Anhang

F

G

Anhang

H

M

P

Anhang

Q

R

S

Anhang

U

Der Autor

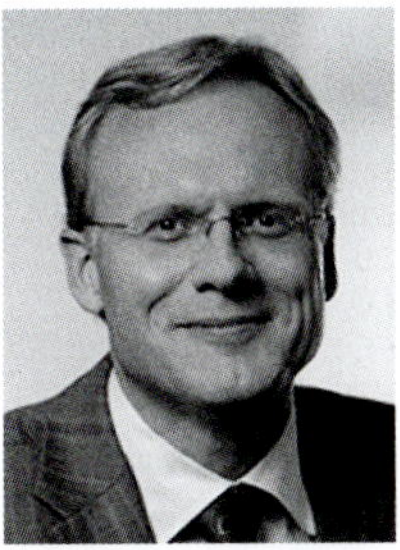

Der Apotheker Uwe Gröber (Jg.1964) studierte in Frankfurt Pharmazie und zählt zu den führenden Mikronährstoffexperten Deutschlands. Dank seiner langjährigen praktischen Erfahrung und Kooperation mit verschiedenen Arztpraxen und Kliniken (z. B. Veramed Klinik/Brannenburg) überzeugt und begeistert er in Seminaren und Vorträgen zum präventivmedizinischen und therapeutischen Einsatz von Mikronährstoffen.
Zu seinen Spezialgebieten zählen die Mikronährstoffmedizin, Wechselwirkungen zwischen Arzneimitteln und Mikronährstoffen, Metabolic Tunging, Ernährungs-, Sport- und Präventivmedizin sowie komplementäre Verfahren in der Diabetologie und Onkologie. In diesem Zusammenhang beschäftigt er sich insbesondere mit dem therapeutischen Potenzial von Mikronährstoffen wie L-Carnitin in der Onkologie (z. B. Tumoranämie). Er ist aktives Mitglied der Arbeitsgemeinschaft Prävention und integrative Onkologie (PRIO) der deutschen Krebsgesellschaft (DKG).
Uwe Gröber ist Leiter der Akademie für Mikronährstoffmedizin in Essen (www.mikronaehrstoff.de), Autor zahlreicher Publikationen, Fachbücher und Buchbeiträge. Neben seiner medizinisch-wissenschaftlichen Beratungstätigkeit ist er seit Jahren aktiv in der Aus- und Fortbildung von Ärzten, Apothekern und Ernährungswissenschaftlern tätig.

Uwe Gröber
Akademie für Mikronährstoffmedizin
Zweigertstraße 55
45130 Essen